西医基础医学概论
INTRODUCTION TO BACIC MEDICINE

徐勤　万文成 ■主编

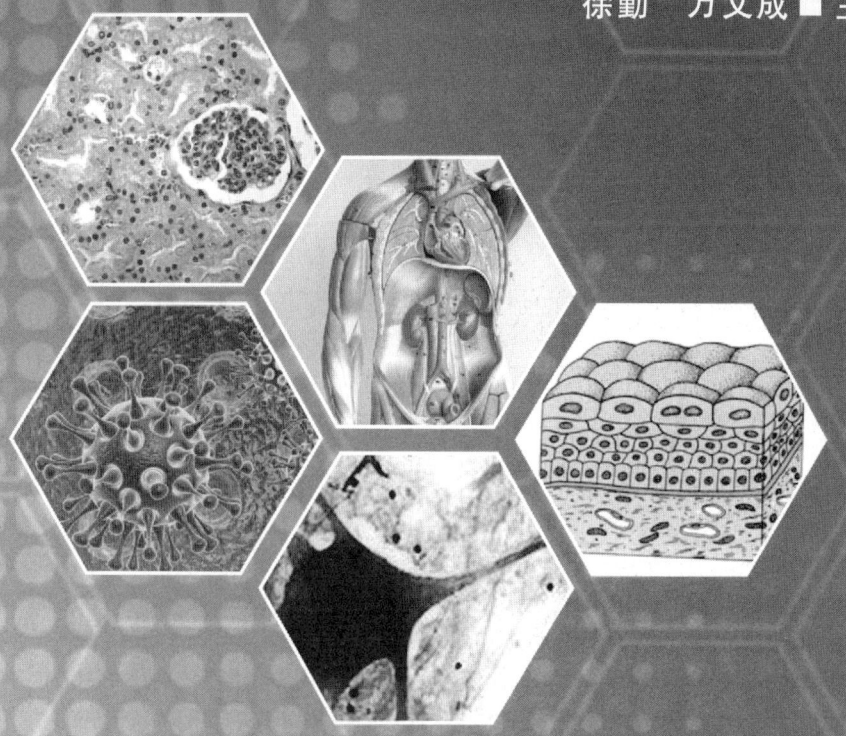

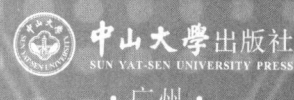

中山大学出版社
SUN YAT-SEN UNIVERSITY PRESS
·广州·

版权所有　翻印必究

图书在版编目（CIP）数据

西医基础医学概论/徐勤，万文成主编 . —广州：中山大学出版社，2014.8
ISBN 978-7-306-04872-1

Ⅰ. ①西… Ⅱ. ①徐…②万… Ⅲ. ①现代医药学—医学院校—教材 Ⅳ. ①R

中国版本图书馆 CIP 数据核字（2014）第 084186 号

出版人：	徐　劲
策划编辑：	鲁佳慧
责任编辑：	鲁佳慧
封面设计：	曾　斌
版式设计：	林绵华
责任校对：	周　玢
责任技编：	何雅涛
出版发行：	中山大学出版社
电　话：	编辑部 020-84111996，84113349，84111997，84110779
	发行部 020-84111998，84111981，84111160
地　址：	广州市新港西路 135 号
邮　编：	510275　　传　真：020-84036565
网　址：	http://www.zsup.com.cn　　E-mail:zdcbs@mail.sysu.edu.cn
印刷者：	佛山市浩文彩色印刷有限公司
规　格：	787mm×1092mm　1/16　20.25 印张　505 千字
版次印次：	2014 年 8 月第 1 版　2020 年 3 月第 4 次印刷
定　价：	55.00 元

如发现本书因印装质量影响阅读，请与出版社发行部联系调换

前　言

广州中医药大学于1998年开始为本科非医学专业、高职班医学专业及中药学专业开设西医学概论课程，并在国内最早成立了西医学概论教研室。

教研室根据不同班种的培养目标制定了相应的教学计划，并组织教师编写了自编教材《西医学概论》。教材应用10年后，为了加强课程建设，授课教师反复实践与不断总结，并结合学生反馈的意见，以及各专业学制、学生的学习特点和学习要求，我们于2009年出版了《西医学概论》教材。该教材既注重教学需要，又注重遵循科学性、系统性、逻辑性和内容先进性的原则，力求内容少而精，概念准确清楚，语言简练易懂，重点突出西医学基础知识，着力讲述基本概念、基本知识和基本方法，并力求各知识点之间融会贯通，以便学生在有限的时间内了解基本的医学基础知识，并符合教师的教学需要。

《西医学概论》教材至今已使用了5年，由于近年来高校办学理念的转变，其核心就是要突出以人为本，加强动手能力的培养，因而课堂教学已有重大调整，理论教学时数显著减少，而实践教学时数相应增加；同时我们在教学实践中也发现《西医学概论》确实存在着一些不足之处，更考虑到该教材适用对象的特殊性，我们认为原教材已不能很好地满足客观现实的需要，应当本着实事求是的精神，与时俱进地对教材进行修改完善，使其更好地服务于教学，以有利于人才的培养。

本教材我们仍然以参与本科非医学专业教学活动的一线教师为主要编写人员，通过近几年的教学实践，他们积累了丰富的教学经验，对教材的修改提出了许多宝贵的意见，对于本教材的编撰给予了大力支持。我们不仅认真听取了教学一线教师的意见，为了做到集思广益，我们还虚心接受了不少专家学者的意见，甚至还组织学生座谈，在学生中进行充分的调研。

在《西医学概论》的基础之上，我们重新编写出版了本教材《西医基础医学概论》。我们紧密结合本科非医学专业医学课程教学的实际，对原教材做了较大幅度的修改：

（1）更改了书名。鉴于原教材《西医学概论》只包括主要的西医基础课程，而不包括临床课程，故本教材特将书名更名为《西医基础医学概论》，以便使书名与内容更好地统一。

（2）精选了西医学基础课程中的5门主干课程（人体解剖学、组织学、人体生理学、病理学、医学微生物学）中的主要内容作为教学的核心。这5部分既相对独立，又密切相关；整体上得到了优化，内容上避免了重复，编写基本宗旨在于对基本知识、基本理论以及基本研究方法的介绍，力求简明扼要、重点突出，不求系统全面。

（3）较大幅度地缩小了篇幅。我们对元教材的各部分的顺序给予保留，但内容作了较大幅度地调整，尤其是删减了不少图片与文字，也适当增加了一些新的内容。当然，这是以满足教学与学生自学为前提的。人体解剖学与组织学部分删除了不少图片以减少篇幅，建议参考相关彩色图谱学习以弥补不足。人体生理学部分删除了"能量代谢与体温"相关内容，并减少了部分示意图片；病理学部分删除了"肾功能衰竭"与"呼吸功能衰竭"相关内容；医学微生物部分删除了附录（"结核杆菌"、"乙型肝炎病毒"与"人类免疫缺陷病毒"）相关内容。

（4）本教材适用于本科非医学专业、药学专业、高职以及成人教育相关专业学生学习。

最后，我们要感谢对本教材的编撰给予关心支持过的所有同仁。由于编者水平有限，缺点和错误在所难免，希望广大教师与学生使用后提出宝贵意见以使本教材日臻完善。

徐勤　万文成

2014 年 6 月

目 录

第一编 人体解剖学

绪论 ·· 3
 一、人体解剖学定义 ·· 3
 二、人体器官组成及系统划分 ·· 3
 三、人体解剖学的基本术语 ·· 3

第一章 运动系统 ·· 5
 第一节 骨学 ··· 5
  一、总论 ··· 5
  二、各论 ··· 7
 第二节 骨连结 ··· 11
  一、总论 ··· 11
  二、各论 ··· 12
 第三节 肌 ··· 15
  一、总论 ··· 15
  二、各论 ··· 17

第二章 消化系统 ·· 21
 第一节 消化管 ··· 22
  一、口腔 ··· 22
  二、咽 ··· 24
  三、食管 ··· 24
  四、胃 ··· 25
  五、小肠 ··· 26
  六、大肠 ··· 26
 第二节 消化腺 ··· 27
  一、肝 ··· 27
  二、胰 ··· 29
 第三节 腹膜 ··· 29
  一、腹膜的配布 ·· 29
  二、腹膜的功能 ·· 29

第三章 呼吸系统 ... 30
第一节 肺外呼吸道 ... 30
一、鼻 ... 30
二、咽 ... 31
三、喉 ... 31
四、气管和主支气管 ... 33
第二节 肺 ... 33
一、肺的位置和形态 ... 33
二、肺的分叶 ... 34
第三节 胸膜和纵隔 ... 34
一、胸膜 ... 34
二、纵隔 ... 34

第四章 泌尿系统 ... 35
第一节 肾 ... 35
一、肾的位置 ... 35
二、肾的形态 ... 35
三、肾的内部结构 ... 35
第二节 泌尿道 ... 36
一、输尿管 ... 36
二、膀胱 ... 36
三、尿道 ... 37

第五章 生殖系统 ... 38
第一节 概述 ... 38
一、生殖系统的组成 ... 38
二、生殖系统的功能 ... 38
第二节 男性生殖系统 ... 39
一、男性内生殖器 ... 39
二、男性外生殖器 ... 40
第三节 女性生殖系统 ... 41
一、女性内生殖器 ... 41
二、女性外生殖器 ... 42

第六章 循环系统 ... 43
第一节 概述 ... 43
一、循环系统的组成 ... 43
二、循环系统的功能 ... 43
三、血液循环的途径 ... 43
第二节 心血管系统 ... 44
一、心 ... 44
二、动脉 ... 46

目录

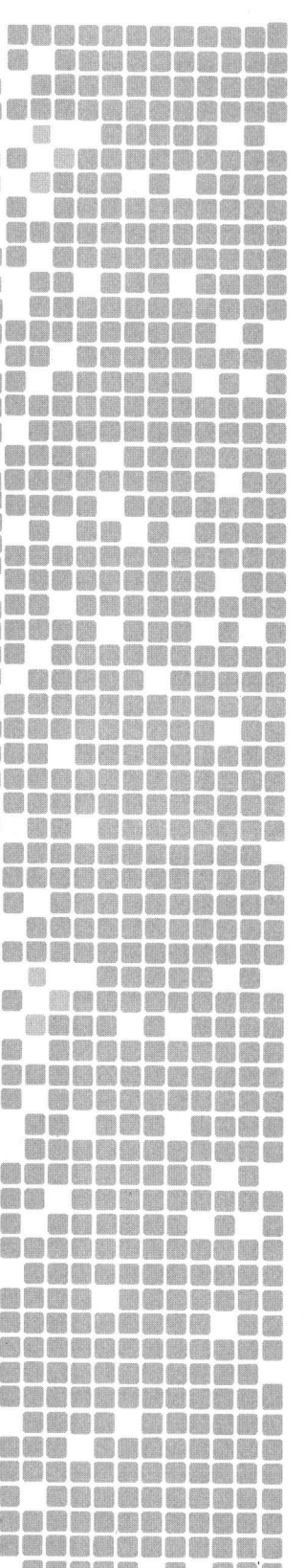

　　三、静脉 ································· 50

第七章　内分泌系统 ································· 54
　第一节　概述 ································· 54
　　一、内分泌系统的组成 ················· 54
　　二、内分泌系统的功能 ················· 54
　第二节　内分泌器官 ························ 54
　　一、甲状腺 ································· 54
　　二、甲状旁腺 ···························· 55
　　三、肾上腺 ································· 55
　　四、垂体 ································· 55

第八章　感觉器 ·· 56
　第一节　概述 ································· 56
　　一、感觉器的组成 ······················ 56
　　二、感觉器的功能 ······················ 56
　第二节　视器 ································· 56
　　一、眼球 ································· 56
　　二、眼副器 ································· 58
　第三节　前庭蜗器 ·························· 59
　　一、外耳 ································· 59
　　二、中耳 ································· 59
　　三、内耳 ································· 60

第九章　神经系统 ································· 62
　第一节　概述 ································· 62
　　一、神经系统的基本功能 ············ 62
　　二、神经系统的区分 ················· 62
　　三、神经系统的活动方式 ············ 62
　　四、神经系统的常用术语 ············ 63
　第二节　脊髓和脊神经 ················· 63
　　一、脊髓 ································· 63
　　二、脊神经 ································· 65
　第三节　脑和脑神经 ······················ 67
　　一、脑 ····································· 67
　　二、脑神经 ································· 71
　第四节　传导路 ····························· 74
　　一、感觉传导路 ························ 74
　　二、运动传导路 ························ 74
　第五节　自主神经系统 ················· 75
　　一、内脏运动神经 ······················ 75
　　二、内脏感觉神经 ······················ 76

第二编 组织学

绪论 ··· 79
第一章 基本组织 ·· 80
第一节 上皮组织 ·· 80
一、上皮组织的一般特征及分类 ····················· 80
二、被覆上皮 ·· 80
三、上皮细胞的特殊结构及功能 ····················· 82
四、腺上皮和腺 ·· 83
第二节 结缔组织 ·· 83
一、结缔组织的一般结构特征及分类 ·············· 83
二、固有结缔组织 ··· 83
第三节 血液 ·· 87
一、红细胞 ·· 87
二、白细胞 ·· 87
三、血小板 ·· 88
第四节 肌组织 ·· 89
一、骨骼肌 ·· 89
二、心肌 ··· 90
三、平滑肌 ·· 90
第五节 神经组织 ·· 90
一、神经元 ·· 90
二、突触 ··· 91
三、神经纤维 ·· 91
四、神经 ··· 92
五、神经末梢 ·· 92

第二章 组织学各论 ··· 94
第一节 循环系统 ·· 94
一、心脏 ··· 94
二、动脉 ··· 94
三、毛细血管 ·· 95
四、静脉 ··· 96
第二节 呼吸系统 ·· 96
一、气管与主支气管 ····································· 96
二、肺 ··· 96
第三节 消化系统 ·· 99
一、消化管 ·· 99
二、消化腺 ·· 101

第四节　泌尿系统 103
一、肾单位 103
二、集合小管 105
三、球旁复合体 105

第三编　人体生理学

绪论 109
一、生理学的概念与研究方法 109
二、稳态 109
三、机体生理功能的调节 110

第一章　细胞的基本功能 111
第一节　细胞膜的基本结构与跨膜物质转运功能 111
一、细胞膜的分子组成和结构 111
二、物质的跨膜转运 112
第二节　细胞的生物电现象 114
一、静息电位及其产生机制 114
二、动作电位及其产生机制 114
三、组织细胞的兴奋和兴奋性 116

第二章　血液生理 118
第一节　血液的组成和理化性质 118
一、血液的基本组成和血量 118
二、血液的理化特性 119
第二节　血细胞生理 119
一、红细胞 120
二、白细胞 121
三、血小板 123
第三节　生理性止血 123
一、血管的收缩 123
二、血小板在生理性止血中的作用 124
三、血液凝固 124
四、纤维蛋白溶解 126
第四节　血型与输血 126
一、血型 126
二、红细胞血型 126
三、输血 127

第三章　心血管生理 128
第一节　心脏的生物电活动 128
一、工作细胞的跨膜电位及其形成机制 129

二、自律细胞的跨膜电位及其形成机制 …………… 130
第二节　心肌细胞的生理特性 …………………………… 131
　　一、自动节律性 …………………………………… 131
　　二、兴奋性 ………………………………………… 132
　　三、传导性 ………………………………………… 134
　　四、收缩性 ………………………………………… 134
第三节　心脏的泵血功能 ………………………………… 134
　　一、心率与心动周期 ……………………………… 134
　　二、心脏的泵血功能及其机制 …………………… 135
　　三、心脏泵血功能的评价 ………………………… 136
　　四、影响心输出量的因素 ………………………… 137
　　五、心音 …………………………………………… 138
第四节　血管生理 ………………………………………… 139
　　一、各类血管的功能 ……………………………… 139
　　二、血流量、血流阻力和血压 …………………… 139
　　三、动脉血压 ……………………………………… 140
　　四、微循环 ………………………………………… 142
　　五、组织液 ………………………………………… 143
第五节　心血管活动的调节 ……………………………… 143
　　一、神经调节 ……………………………………… 144
　　二、体液调节 ……………………………………… 147
　　三、心血管活动的自身调节 ……………………… 147

第四章　呼吸系统生理 ………………………………………… 148
第一节　肺通气 …………………………………………… 148
　　一、肺通气的原理 ………………………………… 148
　　二、肺容量与肺通气量 …………………………… 150
第二节　呼吸气体交换 …………………………………… 152
　　一、气体交换的原理 ……………………………… 152
　　二、肺换气 ………………………………………… 153
　　三、组织换气 ……………………………………… 153
第三节　气体在血液中的运输 …………………………… 154
　　一、O_2和CO_2在血液中存在的形式 ………… 154
　　二、O_2的运输 …………………………………… 154
　　三、CO_2的运输 ………………………………… 155
第四节　呼吸运动的调节 ………………………………… 156
　　一、节律性呼吸运动的起源 ……………………… 156
　　二、呼吸的反射性调节 …………………………… 157

第五章　消化系统生理 ………………………………………… 160
第一节　概述 ……………………………………………… 160

一、消化道平滑肌的生理特性 …… 160
二、消化系统的神经调节 …… 161
三、胃肠激素 …… 161
第二节 口腔内的消化 …… 162
　　一、唾液的分泌 …… 162
　　二、咀嚼 …… 162
　　三、吞咽 …… 162
第三节 胃内消化 …… 162
　　一、胃液的分泌 …… 162
　　二、胃的运动 …… 165
第四节 小肠内消化 …… 166
　　一、胰液的分泌 …… 166
　　二、胆汁的分泌与排出 …… 167
　　三、小肠液的分泌 …… 168
　　四、小肠的运动 …… 168
第五节 大肠内消化 …… 169
　　一、大肠液的分泌和大肠内细菌的活动 …… 169
　　二、大肠的运动 …… 169
第六节 吸收 …… 170
　　一、吸收过程概述 …… 170
　　二、小肠内主要营养物质的吸收 …… 170

第六章 泌尿系统生理 …… 172
第一节 肾的功能解剖和肾血流量的调节 …… 172
　　一、肾的功能解剖 …… 172
　　二、肾血流量及其调节 …… 172
第二节 肾小球的滤过功能 …… 173
　　一、滤过率和滤过分数 …… 174
　　二、滤过膜及其通透性 …… 174
　　三、有效滤过压 …… 174
　　四、影响肾小球滤过的因素 …… 175
第三节 肾小管与集合管的转运功能 …… 175
　　一、近端小管中的物质转运 …… 176
　　二、髓袢中的物质转运 …… 178
　　三、远端小管和集合管中的物质转运 …… 178
第四节 尿生成的调节 …… 179
　　一、肾内自身调节 …… 179
　　二、神经调节和体液调节 …… 180

第七章 内分泌系统生理 …… 182
第一节 概述 …… 182

一、激素的分类 …………………………………………… 182
　　二、激素作用的特征 ………………………………………… 182
　　三、激素作用的机制 ………………………………………… 183
第二节　下丘脑与垂体 ……………………………………………… 184
　　一、下丘脑-腺垂体系统 …………………………………… 185
　　二、下丘脑-神经垂体系统 ………………………………… 186
　　三、下丘脑肽能神经元活动的调节 ………………………… 186
　　四、腺垂体激素 ……………………………………………… 186
　　五、神经垂体激素 …………………………………………… 187
第三节　甲状腺 ……………………………………………………… 187
　　一、甲状腺激素的合成与代谢 ……………………………… 187
　　二、甲状腺激素的生物学作用 ……………………………… 188
　　三、甲状腺功能的调节 ……………………………………… 189
第四节　肾上腺 ……………………………………………………… 190
　　一、肾上腺皮质的内分泌 …………………………………… 190
　　二、肾上腺髓质的内分泌 …………………………………… 192
第五节　胰岛 ………………………………………………………… 192

第八章　神经系统生理 …………………………………………… 194
第一节　神经元与神经胶质细胞 …………………………………… 194
　　一、神经纤维的兴奋传导 …………………………………… 194
　　二、神经纤维的分类 ………………………………………… 194
　　三、神经纤维的轴浆运输 …………………………………… 195
　　四、神经的营养性作用 ……………………………………… 195
　　五、神经胶质细胞 …………………………………………… 195
第二节　神经元之间的功能联系 …………………………………… 196
　　一、化学性突触传递 ………………………………………… 196
　　二、缝隙连接 ………………………………………………… 197
　　三、神经递质 ………………………………………………… 197
　　四、受体 ……………………………………………………… 199
第三节　中枢神经系统活动的一般规律 …………………………… 200
　　一、反射中枢 ………………………………………………… 200
　　二、神经元的联系方式 ……………………………………… 200
　　三、兴奋传递的特征 ………………………………………… 200
　　四、中枢抑制 ………………………………………………… 201
第四节　神经系统的感觉功能 ……………………………………… 202
　　一、感觉传导通路 …………………………………………… 202
　　二、大脑皮层的感觉代表区 ………………………………… 203
　　三、痛觉 ……………………………………………………… 204
第五节　神经系统对姿势和运动的调节 …………………………… 205

一、脊髓对躯体运动的调节……………………………………… 205
　　二、脑干对肌紧张的调节………………………………………… 208
　　三、基底神经节对躯体运动的调节……………………………… 209
　　四、小脑的功能…………………………………………………… 209
　　五、大脑皮层对躯体运动的调节………………………………… 210
第六节　自主神经系统……………………………………………… 210
　　一、交感和副交感神经的结构特征……………………………… 210
　　二、交感和副交感神经系统的功能特点………………………… 210
　　三、交感和副交感神经系统对整体功能调节的意义…………… 211
　　四、内脏活动的中枢调节………………………………………… 211

第四编　病　理　学

绪论……………………………………………………………………… 215
　　一、病理学的概念………………………………………………… 215
　　二、病理学的基本内容…………………………………………… 215
　　三、病理学在医学中的地位……………………………………… 215
　　四、病理学的研究对象与方法…………………………………… 215
第一章　疾病概论……………………………………………………… 217
　第一节　健康与疾病的概念………………………………………… 217
　　一、健康…………………………………………………………… 217
　　二、疾病…………………………………………………………… 217
　第二节　病因学……………………………………………………… 218
　　一、病因…………………………………………………………… 218
　　二、疾病发生的条件……………………………………………… 219
　第三节　发病学……………………………………………………… 219
　第四节　疾病的转归………………………………………………… 220
　　一、康复…………………………………………………………… 220
　　二、死亡…………………………………………………………… 220
第二章　细胞和组织的适应、损伤与修复…………………………… 221
　第一节　细胞和组织的适应性反应………………………………… 221
　　一、萎缩…………………………………………………………… 221
　　二、肥大…………………………………………………………… 222
　　三、增生…………………………………………………………… 222
　　四、化生…………………………………………………………… 222
　第二节　细胞和组织的损伤………………………………………… 223
　　一、损伤原因……………………………………………………… 223
　　二、形态学变化…………………………………………………… 223
　第三节　损伤的修复………………………………………………… 226

一、再生 ··· 226
二、肉芽组织 ·· 227
第三章 局部血液循环障碍 ·· 229
第一节 局部充血 ··· 229
一、动脉性充血 ··· 229
二、静脉性充血 ··· 230
第二节 出血 ··· 231
一、出血的类型及原因 ··· 231
二、病理变化 ·· 232
三、后果 ·· 232
第三节 血栓形成 ·· 233
一、血栓形成的条件和机制 ··· 233
二、血栓形成的过程及其形态 ······································ 235
三、血栓的结局 ··· 236
四、血栓形成对机体的影响 ··· 236
第四节 栓塞 ··· 237
一、栓子运行的途径 ··· 237
二、栓塞的类型和对机体的影响 ··································· 237
第五节 梗死 ··· 239
一、梗死形成的原因及条件 ··· 239
二、梗死的类型及病理变化 ··· 239
三、梗死的结局及其对机体的影响 ································ 241
第四章 炎症 ·· 242
第一节 概述 ··· 242
一、炎症的概念 ··· 242
二、炎症的原因 ··· 242
第二节 炎症局部的基本病理变化 ································· 242
一、变质 ·· 243
二、渗出 ·· 243
三、增生 ·· 248
第三节 炎症的类型 ··· 249
一、变质性炎 ·· 249
二、渗出性炎 ·· 249
三、增生性炎 ·· 251
第四节 炎症的临床表现和结局 ····································· 252
一、炎症的临床表现 ··· 252
二、炎症的经过 ··· 253
三、炎症的结局 ··· 253
第五章 肿瘤 ·· 255
第一节 肿瘤的概念 ··· 255

第二节　肿瘤的命名与分类……………………………………………… 255
　　　　一、肿瘤的命名…………………………………………………… 255
　　　　二、肿瘤的分类…………………………………………………… 256
　　第三节　肿瘤的基本特征…………………………………………………… 256
　　　　一、肿瘤的一般形态……………………………………………… 256
　　　　二、肿瘤的组织结构……………………………………………… 257
　　　　三、肿瘤的异型性………………………………………………… 257
　　第四节　肿瘤的生长和扩散………………………………………………… 259
　　　　一、肿瘤的生长…………………………………………………… 259
　　　　二、肿瘤的扩散…………………………………………………… 260
　　第五节　肿瘤对机体的影响………………………………………………… 261
　　　　一、良性肿瘤对机体的影响……………………………………… 261
　　　　二、恶性肿瘤对机体的影响……………………………………… 261
　　第六节　良性肿瘤与恶性肿瘤的区别……………………………………… 262
　　第七节　癌前病变、非典型增生及原位癌………………………………… 263
　　　　一、癌前病变……………………………………………………… 263
　　　　二、非典型增生…………………………………………………… 263
　　　　三、原位癌………………………………………………………… 263

第六章　水肿………………………………………………………………………… 264
　　　　一、血管内外液体交换平衡失调………………………………… 264
　　　　二、机体内外液体交换平衡失调………………………………… 265

第七章　发热………………………………………………………………………… 267
　　第一节　发热的原因和机制………………………………………………… 267
　　　　一、发热激活物…………………………………………………… 267
　　　　二、内生性致热原………………………………………………… 268
　　　　三、发热时体温调节机制………………………………………… 268
　　第二节　发热的时相及热代谢特点………………………………………… 271

第八章　休克………………………………………………………………………… 272
　　第一节　休克的病因与分类………………………………………………… 272
　　　　一、休克的病因…………………………………………………… 272
　　　　二、休克的分类…………………………………………………… 273
　　第二节　休克分期与发病机制……………………………………………… 273
　　　　一、微循环缺血性缺氧期（休克早期，代偿期）……… 273
　　　　二、微循环淤血性缺氧期（休克期，可逆性失代偿期）
　　　　　　……………………………………………………………… 275
　　　　三、微循环衰竭期（休克晚期，不可逆期）………… 276
　　第三节　休克时细胞代谢变化和结构损害………………………………… 277
　　　　一、细胞代谢改变………………………………………………… 277
　　　　二、细胞结构损害………………………………………………… 278

第九章　肝性脑病 279
第一节　肝性脑病的病因和分类 279
一、肝性脑病的病因 279
二、肝性脑病的分类和分期 279
第二节　肝性脑病的发病机制 279
一、氨中毒学说 280
二、假性神经递质学说 281
三、血浆氨基酸失衡学说 281
四、γ-氨基丁酸（GABA）学说 282
第三节　肝性脑病的诱发因素 282

第十章　心力衰竭 283
第一节　心力衰竭的基本原因、诱因与分类 283
一、心力衰竭的基本原因 283
二、心力衰竭的诱因 283
三、心力衰竭的分类 284
第二节　心力衰竭的发生机制 284
一、心肌收缩性减弱 285
二、心室舒张功能减弱 286
三、心脏各部舒缩活动不协调 287
第三节　心力衰竭时机体的代偿反应 287
一、心脏代偿反应 287
二、心外代偿反应 288
第四节　心力衰竭的临床表现及其病理生理基础 288
一、低排出量综合征 289
二、静脉淤血综合征 289

第五编　医学微生物学

第一章　细菌 293
一、细菌的大小与形态 293
二、细菌细胞的结构与功能 294
三、细菌的生长繁殖 298
四、细菌的遗传与变异 298
五、细菌的感染 299

第二章　病毒 302
一、病毒的基本性状 302
二、病毒感染 305
三、抗病毒免疫 306

参考文献 308

第一编 人体解剖学

绪　　论

一、人体解剖学定义

人体解剖学是一门研究正常人体形态结构的学科，属于生物医学中形态学的范畴。学习人体解剖学的目的在于理解和掌握人体正常的形态结构，为进一步学习其他基础医学和临床医学打下重要的基础。

二、人体器官组成及系统划分

细胞是人体结构和功能的基本单位。细胞之间存在一些不具有细胞形态的物质，称细胞间质。细胞和细胞间质构成组织。人体有四种基本组织，即上皮组织、结缔组织、肌组织和神经组织。由不同的组织组成的具有一定形态、能完成一定生理功能的结构称器官，如心、肝、肺、肾等。若干器官组合起来共同完成某种生理功能，构成系统。人体可分为运动、消化、呼吸、泌尿、生殖、内分泌、脉管、感觉器和神经九个系统。

三、人体解剖学的基本术语

（一）解剖学姿势

身体直立，面向前，两眼平视前方，两足并拢，足尖朝前，双上肢下垂于躯干两侧，掌心朝前。在描述人体任何器官或结构的形态和位置时，无论被观察的客体处于哪种姿势，标本或模型如何摆放，均以此姿势为准。（图1-0-1）

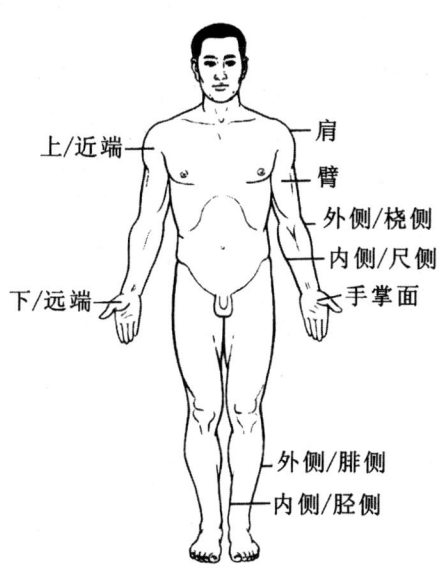

图1-0-1　解剖学姿势和常用方位术语

（二）身体的轴

按照解剖学姿势，人体有三种互相垂直的轴（图 1-0-2）。

1. **垂直轴** 为上下方向穿过人体并垂直于地面的轴。

2. **矢状轴** 为前后方向穿过人体的水平轴，与身体的垂直轴呈直角相交。

3. **冠状轴** 为左右方向穿过人体的水平轴，与身体的垂直轴和矢状轴垂直。

（三）人体切面术语

常用的人体切面术语有三种：矢状面、冠状面、水平面（图 1-0-2）。

1. **矢状面** 即从前后方向，将人体分为左、右两部分的纵切面。其中通过人体中线，将人体分为左、右对称两部分的面，称为正中矢状切面。

2. **冠状面** 又叫额状面，是与矢状面垂直，从左右方向，将人体分为前、后两部分的切面。

3. **水平面** 又叫横切面，是与矢状面和冠状面垂直，沿水平线穿过人体，将人体分为上、下两部的切面。

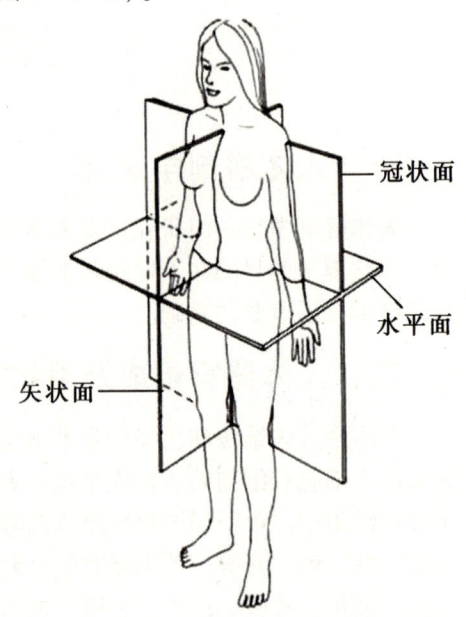

图 1-0-2 人体的切面术语

（四）解剖学方位（图 1-0-1）

1. **上、下** 是描述器官或结构距颅顶或足底的相对远近的术语。近颅者为上，近足者为下。

2. **前、后** 是描述器官或结构距身体前、后面相对远近关系的术语。近腹者为前，也称腹侧；近背者为后，也称背侧。

3. **内侧、外侧** 是描述器官或结构距正中矢状面相对远近的术语。靠近正中矢状面者为内侧；远离正中矢状面者为外侧。前臂的内侧又称为尺侧，外侧又称为桡侧。小腿的内侧又称为胫侧，外侧又称为腓侧。

4. **内、外** 是描述空腔器官相互位置关系的术语。凡有空腔的器官，以内腔为准，近内腔者为内，远离内腔者为外。

5. **浅、深** 是描述与皮肤表面相对距离关系的术语。在描述身体各部层次关系时，近皮肤者为浅，远离皮肤者为深。

6. **近侧、远侧** 在描述四肢各结构的方位时，距肢体根部较近者为近侧，距肢体根部较远者称远侧。

（沈耿）

第一章 运 动 系 统

运动系统包括骨、骨连结和骨骼肌三部分,它们在神经系统的支配和其他系统的配合下,对人体起着运动、支持和保护的作用。

第一节 骨　学

一、总论

成人的骨共有 206 块,可分为躯干骨（51 块）、颅骨（29 块,包括听小骨 6 块）、上肢骨（64 块）和下肢骨（62 块）四部分（图 1-1-1）。

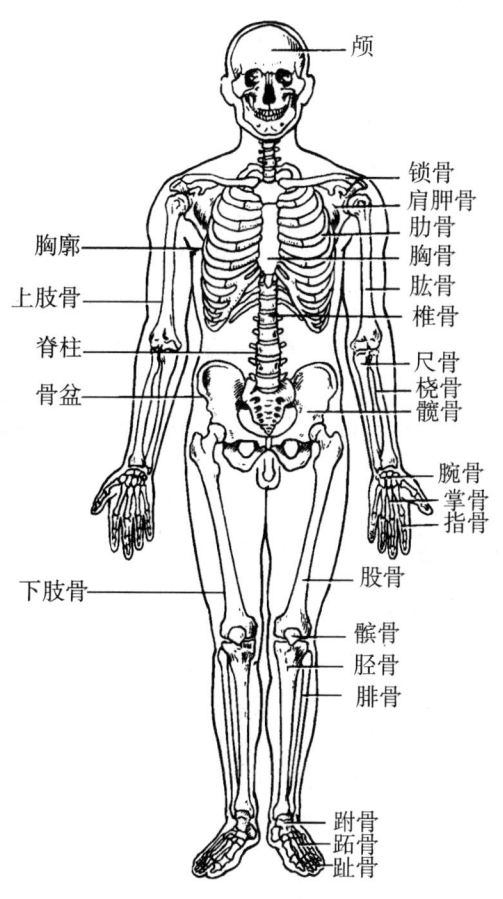

图 1-1-1　人体骨骼

(一) 骨的形态

骨的形态基本上可分为四类：长骨、短骨、扁骨和不规则骨（图1-1-2）。

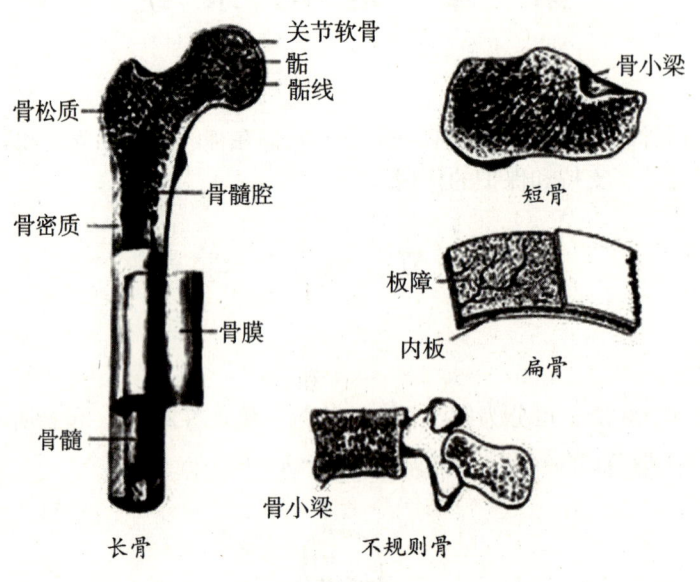

图1-1-2 骨的形态

1. **长骨** 长骨分布于四肢，呈长管状，有一体两端。体即骨干，内有骨髓腔，容纳骨髓。两端膨大，称骨骺，具有光滑的关节面。骨干与骨骺之间的部分称干骺端，在青少年时期含有骺软骨，骺软骨在成年后骨化，变成骺线。

2. **短骨** 大致呈立方形，多成群地连接存在，如腕骨和跗骨。

3. **扁骨** 呈板状，主要构成颅腔、胸腔和盆腔的壁，对腔内器官有保护作用。如颅盖骨和肋骨。

4. **不规则骨** 形态不规则，如椎骨、髋骨。有的内有含气的腔，称为含气骨。

(二) 骨的构造

每块骨都由骨质、骨膜、骨髓构成，并有神经和血管分布（图1-1-2）。

1. **骨质** 分为骨密质和骨松质两种形式。骨密质质地致密，主要分布于长骨的骨干和其他骨的表面；骨松质呈蜂窝状，存在于长骨骺及其他类型骨的内部，由相互交织在一起的骨小梁构成。

2. **骨膜** 由纤维结缔组织构成的膜，包裹除关节面以外的整个骨面。骨膜内含有丰富的神经和血管，在骨的营养、再生和修复中起重要作用。

3. **骨髓** 充填于长骨髓腔及骨松质的间隙内，分为红骨髓和黄骨髓。红骨髓有造血功能，充填于胎儿及幼儿的长骨髓腔及骨松质的间隙内，在成人只存在于各类型骨的松质内。黄骨髓含大量脂肪组织，没有直接造血的功能。

(三) 骨的理化特性

成年人的骨，由1/3的有机质（主要是骨胶原蛋白）和2/3的无机质（主要是磷酸钙、碳酸钙和氯化钙等）组成。有机质使骨具有韧性和弹性，无机质使骨具有硬度和脆性。有机质和无机质的结合，使骨既有弹性又很坚硬。小儿的骨无机质含量较少，有机质较多，因此弹性大而硬度小，容易发生变形；老年人的骨则相反，含有机质较少而无机质相对较多，因此易发生骨折。

二、各论

（一）躯干骨

躯干骨包括椎骨、肋和胸骨。

1. 椎骨 幼儿期椎骨总数为 32 或 33 块，分为颈椎 7 块、胸椎 12 块、腰椎 5 块、骶椎 5 块、尾椎 3～4 块。成年后 5 节骶椎融合成 1 块骶骨，3～4 节尾椎合成 1 块尾骨，共 26 块椎骨。

（1）椎骨的一般形态。每个椎骨都由椎体和椎弓构成。椎体呈短圆柱状，与椎弓共同围成一孔，称为椎孔。全部椎骨的椎孔连成一管，称为椎管。椎弓通过椎弓根与椎体相连。椎弓根的上面和下面分别有椎上切迹和椎下切迹。相连的椎上、下切迹围成椎间孔。椎间孔有脊神经和伴随的血管通过。椎弓上有 7 个突起：即向两侧伸出一对横突，向上伸出一对上关节突，向下伸出的一对下关节突，向后伸出单一的棘突。（图 1-1-3）

（2）各部椎骨的主要特征。

1）颈椎。椎体较小，椎孔较大，横突有一横突孔。特殊者有：第 1 颈椎又称寰椎，呈环形，主要特点是无椎体。第 2 颈椎又称枢椎，主要特点是椎体上有齿突。（图 1-1-4）第 7 颈椎又称隆椎，棘突最长，不分叉，体表易触及，是临床计数椎骨数目的标志。

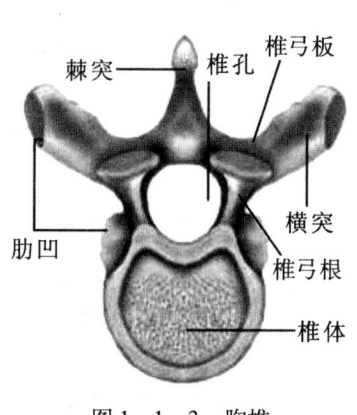

图 1-1-3 胸椎

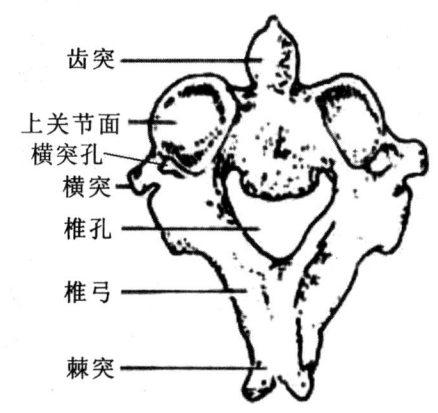

图 1-1-4 枢椎

2）胸椎。在椎体侧面和横突上都有肋凹，胸椎的棘突较长，斜向后下方。

3）腰椎。椎体较大，棘突短而宽，水平伸向后方。

4）骶骨。略呈三角形，底的前缘向前突出，称为岬；骶骨的两侧有耳状的关节面；骶骨前面有 4 对骶前孔，后面有 4 对骶后孔，有骶神经穿过。

5）尾骨。略呈三角形，底朝上，尖向下，下端游离。

2. 胸骨 位于胸前部正中,属于扁骨,由胸骨柄、胸骨体和剑突组成。胸骨体、胸骨柄相接处微向前突,称为胸骨角,其两侧平对第2肋,为计数肋的标志。(图1-1-5)

3. 肋 肋共12对,由肋骨和肋软骨构成。第1～7对肋前端直接与胸骨相连,称真肋;第8～12对肋不直接与胸骨相连,称假肋;第8～10对肋软骨依次连于上一个肋软骨形成一对肋弓;第11、12对肋软骨前端游离,又称浮肋。典型的肋骨包括肋头、肋颈和肋体三部分。

(二) 上肢骨

1. 上肢带骨 上肢带骨包括锁骨和肩胛骨。(图1-1-6)

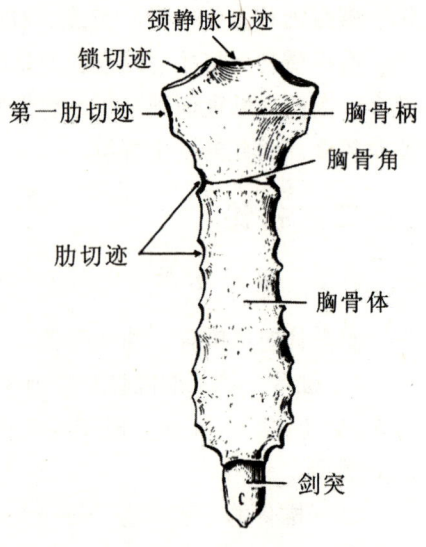

图1-1-5 胸骨

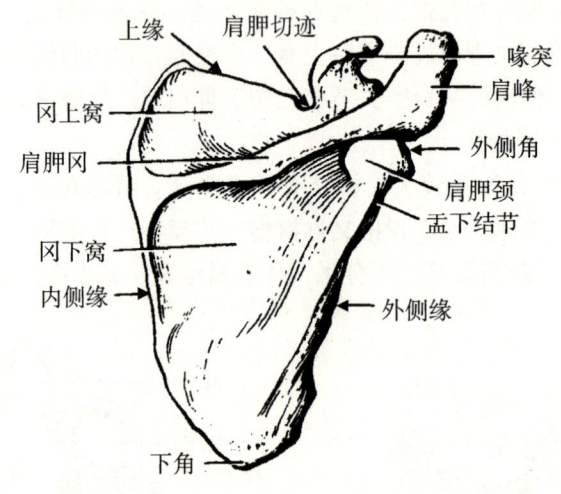

图1-1-6 肩胛骨(后面观)

(1)锁骨。位于胸廓前上部,全长在体表可触及,中部为体,内侧端与胸骨柄相接,外侧端与肩胛骨的肩峰相关节。

(2)肩胛骨。是三角形的扁骨,位于背部外上方,介于第2～7肋骨之间,有3个缘、3个角和2个面。肩胛骨的外侧角上有浅窝状关节面,称关节盂。肩胛骨后面有一骨性隆起,称肩胛冈,肩胛冈的外侧端,称肩峰。肩胛骨上缘的外侧部,有一弯曲的指状突起,称喙突。

2. 自由上肢骨 包括肱骨、桡骨、尺骨和手骨。

(1)肱骨。位于上臂,分一体和两端。上端有肱骨头,与肩胛骨的关节盂相关节。肱骨体中部的前外侧面有三角肌粗隆,后面有桡神经沟。肱骨的下端宽而扁,其外侧的肱骨小头和内侧的肱骨滑车,分别与桡骨头和尺骨的滑车切迹形成关节。滑车后面上方有较

深的鹰嘴窝。肱骨的下端外侧和内侧分别有外上髁和内上髁。(图1-1-1)

(2) 桡骨。位于前臂外侧部,分一体两端。上端有桡骨头,其上面桡骨头凹与肱骨小头相关节。桡骨头下方内侧的隆起,称桡骨粗隆。桡骨下端的下面为腕关节面,与腕骨相关节。

(3) 尺骨。位于前臂的内侧部,分一体两端。上端较为粗大,前面的凹陷称为滑车切迹;在滑车切迹的上、下方各有一突起,分别称尺骨鹰嘴和冠突。下端有尺骨头与桡骨的尺切迹相关节。尺骨头后内侧有锥状的尺骨茎突。

(4) 手骨。分为腕骨、掌骨和指骨(图1-1-1)。腕骨由8块小的短骨组成,排成2列,每列各有4块。由桡侧向尺侧,近侧列依次为手舟骨、月骨、三角骨和豌豆骨;远侧列依次为大多角骨、小多角骨、头状骨和钩骨。

(三) 下肢骨

1. 下肢带骨 下肢带骨即髋骨,包括髂骨、坐骨和耻骨。幼年时,三骨互借软骨相连。至16岁左右,软骨骨化,三骨逐渐融合成为一骨。在融合部的外侧面有一深窝,称为髋臼。髂骨上缘的骨嵴,称髂嵴。髂嵴前端和后端分别称为髂前上棘和髂后上棘。髂前上棘后方5~7 cm处髂嵴外唇突起形成髂结节。髂骨翼后下的耳状面与骶骨相关节。坐骨构成髋骨的后下部,分为坐骨体和坐骨支。坐骨体和坐骨支移行处后部的隆起称为坐骨结节。耻骨构成髋骨的前下部,分为体和上、下支。耻骨上、下支移行部的内侧面有长圆形粗糙面,称耻骨联合面,在此面上缘的外侧有向前凸的耻骨结节。坐骨和耻骨围成的卵圆形孔称为闭孔。

2. 自由下肢骨 自由下肢骨包括股骨、髌骨、胫骨、腓骨和足骨(图1-1-1)。

(1) 股骨。位于大腿部,是人体最长的骨,可分为一体两端。上端形成球形的股骨头,头下方为较细的股骨颈;颈与体交界处有两个隆起,上外侧的为大转子,下内侧的为小转子。远侧端有两个膨大,分别称为内侧髁和外侧髁。

(2) 髌骨。是全身最大的籽骨,上宽下尖,参与膝关节组成。

(3) 胫骨。位于小腿内侧部的粗大长骨,可分为一体两端。上端膨大并向两侧突出形成内侧髁和外侧髁;在胫骨上端与体移行处的前面,有胫骨粗隆。下端内侧面凸隆,称为内踝,为骨性标志。

(4) 腓骨。细长,位于小腿的外侧,可分为一体两端。上端略膨大为腓骨头;腓骨下端膨大为外踝,为骨性标志。

(5) 足骨。可分为跗骨、跖骨和趾骨。跗骨包括7块短骨,排成两列。近侧列由距骨、跟骨、足舟骨和骰骨组成。远侧列由内侧楔骨、中间楔骨、和外侧楔骨组成。

(四) 颅骨

颅骨分为脑颅骨和面颅骨。共23块,另有6块听小骨,与听觉有关(图1-1-7)。

1. 脑颅骨 位于颅的后上部,共8块。包括成对的顶骨和颞骨,不成对的额骨、筛骨、蝶骨和枕骨。它们彼此相连构成颅腔,容纳脑。

2. 面颅骨 位于颅的前下部,共15块。不成对的有:下颌骨、犁骨、舌骨。成对的有:上颌骨、颧骨、鼻骨、泪骨、腭骨和下鼻甲。面颅骨形成颜面的基本轮廓,并参与构

第一编　人体解剖学

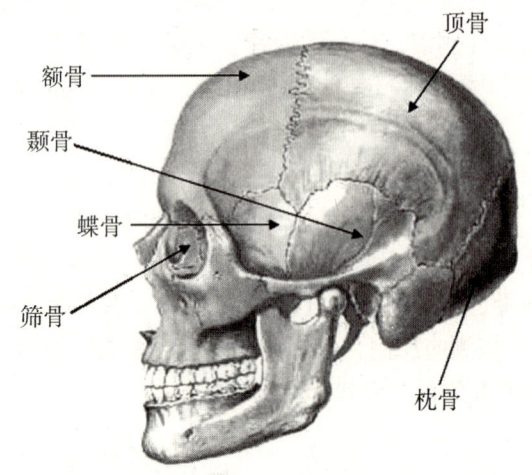

图1-1-7　颅骨

成口腔、鼻腔和眶。

（1）下颌骨。呈马蹄形，可分为一体及两支，下颌支上缘有两个突起，前突称为冠突，后突的上端称为下颌头。

（2）上颌骨。位于面颅中央。骨内有一大的含气腔，称为上颌窦。

3．颅的整体观

（1）颅的上面观。额骨与顶骨之间的骨缝为冠状缝，左右顶骨之间的骨缝为矢状缝，顶骨与枕骨之间的骨缝为"人"字缝。

（2）颅底内面观。由前向后呈阶梯状排列着三个窝，即颅前窝、颅中窝和颅后窝。各窝内有许多孔、裂和管，为神经血管出入颅之处。

（3）颅底外面观。前方有上颌骨的牙槽，中央有枕骨大孔，枕骨大孔的两侧有椭圆形突出的关节面，称为枕髁，枕髁的外侧有颈静脉孔，颈静脉孔的前方有颈动脉管外口，枕骨大孔的后上方有枕外隆凸。

（4）颅的前面观。由大部分面颅和部分脑颅构成，并共同围成两眶和骨性鼻腔。

1）眶。呈四面锥体形，底向前外，尖向后内方，眶尖部有视神经管通颅中窝。

2）骨性鼻腔。位于面颅的中央，上方以筛板与颅腔相隔，下方以硬腭骨板与口腔分界，两侧邻接筛窦、眶和上颌窦。

3）骨性鼻旁窦。是鼻腔周围含气的空腔，与鼻腔相通。共4对，包括额窦、上颌窦、筛窦和蝶窦。

（5）颅的侧面观。颅的侧面主要由额骨、蝶骨、顶骨、颞骨和枕骨构成。外耳门位于颅侧面中央部，其后方为乳突，前方是颧弓；颧弓上方的颞窝前下部较薄，在额骨、顶骨、颞骨、蝶骨的会合处最为薄弱，此处常构成"H"形的缝，称为翼点。其内面有脑膜中动脉前支通过。

· 10 ·

第二节 骨连结

一、总论

（一）骨连结的概念

骨与骨之间的连结装置称为骨连结。骨连结可分为直接连结和间接连结两种。直接连结是两骨间借纤维结缔组织或软骨相连结，较牢固，不活动或少许活动，可分为纤维连结、软骨连结和骨性结合三类。间接连结又称关节，其特点是两骨之间借膜性囊互相连结，其间具有腔隙，有较大的活动性。

（二）关节的主要结构

关节的主要结构包括关节面、关节囊和关节腔（图1-1-8）。

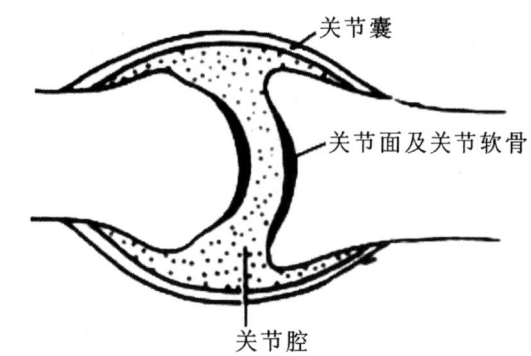

图1-1-8 关节的结构

1. 关节面 关节面是两骨互相接触的光滑面，构成关节的骨面，通常一骨形成凸面，称关节头；另一骨形成凹面，称为关节窝。关节面覆盖一层关节软骨，关节软骨很光滑，可以减少运动时的摩擦，同时软骨富有弹性，可以减缓运动时的冲击。

2. 关节囊 是连结在两骨之间的结缔组织囊，附着于关节面周缘及附近的骨面上，封闭关节腔，可分内、外两层。内层薄而光滑，称滑膜层，具有丰富的血管网，能产生少量滑液，起滑润作用。外层较厚而坚韧，为纤维层，由致密结缔组织构成。

3. 关节腔 关节腔是由关节囊滑膜层与关节软骨之间所围成的密闭窄隙，其内有少量滑液。关节腔内为负压，对维持关节的稳定性有一定的作用。

（三）关节的辅助结构

关节的辅助结构包括韧带、关节盘和关节唇等。

1. 韧带 呈束状或膜状，由致密结缔组织构成，连于相邻两骨之间，有加强关节的稳固性和限制关节的运动的作用。

2. 关节盘 由纤维软骨构成，位于两骨关节面之间。关节盘多呈圆盘状，中部稍薄，周缘略厚。有的关节盘呈半月形，称关节半月板。关节盘可调整关节面更为适配，减少外力对关节的冲击和震荡。此外，分隔而成的两个腔可以增加关节的运动形式和范围。

3. 关节唇 为附着于关节窝周缘的纤维软骨环，它加深关节窝，增大关节面，增加了关节的稳固性。

（四）关节的运动

1. 屈和伸 指关节绕冠（额）状轴进行的运动。运动时两骨互相靠拢，角度缩小的称屈；角度加大的则称伸。在髋关节以上，前折为屈，反之为伸；膝关节以下，后折为屈，反之为伸。

2. 内收和外展 通常是关节沿矢状轴的运动。运动时骨向正中矢状面靠拢者,称为内收(或收);反之,远离正中矢状面者称为外展(或展)。

3. 旋内和旋外 骨环绕垂直轴进行运动,称为旋转。骨的前面转向内侧的称旋内;旋向外侧的称旋外。在前臂,旋内也可称为旋前,旋外也可称为旋后。

4. 环转 凡二轴或三轴关节,关节头原位转动,骨的远端做圆周运动,称为环转运动。运动时全骨描绘成一圆锥形的轨迹。环转运动实为屈、展、伸、收的依次连续运动。

二、各论

(一) 躯干骨连结

1. 椎骨间的连结

(1) 椎间盘。连结上下两个椎体之间,由纤维环和髓核构成(图1-1-9)。

纤维环为呈环形排列的纤维软骨,前宽后窄,围绕在髓核的周围,可防止髓核向外突出,纤维环坚韧而有弹性。髓核是一种富有弹性的胶状体,位于椎间盘的中部稍偏后方,有缓和冲击的作用。

(2) 关节。由相邻椎骨的上下关节突构成,可做微量运动。

2. 脊柱 脊柱由24块分离椎骨、1块骶骨和1块尾骨,借椎间盘、韧带和关节紧密连结而成。脊柱具有运动、保护及支持体重等作用。

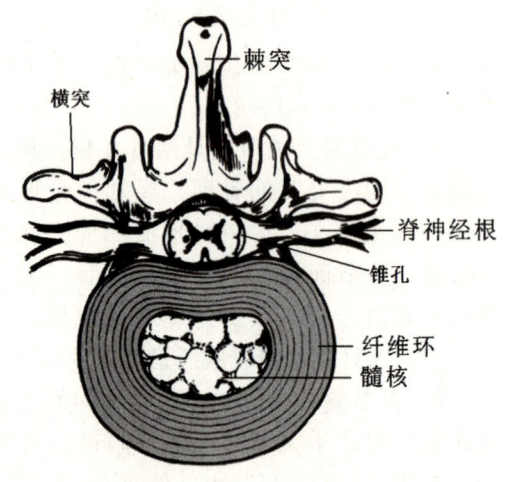

图1-1-9 椎间盘

3. 胸廓 胸廓由12块胸椎、12对肋、1块胸骨以及它们之间的连结共同组成。12对肋的前端均为肋软骨,后端肋头与椎骨形成关节,椎骨与肋的连结包括肋头关节与肋横突关节。成人胸廓近似圆锥形,其横径长,前后径短,上口小,下口大。肋间隙均由肌和韧带所封闭。胸廓的主要功能包括保护和支持胸腔和部分腹腔内脏器,以及参与呼吸运动。

(二) 上肢骨连结

1. 上肢带骨的连结 胸锁关节是上肢和躯干的唯一关节,由锁骨胸骨端与胸骨柄构成。肩锁关节是由肩峰和锁骨肩峰端构成的微动关节。

2. 自由上肢骨的连结

(1) 肩关节。

组成:是一个典型的球窝关节,由肩胛骨关节盂和肱骨头构成。

主要结构特点:肱骨头大,关节盂小而浅,周缘有纤维软骨构成的盂唇加深,但它们只与1/4~1/3的肱骨头关节面相接触。肩关节囊薄而松弛,囊内有肱二头肌长头腱通过。

运动:肩关节为人体运动最灵活的关节。可做屈和伸、外展和内收、旋内和旋外及环转运动(图1-1-10)。

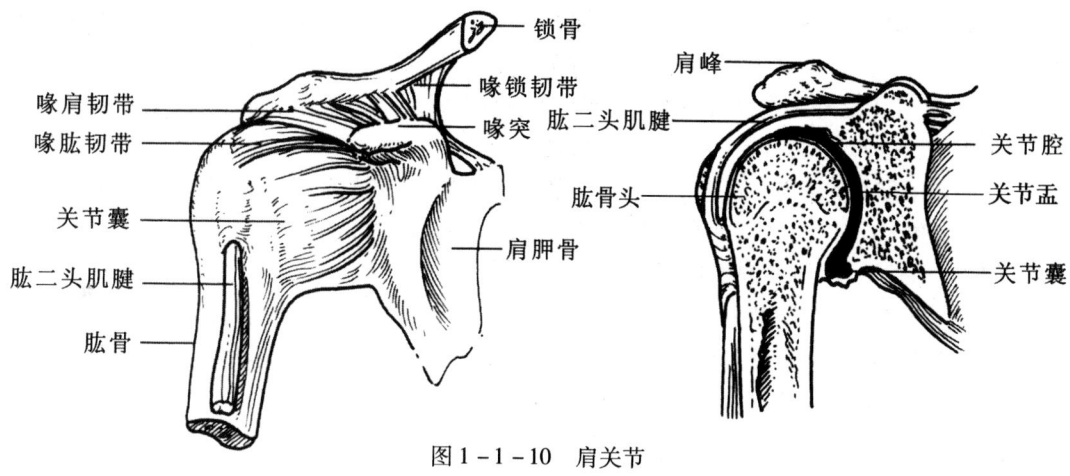

图 1-1-10 肩关节

（2）肘关节。由肱骨下端和桡、尺骨上端构成。主要结构特点为关节囊的前、后壁薄弱而松弛，但其两侧有桡尺侧副韧带加强。肘关节主要做屈和伸以及前臂旋前和旋后运动。

（3）腕关节。又叫桡腕关节，关节头由手舟骨、月骨、三角骨的近侧面构成，关节窝由桡骨的腕关节面和尺骨头下方的关节盘构成，可做屈、伸、收、展和环转运动。

（三）下肢骨连结

1. 下肢带骨的连结

（1）髋骨与骶骨的连结。主要包括由骶、髂两骨的耳状关节面构成的骶髂关节。

（2）耻骨联合。由左、右耻骨借纤维软骨板共同构成。两侧耻骨之间的骨性弓称耻骨弓。

（3）骨盆。骨盆由左、右髋骨、骶骨及尾骨借关节和韧带连结而成。骨盆由骶骨岬至耻骨联合上缘的分界线分为上方的大骨盆和下方的小骨盆。通常所说的骨盆是指小骨盆。大骨盆较宽大，向前开放。小骨盆有上、下两口，骨盆上口由上述的分界线围成，骨盆下口由尾骨、骶结节韧带、坐骨结节和耻骨弓等围成。耻骨弓下方的夹角称为耻骨下角（图 1-1-11）。

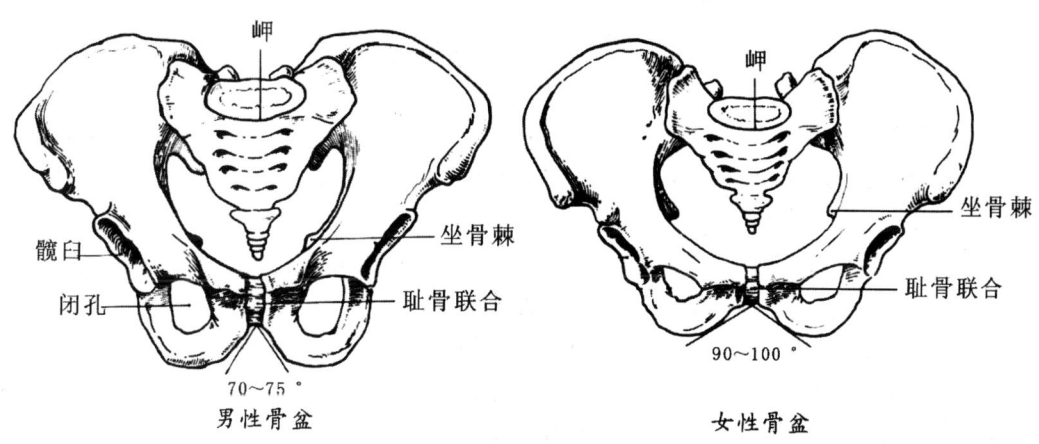

图 1-1-11 骨盆

由于女性骨盆要适应孕育胎儿和分娩的功能，所以男、女骨盆有明显的性别差异。男性骨盆外形窄而长，骨盆上口较小，近似桃形，骨盆腔的形态似漏斗，耻骨下角为70°～75°。女性骨盆外形宽而短，骨盆上口较大，近似圆形，骨盆腔的形态呈圆桶状，耻骨下角为90°～100°（图1-1-11）。

2. 自由下肢骨的连结 自由下肢骨连结主要有髋关节、膝关节、踝关节（即距小腿关节）。

（1）髋关节。

组成：由股骨头与髋臼构成。

主要结构特点：髋臼及其周缘的髋臼唇可容纳股骨头的2/3。关节囊紧张又坚韧。

运动：可做屈和伸、外展和内收、旋内和旋外运动；此外还可做环转运动。髋关节运动范围较肩关节小。后者以灵活为主，前者重在稳定。

（2）膝关节。为人体内最大、最复杂的关节。

组成：由股骨内、外侧髁和胫骨内、外侧髁及髌骨共同构成。

主要结构特点：关节囊广阔松弛，各部厚薄不一。囊的两侧壁有韧带加强。关节囊内有牢固连接于股骨和胫骨之间的前、后交叉韧带，防止胫骨前移和后移。关节囊内有半月板，周缘厚而内缘薄，下面平而上面凹陷。半月板加深了关节窝的深度，从而加强了膝关节的稳固性，同时在跳跃和剧烈运动时可起缓冲作用。

运动：膝关节能做屈、伸运动；在屈膝状态下，又可做旋内和旋外运动（图1-1-12）。

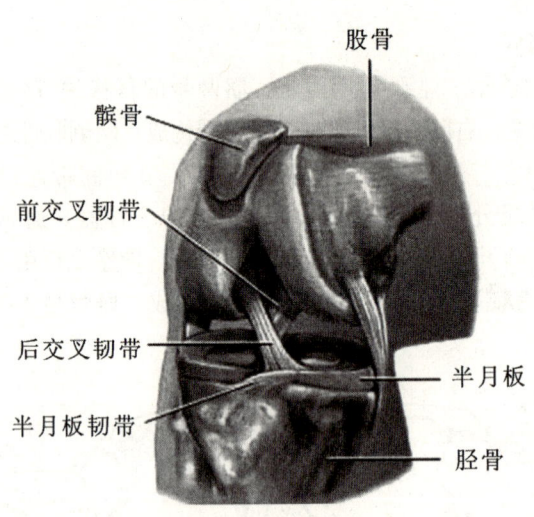

图1-1-12 膝关节

（3）踝关节。又称距小腿关节，由胫骨、腓骨下端的关节面与距骨滑车构成，可做背屈（伸）和跖屈（屈）运动。

（四）颅骨连结

各颅骨之间大多借缝或软骨相互连结，彼此结合得很牢固。唯一的关节是由下颌骨的下颌头与颞骨的下颌窝构成的颞下颌关节（又名下颌关节）。

第三节 肌

一、总论

人体的肌有骨骼肌、平滑肌和心肌三种。骨骼肌主要位于躯干和四肢,通常附着于骨,随人的意志收缩,又称随意肌。平滑肌主要分布于内脏和血管壁。心肌分布于心脏。平滑肌和心肌属于不随意肌。人体全身的骨骼肌见图1-1-13、图1-1-14。

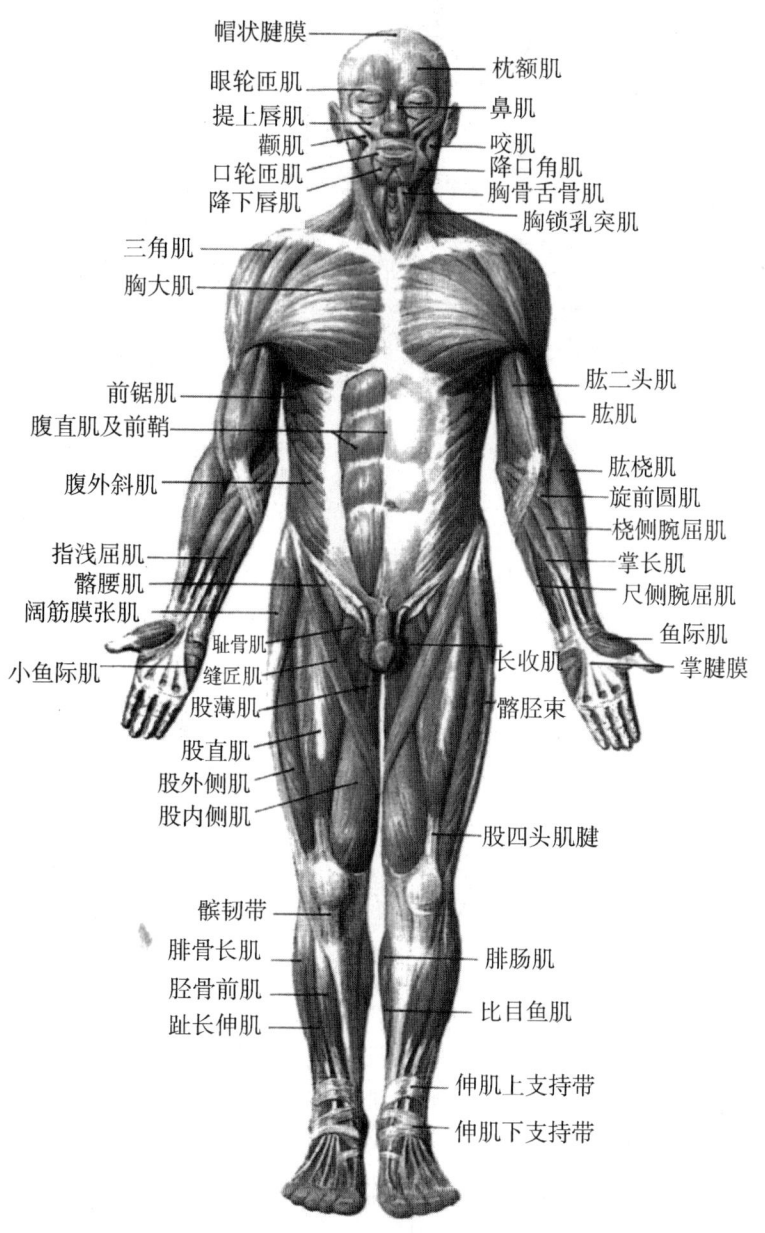

图1-1-13 全身肌的配布(前面)

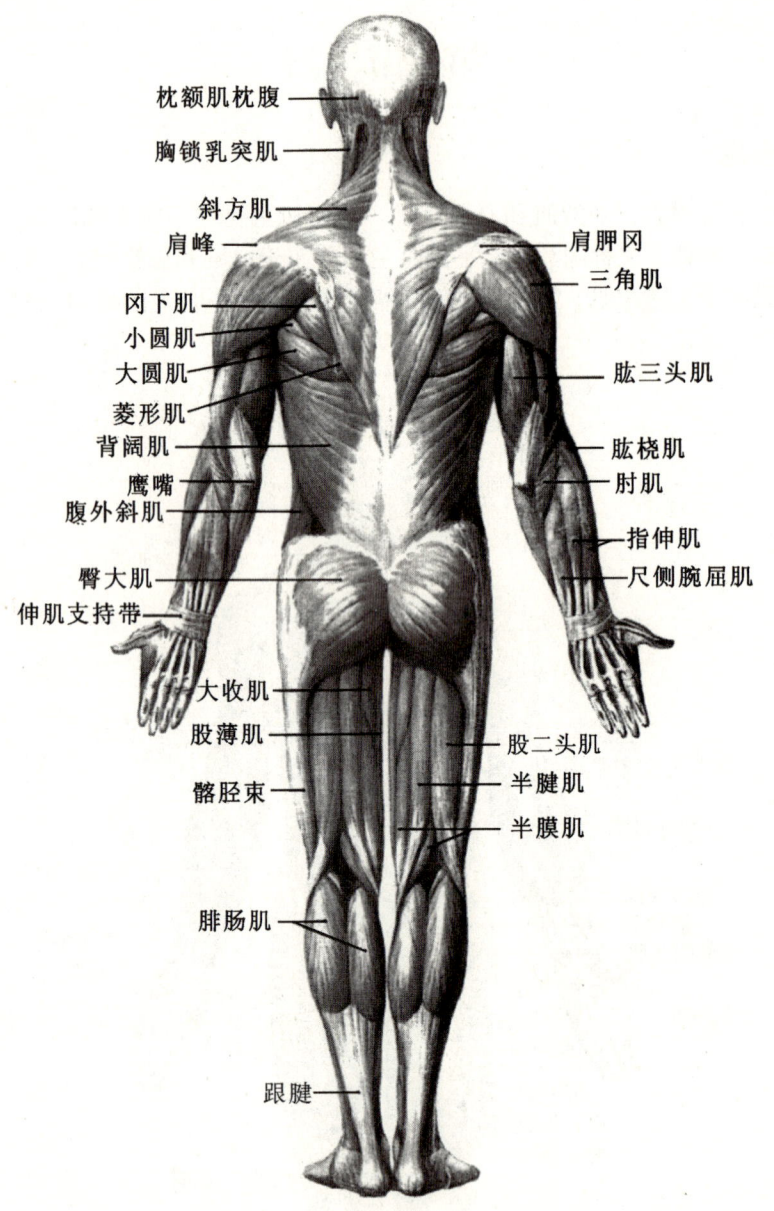

图 1-1-14 全身肌的配布（后面）

（一）肌的形态和构造

按外形，人体肌可概括地分为长肌、短肌、阔肌和轮匝肌四种。长肌多见于四肢，收缩时显著缩短而引起大幅度的运动，有的长肌有两个以上的起始头，依其头数被称为二头肌、三头肌和四头肌；短肌多分布于躯干的深层；阔肌扁而薄，多分布于胸、腹壁；轮匝肌多呈环形，位于孔、裂的周围，收缩时使孔裂关闭。

每块骨骼肌都由肌腹和肌腱两部分构成。肌腹主要由肌纤维构成，色红、柔软而有收缩能力。肌腱主要由腱纤维构成，色白、强韧而无收缩力，能抵抗很大的牵引力。

（二）肌的起止和作用

肌一般以两端附着于骨，中间跨过一个或几个关节。肌收缩时，通常一骨的位置相对固定，另一骨的位置相对移动。肌在固定骨的附着点，称定点或起点；在移动骨的附着点，称动点或止点。起点和止点是相对的，在一定条件下，两者可以互换。肌的作用主要为收缩、舒张时牵拉骨骼产生运动。

（三）肌的辅助装置

肌的辅助装置有筋膜、滑膜囊和腱鞘等，这些结构有保护和辅助肌活动的作用。

1. 筋膜 筋膜位于肌的表面，分为浅筋膜和深筋膜两种。

（1）浅筋膜。位于皮下，又称皮下筋膜，由疏松结缔组织构成，其内含脂肪、浅静脉、皮神经以及浅淋巴结和淋巴管等。此筋膜有维持体温和保护深部结构的作用。

（2）深筋膜。位于浅筋膜深面，又称固有筋膜，由致密结缔组织构成，遍于全身且互相连续。深筋膜包被肌或肌群、腺体、大血管和神经等形成筋膜鞘。四肢的深筋膜还可形成肌间隔。

2. 滑膜囊 为一密闭的结缔组织扁囊，内有少量滑液。多位于肌腱与骨面之间，可减少两者之间的摩擦，促进肌腱运动的灵活性。

3. 腱鞘 为套在长腱周围的鞘管。多位于腕、踝、手指掌侧和足趾跖侧等活动性较大的部位。

二、各论

（一）躯干肌

1. 背肌 背肌可分为浅、深两群。浅群主要有斜方肌、背阔肌、肩胛提肌和菱形肌；深群主要有竖脊肌。

（1）斜方肌。位于项部和背上部的浅层。为三角形的阔肌，两侧相合成斜方形。起于枕外隆凸、项韧带及全部胸椎棘突，止于锁骨外侧端、肩胛骨的肩峰和肩胛冈。全肌收缩牵引肩胛骨向脊柱靠拢；可上提或使肩胛骨下降。

（2）背阔肌。位于背下部和胸侧部，为全身最大的阔肌。起于下6个胸椎和全部腰椎棘突，止于肱骨小结节嵴。背阔肌使肱骨内收、旋内和后伸；当上肢上举被固定时，则上提躯干（如引体向上）。

2. 胸肌 胸肌可分为胸上肢肌和胸固有肌（图1-1-13）。

（1）胸上肢肌。包括胸大肌、胸小肌、前锯肌。胸大肌位置表浅，覆盖胸廓前壁的大部，呈扇形，宽而厚。起自锁骨的内侧半、胸骨和第1~6肋软骨等处，止于肱骨大结节嵴。胸大肌可使肩关节内收、旋内和前屈；也可上提肋骨，助吸气。

（2）胸固有肌。参与构成胸壁，在肋间隙内，主要包括肋间内、外肌。

肋间外肌位于各肋间隙浅层，起自肋骨下缘，止于下一肋骨的上缘，其作用为提肋助吸气。肋间内肌位于各肋间外肌深面，肌束方向与肋间外肌相反，其作用为降肋助呼气。

3. 膈 膈封闭胸廓下口，介于胸腔与腹腔之间，为圆顶形扁薄的阔肌。膈上有3个裂孔：①主动脉裂孔，有主动脉及胸导管通过；②食管裂孔，有食管和迷走神经通过；③腔静脉孔，有下腔静脉通过。膈肌起自胸廓下口内面及腰椎前面，各部肌束向中央集中移行于中心腱。其主要作用：①膈为主要的呼吸肌，收缩时，膈的圆顶下降，胸腔容积扩大，以助吸气；松弛时膈的圆顶上升恢复原位，胸腔容积减少，以助呼气。②膈与腹肌同时收缩，则能增加腹压，助排便、呕吐、咳嗽及分娩等活动。（图1-1-15）

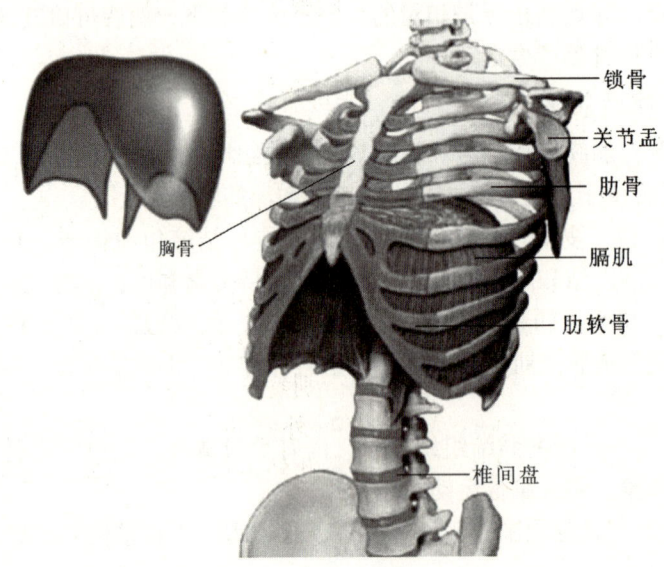

图1-1-15 膈肌

4. 腹肌 腹肌分为前外侧群和后群。

前外侧群形成腹腔的前外侧壁，包括腹直肌、腹外斜肌、腹内斜肌和腹横肌等（图1-1-13、图1-1-16）。

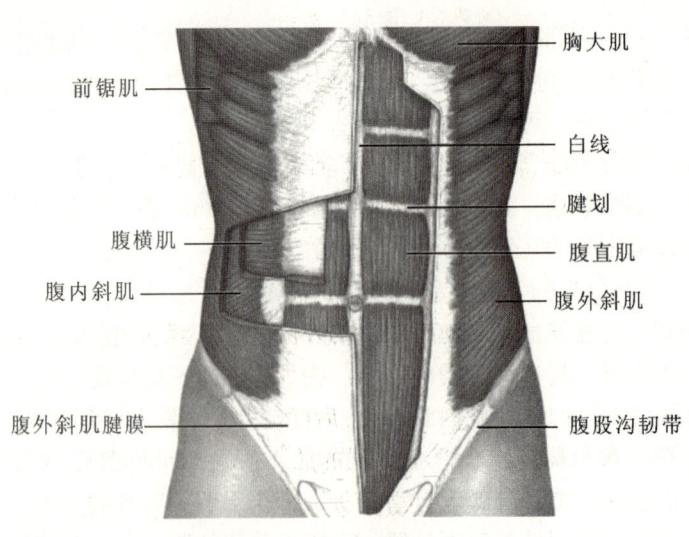

图1-1-16 腹前壁肌

（1）腹直肌。位于腹前壁正中线的两旁，居腹直肌鞘中，为上宽下窄的带形肌，起自耻骨联合与耻骨结节之间，肌束向上止于胸骨剑突及其附近肋软骨的前面。肌的全长被

3～4条横行的腱划分成多个肌腹，腱划由结缔组织构成，与腹直肌鞘的前层紧密结合。

（2）腹外斜肌。位于腹前外侧部的浅层，为一宽阔扁肌，起于下8肋外面，肌束由后外上斜向前内下方，一部分止于髂嵴，而大部分在腹直肌外侧缘处移行为腹外斜肌腱膜。腱膜向内侧参与腹直肌鞘前层的构成，腱膜的下缘卷曲增厚连于髂前上棘与耻骨结节之间，形成腹股沟韧带。

（3）腹内斜肌。位于腹外斜肌深面，起自胸腰筋膜、髂嵴和腹股沟韧带外侧半，在腹直肌外侧缘移行为腹内斜肌腱膜。腱膜向内侧分为前后两层并包裹腹直肌，参与腹直肌鞘前后层的构成，肌纤维下部游离呈弓状，其腱膜下内侧部与腹横肌腱膜形成联合腱，止于耻骨，又称腹股沟镰。腹内斜肌最下部的肌束随精索出腹股沟管浅环进入阴囊，包绕精索和睾丸而成为提睾肌。

（4）腹横肌。位于腹内斜肌深面，起自下6肋内面、胸腰筋膜、髂嵴和腹股沟韧带外侧部，肌束向前内横行，在腹直肌外侧缘移行为腹横肌腱膜，参与构成腹直肌鞘后层。腹横肌的最下部肌束及其腱膜下内侧部分，分别参与提睾肌和腹股沟镰的构成。

腹前外侧群肌的作用：参与构成腹腔的前外侧壁，保护、固定腹腔脏器，维持腹内压，参与排便、排尿、分娩、呕吐和咳嗽等，此外还能使脊柱前屈、旋转和侧屈，降肋以助呼气。

后群主要有腰大肌和腰方肌。

（二）头颈肌

1. **头肌** 可分为面肌（表情肌）和咀嚼肌两部分。面肌主要在口裂、眼裂和鼻孔的周围。包括眼轮匝肌、口轮匝肌、颊肌、枕额肌等。咀嚼肌主要有咬肌和颞肌，收缩时可上提下颌骨，实现咀嚼和协助说话的功能。

2. **颈肌** 主要有胸锁乳突肌，该肌斜列于颈部两侧，起自胸骨柄前面和锁骨的胸骨端，止于颞骨乳突。主要作用有：两侧收缩，头向后仰；单侧收缩，使头歪向同侧，面转向对侧。

（三）上肢肌

上肢肌可分为上肢带肌（肩肌）、臂肌、前臂肌和手肌。

1. **肩肌** 肩肌配布于肩关节周围，均起自上肢带骨，跨越肩关节，止于肱骨的上端，有稳定和运动肩关节的作用。包括三角肌、冈上肌、冈下肌、小圆肌、大圆肌、肩胛下肌。

三角肌位于肩部，呈三角形。起自锁骨的外侧段、肩峰和肩胛冈，止于肱骨三角肌粗隆。三角肌主要作用是使肩关节外展。

2. **臂肌** 位于肱骨周围。臂肌可分前、后群。前群为屈肌，后群为伸肌。

（1）前群。位于肱骨前方，主要有浅层的肱二头肌、上方的喙肱肌和下方深层的肱肌。肱二头肌有长、短2个头，均起自肩胛骨，两头以肱二头肌腱止于桡骨粗隆，其主要作用是屈肘关节，并协助屈肩关节（图1-1-13）。

（2）后群。位于肱骨后方，主要为肱三头肌。肱三头肌有3个头，即长头、内侧头、外侧头。三头分别起自肩胛骨和肱骨，三头合为一腱止于尺骨鹰嘴，其主要作用是伸肘关节，长头尚可使肩关节后伸和内收（图1-1-14）。

3. 前臂肌 位于尺、桡骨周围，分为前、后两群。每群又分为浅、深两层。各层肌的肌腹大部分在前臂的上半部，向下形成细长的肌腱，主要作用于肘关节、腕关节和手关节。

4. 手肌 手部肌肉很细小，位于手掌面，可分为外侧、中间和内侧三群。

（四）下肢肌

下肢肌可分为下肢带肌（髋肌）、大腿肌、小腿肌和足肌（图1-1-13、图1-1-14）。

1. 髋肌 髋肌主要有臀大肌，为臀部最大的肌。

臀大肌位于臀部皮下，大而肥厚，形成特有的臀部膨隆。臀大肌起于髂骨外面和骶、尾骨的后面，肌束斜向下外，止于股骨上端。臀大肌可伸髋关节，此外尚可使髋关节旋外。

2. 大腿肌 大腿肌位于股骨周围，可分为前群、内侧群和后群。

（1）前群。主要有股四头肌和缝匠肌。

1）股四头肌。是全身中体积最大的肌，有4个头，分别称为股直肌、股内侧肌、股外侧肌和股中间肌。其中，股直肌位于大腿前面，起自髂前下棘；其他三头均起自股骨。四头向下形成一个腱，包绕髌骨，向下延续为髌韧带，止于胫骨粗隆。股四头肌是膝关节强有力的伸肌，股直肌还有屈髋关节的作用。

2）缝匠肌。是全身中最长的肌，呈扁带状，起自髂前上棘，止于胫骨上端。可屈髋关节和膝关节，并使小腿旋内。

（2）内侧群。有5块肌。位于大腿内侧，均起自耻骨和坐骨。主要作用是内收大腿，故又称内收肌群。

（3）后群。位于大腿的后面，有股二头肌、半腱肌和半膜肌。后群的3块肌可以屈膝关节和伸髋关节。

3. 小腿肌 小腿肌分为前群、外侧群和后群。

（1）前群。位于小腿骨前方，主要有3块肌，主要作用为伸足趾、使足背屈和内翻。

（2）外侧群。位于腓骨的外侧。包括腓骨长肌和腓骨短肌，二肌腱向下经外踝后方，止于足骨。主要作用是使足外翻。

（3）后群。位于小腿骨后方，可分浅、深两层。

浅层有强大的小腿三头肌，其中两个头位于浅层称腓肠肌，另一个头位置较深是比目鱼肌。腓肠肌的内、外侧头起自股骨内、外侧髁；比目鱼肌起自胫腓骨上端的后面。三个头会合，止于跟骨结节。小腿三头肌主要作用为屈踝关节和屈膝关节，在站立时，能固定踝关节和膝关节，以防止身体向前倾倒。

深层有4块肌。它们能屈踝关节、屈趾和使足内翻。

4. 足肌 足肌分为足背肌和足底肌。足背肌较弱小，足底肌配布情况和作用与手掌的肌近似。

（沈耿）

第二章 消化系统

消化系统由消化管和消化腺两部分组成。消化管由口腔至肛门,包括口腔、咽、食管、胃、小肠(十二指肠、空肠及回肠)和大肠(盲肠、阑尾、结肠、直肠和肛管)。临床上通常把从口腔到十二指肠的一段称为上消化道;空肠到肛门的一段称为下消化道。(图1-2-1)

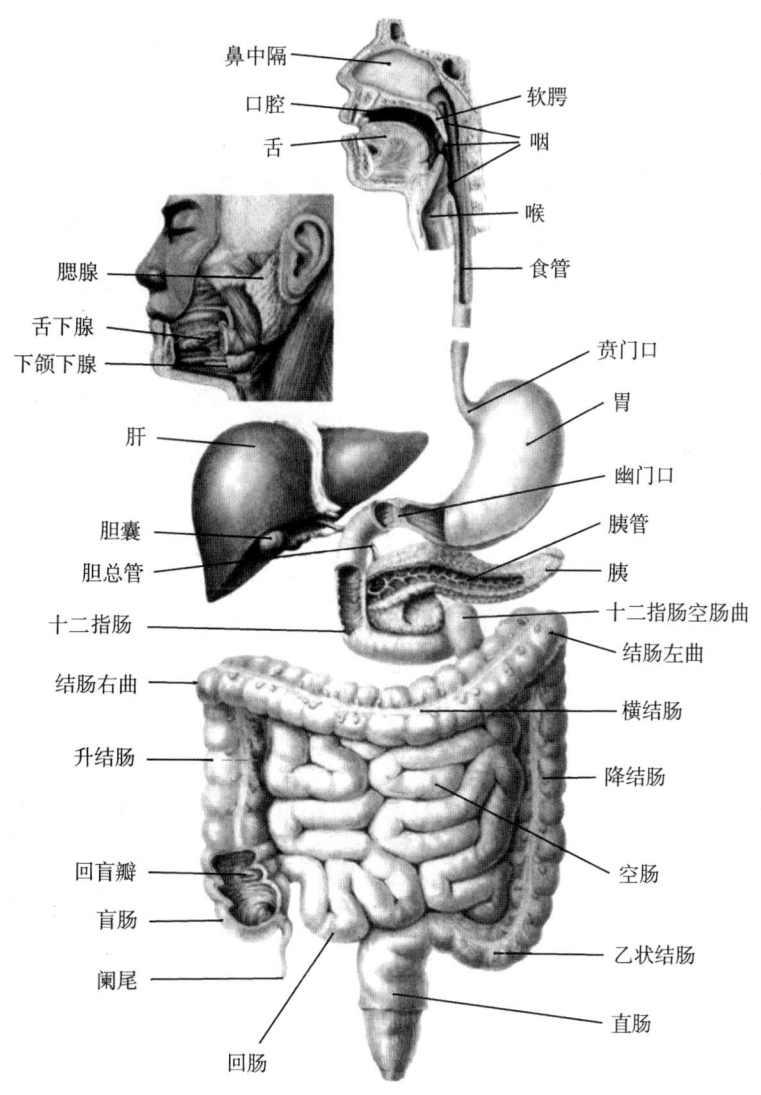

图1-2-1 消化系统模式图

消化腺是分泌消化液的腺体，包括大、小两种。大消化腺有大唾液腺（腮腺、下颌下腺和舌下腺）、肝和胰；小消化腺则位于消化管壁内，如胃腺和肠腺等。

消化系统的功能主要包括摄取食物、消化和吸收，并将食物残渣排出体外。

消化系统各器官在腹腔内位置是相对固定的。为了便于描述腹腔内各器官的相对位置，通常在腹部体表取两条横线和两条垂直线将腹部分为9个区。上横线是两肋弓最低点的连线，下横线是左右髂结节的连线，左、右垂直线分别通过左、右两侧腹股沟韧带的中点。上述四线垂直相交，将腹部分为9个区：腹上区、左季肋区、右季肋区、脐区、左外侧区、右外侧区、腹下区、左髂区、右髂区。

第一节 消 化 管

一、口腔

口腔为消化管的起始部分，其前壁为上下唇，侧壁为颊，上壁为腭，下壁为口腔底。口腔由上、下牙弓分为口腔前庭和固有口腔，牙弓与口唇及颊之间的腔隙称口腔前庭，牙弓以内的部分为固有口腔。（图1-2-2）

（一）腭

腭为口腔上壁，可分硬腭和软腭两部分。硬腭占前2/3，软腭连于硬腭之后，由肌和黏膜组成。其后缘中央有一向下垂的突起，称为腭垂。自腭垂向两侧各有两条弓形黏膜皱襞，前方的一条向下连于舌根部，称为腭舌弓；后方的一条向下连于咽侧壁，称为腭咽弓。两弓之间的窝内有腭扁桃体，是一个椭圆形的淋巴器官，具有免疫功能。腭垂、左右腭舌弓和舌根共同围成咽峡，是口腔通咽腔的门户。

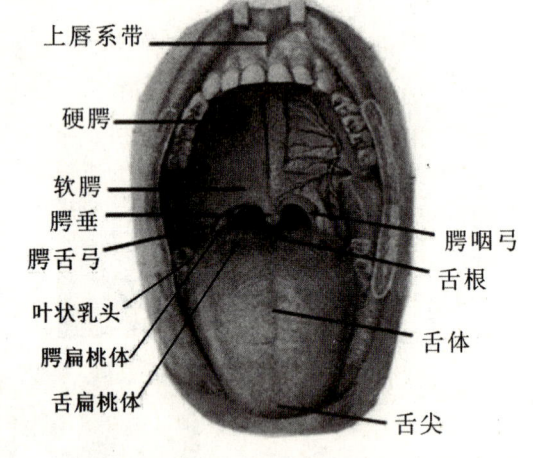

图1-2-2 口腔

（二）牙

牙是人体最坚硬的器官，可咬切和磨碎食物，并对发音有辅助作用。

1. 牙的形态 每个牙可分为牙冠、牙根和牙颈三部分。牙冠是暴露于口腔，露出于牙龈以外的部分；牙根是镶嵌于牙槽内的部分；牙颈为牙冠与牙根之间的部分，被牙龈所包绕。牙冠和牙颈内部的腔隙较宽，称牙冠腔，牙根内的细管称牙根管，牙根尖部有一小孔，称为牙根尖孔，有血管神经通过。牙根管与牙冠腔合称牙腔，内容纳牙髓。（图1-2-3）

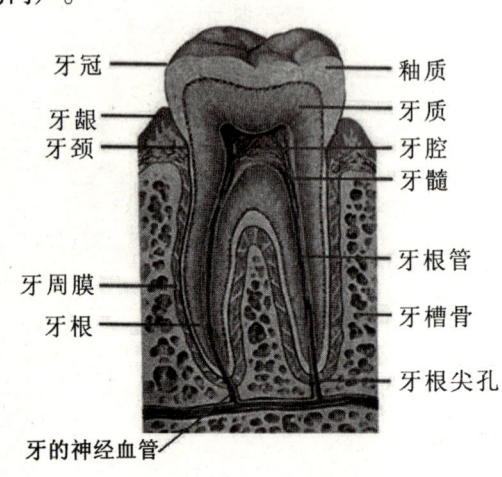

图1-2-3 牙的形态和构造

2. 牙的构造 牙由牙质、牙釉质、牙骨质、牙髓组成。牙质构成牙的主体,在牙冠部表面有釉质,是人体最坚硬的组织。在牙根部和牙颈部牙质的外面包有牙骨质,是牙钙化组织中硬度最小的一种。牙髓位于牙腔内,由结缔组织、神经和血管共同组成。

3. 牙的分类 人一生中有两套牙齿,即乳牙和恒牙。根据牙的形态和功能不同,可分为切牙、尖牙、前磨牙和磨牙。

(三) 舌

舌临近口腔底,以骨骼肌为基础表面覆以黏膜而构成,具有协助咀嚼、吞咽食物、感受味觉和辅助发音等功能(图1-2-4)。

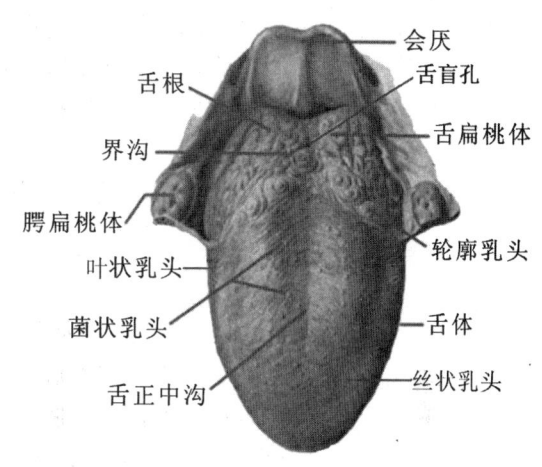

图1-2-4 舌的上面观

1. 舌的形态 舌的上面有一条"V"形的界沟,将舌分成后1/3的舌根和前2/3的舌体。舌体的前端称为舌尖。舌的下面正中有一黏膜皱襞,称为舌系带。在舌系带根部的两侧有一对小的隆起,称为舌下阜,其顶端有下颌下腺管和舌下腺管的共同开口。由舌下阜向后外侧延伸的黏膜隆起,称为舌下襞。

2. 舌黏膜 舌黏膜淡红湿润。舌上面的黏膜表面有许多小的突起,称为舌乳头。按其形状又分为丝状乳头、菌状乳头、叶状乳头和轮廓乳头。丝状乳头数量最多,呈白色丝绒状;菌状乳头数量较少,为红色钝圆形的小突起;叶状乳头位于舌侧缘的后部,腭舌弓的前方每侧为4~8条并列的叶片状黏膜皱襞;轮廓乳头最大,有7~11个,排列在界沟的前方,乳头中央隆起,周围有环状沟。菌状乳头、叶状乳头、轮廓乳头中含有味蕾,司味觉;丝状乳头无味蕾,故只有一般感觉的功能。

(四) 唾液腺

唾液腺分大、小两类。小唾液腺位于口腔各部黏膜内。大唾液腺共3对,即腮腺、下颌下腺和舌下腺(图1-2-5)。

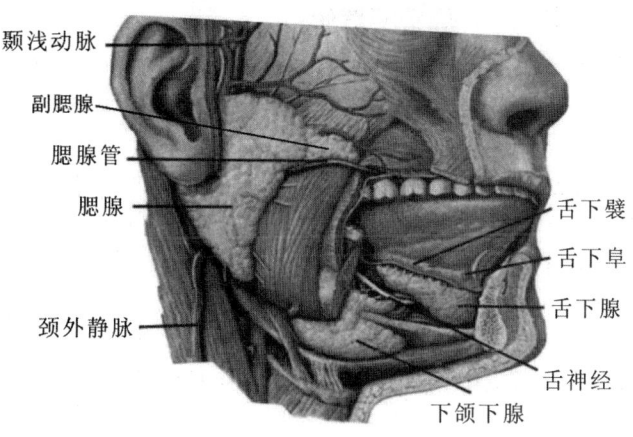

图1-2-5 大唾液腺

1. **腮腺** 是唾液腺中最大的一对，位于耳廓前下方。腮腺管由前缘发出，穿过颊肌，开口于平对上颌第二磨牙的颊黏膜上。

2. **下颌下腺** 位于下颌骨体的内侧，其腺管开口于舌下阜。

3. **舌下腺** 位于口腔底舌下襞的深面，舌下腺的大管与下颌下腺共同开口于舌下阜，舌下腺的小管有8～20条，开口于舌下襞。

二、咽

（一）咽的形态和位置

咽位于第1～6颈椎前方，上宽下窄、前后稍扁，为漏斗形肌性管道，上起自颅底，下至第6颈椎体，下缘高度续于食管。咽是消化和呼吸共用的器官。

（二）咽腔的分部和结构

咽以软腭后缘和会厌上缘为界，分为鼻咽部、口咽部和喉咽部三部分（图1-2-1）。

1. **鼻咽部** 位于鼻腔后方，向前借鼻后孔与鼻相通。在侧壁经咽鼓管通向中耳的鼓室。

2. **口咽部** 位于口腔的后方，向前借咽峡与口腔相通。

3. **喉咽部** 位于喉的后方，向前借喉口与喉腔相通，向下与食管相续。

三、食管

（一）食管的位置和形态

食管为消化管最扁窄的部分，长约25 cm。上端在第6颈椎体下缘水平与咽相接，向下沿脊柱和气管之间入胸腔，通过左主支气管之后方，穿过膈的食管裂孔至腹腔，续于胃的贲门。食管根据其行程分为颈、胸、腹3段。（图1-2-6）

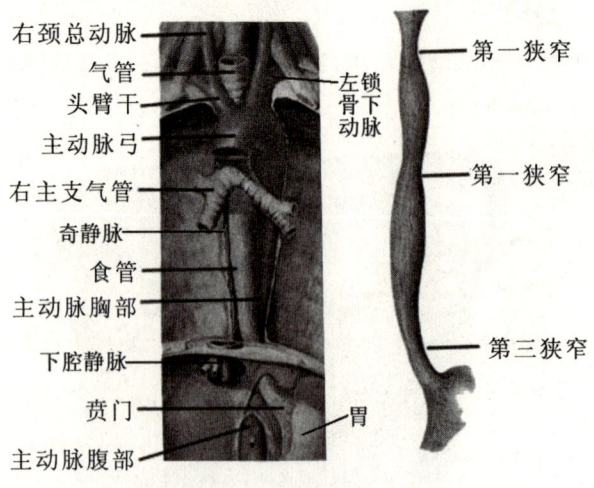

图1-2-6 食管的位置和狭窄

（二）食管的狭窄

食管全长有3个生理性狭窄。

第1狭窄位于咽与食管相续处，距中切牙约15 cm。第2狭窄位于食管与左主支气管交叉处，相当于第4、第5胸椎之间的平面，距中切牙约25 cm。第3狭窄位于食管穿过膈的食管裂孔处，相当于第10胸椎平面，距中切牙约40 cm。这些狭窄是食管癌的好发部位。（图1-2-6）

四、胃

胃是消化管中最膨大的部分，其上端与食管相连，下端与十二指肠相续。它的位置和形态因体型、体位和充盈程度等而改变。

（一）胃的位置

胃中度充盈时，约3/4位于左季肋区，1/4位于腹上区。其贲门较为固定，约在第11胸椎的左侧，幽门约在第1腰椎的右侧。

（二）胃的形态及分部

胃有两壁、两弯曲、两口，分四部。胃前壁朝向前上方；胃后壁朝向后下方。胃上缘称为胃小弯，其最低、转折最明显处称角切迹；下缘称为胃大弯。两口，即贲门和幽门。贲门胃的入口，与食管相通；幽门为胃的出口，与十二指肠相续。胃分为贲门部、胃底、胃体、幽门部4部。贲门部为靠近贲门的小块区域；自贲门向左上方膨起的部分称为胃底；自胃底向下至角切迹处的中间大部分称胃体；近于幽门的部分称为幽门部，又可分为靠近幽门的幽门管和靠近胃体的幽门窦。在幽门处，胃的环行肌特别增厚，形成幽门括约肌，具有防止肠内容物逆流入胃的作用。（图1-2-7）

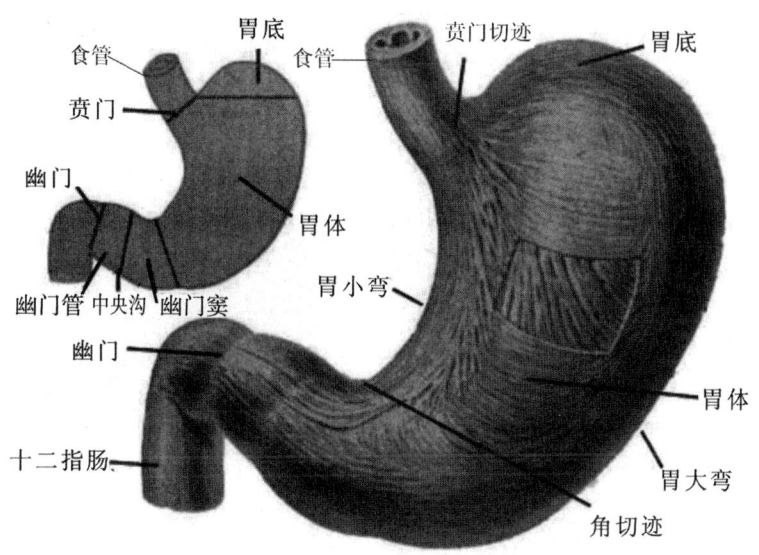

图1-2-7　胃的形态、分布

五、小肠

小肠为消化管中最长而弯曲的一段，全长 5～7 m，分为十二指肠、空肠及回肠三部分，是消化食物和吸收营养的最重要部位（图 1-2-2）。

1. 十二指肠　十二指肠为小肠的起始段，全长 25～30 cm，相当于十二个横指并列的距离。上端起于幽门，下端至十二指肠空肠曲与空肠连续。十二指肠呈"C"字形包绕胰头，可分为上部、降部、水平部、升部。在降部肠腔的左后壁上有一纵行的黏膜皱襞，下端为十二指肠大乳头，有胆总管和胰管的共同开口，胆汁和胰液由此流入十二指肠内。

2. 空肠和回肠　空肠上端起于十二指肠，回肠下端与大肠的盲肠连续。空肠与回肠之间无明显界限。一般近侧 2/5 为空肠，远侧 3/5 为回肠。空肠管径较粗，壁较厚，血管较多，颜色较红，黏膜皱襞较高；回肠管径较细，壁较薄，血管较少，颜色较浅，黏膜皱襞较低，有较多的集合淋巴结。（图 1-2-8）

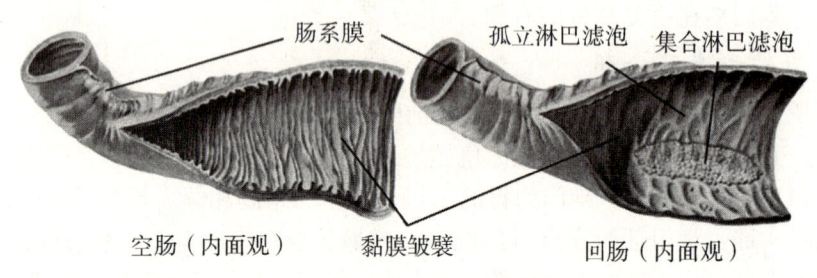

图 1-2-8　空肠与回肠

六、大肠

大肠长约 1.5 m，略呈方框形，围绕在空肠和回肠的周围。根据大肠的位置和特点，分为盲肠、阑尾、结肠、直肠和肛管。（图 1-2-1）

1. 盲肠和阑尾　盲肠位于右髂窝内，是大肠起始部，长约 6 cm，其下端为盲端，上续升结肠。回肠、盲肠的连通口称为回盲口，此处有回盲瓣。在回盲瓣的下方约 2 cm 处，有阑尾的开口。（图 1-2-9）阑尾又称蚓突，上端连通盲肠的后内壁，下端游离，一般长 5～7 cm。阑尾一般与盲肠一起位于右髂窝内，但其位置因人而异，阑尾根部的体表投影通常在右髂前上棘与脐连线的中、外 1/3 交点处，此处称为麦氏点。（图 1-2-9）

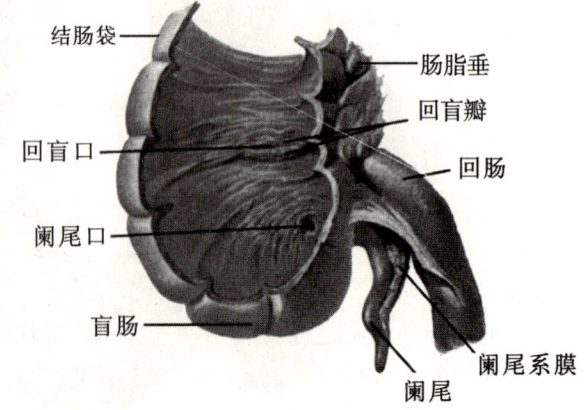

图 1-2-9　盲肠和阑尾

2. 结肠 结肠为介于盲肠和直肠之间的肠管，按其所在位置和形态，又分为升结肠、横结肠、降结肠和乙状结肠四部分（图1-2-10）。

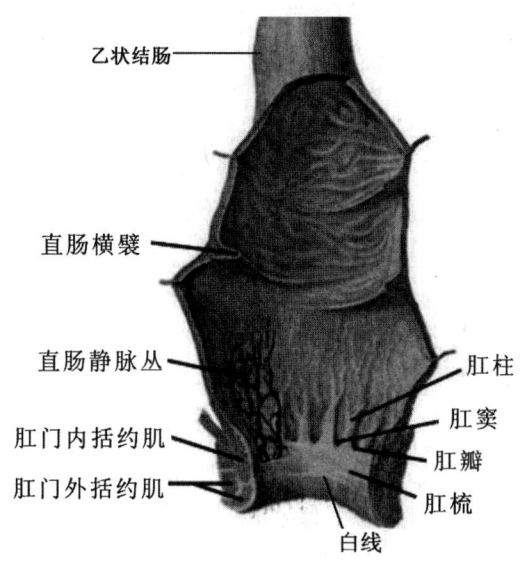

图1-2-10 直肠和肛管

3. 直肠 长10～14 cm，位于小骨盆内。上端平第3骶椎处接续乙状结肠，沿骶骨和尾骨的前面下行，穿过盆膈，下端续于肛管。（图1-2-10）

4. 肛管 肛管为大肠的末段，上端连于直肠，下端开口于肛门，长3～4 cm。肛管内有6～10条纵行的肛柱。肛柱下端借肛瓣彼此相连，形成齿状线。肛管的环形肌层特别增厚，形成肛门内括约肌，此肌可协助排便；环绕在肛门内括约肌周围的骨骼肌则构成肛门外括约肌，主司括约肛门，控制排便。

第二节 消 化 腺

一、肝

（一）肝的形态

肝是人体中最大的腺体。我国成年人肝的重量在男性为1 230～1 450 g，在女性为1 100～1 300 g。肝呈楔形，血供丰富，呈棕红色，质软而脆，受暴力打击易破裂出血。可分为上、下两面，前、后两缘，左、右两叶。

肝的上面凸隆，贴膈，肝以其上面的肝镰状韧带的附着线为界，分为左、右两叶。左叶小而薄；右叶大而厚。肝的下面凹凸不平，与许多内脏接触。肝下面有略呈"H"形的左右两条纵沟和一条横沟，将肝分为左叶、右叶、方叶和尾状叶。连接左、右纵沟的横沟为肝门，有门静脉、肝固有动脉、肝左右管、淋巴管和神经等出入。肝的前缘锐利；肝的后缘钝圆，与脊柱相贴。（图1-2-11、图1-2-12）

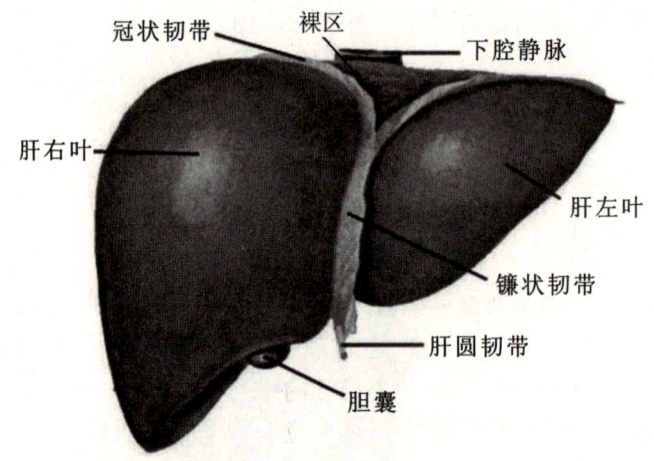

图1-2-11 肝的上面观

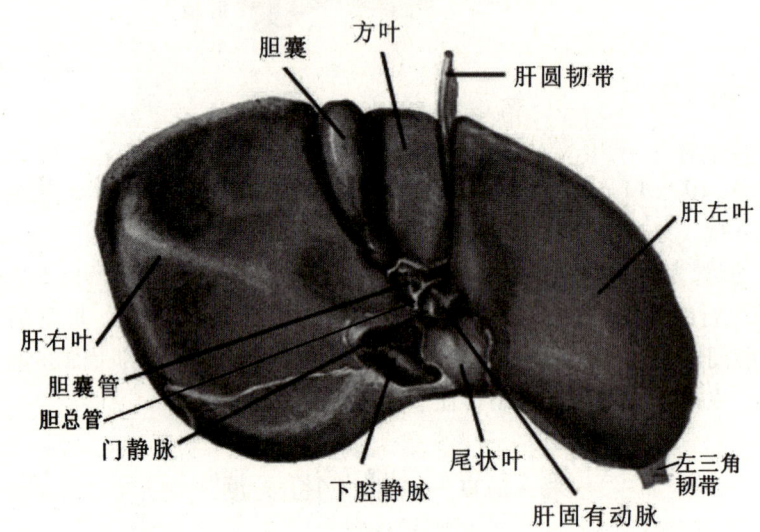

图1-2-12 肝的下面观

(二) 肝的位置

肝大部分位于右季肋区和腹上区，小部分位于左季肋区，肝的上面大部分为肋弓所覆盖，仅在腹上区左、右肋弓间与腹前壁相接触。在成人腹上区剑突下3～5 cm范围内，可能触及肝的前缘，但在右肋弓下缘一般不应触及。

(三) 肝外胆道

肝外胆道包括胆囊和输胆管道。

1. 胆囊 位于肝右叶下面，略呈鸭梨形，上面借结缔组织与肝结合，下面由腹膜覆被。从前向后可分为胆囊底、胆囊体、胆囊颈、胆囊管四个部分。主要有贮存和浓缩胆汁的作用。(图1-2-11、图1-2-12)

2. **输胆管道** 输胆管道包括肝左管、肝右管、肝总管、胆囊管和胆总管。肝内的胆小管逐渐汇合成肝左管和肝右管,两管出肝门后汇合成肝总管下行,肝总管与胆囊管汇合,共同形成胆总管。胆总管长4~8 cm,与胰管汇合,形成肝胰壶腹开口于十二指肠大乳头。(图1-2-13)

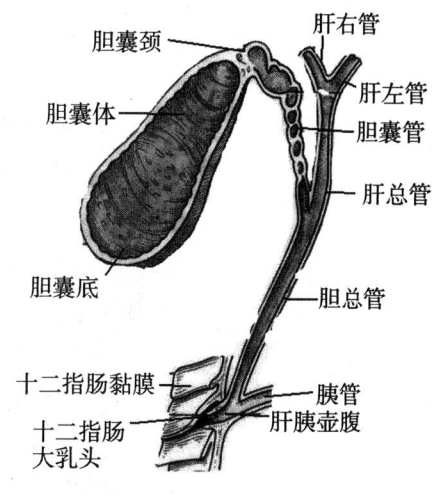

图1-2-13 肝外胆道

二、胰

胰位于胃后方,在第1、第2腰椎水平横贴于腹后壁。胰形态细长,可分为头、颈、体、尾四部分。胰头部宽大,被十二指肠包绕。胰体为胰的中间大部分。胰尾较细,伸至脾门后下方。胰管位于胰实质内,与胆总管汇合成肝胰壶腹。

第三节 腹 膜

一、腹膜的配布

腹膜为被覆于腹腔和盆腔内面及其脏器表面的浆膜。由间皮和结缔组织构成,薄而光滑,呈半透明状。被覆在腹壁、骨盆壁内面、膈肌下面和盆腔底部的腹膜,称壁腹膜(腹膜壁层)。被覆在腹、盆腔内脏表面的腹膜,称脏腹膜(腹膜脏层)。脏、壁腹膜相互移行所围成的间隙,则称腹膜腔。男性腹膜腔为一封闭的腔隙,女性腹膜腔则借输卵管、子宫、阴道间接与外界相通。

腹膜内位器官指表面几乎都被腹膜覆盖的器官,包括胃、十二指肠上部、空肠、回肠、盲肠、阑尾、横结肠、乙状结肠、脾、卵巢、输卵管等。腹膜间位器官指大部分或三面包被腹膜覆盖的器官,包括升结肠、降结肠、肝、充盈的膀胱、子宫、胆囊、直肠上段等。腹膜外位器官指小部分或仅一面被腹膜覆盖的器官,包括胰、肾、输尿管、空虚的膀胱、肾上腺、十二指肠降部和下部、直肠下部等。

二、腹膜的功能

正常人的腹膜腔内含有少量浆液,可湿润脏器表面,从而减少脏器间的摩擦。腹膜具有分泌、吸收、支持、保护、修复及防御等功能。

(沈耿)

第三章 呼吸系统

呼吸系统是由肺外呼吸道和肺两大部分组成。包括鼻、咽、喉、气管、主支气管和肺等器官。肺主要包括主支气管在肺内的各级分支和肺泡两部分。鼻、咽、喉、气管和各级支气管为呼吸道,其中鼻、咽、喉一起称为上呼吸道,而气管和各级支气管称为下呼吸道。肺泡是气体交换的场所。(图1-3-1)

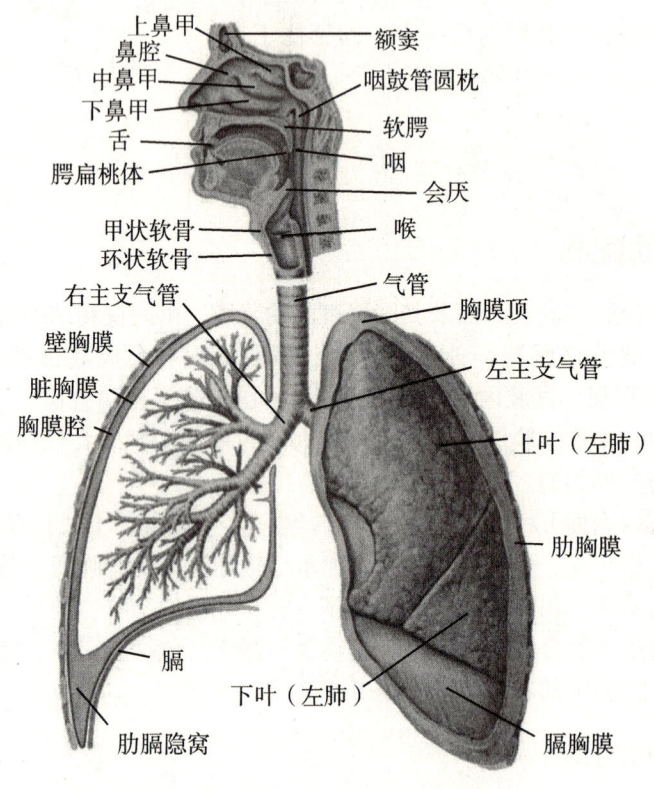

图1-3-1 呼吸系统模式图

第一节 肺外呼吸道

一、鼻

鼻是呼吸道的起始部分。包括外鼻、鼻腔和鼻旁窦三部分。

(一) 外鼻

外鼻位于面部中央。主要结构有鼻根、鼻背、鼻尖和鼻翼。

(二)鼻腔

鼻腔被鼻中隔分成左右两个鼻腔。每侧鼻腔以鼻阈为界分为鼻前庭和固有鼻腔两部分。

1. 鼻前庭 鼻前庭为鼻翼所围成的空腔。内面衬以皮肤,并生有粗硬的鼻毛,可过滤、净化空气。

2. 固有鼻腔 是鼻腔的主要部分,简称鼻腔,内覆以黏膜。固有鼻腔外侧壁可见上鼻甲、中鼻甲和下鼻甲,以及各鼻甲下方相应的上鼻道、中鼻道和下鼻道。固有鼻腔黏膜可分为嗅部和呼吸部。嗅部内含嗅细胞,感受嗅觉刺激。呼吸部内含丰富的血管、黏液腺及纤毛,可调节空气的温度和湿度,并过滤净化空气。(图1-3-2)

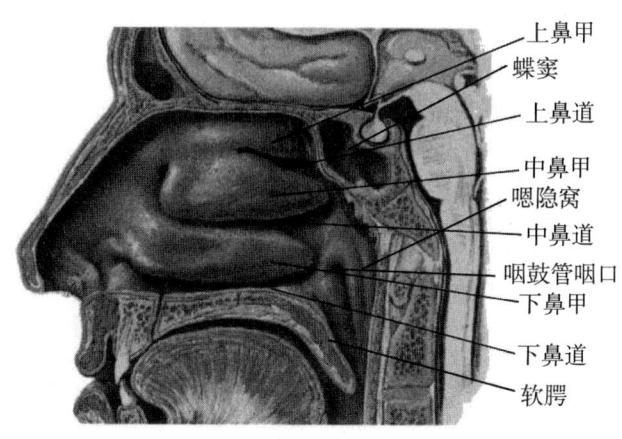

图1-3-2 鼻腔外侧壁

(三)鼻旁窦(副鼻窦)

鼻旁窦是鼻腔周围颅骨内一些与鼻腔相通的含气空腔,内衬黏膜,并与鼻黏膜相延续,故鼻腔的炎症可蔓延至鼻旁窦而引起鼻窦炎。鼻旁窦按其所在骨的位置有上颌窦、额窦、筛窦和蝶窦四对,均开口于鼻腔。鼻旁窦可调节吸入空气的温度和湿度,并对发音起共鸣作用。

二、咽

详见本书第一编第二章第一节"消化管"。

三、喉

喉既是呼吸道,又是发音器官。喉以软骨为支架,借关节、韧带和肌连接内衬黏膜组成。成年人喉在第3~6颈椎体前方。喉的位置较表浅,位于颈前部正中皮下,喉咽部的前方,可触及。

(一)喉的软骨

喉的软骨包括单块的甲状软骨、环状软骨、会厌软骨及成对的杓状软骨(图1-

3-3)。

1. **甲状软骨** 是最大的喉软骨。由左右两块方形软骨板构成，两板在前方愈合形成前角，前角的上端为喉结，成年男子明显。

2. **环状软骨** 是喉和气管中唯一完整的软骨环。位于甲状软骨的下方，做成喉的底座。

3. **杓状软骨** 左右各一。位于环状软骨板的上方。呈三棱锥形，尖朝上，底朝下。

4. **会厌软骨** 是喉的活瓣，形似树叶，上宽下窄，与开放或关闭喉口有关。

(二) 喉腔

喉腔位于由喉口至环状软骨下缘，是喉壁围成的管形腔，向上通咽，向下通气管。喉腔侧壁有上、下两对黏膜皱襞，上方的一对称为前庭襞，两侧前庭襞间的裂隙称为前庭裂；下方的一对称为声襞，其内含有韧带和肌纤维，共同构成声带。声带具有发音功能。两侧声襞及杓状软骨底部之间的裂隙称为声门裂，声门裂是喉腔最狭窄的部位。发声时，呼出的气流通过声门裂，可以引起声带振动，发出声音。(图1-3-4)

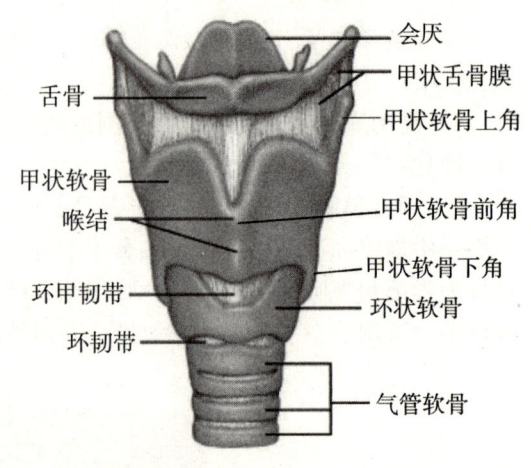

图1-3-3 喉的软骨

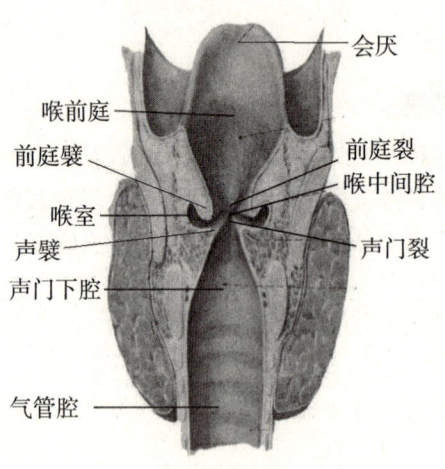

图1-3-4 喉的冠状切面

喉腔以前庭襞和声襞为界分为喉前庭、喉中间腔和声门下腔三部分。喉前庭为从喉口到前庭襞之间的喉腔部分，喉中间腔为前庭襞与声襞之间的喉腔部分，声门下腔为声襞与环状软骨下缘之间的喉腔部分。

四、气管和主支气管

(一) 气管

1. 形态 为后壁略平的圆筒形管道。成人的气管长 11~13 cm。

2. 位置 上端平对第 6 颈椎下缘与环状软骨相连,向下至第 4、第 5 胸椎体交界处(相当于胸骨角平面),分为左、右主支气管。分叉处称为气管杈。

3. 构造 主要由 14~17 个气管软骨组成,气管软骨呈"C"形,缺口对向后方,由平滑肌和结缔组织封闭(图 1-3-5)。

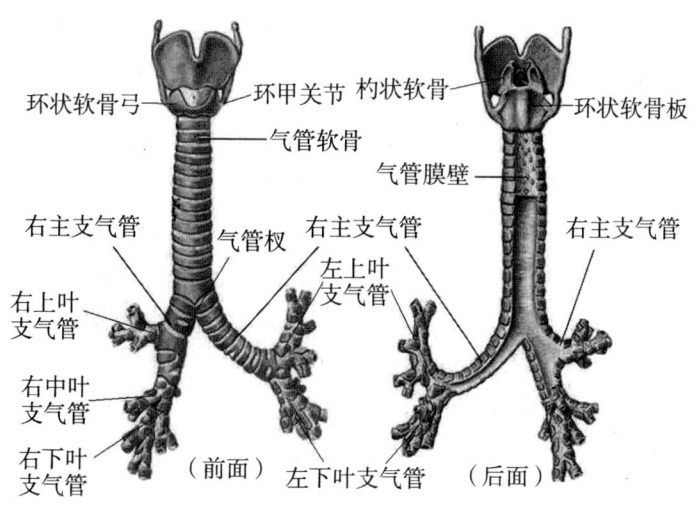

图 1-3-5 气管和主支气管

(二) 主支气管

主支气管为气管杈与肺门之间的管道,左、右各一。左主支气管长、细、较水平,上方有主动脉弓跨过;右主支气管短、粗、较垂直,异物易落于右主支气管和右肺内。(图 1-3-5)

第二节 肺

肺为呼吸的重要器官,质地柔软,由肺内的各级支气管、肺泡、血管及淋巴管等组成。

一、肺的位置和形态

肺位于胸腔内、膈的上方、纵隔的两侧,分为左肺和右肺。

左肺因心脏偏左,较右肺窄而长;右肺因膈下有肝,较左肺宽而短。左右肺的形态都呈圆锥形,有肺尖、肺底、"三面"和"三缘"。肺尖呈圆锥形,经胸廓上口向上延伸到颈根部,高出锁骨内侧段上方 2~3 cm。肺底,即膈面,略向上凹,贴膈。(图 1-3-6)

肺的"三面"即肋面、膈面和纵隔面。肋面与肋和肋间隙接触。纵隔面（内侧面）对向心及其大血管，此面中央处凹陷，为肺门，有主支气管、肺动脉、肺静脉、淋巴管及神经等出入。这些结构被结缔组织包裹在一起形成肺根。

肺的"三缘"即前缘、后缘和下缘。肺的前缘和下缘较为锐利，后缘钝圆。

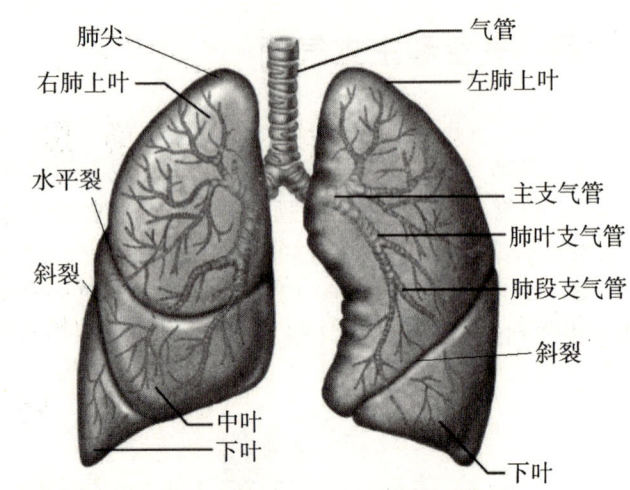

图1-3-6　肺的形态结构

二、肺的分叶

左肺有一条斜裂（叶间裂），由后上斜向前下方走行，此裂深达肺门，将左肺分为上叶和下叶。右肺除斜裂外，尚有一水平裂，它起自斜裂，水平向前。两裂将右肺分为上叶、中叶和下叶。

第三节　胸膜和纵隔

一、胸膜

胸膜为被覆于胸壁内面、膈上面、纵隔两侧面及肺表面的一层浆膜。被覆于胸壁内面、纵隔两侧面及膈上面的称为壁胸膜，被覆在肺表面的称为脏胸膜。脏、壁两层胸膜在肺根周围相互移行，围成完全封闭的胸膜腔，胸膜腔左、右各一，互不相通。正常人的胸膜腔内为负压，有少量浆液，可减少呼吸时两层胸膜的摩擦。（图1-3-1）

二、纵隔

纵隔为胸腔内左、右纵隔胸膜之间的全部器官和组织的总和。呈矢状位，上窄下宽，由于心脏偏左而显著偏左。纵隔的前界为胸骨，后界为脊柱胸段，两侧界为纵隔胸膜，上界为胸廓上口，下界为膈。

纵隔通常以通过胸骨角和第4胸椎下缘平面将其分为上纵隔和下纵隔。下纵隔再以心包为界分为前、中、后三部分，即胸骨与心包前面之间为前纵隔，心包后面与脊柱胸段之间为后纵隔，前、后纵隔之间即相当于心包的位置为中纵隔。

（沈耿）

第四章 泌尿系统

泌尿系统由肾、输尿管、膀胱和尿道四部分组成。主要功能为排出机体多余的代谢产物,如尿素、尿酸和多余的水分以保持内环境的相对稳定。

第一节 肾

一、肾的位置

肾是实质性器官,位于脊柱两旁,紧贴腹后壁,属腹膜外位器官。肾大约为3个椎体的高度。右肾因上方有肝脏,位置较左肾低1~2 cm。(图1-4-1)

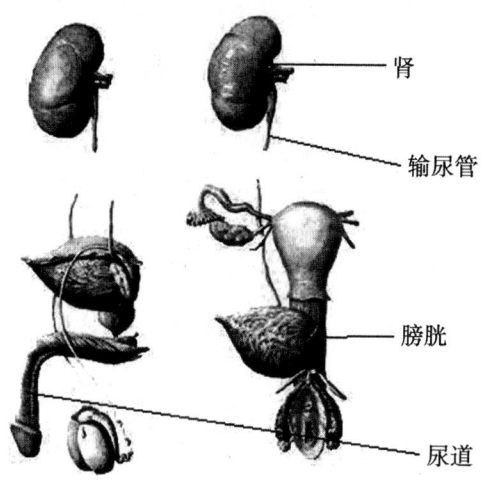

图1-4-1 泌尿系统

二、肾的形态

新鲜肾呈红褐色,表面光滑,质柔软,形似蚕豆,重134~148 g。外侧缘隆凸;内侧缘中央部凹陷,称肾门,有肾静脉、肾动脉、肾盂、淋巴管和神经等出入,通过肾门的这些结构被结缔组织包裹在一起形成肾蒂。由肾门向肾内的凹陷形成的腔称肾窦,窦内容纳肾盏、肾盂、肾血管及脂肪组织等。(图1-4-2)

三、肾的内部结构

肾实质分为皮质和髓质两部分。肾皮质在肾实质的浅层,新鲜时呈红褐色,主要由肾小体和肾小管构成。肾髓质在肾实质的深部,色淡红,约占肾实质厚度的2/3,由15~20

个肾锥体组成。肾椎体呈圆锥形，底朝向皮质，尖朝向肾窦。2～3个肾椎体尖端结合在一起形成一个肾乳头，其顶端有许多乳头孔，肾形成的尿液由此流入肾小盏内。肾小盏为漏斗形的膜性小管，围绕肾乳头，每侧有7～8个肾小盏。2～3个肾小盏合成一个肾大盏，肾大盏有2～3个。由肾大盏合成一个扁平漏斗形的肾盂。肾盂出肾门后，移行为输尿管。（图1-4-2）

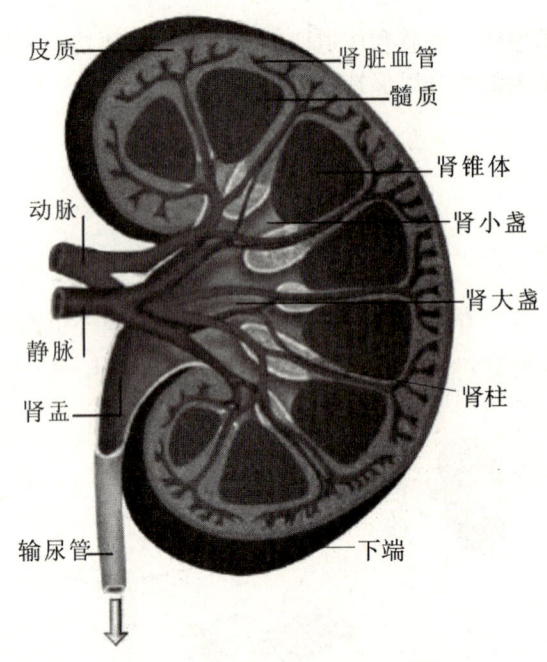

图1-4-2 肾的内部结构模式

第二节 泌 尿 道

一、输尿管

输尿管是一对细长的肌性管道，将尿液从肾盂输送到膀胱，全长20～30 cm，管径0.5～1.0 cm。

输尿管先位于腹部，后进入盆腔，最后斜穿膀胱壁开口于膀胱，因此，临床上常将输尿管分为腹段、盆段和壁内段。输尿管全长有上、中、下3处狭窄。上狭窄位于肾盂与输尿管移行处。中狭窄位于其跨过骨盆上口，与髂血管相交处。下狭窄位于输尿管壁内段，此处为输尿管最狭窄的地方。这些狭窄是结石容易滞留的部位。

二、膀胱

膀胱是贮存尿液的肌性囊状器官（图1-4-3）。成人膀胱的容量为350～500 mL，最大达800 mL。

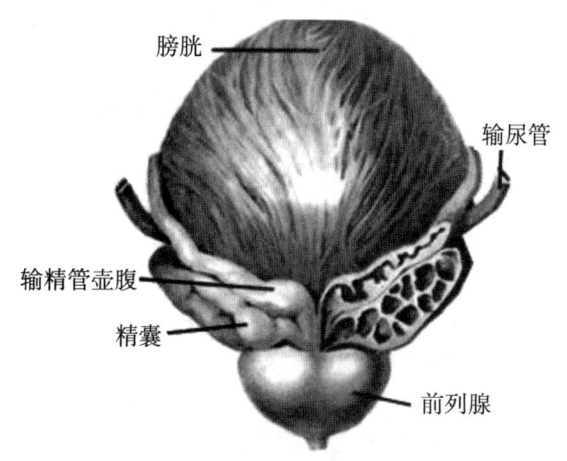

图 1-4-3 膀胱、前列腺和精囊腺（后面观）

膀胱的形状、大小依充盈程度而不同。空虚时呈三棱锥体形，分尖、体、底和颈四部，各部之间无明显界限。膀胱尖朝向前上方，膀胱底呈三角形，朝向后下方。尖和底之间为膀胱体。膀胱的最下部称膀胱颈。

在膀胱底内面，左、右两个输尿管口和尿道内口之间的连线围成的三角区域，称膀胱三角。此处缺少黏膜下层组织，无论膀胱充盈与否，始终保持平滑，是肿瘤、结核和炎症的好发部位。

膀胱位于小骨盆腔的前部。成人空虚的膀胱全部位于骨盆内，充盈时，其上部可高出耻骨联合上缘。膀胱前方有耻骨联合。膀胱的后方，在男性有精囊腺、输精管末端和直肠；在女性有子宫和阴道。膀胱的下方男性邻接前列腺，女性邻接尿生殖膈。

三、尿道

女性尿道只有排尿功能，上端起自膀胱的尿道内口，下端开口于阴道前庭的尿道外口。长 3～5 cm，直径约 0.6 cm。女性尿道较男性尿道短、宽，而且较直，故逆行性感染的机会较大。

男性尿道见本书第一编第五章"生殖系统"。

（沈耿）

第五章 生殖系统

第一节 概 述

一、生殖系统的组成

生殖系统包括男性生殖器和女性生殖器,两者又各分为内生殖器和外生殖器两部分。

男性内生殖器包括睾丸、输精管道和附属腺。睾丸是产生男性生殖细胞(精子)和分泌男性激素的生殖腺;输精管道包括附睾、输精管、射精管和尿道;附属腺包括精囊、前列腺和尿道球腺,它们的分泌物与精子共同组成精液,并起到营养精子、利于精子活动的作用。由睾丸产生的精子,先贮存在附睾内,当射精时经输精管、射精管,最后经尿道排出体外。男性外生殖器包括阴茎和阴囊,前者是男性交媾器官,后者容纳睾丸和附睾。(图 1-5-1)

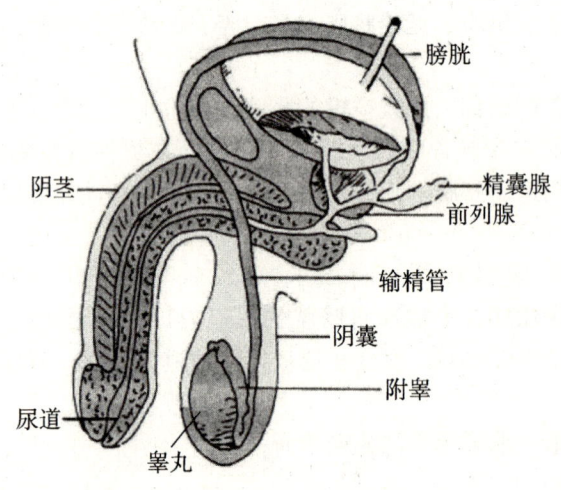

图 1-5-1 男性生殖器

女性内生殖器包括卵巢、输送管道和附属腺。卵巢是产生卵子和分泌女性激素的生殖腺。输送管道包括输卵管、子宫和阴道。附属腺为前庭大腺。卵巢内成熟的卵子排出后,经腹膜腔进入输卵管,在管内受精后,移至子宫内发育成长。成熟的胎儿在分娩时由子宫口经阴道娩出。女性外生殖器即女阴,包括阴阜、大阴唇、小阴唇和阴蒂等结构。

二、生殖系统的功能

生殖系统的主要功能为产生生殖细胞、繁殖后代并分泌性激素以形成并维持第二性征。

第二节 男性生殖系统

一、男性内生殖器

（一）睾丸

1. 睾丸的位置和形态 睾丸位于阴囊内，左、右各一，一般左侧略低于右侧。睾丸表面光滑，呈扁卵圆形，分前、后缘，上、下端，内、外侧面。睾丸的前缘游离，后缘有血管、神经和淋巴管出入，并与附睾和输精管睾丸部相接触；上端被附睾头遮盖，下端游离；外侧面较隆凸，与阴囊壁相贴，内侧面较平坦，与阴囊中隔相依。

2. 睾丸的结构 睾丸表面覆盖浆膜，深部是致密坚韧的结缔组织膜即白膜。白膜在睾丸后缘增厚进入睾丸，形成睾丸纵隔。由纵隔发出的睾丸小隔呈扇形伸入睾丸实质，将其分为100～200个锥形的睾丸小叶，每个小叶内含有2～4条盘曲的生精小管，精子就发生于这些小管内。生精小管间的结缔组织内有分泌男性激素的间质细胞。生精小管在近睾丸纵隔处汇合形成短而直的小管，称直细精管。直细精管进入睾丸纵隔互相吻合形成睾丸网。自睾丸网发出12～15条睾丸输出小管，经睾丸后缘上部进入附睾。

3. 睾丸功能 为男性生殖腺，产生精子和分泌男性激素。

（二）附睾

附睾呈新月形，紧贴睾丸的上端和后缘，由睾丸输出小管和迂曲的附睾管组成。附睾自上而下分为头、体、尾三部分。附睾尾向后上方弯曲移行为输精管。附睾的功能是暂时储存精子，分泌营养精子的附睾液，促进精子进一步成熟。

（三）输精管和射精管

输精管直接延续于附睾管，长度约50 cm，其壁厚，肌层发达，管腔细小。活体触摸时，呈圆索状，具坚实感。输精管依行程可分为睾丸部、精索部、腹股沟管部和盆部四个部分。输精管起始于附睾尾，经阴茎两侧上行，穿腹下壁进入腹腔，再弯向内下方，至膀胱的后面，膨大为输精管壶腹，壶腹末端变细，两侧并列穿过前列腺，与精囊腺的排泄管汇合成射精管。射精管长约2 cm，穿经前列腺实质，末端开口于尿道的前列腺部。（图1-5-2）

（四）精囊

精囊又称精囊腺，位于膀胱底后方，输精管壶腹的下外侧。精囊为一对囊状器官，呈长椭圆形，长10～15 cm，表面凹凸不

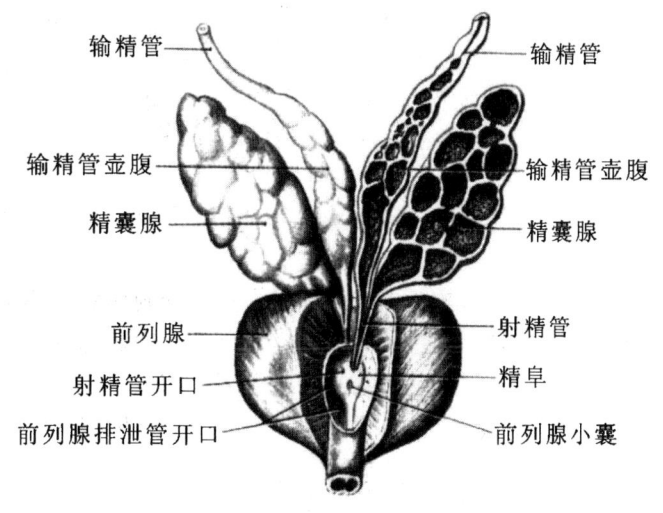

图1-5-2 输精管与射精管

平，由迂曲的管道组成，其排泄管与输精管末端汇合成射精管。精囊分泌黏稠的黄色液体，参与组成精液。

（五）前列腺

前列腺位于膀胱和尿生殖膈之间，是由腺组织、平滑肌和结缔组织构成的实质性器官，重 8～20 g，其形似前后稍扁的栗子，上端宽大，下端尖细，可分为底、体、尖三部分。体的后面中间有一纵行的浅沟，称前列腺沟，活体直肠指诊可触及此沟。前列腺实质内有男性尿道穿过；有一对射精管穿入并开口于尿道前列腺部后壁的精阜上。前列腺的排泄管开口于尿道前列腺部后壁尿道嵴两侧，其分泌物是精液的主要组成部分。

二、男性外生殖器

（一）阴囊

阴囊为一囊袋状结构，位于阴茎的后下方，容纳两侧睾丸和附睾等。阴囊壁由皮肤和肉膜组成。皮肤颜色较深，薄而柔软，有少量阴毛。肉膜是阴囊的浅筋膜，含有平滑肌纤维，可随外界温度变化而舒缩，以调节阴囊内的温度，有利于精子的生长发育。阴囊皮肤表面中部有纵行的阴囊缝，其对应的肉膜向深部发出阴囊中隔将阴囊分为左右两腔，分别容纳两侧的睾丸、附睾等。

（二）阴茎

1. 阴茎的分部　阴茎为男性的交媾器官，可分为头、体、根三部分。阴茎头的前端有矢状位的裂隙为尿道外口。阴茎头与体交接处缩窄，称为阴茎颈，临床称冠状沟。

2. 阴茎的结构　阴茎主要由两条阴茎海绵体和一条尿道海绵体构成，外包皮肤和筋膜。阴茎海绵体位于阴茎的背侧，为两端细的圆柱体，左、右各一，两者紧密相连。其前端变细，嵌入阴茎头后面的凹陷内；后端分离，称阴茎脚，附着于两侧的耻骨下支和坐骨支。尿道海绵体呈圆柱形，位于阴茎海绵体的腹侧，尿道贯穿其全长，其前端膨大为阴茎头，后端膨大为尿道球。海绵体内部均由许多海绵体小梁和与血管相通的腔隙构成。当腔隙充血时，阴茎即变粗变硬而勃起。阴茎的皮肤颜色较深，薄而柔软，富有伸展性。皮肤在阴茎颈的前方形成双层的环形皱襞，包绕阴茎头，称为阴茎包皮。

（三）男尿道

男尿道兼具有排尿和排精的作用。起于膀胱的尿道内口，终于阴茎头的尿道外口。成人男尿道长 16～22 cm，管径平均为 5～7 mm。男尿道分前列腺部、膜部和海绵体部三部。临床上称前列腺部和膜部为后尿道，称海绵体部为前尿道。

1. 尿道的分部

（1）前列腺部。为尿道穿过前列腺的部分，长约 3 cm。此段管腔最宽，后壁有射精管和前列腺排泄管的开口。

（2）膜部。为尿道穿过尿生殖膈的部分，长约 1.5 cm。此段管腔最窄，周围有尿道外括约肌环绕。该肌为横纹肌，有控制排尿的作用。

（3）海绵体部。为尿道穿过尿道海绵体的部分，长 12～17 cm。此段尿道球内的尿道较宽，称尿道球部，尿道球腺开口于此。阴茎头内的尿道扩大称尿道舟状窝。

2. 尿道的狭窄和弯曲　尿道有 3 个狭窄和 2 个弯曲。3 个狭窄分别是尿道内口、尿道膜部和尿道外口，尿道结石常易嵌顿在这些狭窄部位。2个弯曲分别是凸向下后方、位于耻骨联合下方 2 cm 处恒定的耻骨下弯和凹向下、位于耻骨联合前下方的耻骨前弯。

第三节 女性生殖系统

一、女性内生殖器

女性内生殖器见图 1-5-3。

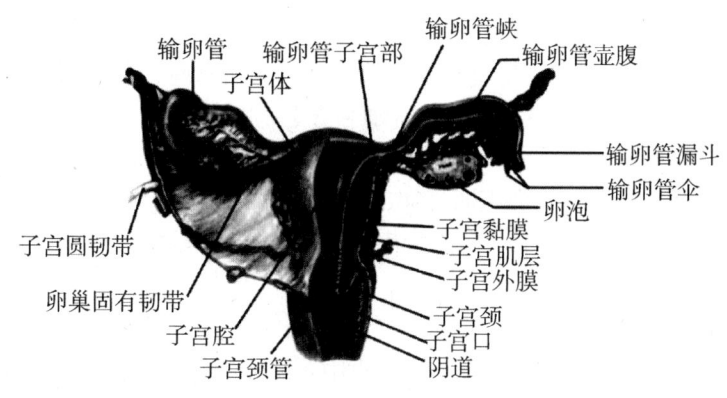

图 1-5-3 女性内生殖器

（一）卵巢

1. **位置** 卵巢位于盆腔卵巢窝内（相当于髂内、外动脉起始部之间的夹角处），其位置的维持主要靠卵巢悬韧带和卵巢固有韧带。

2. **形态** 卵巢为成对的腺体，呈扁卵圆形。幼女的卵巢较小，表面光滑。性成熟期卵巢体积最大，由于多次排卵，致卵巢表面凹凸不平。卵巢分内、外侧面，前、后缘和上、下端。内侧面朝向盆腔，与小肠相邻。外侧面贴靠盆侧壁的卵巢窝。上端与输卵管末端相接触，称为输卵管端。下端借卵巢固有韧带连于子宫，称为子宫端。前缘借卵巢系膜连于阔韧带，中部有血管、神经等出入，称为卵巢门。后缘游离，称为独立缘。

3. **功能** 为女性生殖腺，产生卵子和分泌女性激素。

（二）输卵管

1. **位置** 输卵管位于子宫底两侧，包裹在子宫阔韧带上缘内，是卵子的输送管道。
2. **分部** 输卵管是一对细长弯曲的肌性管道，左右各一，长 10～14 cm。输卵管全长由内侧向外侧分为下列四部：

（1）输卵管子宫部。为贯穿子宫壁的部分，直径最细，约 1 mm。内侧以输卵管子宫口通子宫腔，外侧续连于输卵管峡。

（2）输卵管峡。此段短而直，壁厚腔窄，血管分布少，水平向外移行为壶腹部。输卵管结扎术多在此部进行。

（3）输卵管壶腹。此段粗而长，行程弯曲，约占输卵管全长的 2/3，其壁薄腔宽，血供丰富，卵子多在此受精。

（4）输卵管漏斗。续于输卵管壶腹部，为输卵管末端的膨大部分，呈漏斗状，其末端中央有输卵管腹腔口与腹膜腔相通。输卵管腹腔口周围，漏斗末端的周缘形成许多指状突起，称为输卵管伞，盖在卵巢的表面。

（三）子宫

子宫是主要由平滑肌构成的肌性器官，其壁厚、腔小，具有孕育胎儿和产生月经的作用。其形态、结构及位置随年龄、月经周期和妊娠情况而变化。

1. 子宫的形态 成人未孕子宫犹如前后稍扁、倒置的梨形，长 7～9 cm，最宽径约 4 cm，厚 2～3 cm，分为底、体、颈三部分。子宫底为输卵管子宫口水平以上的宽而圆凸的部分。下端狭长呈圆柱状的部分为子宫颈。底与颈之间的部分为子宫体。子宫内的腔较为狭窄，可分为上、下两部分。上部在子宫体内，称为子宫腔，呈前后扁的倒三角形，两端通输卵管；下部位于子宫颈内，称子宫颈管。子宫颈管呈梭形，其上口接子宫腔，下口通阴道，称为子宫口。

2. 子宫的位置 位于膀胱和直肠之间，小骨盆腔的中央，下端接阴道，两侧有输卵管和卵巢。成年未孕女性直立时，子宫体伏于膀胱上。当膀胱空虚时，子宫的正常方位呈前倾前屈位。

3. 子宫的固定装置 子宫正常位置的维持主要依靠 4 对韧带：①子宫阔韧带。呈冠状位，位于子宫的两侧，由脏、壁两层腹膜和结缔组织构成，其作用为限制子宫向侧方移位。②子宫圆韧带。呈圆索状，起自子宫外侧缘，止于阴阜和大阴唇的皮下，由平滑肌和结缔组织构成，其作用为维持子宫前倾。③子宫主韧带。位于子宫颈与盆侧壁之间，由平滑肌和结缔组织构成，较强韧，具有固定子宫颈，防止子宫下垂的作用。④骶子宫韧带。呈扁索状，起自子宫颈后部，止于骶骨前面的筋膜，由平滑肌和结缔组织构成，其作用是与子宫圆韧带协同，维持子宫的前倾前屈位。

（四）阴道

1. 位置 位于小骨盆中央，前邻膀胱和尿道，后紧贴直肠。

2. 形态 阴道是连接子宫和外生殖器的前后略扁的肌性管道，有前、后壁和两个侧壁，其上端较宽，围绕子宫颈的下部，二者之间的环状腔隙，称为阴道穹。阴道的下端较窄，开口于阴道前庭，称阴道口。在处女，阴道口周缘有呈环形、半月形、伞状或筛状的黏膜皱襞称处女膜。

3. 功能 是女性的交媾器官，也是导入精液、排出经血和娩出胎儿的通路。

二、女性外生殖器

女性外生殖器又称女阴，包括阴阜、大阴唇、小阴唇、阴道前庭和阴蒂等。阴阜为耻骨前面的皮肤隆起，性成熟后，其上生有阴毛。大阴唇为一对纵行隆起的皮肤皱褶，生有阴毛，两侧大阴唇之间围成女阴裂。小阴唇为一对较薄的皮肤皱褶，位于大阴唇内侧，表面光滑无毛。阴道前庭为两侧小阴唇之间的裂隙，其前部有尿道外口，后部有阴道口。阴蒂由两个阴蒂海绵体构成，可分为脚、体、头三部分。阴蒂头富有感觉神经末梢，感觉敏锐。

（金贺）

第六章 循 环 系 统

第一节 概　　述

一、循环系统的组成

循环系统为一套密闭的管道系统，包括心血管系统和淋巴系统两部分。心血管系统由心、动脉、静脉和毛细血管组成，其内流动的是血液；淋巴系统由淋巴管道、淋巴器官和淋巴组织组成，其管道内流动着淋巴，最后注入静脉。

二、循环系统的功能

1. **运输**　循环系统的主要功能是将消化管吸收的营养物质、肺吸入的氧和内分泌腺分泌的激素运到全身各器官、组织和细胞供其利用，并将它们产生的二氧化碳、尿素等代谢产物运往肾、肺和皮肤排出体外，以保证机体新陈代谢的正常进行。

2. **免疫**　淋巴器官和淋巴组织可产生淋巴细胞、过滤淋巴，参与机体的免疫反应。

三、血液循环的途径

血液由心射出，经动脉、毛细血管和静脉，再返回心，周而复始，形成血液循环。依循环途径的不同，可分为体循环和肺循环两部分，这两个循环是同步进行、彼此相通、互相衔接的。（图 1-6-1）

1. **体循环**（大循环）

（1）循行途径。由左心室射出的动脉血注入主动脉，经各级动脉分支到达全身的毛细血管，在此处血液通过物质交换，由含丰富营养物质和氧的鲜红色动脉血转变为携带大量二氧化碳和代谢废物的暗红色静脉血。再经小静脉、中静脉，最后由上、下腔静脉和冠状窦返回右心房。

（2）循环特点。行程长，血液流经范围广，以动脉血营养全身，并将代谢产物经静脉运回心。

2. **肺循环**（小循环）

（1）循行途径。由右心室射出的静脉血

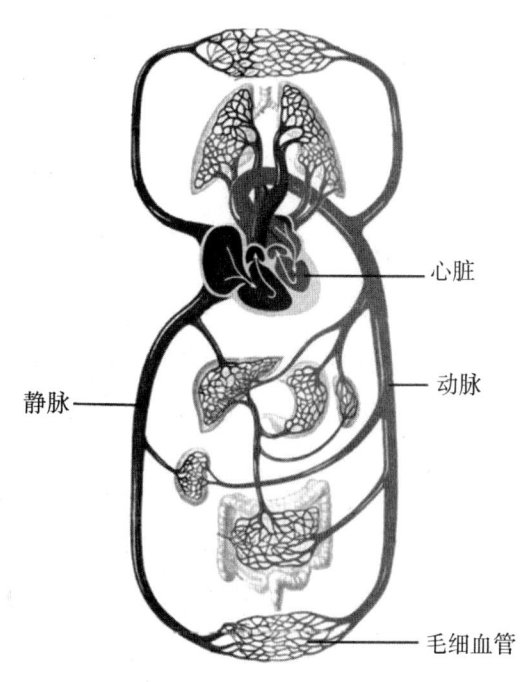

图 1-6-1　血液循环示意图

注入肺动脉,经肺动脉的各级分支到达肺泡周围的毛细血管网,在此进行气体交换,变为含氧丰富的动脉血,经肺静脉返回左心房。

(2) 循环特点。行程短,血液只流向肺,主要功能是气体交换。

第二节 心血管系统

一、心

(一) 心的位置

心斜位于胸腔的中纵隔内,周围裹以心包。其约2/3位于身体正中线的左侧,1/3位于右侧,前方对向胸骨体和第2~6肋软骨;后方平对第5~8胸椎;两侧与胸膜腔和肺相邻;上方连出入心的大血管;下方邻膈。

(二) 心的外形

心的形状似倒置的,前后略扁的圆锥体,大小与本人拳头相仿。在外观上,心可分为"一尖"、"一底"、"两面"、"三缘"、"三条沟"(图1-6-2、图1-6-3)。

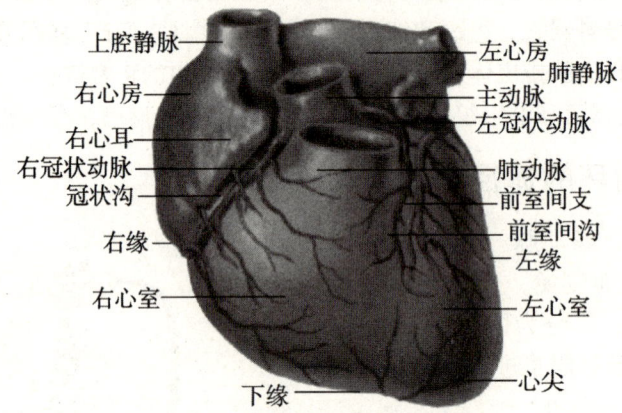

图1-6-2 心的胸肋面

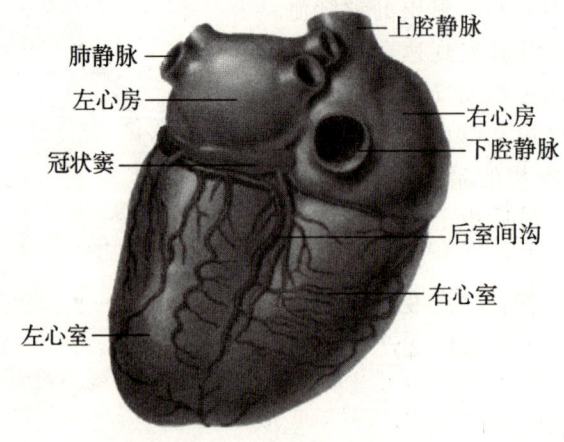

图1-6-3 心的膈面

1. 心尖 圆钝而游离,朝向左前下方,由左心室构成。其体表投影位置在左侧第5肋间隙、锁骨中线内侧1~2cm处。活体上在此处可扪及心尖的搏动。

2. 心底 朝向右后上方,由左心房及小部分的右心房构成,因其与出入心的大血管干相连,故位置比较固定。

3. "两面" 即心的胸肋面和膈面,胸肋面也称前面。朝向前上方,大部分由右心房和右心室构成。膈面也称下面,几成水平位,朝向后下方,与膈毗邻,大部分由左心室、小部分由右心室构成。

4. "三缘" 即心左缘、心右缘和心下缘。左缘钝圆,斜向左下,主要由左心室构成。右缘垂直向下,由右心房构成,向上延续为上腔静脉。下缘接近水平位,由右心室和心尖构成。

5. "三条沟" 分别为冠状沟、前室间沟和后室间沟。沟内均有血管走行并被脂肪组织覆盖,可作为心腔的表面分界线。冠状沟靠近心底,近似环形,呈冠状位,前方被肺动脉干所中断,是心房与心室在心表面的分界线。前室间沟和后室间沟分别位于心室的胸肋面和膈面,均由冠状沟延伸至心尖右侧,是左、右心室在心表面的分界线。

(三) 心的腔室

心是一个中空的肌性纤维性器官,内含4个腔室即左心房、左心室、右心房和右心室。左、右心房以房间隔为界,左、右心室以室间隔为界。心房之间和心室之间均不相通。但同侧心房和心室,均借房室口相交通。(图1-6-4)

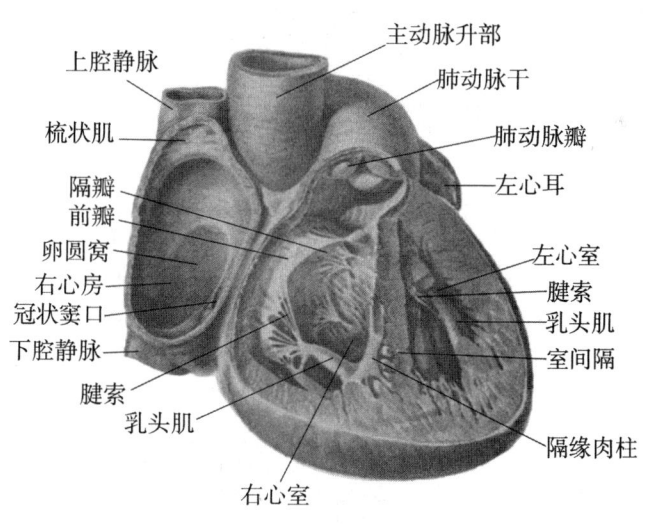

图1-6-4 心的腔室

1. 右心房 位于心的右上方,壁薄而腔大,其向左前方突出的部分称右心耳。右心房有3个入口和1个出口:3个入口分别为上腔静脉口、下腔静脉口和冠状窦口;1个出口是右房室口。

2. 右心室 位于右心房的左前下方,有出入两门。入口即右房室口,口周缘的纤维环上附有三尖瓣,又称右房室瓣,为3片三角形的瓣膜,垂向右心室。室壁上有3个椎体形肌隆起,称乳头肌,其尖端有数条腱索,连于瓣膜的边缘。乳头肌、腱索、三尖瓣和纤维环合称三尖瓣复合体，其功能是当心室收缩时，防止血液向右心房逆流。

右心室的出口与肺动脉干相通，称肺动脉口，口周围附有肺动脉瓣，为3个袋口向上的半月形瓣膜。其作用是当右心室舒张时，防止血液从肺动脉逆流入右心室。

3. **左心房** 位于右心房的左后方，构成心底的大部，为4个心腔中最靠后的一个，其向右前方突出的部分称左心耳。左心房有4个入口和1个出口：入口为左上、左下肺静脉口和右上、右下肺静脉口；出口是左房室口。

4. **左心室** 位于右心室的左后方，构成心尖及心左缘。左心室有出入两口。入口即左房室口，口周围的纤维环上附有二尖瓣，又称左房室瓣，为两片近似三角形的瓣膜。瓣膜的边缘也有数条腱索连到乳头肌上，构成二尖瓣复合体，其作用是防止血液从左心室流入左心房。出口为主动脉口，口周围附有主动脉瓣，其结构、功能与肺动脉瓣相似，有防止血流从主动脉逆流入左心室的作用。

（四）心的血管

1. **心的动脉** 心壁的营养主要由左、右冠状动脉供应。左冠状动脉，主要分支为前室间支和旋支，分布于左心房、左心室、室间隔前2/3、右心室前壁的一部分。右冠状动脉起自升主动脉起始部右侧壁的右冠状动脉窦，主要分支为后室间支、右旋支，分布于右心房、右心室、室间隔后1/3、左心室后壁的一部分、窦房结和房室结。

2. **心的静脉** 心壁的静脉大部分都经冠状窦注入右心房，其余直接注入心腔。冠状窦位于冠状沟后部左心房与左心室之间，其属支主要有心大静脉、心中静脉和心小静脉3条。

（五）心包

心包为包裹心和出入心的大血管根部的纤维浆膜囊，可分为外层的纤维心包和内层的浆膜心包两部分。

1. **纤维心包** 纤维心包构成心包外层，为坚韧的纤维结缔组织囊，上方包裹出入心的大血管，并与这些血管的外膜相延续，下方与膈的中心腱愈着。

2. **浆膜心包** 浆膜心包位于心包的内层，可分为脏、壁两层。脏层覆盖于心肌表面，即心外膜；壁层贴在纤维心包内面。脏、壁两层在出入心的大血管根部相互移行，两层之间的腔隙称心包腔，内含少量浆液。

二、动脉

全身动脉见图1-6-5。

第六章 循环系统

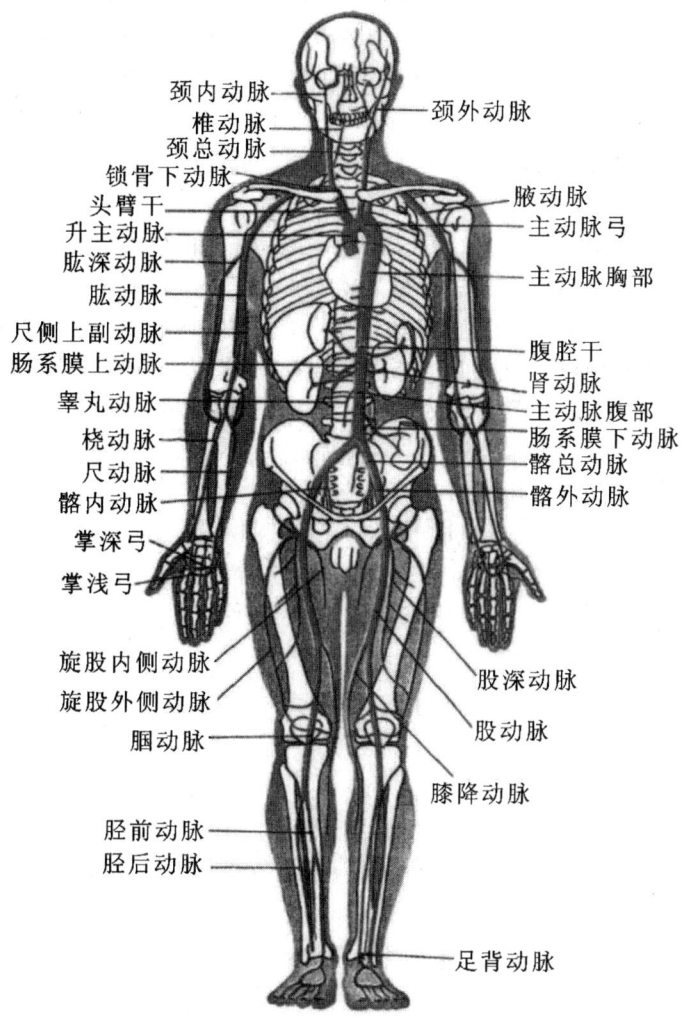

图 1-6-5 全身动脉概观

（一）肺循环的动脉

肺动脉干短而粗，位于心包内，起自右心室肺动脉口，经升主动脉前方向左后上方斜行，至主动脉弓的下方分为左、右肺动脉。左肺动脉较短，在左主支气管前方横行到左肺门处分为上、下两支，分别进入左肺上、下叶。右肺动脉较长且粗，经升主动脉和上腔静脉后方向右横行，到右肺门处分为三支，分别进入右肺上、中、下叶。

（二）体循环的动脉

1. 主动脉 为体循环的动脉总干，可分为升主动脉、主动脉弓和降主动脉三部分。

（1）升主动脉。起自左心室的主动脉口，向右前上方斜行，至右侧第2胸肋关节后方与主动脉弓相续。该段起始的根部由左、右冠状动脉发出。

（2）主动脉弓。接续升主动脉，作弓状弯向左后方，至第4胸椎体下缘水平移行于降主动脉。主动脉弓自右向左依次发出头臂干（无名动脉）、左颈总动脉和左锁骨下动脉

3个大的分支。头臂干为一粗短动脉干，向右上方斜行，至右胸锁关节后方分为右颈总动脉和右锁骨下动脉。

(3) 降主动脉。续于主动脉弓，沿胸椎体前面下降，穿过膈的主动脉裂孔进入腹腔，至第4腰椎体的下缘。降主动脉为主动脉最长的一段，以膈的主动脉裂孔为界分为两部分，其上部称胸主动脉（主动脉胸部），下部称腹主动脉（主动脉腹部）。

2. 头颈部的动脉

颈总动脉是头颈部的动脉主干，左、右各1条。右颈总动脉起自头臂干，左颈总动脉直接起自主动脉弓。两者均经胸锁关节后方，沿食管、气管和喉的外侧上行，至甲状软骨上缘处分为颈内动脉和颈外动脉。在颈总动脉分叉处及附近有两个重要结构，即颈动脉窦和颈动脉小球。颈动脉窦为颈总动脉末端和颈内动脉起始处的膨大部分，内含压力感受器，具有调节血压的作用。颈动脉小球是颈内动脉和颈外动脉的分叉处稍后方的扁椭圆形小体，内含化学感受器，能够感受血中二氧化碳分压、氧分压和氢离子浓度的变化。

(1) 颈外动脉。自颈总动脉发出，先走行于颈内动脉前内侧，后转至其外侧，向上穿腮腺达下颌颈高度，分为颞浅动脉和上颌动脉两个终支。颈外动脉的主要分支为甲状腺上动脉、舌动脉、面动脉、颞浅动脉和上颌动脉，分布到颈部、头面部和脑膜等处。

(2) 颈内动脉。由颈总动脉发出后，垂直上穿颅底进入颅腔，分布到视器和脑。

3. 锁骨下动脉 右侧起自头臂干，左侧起自主动脉弓，分别经胸锁关节的后方斜向外行至颈根部，斜越胸膜顶前上方，穿过斜角肌间隙，在第1肋外缘移行为腋动脉。锁骨下动脉的分支主要有椎动脉、胸廓内动脉和甲状颈干，分布到脑、脊髓和甲状腺等部位。

4. 上肢的动脉

(1) 腋动脉。于第1肋的外侧缘接锁骨下动脉，经腋窝深部下行至背阔肌下缘处移行为肱动脉，其分支主要分布到胸肌、背阔肌、肩关节和乳房等处。

(2) 肱动脉。续自腋动脉，与正中神经伴行，沿肱二头肌内侧沟下行至肘窝，在平桡骨颈高度处分为尺动脉和桡动脉。肱动脉位置表浅，在肱二头肌内侧沟内，可触及其搏动。肱动脉最主要的分支为与桡神经伴行的肱深动脉，其分支营养肱三头肌和肱骨。

(3) 桡动脉。自肱动脉发出，在前臂桡侧与桡骨平行下降，在其行至肱桡肌腱和桡侧腕屈肌腱之间处，位置表浅，可摸到搏动，为临床最常用的摸脉点。桡动脉在桡腕关节处绕桡骨茎突至手背，穿1掌骨间隙入手掌，末端与尺动脉掌深支吻合成掌深弓。桡动脉在行程中除分支分布于前臂桡侧肌、桡骨外，还发出两个主要分支，即掌浅支和拇主要动脉。

(4) 尺动脉。在尺侧腕屈肌和指浅屈肌之间下行，经豌豆骨桡侧入手掌，其终支与桡动脉的掌浅支吻合成掌浅弓。尺动脉在行程中除分支分布于前臂尺侧肌和尺骨外，其主要分支还有骨间总动脉和掌深支，后者与桡动脉的终支组成掌深弓。

5. 胸部的动脉 胸主动脉的分支有脏支和壁支两种。脏支有支气管动脉、食管动脉和心包支，它们分别营养气管、支气管、肺、食管和心包。壁支有肋间后动脉（9对）走行于第3～11肋间隙相应的肋沟内；肋下动脉（1对）沿第12肋下缘走行，主要分布到胸、腹壁的肌和皮肤。第1、第2肋间隙的肋间后动脉来源于锁骨下动脉。

6. 腹部的动脉 腹主动脉是腹部的动脉主干，其在膈肌的主动脉裂孔处续于胸主动脉，沿腰椎体的前方下降，至第4腰椎体下缘处分为左、右髂总动脉。腹主动脉的分支有壁支和脏支两类。壁支主要有腰动脉、膈下动脉、骶正中动脉等，分布于腹后壁、脊髓、膈和盆腔后壁等处。脏支分为成对的脏支和不成对的脏支两种。

（1）不成对的脏支。

1）腹腔干。为一粗短动脉干，在主动脉裂孔稍下方起自腹主动脉前壁，旋即分为胃左动脉、肝总动脉和脾动脉3个分支，分布于胃、肝、胆囊、脾、胰、十二指肠和食管的腹腔段。

2）肠系膜上动脉。在腹腔干稍下方，约平第1腰椎体高度起自腹主动脉前壁，经胰和十二指肠之间进入肠系膜根部，进而向右髂窝方向走行。其主要分支有胰十二指肠下动脉、空肠动脉和回肠动脉（13～18支）、回结肠动脉、右结肠动脉、中结肠动脉，分布于胰、十二指肠、空肠、回肠、盲肠、阑尾、升结肠和横结肠。

3）肠系膜下动脉。约平第3腰椎的高度发自腹主动脉前壁，行向左下方。主要分支有左结肠动脉、乙状结肠动脉（2～3支）和直肠上动脉，分布到降结肠、乙状结肠和直肠的上部。

（2）成对的脏支。

1）肾上腺中动脉。在腹腔干起点的稍下方，约平第1腰椎体高度起自腹主动脉，分布到左、右肾上腺。

2）肾动脉。约在第1腰椎下缘起自腹主动脉侧壁，向外横行至肾门分4～5支进入肾内，并发出肾上腺下动脉分布于肾上腺。

3）睾丸动脉。细而长，在肾动脉起始处稍下方发自腹主动脉前壁，沿腰大肌表面斜向外下行，经腹环进入腹股沟管，分布于睾丸和附睾。在女性，该动脉为卵巢动脉，经卵巢悬韧带下行进入盆腔，分布于卵巢和输卵管壶腹。

7. 盆部的动脉 在平第4腰椎高度腹主动脉分出左、右髂总动脉，每侧髂总动脉又分别斜向外下，至骶髂关节的前方分为髂内和髂外动脉。

（1）髂内动脉。是盆部动脉的主干，为一短干，斜向内下行入盆腔，其分支有脏支和壁支两种。脏支主要包括直肠下动脉、子宫动脉（仅见于女性）和阴部内动脉，分布于直肠、膀胱、子宫、卵巢、输卵管、会阴和外生殖器等。壁支主要包括闭孔动脉、臀上动脉和臀下动脉，分布到盆壁和臀部。

（2）髂外动脉。自髂总动脉发出后，沿腰大肌内侧缘下行，经腹股沟韧带中点深面至股前部移行为股动脉。

8. 下肢的动脉

（1）股动脉。为髂外动脉的直接延续，是下肢的动脉主干，在股三角内下行，向下经收肌管下行入腘窝，移行为腘动脉。股动脉的主要分支是股深动脉，营养大腿诸肌。

（2）腘动脉。在腘窝深部下行，至腘窝下角处分为胫前动脉和胫后动脉，分支主要营养膝关节及附近肌。

（3）胫后动脉。沿小腿后群肌浅、深层之间下行，经内踝后方入足底，分为足底内侧动脉和足底外侧动脉。分支分布于小腿肌后群、外侧群和足底肌。

（4）胫前动脉。穿小腿骨间膜上端至小腿前面，在小腿肌前群之间下行，至踝关节前方移行为足背动脉。分支分布到小腿肌前群和足背结构。

（5）足背动脉。在踝关节前方接胫前动脉，在足背可摸到其搏动，分支分布到足背和足底。

三、静脉

全身静脉见图 1-6-6。

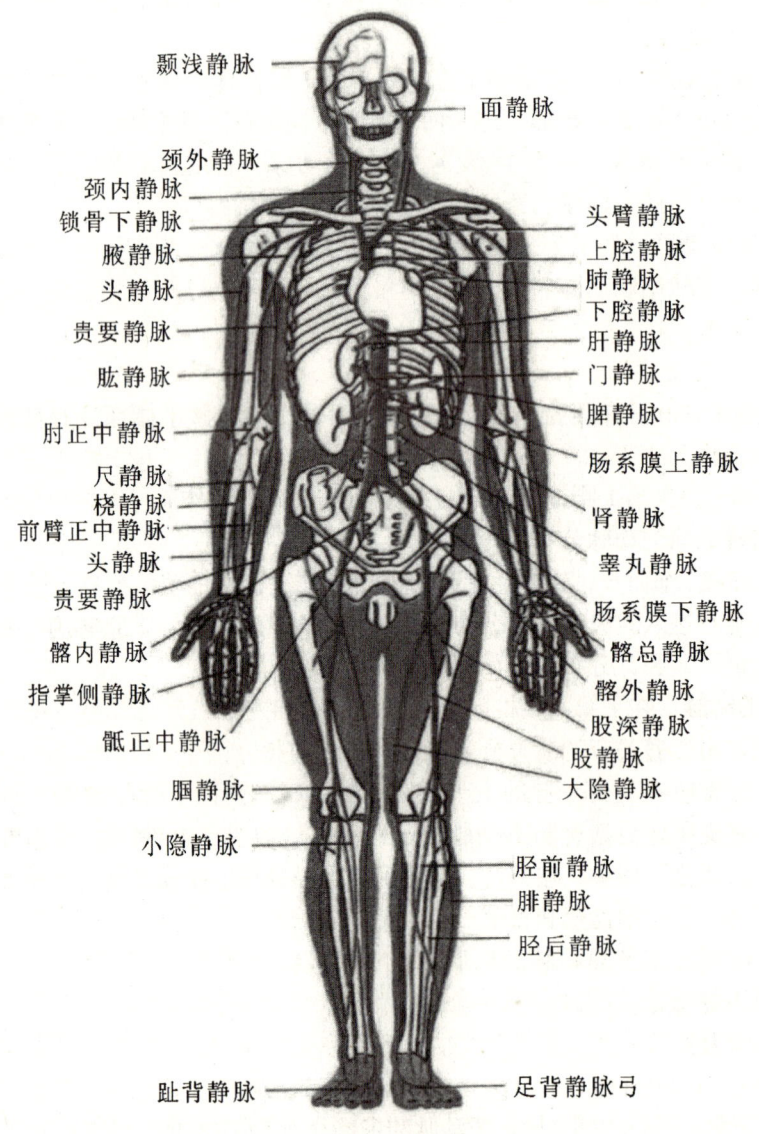

图 1-6-6　全身静脉概观

静脉是引血回心的血管，它起于毛细血管，逐级汇合，最后汇集成大静脉注入心房。相较于动脉，静脉的数量多、管壁薄、管腔大、弹性小。此外，静脉还有下列特点：①静脉瓣呈半月形，成对出现，游离缘朝向心，能够防止血液逆流。因此，瓣膜多见于受重力影响较大的四肢静脉。②体循环静脉有深、浅静脉之分。深静脉位于深筋膜深面，与动脉伴行。深静脉的名称和行程与伴行动脉相同，引流范围与伴行动脉的分布范围大体一致。

浅静脉位于皮下浅筋膜内,不与动脉伴行,最后注入深静脉。临床上的注射、输液、输血等操作常于浅静脉处进行。③静脉存在丰富的吻合与交通。在特定部位,浅静脉可以吻合成静脉网,深静脉可形成静脉丛。此外,静脉之间常有丰富的交通支,这些结构都有利于血液回流的通畅。

全身的静脉包括心静脉系、肺静脉系、上腔静脉系和下腔静脉系。

（一）心静脉系

见前述相关内容。

（二）肺静脉系

肺静脉左、右各两条,分别称左肺上静脉、左肺下静脉和右肺上静脉、右肺下静脉。它们起自肺门,穿纤维心包,注入左心房后部。

（三）上腔静脉系

上腔静脉系由上腔静脉及其属支组成,收纳头颈部、上肢、胸部（心、肺除外）等处的静脉血。

1. **上腔静脉** 为一短而粗的静脉干,由左、右头臂静脉在右侧第1胸肋结合处的后方汇合而成,沿升主动脉的右侧垂直下行,达右侧第2胸肋关节后方穿纤维心包,平右侧第3胸肋关节处注入右心房。在入心包之前,有奇静脉汇入。

2. **头臂静脉** 又称无名静脉,左、右各一,由颈内静脉和锁骨下静脉在同侧的胸锁关节后方汇合而成,汇合处形成的夹角称静脉角,有淋巴导管注入。头臂静脉是收纳头颈部及上肢静脉血的主干,此外,还直接收纳椎静脉、胸廓内静脉、肋间最上静脉、甲状腺下静脉的静脉血。

3. **头颈部的静脉**

（1）颈内静脉。是颈部的深静脉,与颈内动脉、颈总动脉和迷走神经伴行,至同侧胸锁关节的后方与锁骨下静脉汇合,形成头臂静脉。其属支包括颅内和颅外两种。颅内属支通过硬脑膜窦收集脑、脑膜等部位的静脉血；颅外属支包括面静脉、舌静脉、咽静脉及甲状腺上、中静脉等,收纳面部、舌、咽、甲状腺和颈部的静脉血。

（2）颈外静脉。是颈部最大的浅静脉,由耳后静脉、枕静脉与下颌后静脉的后支汇合而成,沿胸锁乳突肌表面下行,注入锁骨下静脉。

（3）锁骨下静脉。在第1肋的外缘续腋静脉,向内横过第1肋上至胸锁关节的后方与颈内静脉汇合为头臂静脉。其主要属支是颈外静脉和腋静脉,收纳上肢、颈部浅层结构的静脉血。

4. **上肢的静脉** 上肢的静脉有深静脉和浅静脉两种,多含静脉瓣,深、浅静脉之间存在丰富交通支。

（1）浅静脉。位于上肢的皮下,手背的浅静脉先形成手背静脉网,再由此网合成两条大的浅静脉,即头静脉和贵要静脉。两者之间有肘正中静脉交通。

1）贵要静脉。起自手背静脉网的尺侧,上行达肘部转至前面,沿肱二头肌内侧沟至臂中点稍下方,穿过深筋膜注入肱静脉或腋静脉。收纳手背和前臂尺侧浅层结构的静脉血。

2）头静脉。起自手背静脉网的桡侧,转至前面沿前臂桡侧、肱二头肌外侧沟上行,经三角肌和胸大肌间沟至锁骨下窝，穿深筋膜注入腋静脉或锁骨下静脉。收纳手背和前臂桡侧浅层结构的静脉血。

3）肘正中静脉。此静脉变异较多，一般为一条，位于肘窝皮下，起自头静脉，斜向内上方连于贵要静脉。

（2）深静脉。肢的深静脉和同名动脉伴行，较细，且多为两条。两条肱静脉在腋窝处汇合成一条腋静脉。腋静脉行于腋动脉前内侧，收纳上肢深、浅静脉的全部血液，在第1肋外缘延续成锁骨下静脉。

5．**胸部的静脉**　主要有奇静脉和胸廓内静脉等。

（1）奇静脉。由右腰升静脉向上穿过膈延续而成，沿食管后方和胸主动脉右侧上升，至第4胸椎体高度向前跨越右肺根上方注入上腔静脉。奇静脉收纳右肋间后静脉、半奇静脉、食管静脉、支气管静脉等的静脉血。

（2）胸廓内静脉。由腹壁上静脉向上延续而成，与同名动脉伴行，注入头臂静脉，收纳同名动脉分布区的静脉血。

（四）下腔静脉系

由下腔静脉及其属支组成，收纳下半身的静脉血。

1．**下腔静脉**　是人体最大的静脉，由左、右髂总静脉于第4或第5腰椎体右前方汇合而成，沿腹主动脉的右侧上行，经膈的腔静脉孔，穿心包注入右心房。除左、右髂总静脉外，下腔静脉的属支分为壁支和脏支两种，多数与同名动脉伴行。壁支有膈下静脉1对、腰静脉4对，每侧4条腰静脉之间有纵行的腰升静脉相连。脏支包括睾丸（卵巢）静脉、肾静脉、肝静脉等，收纳相应腹腔脏器的静脉血。

2．**髂总静脉**　由髂内静脉和髂外静脉在骶髂关节的前方汇合而成，双侧髂总静脉与髂总动脉伴行至第5腰椎体右侧汇合成下腔静脉。

3．**下肢的静脉**　下肢的静脉分为深、浅两种，两者之间有丰富的交通支。深、浅静脉均有静脉瓣，且数量比上肢的静脉多。

（1）浅静脉。足背的皮下有足背静脉弓，由弓的两端向上延续成两条浅静脉，即大隐静脉和小隐静脉。

1）大隐静脉。为全身最长的静脉，起自足背静脉弓的内侧端，经内踝前方，沿小腿内侧面、膝关节内后方、大腿内侧上行，至耻骨结节外下方3～4 cm处，穿隐静脉裂孔注入股静脉。在注入股静脉前，还有股内、外侧浅静脉等5条属支注入。

2）小隐静脉。在足外侧缘起自足背静脉弓，经外踝的后方沿小腿后面上行，至腘窝中点穿深筋膜注入腘静脉。

（2）深静脉。与同名动脉伴行，在膝部以下每条动脉伴行两条静脉。胫前静脉和胫后静脉于腘窝处汇合成一条腘静脉。腘静脉向上穿收肌腱裂孔延续为股静脉，股静脉经腹股沟韧带后方移行为髂外静脉。

4．**盆部的静脉**　包括髂内静脉和髂外静脉等。

（1）髂内静脉。沿髂内动脉后内侧上行，与髂外静脉汇合成髂总静脉，其属支有壁支和脏支两种。

1）壁支。与同名动脉伴行，收纳同名动脉分布区的静脉血。

2）脏支。主要有阴部内静脉、子宫静脉和直肠下静脉，它们分别起自阴部静脉丛、子宫阴道静脉丛、直肠静脉丛。

（2）髂外静脉。为股静脉的直接延续，行向内上达骶髂关节前方与髂内静脉汇合成髂总静脉。髂外静脉收纳腹壁下静脉等的静脉血。

5. **腹部的静脉**　腹前壁的静脉包括深静脉、浅静脉两种。浅静脉为胸腹壁静脉和腹壁浅静脉，前者由腹前壁脐以上浅静脉向上汇合而成，向外上方行至腋窝注入腋静脉；后者由腹前壁脐以下浅静脉汇合而成，向外下注入大隐静脉。深静脉包括腹壁上静脉和腹壁下静脉，均与同名动脉伴行，分别注入头臂静脉和髂外静脉。

腹腔内的静脉可分为成对静脉和不成对静脉两种，分别来自成对和不成对的脏器。成对脏器的静脉直接或间接注入下腔静脉；不成对脏器（肝除外）的静脉先汇合成门静脉入肝，经肝血窦后再汇合成肝静脉注入下腔静脉。

6. **肝门静脉**　肝门静脉是一条粗短的静脉干，由肠系膜上静脉和脾静脉汇合而成，经胰颈和下腔静脉之间上行进入肝十二指肠韧带内，到达肝门分左、右两支分别进入肝的左、右叶。肝门静脉的主要属支共七条，包括肠系膜上静脉、肠系膜下静脉、脾静脉、胃左静脉、胃右静脉、附脐静脉和胆囊静脉。这些静脉多与同名动脉伴行，收纳腹盆部消化道（包括食管腹段，但齿状线以下肛管除外）、胆囊、胰和脾的静脉血。

（金贺）

第七章 内分泌系统

第一节 概 述

内分泌系统是神经系统以外的另一个重要机能调节系统，与中枢神经系统紧密联系，密切配合，相互作用，调节机体的生长发育和各种代谢活动。内分泌腺与消化腺、汗腺等有导管的外分泌腺不同，为无导管腺，其分泌的化学物质称为激素，直接进入血液或淋巴，然后运送到全身，对特定靶器官和靶细胞发挥作用。

一、内分泌系统的组成

按内分泌腺存在的形式，内分泌系统主要分为内分泌器官和内分泌组织两大类。

内分泌器官以独立的形态结构存在，肉眼可见，如甲状腺、甲状旁腺、肾上腺、垂体、胸腺和松果体等。内分泌组织以细胞团为单位，散在分布于人体其他的器官或组织内，肉眼不可见。如胰腺的胰岛细胞、睾丸的间质细胞、卵巢内的卵泡和黄体等有内分泌功能的细胞（图1-7-1）。除内分泌器官与内分泌组织外，机体其他器官如消化道、呼吸道等还存在着大量散在分布的内分泌细胞，在调节机体生理活动中起着重要的作用。

二、内分泌系统的功能

内分泌腺体积小，重量轻，分泌的激素微量，但作用很强，对机体的新陈代谢、生长发育、生殖和维持机体内环境的稳定起重要作用。内分泌腺的血液供应较丰富，与其旺盛的新陈代谢和激素的运送有关。内分泌腺的结构和功能活动有显著的年龄变化。

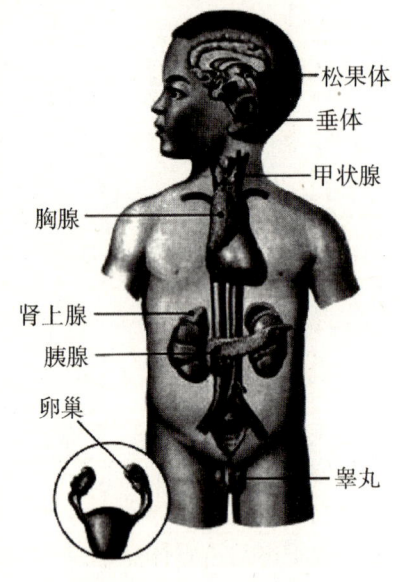

图1-7-1 内分泌腺

第二节 内分泌器官

一、甲状腺

甲状腺位于颈前部，棕红色，呈"H"形，分左、右两个侧叶及中间的甲状腺峡。甲状腺的平均重量，在成年男性为26.7 g，女性为25.3 g。侧叶贴于喉的下部和气管上部的两侧，上达甲状软骨中部，下至第6气管软骨环。甲状腺峡位于第2～第4气管软骨环的前方。约有半数人自峡部向上伸出一锥状叶，长短不一，最长者可达舌骨。临床上气管切开时，应避开峡部。甲状腺外面有两层被膜包裹。内层膜为纤维膜，并深入甲状腺实质将甲状腺分为大小不等的小叶。外层膜为甲状腺鞘。

甲状腺的大小变化很大，随年龄、季节等有所不同。一般女性比男性变化大。

甲状腺分泌含碘的甲状腺素，促进机体的新陈代谢，维持机体正常生长发育，尤其对于骨骼和脑的正常发育和功能有重要的作用。此外，甲状腺还能分泌降钙素，具有降低血钙的作用，参与机体钙平衡的调节。

二、甲状旁腺

甲状旁腺为上、下两对呈扁椭圆形似黄豆大小的腺体，每个重约 50 g，呈淡棕黄色，常贴附于甲状腺侧叶后面与甲状腺鞘之间，或埋在甲状腺组织中，甚至甲状腺鞘之外。上甲状旁腺位置比较固定，在甲状腺侧叶后缘上、中 1/3 交界处；下甲状旁腺的位置变异较大。

甲状旁腺分泌甲状旁腺素，能升高血钙，与降钙素共同调节钙的代谢，维持血钙平衡。如功能亢进，可致骨质疏松并易发生骨折。如不慎切除，可致血钙降低、肌肉抽搐，肢体出现对称性疼痛与痉挛。

三、肾上腺

肾上腺呈淡黄色，左、右各一，位于两肾上端的内上方，腹膜之后脊柱的两侧。与肾共同包裹在肾筋膜内。左肾上腺近似半月形，重 7.17 g（男）和 7.20 g（女）；右肾上腺呈三角形，重 7.11 g（男）和 6.86 g（女）。肾上腺的前面有不太明显的肾上腺门，是血管、神经和淋巴管进出之处。实质可分为皮质与髓质两部分，其中皮质占约 90%，髓质约 10%。肾上腺分泌多种激素，调节心血管和内脏的活动，以及影响水盐代谢、糖代谢等。

四、垂体

垂体是机体内最重要的内分泌腺，呈灰红色，不成对，椭圆形，位于颅中窝蝶鞍的垂体窝内，借漏斗柄连于下丘脑。成年男性垂体重 0.35~0.80 g，女性垂体重 0.45~0.90 g。一般女性的垂体较男性大，妊娠时更明显。根据发生和结构分为腺垂体和神经垂体两部分。腺垂体约占垂体重量的 70%，包括远侧部、结节部和中间部。远侧部和结节部合称为垂体前叶。腺垂体可分泌多种激素，不但与身体骨骼和软组织的生长有关，且影响其他内分泌腺的功能。神经垂体主要储存下丘脑产生的抗利尿激素和催产素，由神经部和漏斗组成。中间部和神经部合称为垂体后叶。垂体在神经系统与内分泌系统的相互作用中处于重要地位。

（覃星奎）

第八章 感觉器

第一节 概 述

一、感觉器的组成

感觉器由感受器及其附属器构成,如视器、前庭蜗器和味器等感觉器。感受器广泛分布于人体各部,结构和功能各不相同,是机体接受内、外环境各种刺激的结构。感受器分类方法较多,根据感受器所在的部位、接受刺激的来源分为外感受器、内感受器和本体感受器;根据其特化的程度可分为一般感受器和特殊感受器,如视、听、嗅、味等感受器。

二、感觉器的功能

感觉器的功能是接受机体内、外环境的各种不同刺激,并将刺激转为神经冲动,该冲动经过感觉神经传入中枢,经中枢分析整合后产生相应的感觉,再由中枢发出神经冲动,经运动神经传至效应器,对刺激进行应答。

第二节 视 器

视器即眼,由眼球及眼副器两部分组成。其中,眼球的功能是感受光波的刺激,通过视觉传导通路将光刺激转化的神经冲动传至大脑皮质的视觉中枢而产生视觉。眼副器包括眼睑、结膜、泪器和眼球外肌等,对眼球起支持、保护和运动等作用。

一、眼球

眼球为视器的主要部分,近似球形,位于眶内前部。眼球借筋膜与眶壁相连,后端由视神经连于间脑的视交叉。眼球由眼球壁和眼球内容物组成(图1-8-1)。

(一)眼球壁

眼球壁由外向内依次分为眼球纤维膜、眼球血管膜和视网膜3层。

1. **眼球纤维膜** 眼球纤维膜又称眼球外膜,为眼球壁的外层,由致密纤维结缔组织构成,有保护和维持眼球内容物的作用。由前向

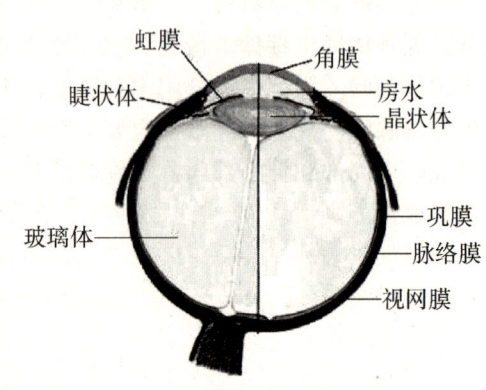

图1-8-1 眼球的结构

后可分为角膜和巩膜两部分。

(1) 角膜。占眼球纤维膜的前 1/6，无色透明，富有弹性，曲度较大，有折光作用。角膜无血管，但有大量的神经末梢，感觉极为敏锐。角膜的营养物质有 3 个来源：角膜周围的血管、泪液和房水。

(2) 巩膜。占眼球纤维膜的后 5/6，为乳白色不透明的纤维膜，厚而坚韧，有维持眼球形态和保护眼球内容物的作用。巩膜与角膜相接处的深面有一环形的巩膜静脉窦，是房水流出的通道。巩膜的后方有许多小孔，呈筛板状，称巩膜筛板，有视神经穿出，并与视神经的鞘膜相延续。在巩膜筛板处，还有视网膜中央动、静脉通过。巩膜前部露于眼裂的部分，正常呈乳白色，黄色常是黄疸的重要体征。

2. 眼球血管膜 眼球血管膜又称眼球中膜，在眼球纤维膜的内面，含有大量的血管和色素细胞，有营养眼球内组织和遮光作用。眼球血管膜从前向后可分为虹膜、睫状体和脉络膜三部分。

(1) 虹膜。位于眼球血管膜的最前部，呈冠状位，圆盘状。虹膜中央有一圆形的孔为瞳孔，直径一般为 2.5～4.0 mm。虹膜的颜色与虹膜所含色素细胞的多少有关，有明显的种族差异。瞳孔可根据光线的强弱缩小和开大。它们受虹膜内两种平滑肌控制：一种为瞳孔括约肌，可缩小瞳孔，受副交感神经控制；另一种为瞳孔开大肌，可开大瞳孔，受交感神经控制。在弱光下或看远物时，瞳孔开大；在强光下或看近物时，瞳孔缩小，以调节光的进入量。

(2) 睫状体。睫状体是血管膜中部最肥厚的部分，产生房水，位于巩膜和角膜移行部的内面，为虹膜后外方的环形增厚部分。睫状体前部有向内突出并呈辐射状排列的突起，称为睫状突，睫状突发出的睫状小带与晶状体相连。睫状肌为睫状体内的平滑肌，受副交感神经支配。睫状肌收缩与舒张牵动睫状小带，以调节晶状体的厚度。睫状体的前部有产生房水的作用。

(3) 脉络膜。占眼球血管膜的后 2/3，含丰富的色素细胞和血管，外面与巩膜疏松相连，内面紧贴视网膜的色素层。脉络膜的血流量大，流动速度缓慢，可能与维持和调节眼内压有关。脉络膜的主要作用是供应眼球内组织的营养并吸收眼内分散光线以免扰乱视觉。

3. 视网膜 视网膜又称眼球内膜，在眼球血管膜的内面。从前向后分为虹膜部、睫状体部和视部三部分。虹膜部和睫状体部分别贴附于虹膜和睫状体的内面，无感光作用，称为视网膜的盲部。视部范围最大，位于脉络膜的内面，有感光作用，为视器接受光波刺激并将其转为神经冲动的部分。

眼底位于视网膜的后部。包括视神经盘、黄斑和中央凹。视神经盘即眼底的圆形隆起，直径 1.5 mm，正常眼底镜检查时呈粉红色，由视网膜神经节细胞轴突汇聚而成，是视神经的起始部，并有视网膜中央动、静脉出入。此处无感光能力，故称生理盲点。在视神经盘外侧约 3.5 mm 处，有一密集的视锥细胞构成的淡黄色小区，称为黄斑，黄斑的中央凹陷称中央凹，此区无血管，是感光最敏锐的地方。

视网膜视部分内、外两层。外层为色素上皮层，由大量的单层色素上皮构成，紧贴脉络膜；内层为神经细胞层，由 3 层神经细胞构成，由眼球壁外向内依次为感光细胞层、双极细胞层、视神经节细胞层。除视神经盘外，色素上皮层与神经细胞层之间黏着较弱，是视网膜脱离的解剖学基础。

（二）眼球内容物

眼球内容物是眼球内一些结构透明、无血管、无色、具有屈光作用的结构，包括晶状体、房水和玻璃体，它们与角膜一起组成眼的折光系统，使物体反射出来的光线进入眼球后，在视网膜上形成清晰的物像。

1. **房水和眼房**　眼房是位于角膜和晶状体之间的腔隙，被虹膜分为较大的前房和较小的后房。房水为无色透明液体，充满于眼房内，主要由睫状体分泌产生，然后进入眼后房，经瞳孔至眼前房，在眼前房的周缘渗入巩膜静脉窦而至眼静脉。房水有运输营养物质和代谢产物、折光及调节眼压的作用。病理情况下，房水循环障碍，可导致眼内压增高，称为青光眼。

2. **晶状体**　晶状体位于虹膜和玻璃体之间，呈双凸透镜状，无色透明而富有弹性，不含血管和神经。晶状体外面包以具有高度弹性的被膜，称为晶状体膜。周缘由晶状体悬韧带连于睫状突上。其实质由多层纤维构成，周围较软，为晶状体皮质，中央较硬，为晶状体核。晶状体是眼屈光系统的主要装置，若因疾病或创伤而变混浊，称为白内障。

3. **玻璃体**　玻璃体为无色透明的胶冻状物质，充满于晶状体与视网膜之间，外包一层透明的玻璃体膜，约占眼球内腔的 4/5。玻璃体除有折光作用外，还有支持视网膜的作用，若支持作用减弱，易导致视网膜脱离；若玻璃体混浊，可影响视力。

二、眼副器

眼副器包括眼睑、结膜、泪器、眼球外肌、眶脂体和眶筋膜等，有保护、运动和支持眼球的作用。

1. **眼睑**　眼睑俗称眼皮，位于眼球的前方，分上睑和下睑，是保护眼球的屏障。上、下睑之间的裂隙称为睑裂，睑裂的外侧端较锐利，称外眦；内侧端较钝圆，称内眦。上下睑缘均有睫毛，弯曲向前，有防止灰尘进入眼内和减弱强光照射的作用，若长向角膜，则为倒睫。睫毛根部有睫毛腺，其急性炎症称为睑腺炎（麦粒肿）。

2. **结膜**　结膜是一层薄而光滑透明的黏膜，覆盖在眼睑的后面与眼球的前面，富含血管。结膜按所在部位分为睑结膜、球结膜和结膜穹隆三部分。睑结膜血管丰富，红色或淡红色，贫血时呈苍白色。结膜穹隆分为结膜上穹和结膜下穹。当闭眼时全部结膜形成的囊状腔隙为结膜囊。结膜各部的组织结构不完全相同，一般病变常局限于某一部位。

3. **泪器**　泪器由泪腺和泪道构成。泪腺位于眼眶的前外上方的泪腺窝内，约 2 cm 长，其排泄小管开口于结膜上穹外侧部。泪腺分泌的泪液借眨眼活动涂抹于眼球表面，具有冲洗微尘、保持角膜的湿润以及抑制细菌繁殖等作用。多余的泪液经泪道流向鼻腔。泪道由泪点、泪小管、泪囊和鼻泪管组成。

4. **眼球外肌**　眼球外肌包括运动眼球和眼睑的肌，均为骨骼肌，一侧共 7 块。运动眼球的肌肉一侧共 6 块，包括 4 块直肌和 2 块斜肌。4 块直肌是上直肌、下直肌、内直肌、外直肌；2 块斜肌是上斜肌（下外）、下斜肌（上外）。当某一眼肌麻痹时，可出现斜视和复视现象。运动眼睑的肌肉是上睑提肌，受动眼神经支配，其作用是提上睑，开大眼裂，该肌瘫痪可导致上睑下垂。

第三节 前庭蜗器

前庭蜗器又称为耳,由前庭器和蜗器两部分组成,包括外耳、中耳和内耳(图1-8-2)。外耳和中耳是收集和传导声波的装置,是耳的附属器。内耳有接受声波和位觉刺激的听感受器和位觉感受器,二者功能不同,但结构上关系密切。

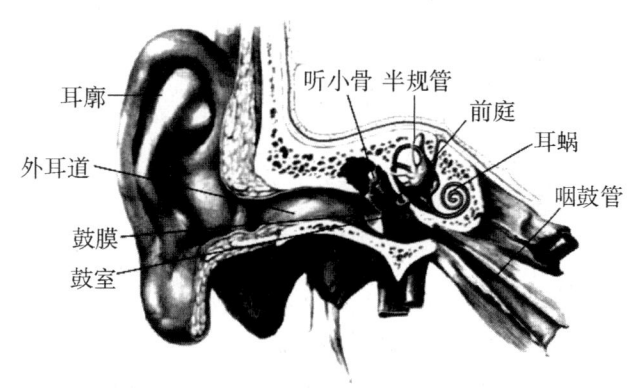

图1-8-2 前庭蜗器的结构

一、外耳

外耳包括耳廓、外耳道和鼓膜三部分。

1. **耳廓** 耳廓上方的大部分以弹性软骨为支架,下方的小部分无软骨,由结缔组织、脂肪及皮肤组织组成,为耳垂。耳垂有丰富的神经血管,是临床常用采血部位。耳廓的作用为收集声波。

2. **外耳道** 外耳道为外耳门至鼓膜之间的"S"状弯曲管道,长约2.5 cm。外侧1/3为软骨部,内侧2/3为骨性部,外耳道皮肤较薄,在软骨部含有毛囊、皮脂腺及耵聍腺,耵聍腺可分泌耵聍。外耳道皮下组织少,故皮肤与软骨膜及鼓膜相贴甚紧,外耳道炎症肿胀时疼痛剧烈。

3. **鼓膜** 鼓膜为椭圆形半透明的薄膜,形似漏斗。介于耳道底与鼓室之间,构成鼓室外侧壁的大部分。其位置向前外倾斜,与外耳道底呈45°~50°。鼓膜可分为松弛部和紧张部。紧张部的前下部有一三角形反光区,称光锥,临床耳镜检查时常可窥见。

二、中耳

中耳主要包括鼓室、咽鼓管、乳突窦和乳突小房,位于外耳与内耳之间,大部分位于颞骨岩部内。中耳的主要功能是传导声波和增强信号。

1. **鼓室** 鼓室是颞骨岩部内含气的不规则小腔,位于鼓膜与内耳外侧壁之间。经咽鼓管通鼻咽部,经乳突窦与乳突小房相通。鼓室主要有3块听小骨,由外至内为锤骨、砧骨和镫骨。三者连于鼓膜和前庭窗之间,形成听小骨链,组成杠杆系统,当声波冲击鼓膜时,将声波的振动转换成机械能传入内耳。

2. **咽鼓管** 咽鼓管是连于鼓室和鼻咽部的管道,斜向前内下方,长 3~4 cm,其作用是使鼓室和外界的大气压相等,以保持鼓膜内外压力平衡。咽鼓管闭塞将会影响中耳的正常功能。

3. **乳突窦和乳突小房** 乳突窦和乳突小房是鼓室向后的延伸部。乳突窦是鼓室和乳突之间的空腔,向前与鼓室相通,向后与乳突小房相连。乳突小房为颞骨乳突部内的许多含气小腔隙。中耳炎时可经乳突窦侵犯乳突小房。

三、内耳

内耳是前庭蜗器的主要部分,位于颞骨岩部骨质内,在鼓室与内耳道底之间,形状不规则,又称迷路。

迷路构造复杂,分骨迷路和膜迷路两部分。骨迷路为颞骨岩部内的骨性管道,膜迷路是套在骨迷路内的密闭膜性管道。膜迷路内含有内淋巴,膜迷路与骨迷路之间充满外淋巴。内、外淋巴互不相通。

(一) 骨迷路

骨迷路是由骨密质围成的腔与管。分为前庭、骨半规管和耳蜗三部分,三者彼此相通。

1. **前庭** 前庭是骨迷路的中间部分,为一近似椭圆形的腔隙。外侧壁即鼓室的内侧壁,有前庭窗和蜗窗,前庭窗由镫骨底封闭,蜗窗由第二鼓膜封闭。内侧壁即内耳道底,有神经穿入的许多小孔。

2. **骨半规管** 骨半规管为 3 个半环形的骨管,在前庭的后上方,即前骨半规管、后半规管和外半规管,彼此互相垂直。每个骨半规管呈"C"形,有 2 个脚,其中一个脚膨大为骨壶腹。因前、后骨半规管各有 1 个脚合成 1 个总骨脚,故 3 个半规管只有 5 个开口,通于前庭。

3. **耳蜗** 耳蜗位于前庭的前下方,是一个卷曲的骨管,形似蜗牛壳。耳蜗由蜗轴和蜗螺旋管构成。蜗螺旋管腔分为前庭阶、蜗管和鼓阶三个部分。蜗管内为内淋巴,前庭阶与鼓阶中为外淋巴。前庭阶通向前庭窗,鼓阶通蜗窗。二者在蜗顶处借蜗孔彼此相通。

(二) 膜迷路

膜迷路是套在骨迷路内的膜性管和囊,借纤维束固定于骨迷路的壁上。管壁上有前庭器和听觉感受器。膜迷路可分为椭圆囊和球囊、膜半规管和蜗管,它们之间相互连通,充满内淋巴。

1. **椭圆囊和球囊** 椭圆囊和球囊位于前庭内,椭圆囊在后上方,球囊在前下方。椭圆囊后壁有 5 孔与 3 个膜半规管相通,在椭圆囊有感觉上皮称椭圆囊斑,球囊的前壁有感觉上皮称球囊斑。两者为位觉感受器,能接受直线加速或减速运动的刺激。

2. **膜半规管** 膜半规管在骨半规管内,形状类似骨半规管,管径为骨半规管的 1/4~1/3。在骨壶腹内也有相应的膜壶腹,在膜壶腹的壁上有隆起称壶腹嵴(共 3 个)。壶腹嵴为位觉感受器,感受头部旋转变速运动的刺激。椭圆囊斑、球囊斑和 3 个壶腹嵴合称为前庭器。

3. 蜗管 蜗管在耳蜗蜗螺旋管内。蜗管的顶端为盲端，下端借连合管连于球囊。蜗管上壁为蜗管前庭壁（前庭膜），将前庭阶和蜗管分开。下壁为骨螺旋板和蜗管鼓壁（螺旋膜），后者又称基底膜，与鼓阶相隔。在基底膜上有螺旋器又称 Corti 器，为听觉感受器。

声波传入内耳的听觉感受器有两条途径：一是空气传导，一是骨传导。正常情况下以空气传导为主。外耳和中耳引起的耳聋为传导性耳聋，故不会产生完全性耳聋。内耳、蜗神经、听觉传导通路及听觉中枢引起的耳聋为完全性耳聋。

（覃星奎）

第九章 神经系统

第一节 概 述

一、神经系统的基本功能

神经系统由脑和脊髓以及与其相连的脑神经和脊神经组成。神经系统是人体结构和功能最复杂的系统，在体内起主导作用。神经系统的基本功能是：一方面控制和调节其他系统的活动，使人体成为一个有机的整体；另一方面调整机体功能活动，维持机体与外环境间的统一，与不断变化的外界环境相适应。

二、神经系统的区分

从结构和功能上来说，神经系统是一个不可分割的整体，为了叙述方便可从不同角度将其区分。

按神经系统位置和功能不同，可分为中枢神经系统和周围神经系统。中枢神经系统包括脑和脊髓。周围神经系统包括与脑相连的 12 对脑神经和与脊髓相连的 31 对脊神经（图 1-9-1）。

按神经系统分布的对象不同，可分为躯体神经系统和自主神经系统（内脏神经系统）。它们的中枢部也在脑和脊髓内，而周围部分别称为躯体神经和内脏神经。内脏神经除部分独立走行外，皆行于脑神经和脊神经内。躯体神经主要分布于体表、黏膜、骨、关节和骨骼肌，可分为躯体运动神经和躯体感觉神经。内脏神经又称自主神经或植物神经，主要分布于内脏、心血管、平滑肌和腺体，可分为内脏运动神经和内脏感觉神经。内脏运动神经又分为交感神经和副交感神经。

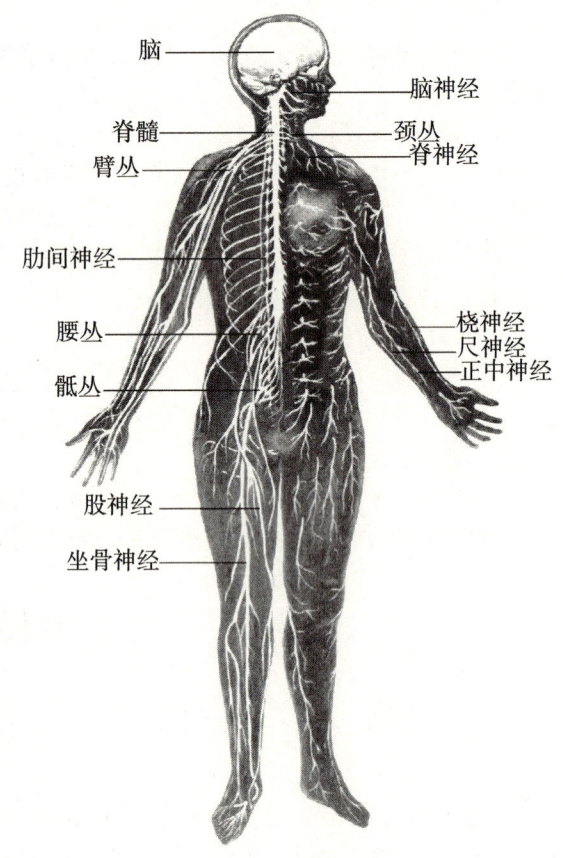

图 1-9-1 神经系统概观

三、神经系统的活动方式

神经系统的基本活动方式是反射。反射是神经系统对内、外环境的各种刺激所作出的适宜的反应。反射活动的结构基础是反射弧。反射弧的5个基本组成部分是：感受器→传入神经→反射中枢→传出神经→效应器（图1-9-2）。神经系统通过各种反射来维持机体内环境的稳定以及内环境与外环境的统一。

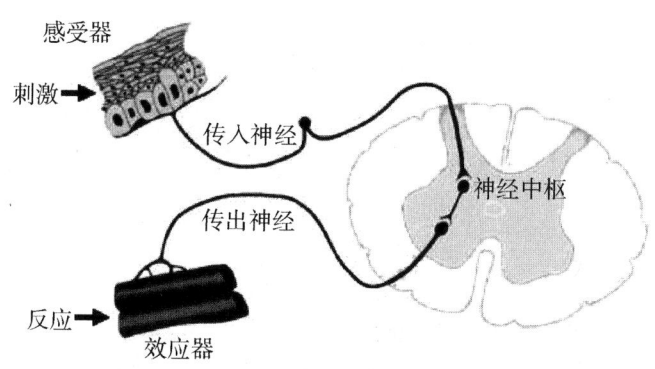

图1-9-2 反射弧

四、神经系统的常用术语

在中枢和周围神经系统中，神经元胞体和突起在不同部位有不同的组合方式，故用不同的术语表示。

1．灰质和白质

（1）在中枢部，神经元的胞体及其树突聚集的部位，在新鲜标本中色泽灰暗，称为灰质。位于大脑和小脑表层的灰质，称为大脑皮质和小脑皮质。

（2）在中枢部，神经元轴突集中的地方，因多数轴突具有髓鞘，颜色苍白明亮，称为白质。

2．神经核和神经节

（1）在白质内，形态和功能相同的神经元胞体聚集成团，称为神经核。

（2）在周围部，神经元胞体聚集成团称为神经节，如脑、脊神经节。

3．纤维束和神经

（1）在白质内，起止、行程和功能相同的神经纤维集聚成束，称为纤维束或传导束。

（2）在周围部，神经纤维集合在一起称为神经。

第二节 脊髓和脊神经

一、脊髓

（一）脊髓的位置

脊髓位于椎管内，在成人长42～45 cm，最宽处横径1～1.2 cm。脊髓上端在枕骨大孔处与延髓相连，下端在成人一般平第1腰椎下缘，新生儿平第3腰椎下缘。

（二）脊髓的外形

脊髓呈前后稍扁的圆柱形，外包3层被膜。下端变细呈圆锥状，称为脊髓圆锥。脊髓

圆锥向下延续为一结缔组织细丝，称为终丝。（图1-9-3）

1. 脊髓表面的纵沟 脊髓表面有6条平行的纵沟。脊髓前面正中的沟较深，称为前正中裂，后面正中的沟较浅，称为后正中沟。在前正中裂和后正中沟的两侧，分别有成对的前外侧沟和后外侧沟。在前、后外侧沟内有成排的脊神经根丝出入。出前外侧沟的根丝形成31对前根，入后外侧沟的根丝形成31对后根。

2. 脊髓的节段 脊髓外形上没有明显的节段标志。每对脊神经前、后根相连的1段脊髓，称为1个脊髓节段。脊髓分为31个节段：8个颈段（C）、12个胸段（T）、5个腰段（L）、5个骶段（S）和1个尾段（Co）。成人脊髓的长度与椎管的长度不一致，所以脊髓的各个节段与相应的椎骨不在同一高度（图1-9-4）。

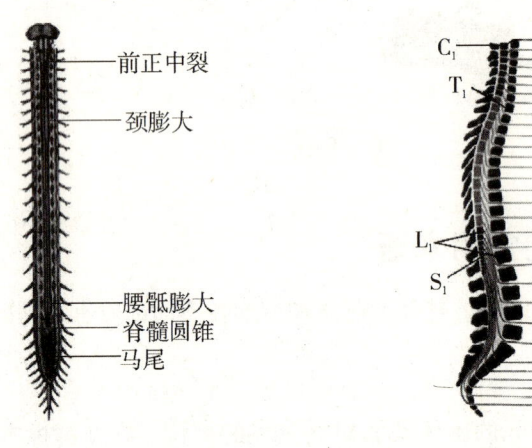

图1-9-3 脊髓的外形　　图1-9-4 脊髓的节段

3. 脊髓的膨大 脊髓全长粗细不等，有两个膨大部。上方的称颈膨大，从第4颈髓节段至第1胸髓节段。下方的称腰骶膨大，从第1腰髓节段至第3骶髓节段。两个膨大的形成与此处神经细胞和纤维数目增多有关。

（三）脊髓的内部结构

脊髓由灰质和白质两部分构成。灰质在内部，白质在周围。（图1-9-5）

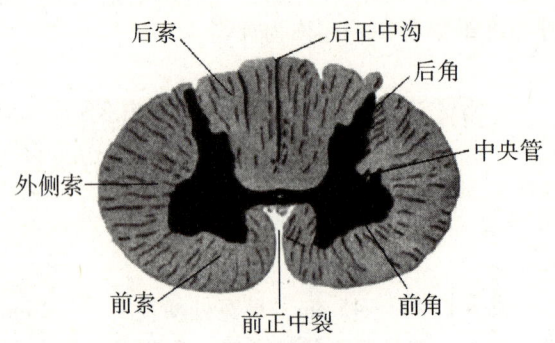

图1-9-5 脊髓的内部结构

1. **灰质** 在脊髓的横切面上，灰质呈"H"形，中央有一细小的中央管，纵贯脊髓全长，内含脑脊液。中央管前后的灰质，称灰质连合。

（1）前角。每侧灰质前部扩大，称为前角，内含运动神经元，可支配骨骼肌的收缩和调节肌纤维的张力。

（2）侧角。从第1胸节段到第3腰节段，灰质中间带向外侧突出的部分称为侧角，内含多极神经元，是交感神经的低位中枢。

（3）后角。灰质后部狭细，称为后角，内含多极神经元，称为后角细胞，主要接受后根的各种感觉纤维。

2. **白质** 每侧白质借脊髓的纵沟分成3个索：前正中裂与前外侧沟之间称为前索；前、后外侧沟之间称为外侧索；后外侧沟与后正中沟之间称为后索。脊髓白质主要由上、下行纤维束（传导束）组成。

（1）上行纤维束。又称感觉传导束，主要是将后根传入的各种感觉信息向上传递到脑的不同部位。

1）薄束和楔束。两者均位于后索，薄束在后正中沟两侧；楔束在薄束的外侧。薄束、楔束传导来自同侧躯干及上、下肢的本体感觉和精细触觉。薄束传导胸5平面以下同侧的本体感觉和精细触觉；楔束传导胸4平面以上的同侧的本体感觉和精细触觉。当脊髓后索受损时，同侧本体感觉和精细触觉的信息不能上传至大脑皮质。

2）脊髓丘脑束。脊髓丘脑束分为位于前索的脊髓丘脑前束和位于外侧索的脊髓丘脑侧束。脊髓丘脑束的纤维在脊髓内亦有明确的定位：从背外侧向腹内侧，依次为来自骶、腰、胸、颈的纤维。前束主要传导对侧躯干、四肢皮肤的粗触觉、压觉；侧束传导对侧躯干、四肢的痛觉、温度觉。

（2）下行纤维束。又称运动传导束。下行纤维束主要是皮质脊髓束，主要起于大脑皮质中央前回和其他一些皮质区域，包括皮质脊髓侧束和皮质脊髓前束。皮质脊髓侧束位于外侧索，皮质脊髓前束位于前索，终于灰质前角运动神经元。两者功能是负责传导躯干和四肢的随意运动的冲动。支配上、下肢的前角运动神经元只接受对侧大脑半球的纤维，而支配躯干的前角运动神经元接受双侧皮质脊髓束的支配。

（四）脊髓的功能

脊髓是神经系统的低级中枢，是高级中枢功能的基础，高级中枢的功能通过脊髓得以实现。

1. **传导功能** 感觉和运动神经冲动传导的结构基础为脊髓内的上、下行纤维束。来自躯干、四肢的各种刺激通过脊髓传导到脑才能产生感觉，脑也要通过脊髓来完成复杂的功能。

2. **反射功能** 脊髓是多种基本反射的中枢。脊髓反射有不同的类型，如单突触反射、多突触反射，也可分为躯体反射、内脏反射等。脊髓各种反射都是通过脊髓节内和节间的反射弧完成的。

二、脊神经

（一）概述

脊神经为连接于脊髓的周围神经部分，共31对，包括颈神经8对，胸神经12对，腰神经 5 对，骶神经 5 对，尾神经 1 对。

（二）脊神经的纤维成分

脊神经为混合性神经，包含躯体神经纤维和内脏神经纤维，二者都有运动纤维和感觉纤维，故脊神经含有四种纤维成分。

（三）脊神经的分支

脊神经是由前根和后根在椎间孔处合并而成。脊神经的前根是运动性的，后根是感觉性的，所以脊神经是混合性的。后根在椎间孔处有椭圆形的膨大，称脊神经节。脊神经出椎间孔后立即分为前支和后支。前支和后支都是混合性的。（图 1-9-6）

1. **后支** 脊神经后支一般较相应的前支细而短，分布于枕、项、背、腰、臀部。大部分后支可分为皮支和肌支两大类。皮支分布于皮肤，肌支分布于深层肌。后支的分布具有明显的节段性。

2. **前支** 脊神经前支较粗大，分布范围广泛，包括躯干前、外侧部及四肢的皮肤和肌肉。除胸神经前支保持明显的节段性分布外，其余的前支分别交织成神经丛，由神经丛再分支分布于相应的区域。脊神经前支共形成颈丛、臂丛、腰丛和骶丛。

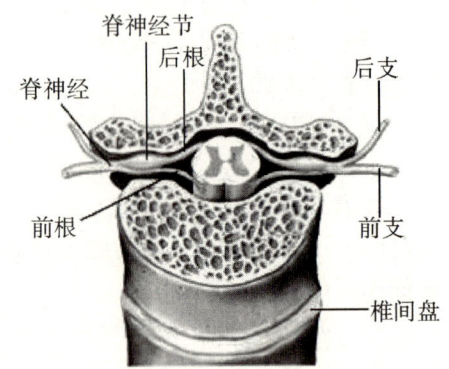

图 1-9-6 脊神经模式图

（1）颈丛。由第 1～第 4 颈神经的前支交织构成，位于胸锁乳突肌上部的深面，发出皮支和肌支，分布于一侧颈部，主要分支有枕小神经、耳大神经、颈横神经、锁骨上神经和膈神经等。膈神经是颈丛中最重要的分支，经胸廓上口入胸腔，沿肺根前方、心包的两侧，下降至膈。膈神经的运动纤维支配膈肌；感觉纤维主要分布到胸膜和心包，右侧膈神经的感觉纤维还分布到肝和胆囊表面的腹膜等处。膈神经受损后，主要涉及同侧半膈肌，影响呼吸功能。

（2）臂丛。由第 5～第 8 颈神经前支和第 1 胸神经前支大部分组成。臂丛经颈根部、锁骨下动脉的上方、锁骨之后进入腋窝，围绕腋动脉形成内侧束、外侧束和后束 3 个神经束，臂丛的分支多起源于这 3 个神经束。与其他神经丛相比，臂丛的分支最多。臂丛的主要分支有：

1）尺神经。发自内侧束，在肱二头肌内侧沟伴行于肱动脉内侧至臂中分，经尺神经沟进入前臂，与尺动脉伴行至手掌。支配前臂尺侧屈肌和手部的尺侧肌及其皮肤。

2）正中神经。发自内侧束和外侧束，伴肱动脉下行至肘窝，沿前臂中线下降至手掌。主要支配尺神经支配之外的前臂屈肌和手部掌面的肌及其皮肤。

3）肌皮神经。发自外侧束。主要支配肱二头肌，末端分布于前臂外侧皮肤。肱骨骨折和肩关节外伤时可伴发肌皮神经损伤。

4）桡神经。为臂丛最大的分支，起自后束，在肱三头肌深面向下外行，继分两支至前臂下行，沿途支配肱三头肌和前臂的全部伸肌以及相应部位的皮肤。

5）腋神经。腋神经最短，起自后束，主要分支到三角肌以及肩部和臂外侧区上部的皮肤。

（3）胸神经前支。胸神经前支共 12 对。第 1～11 对各自位于相应的肋间隙内，称肋间神经。第 12 对胸神经前支位于第 12 肋的下方，称肋下神经。上 6 对肋间神经分支分布于肋间肌、胸壁皮肤和壁胸膜。第 7～11 对肋间神经和肋下神经分布于腹前外侧群肌、腹壁皮肤及壁腹膜。胸神经前支在皮肤的分布具有明显的节段性特点。

（4）腰丛。由第 12 胸神经前支的一部分、第 1～3 腰神经前支和第 4 腰神经前支的一部分组成。腰丛位于腰大肌的深面。腰丛分支除就近支配髂腰肌和腰方肌外，尚分布于腹股沟区、大腿前部和大腿内侧部，主要分支有股神经等。股神经为腰丛中最大的分支，沿腹后壁下行至大腿前面，分支支配大腿前面的肌和皮肤，以及小腿和足内侧皮肤。

（5）骶丛。位于盆腔内。由第 4 腰神经前支一部分，第 5 腰神经前支和全部骶、尾神经前支组成。骶丛是最大的脊神经丛，主要分支有坐骨神经等。

坐骨神经是全身最粗大、行程最长的神经，出骨盆后行至臀大肌深面，在大腿后群肌深面沿中线下行，在腘窝上角分为胫神经和腓总神经两个终支。胫神经为坐骨神经本干的直接延续，沿腘窝中线下行至小腿三头肌深面，经内踝后方至足底。腓总神经沿腘窝外上侧缘下行，绕腓骨颈至小腿前面，下行至足背。

第三节　脑和脑神经

一、脑

脑位于颅腔内，成人平均重量约为 1 400 g。可分为端脑、间脑、小脑、中脑、脑桥和延髓 6 个部分（图 1-9-7）。通常将中脑、脑桥和延髓合称为脑干。脑共发出 12 对脑神经。

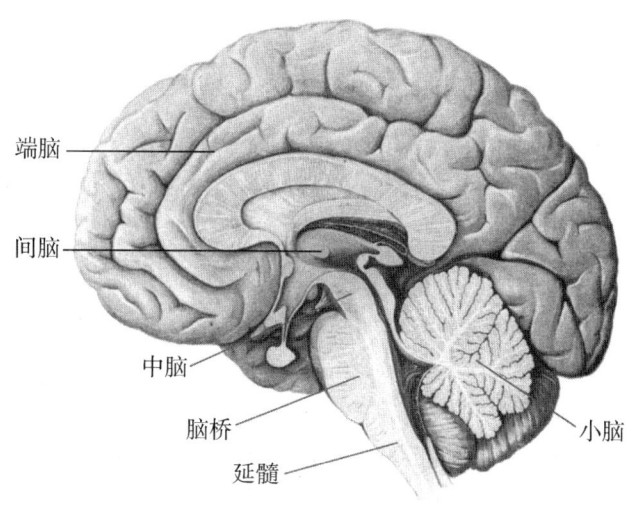

图 1-9-7　脑（正中矢状面观）

(一) 脑干

脑干位于颅后窝前部，从上往下依次为中脑、脑桥和延髓，中脑上接间脑，延髓于平枕骨大孔处与脊髓相续。延髓和脑桥的背面与小脑相连，它们之间的腔室为第四脑室，该室上通中脑水管，向下与延髓及脊髓的中央管相续。脑干从上往下与Ⅲ～Ⅻ对脑神经相连。

1. 脑干外形（图1-9-8、图1-9-9）

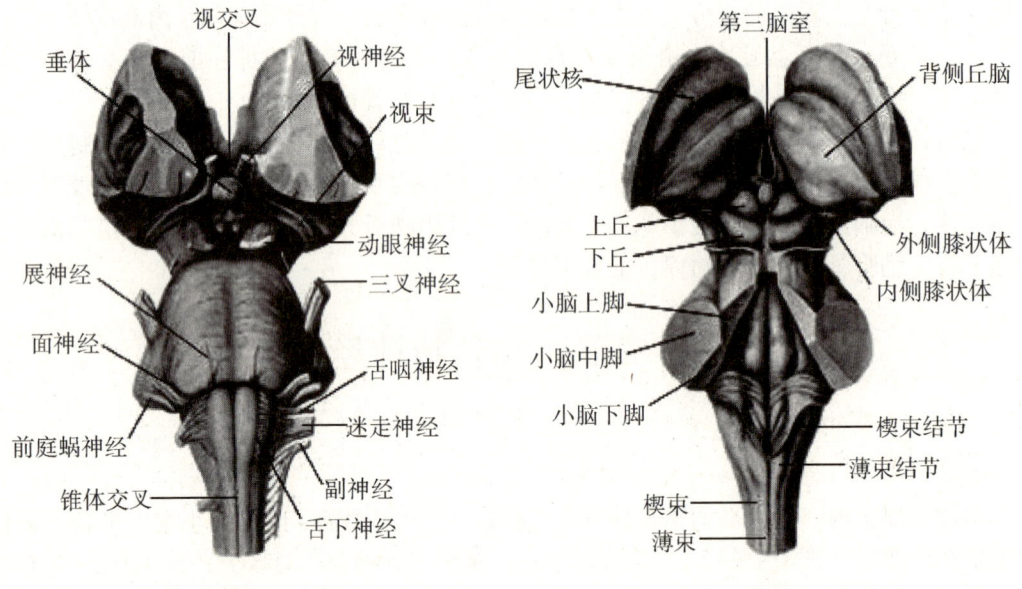

图1-9-8　脑干（腹面观）　　　　图1-9-9　脑干（背面观）

（1）延髓。延髓形似倒置的圆锥体，上端借横行的延髓脑桥沟与脑桥分界。延髓下部与脊髓相似，脊髓所有纵沟都延伸到延髓。

1）延髓腹面。延髓前正中裂的两侧有纵行的隆起称锥体，由大脑皮质发出的锥体束（主要为皮质脊髓束）构成。在锥体下端，大部分锥体束左右交叉称为锥体交叉，将前正中裂部分截断。锥体外侧的卵圆形隆起称橄榄。每侧橄榄和锥体之间的纵沟称前外侧沟，舌下神经根丝由此穿出。在橄榄的背外侧，自上而下依次有舌咽神经、迷走神经和副神经根丝穿出。

2）延髓背面。延髓背面上部构成第四脑室底菱形窝的下半，下部后正中沟两侧有脊髓的薄束和楔束向上延伸扩展而形成膨隆的薄束结节和楔束结节，其深面分别含有薄束核和楔束核。

（2）脑桥。脑桥腹侧面中部宽阔隆起，称为基底部，正中线上的纵行浅沟为基底沟。脑桥向两侧逐渐变窄，移行为小脑中脚，与小脑相连，两者分界处为三叉神经根。在脑桥与延髓分界的沟内，从中线向外侧有展神经、面神经和前庭蜗神经。背侧面形成第四脑室底的上半部，外侧界为左右小脑上脚。

（3）中脑。中脑腹侧面两侧有一对纵行柱状隆起，称大脑脚。两脚之间的脚间窝内有动眼神经根出脑。中脑背侧面有两对圆形隆起，上方一对为上丘，是视觉皮质下反射中枢；下方一对为下丘，是听觉皮质下反射中枢。在下丘的下方，有滑车神经出脑。

2. 脑干的内部结构　和脊髓一样，脑干内部结构也由灰质和白质构成，但更为复杂，同时还出现了大面积的网状结构。

（1）灰质。脑干内的灰质不同于脊髓内的灰质相互连续成纵贯全长的灰质柱，而是聚合成彼此相互独立的各种神经核，断续地存在于白质之中。脑干的神经核分两类：一类与第Ⅲ～Ⅻ对脑神经相连；另一类不与脑神经直接相连，而是由经过脑干的上行或下行的长纤维束以及脑干与小脑联系的纤维，部分终止于脑干，部分则在脑干内中继，因此又出现了许多与纤维束中继有关的神经核团，统称为非脑神经核。

（2）白质。脑干中的白质主要由长的上行纤维束、下行纤维束和出入小脑的纤维组成。长的上行纤维束主要有内侧丘系、脊髓丘脑束、外侧丘系和三叉丘系等；长的下行纤维束主要有锥体束及红核脊髓束、顶盖脊髓束、前庭脊髓束、网状脊髓束等；出入小脑的纤维主要有脊髓小脑前、后束，小脑中脚和上脚等。

（3）脑干的网状结构。除上述各种核团和纤维束外，在脑干中央灰质与白质之间还有较分散的纤维纵横交织成网，网眼内散在有神经细胞，结构更加复杂，这个区域称为脑干网状结构。网状结构是中枢神经内一个重要的整合机构，参与多种功能活动，如对睡眠、觉醒和意识状态的影响，对躯体运动的控制，对躯体感觉的调节等。

（二）小脑

小脑位于颅后窝，前面隔第四脑室与脑干相邻，上方隔小脑幕与大脑半球枕叶相邻。小脑上面平坦，下面中部凹陷，容纳延髓。小脑在外形上，可分为中间的小脑蚓和两侧的小脑半球。两半球下面，近枕骨大孔外上方，靠近小脑蚓的椭圆形隆起，称为小脑扁桃体。颅内高压时，小脑扁桃体可嵌入枕骨大孔，形成小脑扁桃体疝。小脑表面的一层灰质为小脑皮质，深面的白质为髓质。髓质内埋有4对灰质块，称为小脑核，由内向外依次为顶核、球状核、栓状核和齿状核，其中最大者为齿状核。

小脑纤维复杂，与前庭核、脊髓及大脑皮质间都有关联，是重要的运动调节中枢，其主要功能是维持身体平衡、调节肌张力和协调随意运动。

（三）间脑

间脑位于脑干与端脑之间，连接大脑半球和中脑，由于大脑半球高度发展而掩盖了间脑的两侧和背面，仅部分腹侧部露于脑底。间脑中间有一矢状裂隙，称第三脑室，它向下通中脑水管，向上经室间孔与侧脑室相通。间脑可分为背侧丘脑、后丘脑、上丘脑、底丘脑和下丘脑五部分，每部分均由很多核团组成。间脑体积小，但结构和功能复杂，是仅次于端脑的高级中枢。

1. 背侧丘脑　背侧丘脑又称丘脑，由一对卵圆形的灰质团块组成，位于间脑的背侧。其内侧面为第三脑室侧壁的一部分，外侧面紧贴内囊，前下方邻接下丘脑，两者间以下丘脑沟为界。背侧丘脑内部有一"Y"形白质板将背侧丘脑分为3个核群。背侧丘脑是皮质下高级感觉中枢，即全身深、浅感觉上传的中继站，受损时可引起感觉功能障碍、痛觉过敏等。

2. 后丘脑　后丘脑位于背侧丘脑后侧的外下方，包括两对小隆起，称为内侧膝状体和外侧膝状体，属特异性中继核，分别为听觉和视觉传导路的皮质下中枢和中继站。

3. 下丘脑 下丘脑位于背侧丘脑的前下方，构成第三脑室的底和侧壁下份，内含有许多核团，但核团界限不明显。下丘脑是重要的皮质下内脏活动中枢，为神经内分泌中心，通过下丘脑与垂体的联系，将神经调节与体液调节融为一体。

（四）端脑

端脑又称大脑，是脑的最高级部位，由左、右大脑半球构成。左、右半球之间的裂隙为大脑纵裂，裂底有连接两半球的横行纤维，称为胼胝体。大脑与小脑之间为大脑横裂。

1. 大脑半球的外形和分叶 大脑半球的上外侧面、内侧面和下面有许多深浅不同的沟，称为大脑沟。沟与沟之间的隆起，称为大脑回。每侧大脑半球有3条恒定的沟，将大脑半球分为5叶。（图1-9-10）

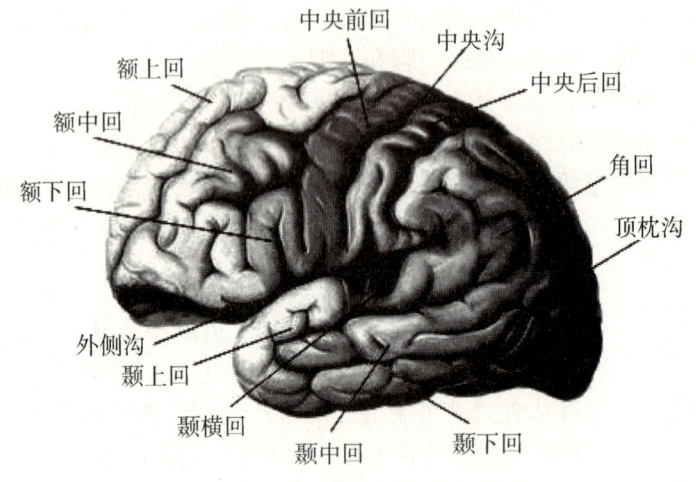

图1-9-10 大脑半球（外侧面观）

3条沟是中央沟、外侧沟和顶枕沟。中央沟起于半球上缘中点稍后方，斜向前下方，下端与外侧沟隔一大脑回，上端延伸至半球内侧面；外侧沟起于半球下面，行向后上方，至上外侧面；顶枕沟位于半球内侧面的后部，由前下向后上，并略转至半球上外侧面。

5个叶是额叶、顶叶、枕叶、颞叶和岛叶。在外侧沟上方和中央沟以前的部分为额叶；外侧沟以下的部分为颞叶；枕叶在顶枕沟以后；顶叶为外侧沟上方，中央沟后方，枕叶以前的部分；岛叶位于外侧沟深面，被额、顶、颞叶所掩盖。

2. 大脑半球重要的沟和回及皮质中枢 在额叶后部有一条与中央沟平行的中央前沟，两者之间为中央前回，此为对侧半身随意运动的最高级的运动中枢。在顶叶前部有一条与中央沟平行的中央后沟，两沟之间为中央后回，此为接受来自对侧半身的深、浅感觉冲动的最高级的感觉中枢。在颞叶外侧沟下方有颞横回，为接受来自两耳听觉冲动的最高级的听觉中枢。在枕叶内侧面，胼胝体的后方，有一距状沟，其上、下缘的皮质为最高级的视觉中枢。一侧视区接受双眼同侧半视网膜来的冲动。

3. 大脑半球的内部结构 大脑半球表层的灰质称大脑皮质，皮质下的白质称髓质。白质内埋有左右对称的灰质团块（基底核）和腔隙（侧脑室）。

（1）基底核。又称基底神经节，靠近脑底。主要包括尾状核、豆状核和杏仁体。尾状核与豆状核合称纹状体。纹状体是锥体外系的重要组成部分,是躯体运动的一个主要调节中枢。

1)尾状核。头粗大尾细小,为由前向后弯曲的圆柱体,蜷伏在背侧丘脑外侧,分为头、体、尾三部分,呈"C"字形围绕豆状核与背侧丘脑。

2)豆状核。位于岛叶的深部,背侧丘脑的外侧,它被白质分成内、外侧两部。内侧部分色泽较浅,称苍白球,又称旧纹状体;外侧部分色泽较深,称为壳。壳与尾状核合称新纹状体。

3)杏仁体。在侧脑室下角前端的上方,海马旁回沟的深面,与尾状核尾相连。杏仁体与情绪及内分泌和内脏活动的调节有关。

(2)大脑白质。又称大脑髓质,主要由联系皮质各部和皮质与皮质下结构的神经纤维组成。可分为三类:

1)连合纤维。是连接左右大脑半球皮质的横行纤维,包括胼胝体、前连合和穹隆连合,其中最主要者为胼胝体。胼胝体的下面构成侧脑室顶。

2)联络纤维。为联络同侧大脑半球皮质各部之间的纤维。其中短纤维联系相邻脑回称弓状纤维,长纤维联系本侧半球各叶,主要有钩束、上纵束、下纵束和扣带。

3)投射纤维。是大脑皮质与皮质下结构的上、下行纤维,大都经过内囊。

内囊位于尾状核、豆状核和背侧丘脑之间,由上、下行纤维密集而形成的白质区,在大脑半球的水平切面上呈"＞＜"形。内囊分为前脚、膝和后脚三部分。内囊前脚位于尾状核与豆状核之间,有额桥束、丘脑前辐射通过。内囊后脚位于豆状核与背侧丘脑之间,从前向后主要有皮质脊髓束、丘脑皮质束(丘脑中央辐射)、视辐射和听辐射。前、后脚相交处称内囊膝,内有皮质脑干(核)束通过。(图1-9-11)

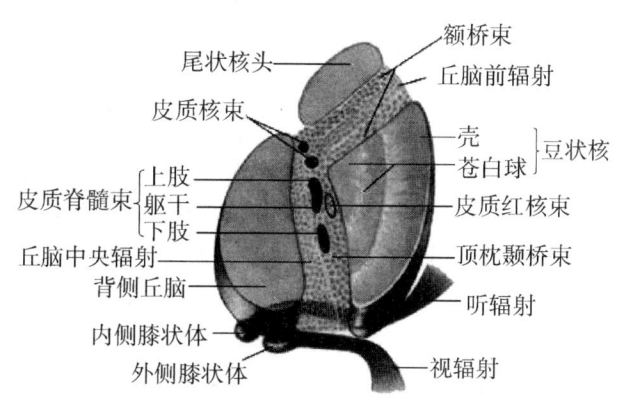

图1-9-11 内囊模式图

内囊是投射纤维集中的部位,局部出血、缺血等可引起内囊的广泛损伤,常出现对侧躯体感觉、运动丧失和对侧视觉偏盲的"三偏"症状。

二、脑神经

脑神经共12对,按其自上而下与脑相连的排列顺序为:Ⅰ嗅神经、Ⅱ视神经、Ⅲ动眼神经、Ⅳ滑车神经、Ⅴ三叉神经、Ⅵ展神经、Ⅶ面神经、Ⅷ前庭蜗神经、Ⅸ舌咽神经、Ⅹ迷走神经、Ⅺ副神经、Ⅻ舌下神经。除迷走神经还分布到胸腹腔的脏器外，脑神经主要分布于头面部。

1. **嗅神经** 嗅神经属于内脏感觉神经，由上鼻甲以上和鼻中隔上部黏膜内的嗅细胞中枢突聚集而成，包括20多条嗅丝，嗅神经穿过筛孔入颅前窝，终于嗅球。主要传导嗅觉冲动。颅前窝骨折累及筛板时，可引起嗅觉障碍。

2. **视神经** 视神经属于躯体感觉神经，由视网膜的节细胞的轴突在神经盘聚集组成。视神经在眶内长 2.5～3.0 cm，行向后内，经视神经管入颅中窝，颅内段长 1.0～1.2 cm，向后内走行至垂体前方连于视交叉，再经视束连于间脑。

3. **动眼神经** 动眼神经含躯体运动和内脏运动（副交感）两种纤维。躯体运动纤维发自中脑的动眼神经核；副交感纤维发自动眼神经副核。两种纤维合并成动眼神经后，自中脑腹侧脚间窝出脑，向前经眶上裂入眶内。躯体运动纤维支配提上睑肌、上直肌、下直肌、内直肌和下斜肌，支配上睑与眼球的运动。内脏运动纤维进入眼球支配瞳孔括约肌和睫状肌，参与视物调节反射与瞳孔对光反射。

4. **滑车神经** 滑车神经属躯体运动神经，起自中脑内下丘平面的滑车神经核，是脑神经中最细者，向后交叉至对侧，由中脑下丘下方出脑，向前经眶上裂入眶内。主要支配上斜肌。是唯一一对从脑干背面出脑的脑神经。

5. **三叉神经** 三叉神经是最为粗大的混合性脑神经，含有内脏运动纤维和躯体感觉纤维。内脏运动纤维发自三叉神经运动核，加入下颌神经内，支配咀嚼肌。躯体感觉纤维起自三叉神经节。三叉神经节由假单极神经元组成，其中枢突进入脑桥止于三叉神经脑桥核和三叉神经脊束核，周围突出三叉神经节组成眼神经、上颌神经和下颌神经三大分支。（图1-9-12）

（1）眼神经。仅含躯体感觉纤维。经眶上裂入眶，分布于泪腺、眼球、结膜、部分鼻和鼻旁窦黏膜以及上睑、鼻背和额顶部的皮肤。

（2）上颌神经。仅含躯体感觉纤维。经眶下裂入眶，延续为眶下神经。上颌神经主要分布于上颌牙齿和牙龈、口腔顶和鼻腔及上颌窦黏膜、部分硬脑膜及睑裂与口裂之间的皮肤，接受其感觉。

（3）下颌神经。下颌神经是三支中最大的分支，含有躯体感觉和内脏运动两种纤维。躯体感觉纤维主要分布于部分硬脑膜、下颌牙齿及牙龈、颊、口腔底和舌前2/3的黏膜，以及耳颞区和口裂以下的皮肤。内脏运动纤维支配咀嚼肌运动。

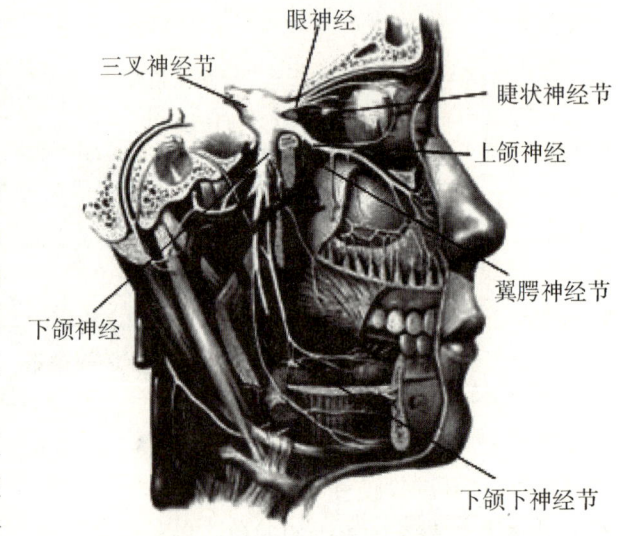

图1-9-12 三叉神经

一侧三叉神经损伤时，可出现同侧头面部皮肤、眼、口、鼻一般感觉丧失，以及咀嚼肌瘫痪。

6. 展神经 展神经属于躯体运动神经。起于脑桥的展神经核，纤维向腹侧自延髓脑桥沟中线两侧出脑，经眶上裂入眶。主要支配外直肌。损伤时可产生内斜视。

7. 面神经 面神经属混合性神经，大部分纤维为内脏运动纤维。起自脑桥面神经核的内脏运动纤维，自脑桥延髓沟外侧部出脑，进入内耳门，穿过内耳道底入颞骨，在乳突内侧出颅，向前穿过腮腺到达面部，分布并支配面部表情肌。起自脑桥上泌涎核的内脏运动纤维，分布于泪腺、下颌下腺、舌下腺等，控制其分泌。另外，有内脏感觉纤维分布于舌前2/3味蕾。

8. 前庭蜗神经 前庭蜗神经又称位听神经，属于躯体感觉神经。分为传导平衡觉的前庭神经和传导听觉的蜗神经，分别传导平衡觉和听觉冲动。受损时可表现为伤侧耳聋和平衡障碍，可出现眩晕与眼球震颤等症状。

9. 舌咽神经 舌咽神经为混合性神经，有内脏感觉纤维经颈静脉孔入颅，分布于咽和舌根的黏膜以及颈动脉窦和颈动脉小球，司舌后1/3一般感觉和味觉。有内脏运动纤维支配腮腺分泌。

10. 迷走神经 迷走神经是脑神经中行程最长、分布最广的混合性神经，由4种纤维组成。迷走神经以多条神经根丝在延髓外侧组成一神经干，向下经颈静脉孔出颅，于颈动脉鞘内，在颈内或颈总动脉与颈内静脉之间的后方至颈根部，下行入胸腔，经肺根后面沿食管下行，经膈的食管裂孔入腹腔，沿途发出许多分支（图1-9-13）。

内脏运动纤维为迷走神经主要成分，是副交感神经中最重要的组成部分。起自延髓迷走神经背核，分布于咽、喉的腺体、胸、腹腔脏器和腺体。起自延髓疑核的特殊内脏运动纤维，支配咽喉肌。内脏感觉纤维分布于咽喉及胸、腹腔器

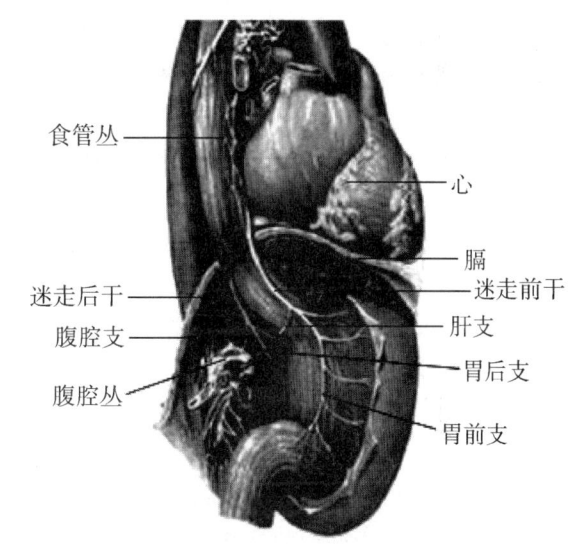

图1-9-13 迷走神经

官。躯体感觉纤维分布于耳廓背部和外耳道皮肤。迷走神经损伤后，内脏活动将受到广泛影响，如出现心悸、呕吐、窒息、发音和吞咽困难等。

11. 副神经 副神经为躯体运动神经。可分为脑根和脊髓根。脑根起自延髓的疑核，脊髓根起自副神经核，均经颈静脉孔出颅。脑根加入迷走神经支配咽喉肌。脊髓根分布于胸锁乳突肌和斜方肌，斜方肌支配其运动。

12. 舌下神经 舌下神经为躯体运动神经。起自延髓的舌下神经核，由锥体外侧出脑，经舌下神经管出颅，支配舌肌。一侧舌下神经完全损伤时，伸舌时舌尖偏向患侧。

第四节 传 导 路

一、感觉传导路

(一) 意识性本体感觉传导路

本体感觉又称深感觉，是指肌、腱、关节等运动器官本身在不同状态时产生的感觉，包括位置觉、运动觉和震动觉。该传导路还传导皮肤的精细触觉，如辨别两点距离和物体的纹理粗细等。躯干和四肢的本体感觉传导路可分为意识性和非意识性两种。本节仅述前者。

意识性本体感觉传导路由三级神经元组成。

第一级神经元脊神经节细胞，其周围突组成脊神经的感觉纤维，分布至躯干、四肢的肌、腱、关节等处的本体感觉感受器和皮肤的精细触觉感受器。中枢突经后根，进入脊髓同侧的后索上行。其中，来自第5胸节段以下的纤维在后索的内侧部中形成薄束；来自第4胸节段以上的纤维，在薄束的外侧形成楔束。两束上行，分别止于延髓薄束核和楔束核。

第二级神经元胞体位于薄束核和楔束核，由此二核发出的纤维呈弓形前行至中央管的腹侧，在中线上与对侧纤维交叉，称为内侧丘系交叉。交叉后的纤维转折向上，行于延髓中线两侧，称为内侧丘系，经过脑桥和中脑止于背侧丘脑的腹后外侧核。

第三级神经元胞体在背侧丘脑的腹后外侧核，发出纤维称丘脑中央辐射，经内囊后肢投射到中央后回的上 2/3 和中央旁小叶的后部。

(二) 浅感觉的传导路

浅感觉传导路传导皮肤和黏膜的痛觉、温度觉、粗触觉和压觉的冲动，也由三级神经元组成。

1. 躯干和四肢的浅感觉传导路 第一级神经元胞体位于脊神经节内，其周围突分布于躯干和四肢的皮肤内的感受器，中枢突经后根进入脊髓。第二级神经元主要是脊髓灰质后角神经元，发出纤维上升 1～2 个节段后经白质前连合交叉至对侧的外侧索和前索内上行，组成脊髓丘脑侧束和脊髓丘脑前束，合称脊髓丘脑束，上行至背侧丘脑的腹后外侧核。第三级神经元胞体在背侧丘脑的腹后外侧核，发出纤维形成丘脑中央辐射，经内囊后肢投射到中央后回上 2/3 和中央旁小叶的后部。

2. 头面部浅感觉传导路 第一级神经元的胞体在三叉神经节等神经节内，其周围突经相应的脑神经分支分布于头面部皮肤及口鼻黏膜的相关感受器，中枢突经三叉神经根和舌咽、迷走和面神经入脑干。第二级神经元的胞体在三叉神经脊束核和脑桥核内，发出纤维交叉至对侧，组成三叉丘脑束（三叉丘系），止于背侧丘脑的腹后内侧核。第三级神经元的胞体在背侧丘脑的腹后内侧核，发出纤维参与丘脑中央辐射，经内囊后肢，投射到中央后回下部。

二、运动传导路

运动传导路是指大脑皮质至躯体运动效应器的神经联系，管理骨骼肌运动，包括锥体系和锥体外系两部分。

（一）锥体系

锥体系由上、下两级神经元组成，管理骨骼肌随意运动。上运动神经元由位于中央前回和中央旁小叶前部的锥体细胞组成；它们发出的轴突集聚成下行纤维束称为锥体束，经内囊下行。其中，下行至脊髓的纤维束称皮质脊髓束；止于脑神经运动核的纤维束称皮质核束。下运动神经元为脊髓前角运动神经元和脑神经躯体运动核。前者发出的轴突参与构成脊神经躯体运动纤维，支配躯干和四肢的骨骼肌。后者发出的轴突构成脑神经躯体运动纤维，支配头面部骨骼肌。

1. 皮质脊髓束 皮质脊髓束由中央前回中、上部和中央旁小叶前部的锥体细胞的纤维组成，经内囊后脚、大脑脚、脑桥至延髓锥体，大部分纤维形成锥体交叉，交叉后的纤维走行于外侧索内，称皮质脊髓侧束，逐节终止于脊髓前角运动神经元，主要支配四肢肌。小部分未交叉的纤维形成皮质脊髓前束，仅达上胸髓节段，逐节交叉至对侧止于前角运动细胞，支配躯干和四肢肌。皮质脊髓前束中小部分始终未交叉，支配躯干肌。

2. 皮质脑干束 皮质脑干束也称皮质核束，主要起于中央前回下部的锥体细胞，纤维经内囊膝下降至脑干，大部分陆续止于双侧脑神经躯体运动核，支配双侧头面部骨骼肌。小部分纤维完全交叉到对侧，终止于面神经核支配面下部肌的神经元细胞群和舌下神经核，二者发出的纤维分别支配对侧面下部的面肌和舌肌。

（二）锥体外系

锥体外系是指锥体系以外的控制骨骼肌活动的所有传导路，为多级神经元链，涉及脑内许多结构，主要包括大脑皮质、纹状体、背侧丘脑、底丘脑、红核、黑质、脑干网状结构以及小脑等。它们之间有复杂的纤维联系，形成许多环路。锥体外系的纤维最后主要通过红核脊髓束和网状脊髓束等中继，下行终止于脑神经运动核和脊髓前角细胞。锥体外系主要功能是协调锥体系活动，调节肌张力，协调肌肉活动，维持体态姿势和习惯性动作（例如走路时双臂自然协调地摆动）等。只有在锥体外系保持肌张力稳定协调的前提下，锥体系才得以进行精细的随意运动。

第五节　自主神经系统

自主神经系统是神经系统的一个组成部分，主要分布于内脏、心血管、平滑肌和腺体。自主神经系统的中枢部也在脑和脊髓内，周围部包括内脏运动神经和内脏感觉神经。

一、内脏运动神经

内脏运动神经与躯体运动神经在形态结构和生理功能上有较大差异，包括以下五个方面：

（1）支配器官不同。躯体运动神经支配骨骼肌，受意识支配；内脏运动神经支配平滑肌、心血管、腺体，一定程度上不受意识支配。

（2）神经元数目不同。躯体运动神经自低级运动中枢至骨骼肌只有一个神经元；内脏运动神经从低级中枢到效应器要经一个植物神经节换元（节前神经元的轴突称节前纤维，节后神经元的轴突称节后纤维）。

（3）纤维成分不同。躯体运动神经只有一种成分；内脏运动神经有交感、副交感两种成分，且多数内脏受双重支配。

（4）纤维粗细不同。躯体运动神经为较粗的有髓神经纤维；内脏运动神经为较细的薄髓或无髓神经纤维。

（5）节后纤维分布形式不同。躯体运动神经为神经干的形式分布；内脏运动神经节后纤维以神经丛的方式攀附脏器或血管，由丛再分支至效应器。

（一）交感部

交感神经的低级中枢位于脊髓胸1～腰3节段的灰质侧角内。周围部包括交感干、交感神经节，以及进出节的节前、节后纤维分支和交感神经丛等。交感神经节为交感神经节后神经元细胞体所在处。按其位置可分为椎旁节和椎前节（图1-9-14）。

（1）椎旁节。又称交感干神经节，位于脊柱两旁。每侧椎旁节借节间支连成链状，称为交感干。每个交感干神经节与相应的脊神经之间都有交通支相连，分白交通支和灰交通支两种。

（2）椎前节。呈不规则的节块状团块，位于脊柱的前方、腹主动脉分支的根部，与血管同名。主要有腹腔神经节、肠系膜上神经节和肠系膜下神经节等。

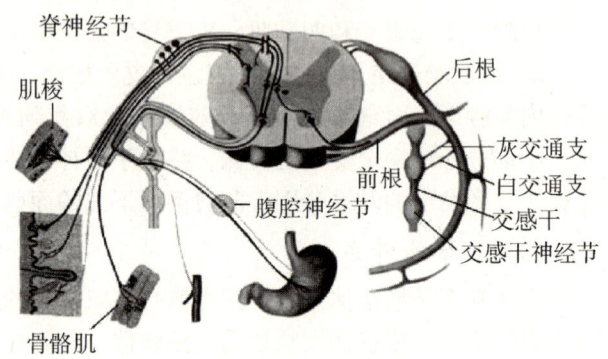

图1-9-14 交感神经节

（二）副交感部

副交感神经的低级中枢在脑干副交感神经核和脊髓骶2～3节段中间带的副交感核，发出的纤维为节前纤维。周围部的副交感神经节位于效应器官的近旁或器官壁内，因而有器官旁节和器官内节之称。副交感神经可分为脑部副交感神经和骶部副交感神经。

二、内脏感觉神经

内脏感觉神经元为假单极神经元，其胞体位于脑神经节和脊神经节内。周围突随交感神经和副交感神经分布。中枢突进入脊髓和脑干，分别止于脊髓灰质后角和脑干孤束核。在中枢内，内脏感觉纤维一方面直接或间接经中间神经元与内脏运动神经元相联系，形成内脏-内脏反射，或与躯体运动神经元相联系，形成内脏-躯体反射；另一方面经过较复杂的传导路传至大脑皮质产生各种内脏感觉。内脏感觉神经与躯体感觉神经形态结构大致相同，但仍有不同之处，如内脏痛阈较高，往往是弥散的、定位不清的。

（覃星奎）

第二编 组织学

绪　　论

组织学是研究正常人体微细结构及其相关功能的科学。不同于解剖学在器官和系统水平上研究机体的构造，组织学则主要是在组织、细胞、亚细胞和分子水平上对机体进行研究。

组织是由细胞群和细胞外基质组成的。细胞是机体形态结构和功能的基本单位，细胞外基质也是由细胞所产生的，因此，细胞是构成组织的基础。根据胚胎时期的发生来源、细胞的形态特征和功能等方面的不同，传统上可将人体的组织归纳为上皮组织、结缔组织、肌组织和神经组织四大基本类型，称为基本组织。几种基本组织以不同的数量和方式组合，形成具有特定形态和生理功能的结构，称为器官。而由许多器官联合起来，共同完成连续的生理活动，则构成了系统。

组织学的研究方法繁多，其原理涉及物理、化学、免疫学、分子生物学等多门学科的知识。其中最基本、最常用的是借助光学显微镜（简称"光镜"，最高分辨率约为 $0.2\ \mu m$）观察染色后的组织切片。组织切片的染色方法有多种，其中最常用的是苏木精-伊红染色法，简称 HE 染色法。此外，常用的观察仪器还有电子显微镜（简称"电镜"），分辨率可达 $0.2\ nm$，主要用来观察亚细胞结构。

为了更好地掌握组织学知识，同学们在学习中应注意以下几个方面。①平面和立体的关系：即通过观察组织的平面、局部图像，正确理解它的立体、整体结构。②结构和功能的关系：即组织的形态结构要与其功能相适应。③理论联系实际：重视实验课，学会用术语描述组织的形态结构。④善于总结分析：即掌握组织结构、功能的一般规律和自身特点。

组织学是医学教育的重要入门课程之一，它与基础和临床各学科都有一定的联系。特别是生理学和病理学，熟练地掌握组织学知识，是学好这两门学科的前提和基础。因为，只有熟悉和掌握人体的正常形态结构和功能，才能更好地分析、理解其生理过程和病理现象。

第一章 基本组织

第一节 上皮组织

一、上皮组织的一般特征及分类

上皮组织简称"上皮",由排列紧密的上皮细胞和极少量的细胞外基质组成。上皮细胞具有明显的极性,即细胞在不同表面的结构和功能具有显著的差异。上皮细胞朝向空间的一侧为游离面;游离面的对侧,与深部结缔组织相接的一面称基底面;而上皮细胞之间的连接面为侧面。上皮内大多无血管,其营养供应来自结缔组织中的血管。上皮中神经末梢丰富,能感受各种刺激。上皮具有保护、吸收、分泌和排泄等功能。根据组织的形态和功能,上皮主要分为被覆上皮、腺上皮两大类。

二、被覆上皮

被覆上皮覆盖于身体表面,衬贴于体腔及有腔器官的内表面。根据上皮细胞的层数和在垂直切面上的形状可以分为以下几种。

1. 单层扁平上皮 单层扁平上皮也称单层鳞状上皮,由一层扁平细胞构成。从表面看,细胞呈不规则形或多边形,边缘锯齿状,细胞之间彼此嵌合,核椭圆形,位于中央。垂直切面观察,细胞扁平,胞质极少,只含核部位略厚(图2-1-1)。衬贴于心脏、血管及淋巴管内表面的单层扁平上皮称内皮;分布在胸膜、腹膜及心包膜表面的单层扁平上皮称间皮。单层扁平上皮的细胞很薄,且游离面光滑,在功能上有利于物质的交换、液体的流动以及减少内脏器官活动时的摩擦。

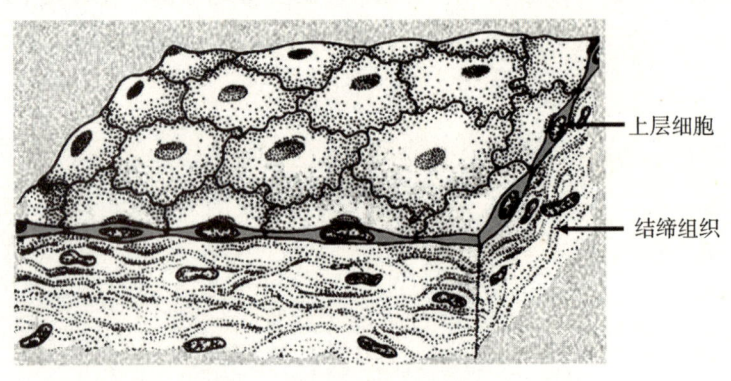

图2-1-1 单层扁平上皮模式图

2. 单层立方上皮　单层立方上皮由1层近似立方体的细胞组成。细胞表面观呈六角形或多角形，垂直切面为正方形，核圆形，位于细胞中央。主要分布于甲状腺滤泡、肾小管等处，具有分泌和吸收的功能。

3. 单层柱状上皮　单层柱状上皮由1层棱柱状细胞组成。细胞表面观呈六角形或多角形，垂直切面为柱状，核长圆形，多位于细胞基底部（图2-1-2），其长轴与细胞长轴一致。此种上皮大多具有吸收和分泌功能，分布于胃肠、子宫、胆囊等器官的内表面。在小肠和大肠的单层柱状上皮中，柱状细胞间夹有许多散在的杯状细胞。该细胞形似高脚酒杯，细胞顶部膨大，充满分泌颗粒（黏原颗粒），基底部较细窄，含深染的三角形核。杯状细胞的黏原颗粒内含黏蛋白，分泌后与水形成黏液，有润滑和保护上皮的作用。

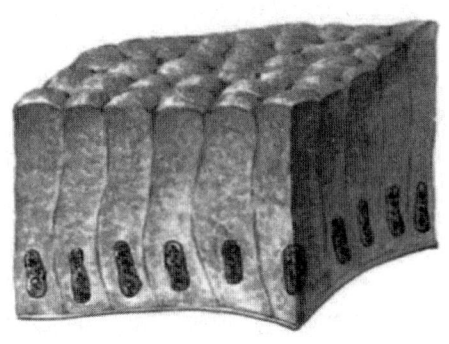

图2-1-2　单层柱状上皮模式图

4. 假复层纤毛柱状上皮　假复层纤毛柱状上皮由柱状细胞、杯状细胞、梭形细胞和锥形细胞组成，其中柱状细胞数量最多，其游离面具有大量的纤毛结构。由于这几种细胞形态不同、高矮不等，核的位置排列在不同水平面上，垂直切面观察似复层，但实际上所有细胞的基底面均附于基膜上，故属单层上皮（图2-1-3）。此种上皮主要分布于呼吸道的腔面，起保护作用。

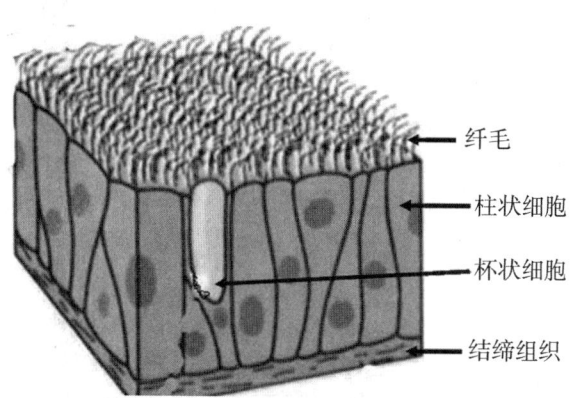

图2-1-3　假复层纤毛柱状上皮模式图

5. 复层扁平上皮　复层扁平上皮由多层细胞组成，因其表层细胞呈扁平鳞片状，故又称复层鳞状上皮。在上皮的垂直切面上，细胞的形状不一，表层细胞为梭形或扁平状；

中间数层细胞为多边形；靠近基膜的基底细胞为矮柱状，是具有增殖分化能力的干细胞。表层细胞代谢低下，很快退化死亡脱落，基底细胞代谢旺盛，不断分裂增殖，逐渐向浅层推移，补充脱落的细胞。基底层上皮细胞与深层结缔组织连接凹凸不平，呈波浪状，有效地扩大了连接面积，这种结构既有利于上皮细胞的营养供应，又使两者之间的连接更加牢固（图2-1-4）。

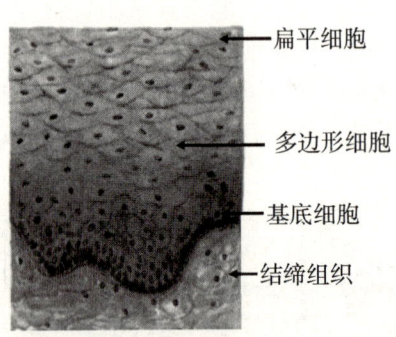

图2-1-4 复层扁平上皮模式图

根据结构和分布部位不同，复层扁平上皮可分为角化型和未角化型。角化的复层扁平上皮浅层细胞的核消失，胞质充满角蛋白，细胞干硬，并不断脱落，分布于皮肤的表皮。未角化的复层扁平上皮，浅层细胞有核，含角蛋白少，衬贴于口腔和食管等器官的腔面。复层扁平上皮具有耐摩擦和阻止异物侵入等作用，并有较强的再生修复能力。

6. **复层柱状上皮** 复层柱状上皮表层细胞呈柱状，排列整齐，深部为一层或几层多边形细胞。此种上皮主要分布于眼睑结膜及男性尿道等处。

7. **变移上皮** 变移上皮又称移行上皮，主要分布于排尿管道，它可随器官的功能状态不同而改变其层数和形态。如膀胱处于充盈状态时，上皮变薄，细胞层数减少，细胞呈扁梭形；膀胱空虚时，上皮变厚，细胞层数较多，细胞变高，呈大立方体。变移上皮的细胞可分为表层细胞、中间层细胞和基底细胞。其中，表层细胞大而厚，一个可覆盖几个中间层细胞，称盖细胞。

三、上皮细胞的特殊结构及功能

上皮细胞具有极性，为适应其功能，在它的游离面、侧面和基底面常分化出一些特殊的结构。这些细胞表面的特化结构也可见于其他组织的细胞。

（一）游离面

1. **微绒毛** 是细胞膜与细胞质共同突向游离面的微细指状突起，在电镜下才能辨认。光镜下所见小肠柱状上皮的纹状缘和肾小管的刷状缘都是由密集、排列整齐的微绒毛组成。微绒毛直径约0.1 μm，长度可因细胞种类和细胞所处的生理状态而有很大差别。微绒毛显著扩大了细胞游离面的表面积，有利于细胞对物质的吸收。

2. **纤毛** 也是上皮细胞伸向游离面的突起，比微绒毛粗且长，光镜下可见，一般长度为5～10 μm，直径约0.2 μm。纤毛可节律性定向摆动，具有清除异物和运输物质的功能。

（二）侧面

上皮细胞之间排列紧密，间隙很小，没有明显的细胞外基质，相邻细胞以具有黏附作用的钙黏蛋白相结合。上皮细胞侧面的特化结构为细胞连接，只有在电镜下才能观察到，包括紧密连接、中间连接、桥粒和缝隙连接。这些结构也可存在于其他组织的细胞间，具有连接、固定、保持细胞形态和通讯等功能。

（三）基底面

1. 基膜 又称基底膜，是上皮基底面与深部结缔组织之间共同形成的一层薄膜。常规染色切片，光镜观察，基膜一般难分辨。电镜下，基膜由靠近上皮的基板和与结缔组织相接的网板两部分构成。基膜除具有支持、连接和固定作用外，还是半透膜，有利于上皮细胞与深部结缔组织进行物质交换。此外，基膜还能引导上皮细胞移动，影响细胞的增殖和分化。

2. 质膜内褶 是上皮细胞基底面的细胞膜折向细胞质所形成的许多内褶。这种结构主要见于肾小管，其作用是扩大细胞基底部的表面积，有利于水和电解质的迅速转运。

四、腺上皮和腺

以分泌功能为主的上皮称腺上皮，以腺上皮为主要结构成分的器官称为腺。构成腺的分泌细胞称腺细胞，其分泌物有酶、黏液和激素等。腺细胞的分泌物通过导管被输送到体表或器官腔内的，称外分泌腺，如唾液腺、汗腺等；腺细胞分泌的物质（激素）不经导管排出，直接进入血液或淋巴的，称内分泌腺，如甲状腺、肾上腺等。

第二节 结缔组织

一、结缔组织的一般结构特征及分类

结缔组织由细胞和大量细胞外基质所组成。细胞外基质由无定形基质、纤维成分和不断流动的组织液构成。结缔组织的细胞种类多、数量少、无极性，分散存在于细胞外基质中。结缔组织是四大基本组织中结构和功能最为多样的，广义的结缔组织包括固有结缔组织、血液和淋巴、软骨组织和骨组织，而狭义的结缔组织特指固有结缔组织。结缔组织广泛分布于器官、组织及细胞之间，具有支持、连接、充填、营养、保护修复和防御等功能。

二、固有结缔组织

固有结缔组织按其结构和功能又分为疏松结缔组织、致密结缔组织、脂肪组织和网状组织。

（一）疏松结缔组织

疏松结缔组织的特点是细胞种类较多而数量较少，基质含量多，纤维含量少且排列疏松，故又称蜂窝组织。疏松结缔组织广泛分布于组织和器官之间，具有连接、支持、防御保护和修复等作用。其组成如下：

1. 细胞

(1) 成纤维细胞。是疏松结缔组织中最主要的细胞成分，常附着在胶原纤维上。光镜下，细胞较大，扁平多突起，胞质较丰富呈弱嗜碱性。细胞核较大，卵圆形，着色浅，核仁明显。电镜下，胞质内有丰富的粗面内质网、游离核糖体及发达的高尔基复合体，表明其具有旺盛的蛋白合成功能，其分泌物构成了疏松结缔组织的各种纤维成分和基质。当成纤维细胞处于静止状态时，其蛋白的合成和分泌降低，体积变小呈长梭形，胞核小而细长，着色深，胞质少呈嗜酸性；电镜下，胞质内粗面内质网少，高尔基复合体不发达，此时的细胞称纤维细胞。

(2) 巨噬细胞。是体内广泛存在的一种免疫细胞，具有强大的吞噬功能，在机体防御保护过程中发挥重要作用。巨噬细胞的形态多样，可随其功能状态不同而改变，一般为圆形或卵圆形，当其功能活跃时也可因伸出伪足而呈现不规则形。胞核较小，圆形或肾形，着色深，核仁不明显。胞质丰富呈嗜酸性，含空泡和异物颗粒。电镜下，巨噬细胞表面有许多不规则的微绒毛、皱褶和少数球形突起。胞质内含有大量溶酶体、吞饮小泡、吞噬体和残余体，也有较发达的高尔基复合体，少量线粒体和粗面内质网等。细胞膜内侧有较多微丝和微管，参与细胞的运动。巨噬细胞来源于血液中的单核细胞，其主要功能是吞噬异物、衰老变性的细胞和肿瘤细胞；参与和调节机体免疫应答；分泌多种生物活性物质。

(3) 浆细胞。胞体呈圆形或卵圆形，核圆形，常偏于细胞一侧，异染色质呈粗块状，从核中心向核被膜呈放射状排列，似车轮。胞质丰富嗜碱性，近核部有一浅染区。电镜下，胞质内可见大量平行排列的粗面内质网和游离核糖体，浅染区内含发达的高尔基复合体。浆细胞来源于 B 淋巴细胞，能够合成和分泌免疫球蛋白（即抗体），参与体液免疫。浆细胞在一般的结缔组织中数量较少，但在病原微生物易于入侵的部位，如消化管道、呼吸道的结缔组织中较多，此外在慢性炎症病灶周围也会明显增多。

(4) 肥大细胞。细胞体积较大，呈圆形或卵圆形。胞核小而圆，染色深，多位于细胞中央。胞质丰富，内含大量粗大的嗜碱性分泌颗粒，可被醛复红等染成紫色。因颗粒易溶于水，故 HE 染色标本难以辨认该细胞。电镜下，胞质内充满大小不等的有膜包被的板层状或指纹状颗粒，内含有肝素、白三烯、组胺及嗜酸性粒细胞趋化因子等物质。肥大细胞常沿小血管分布，在身体与外界接触的部位，如皮肤、呼吸道和消化道的结缔组织内较多。

肥大细胞参与过敏反应。当肥大细胞受到过敏原的刺激后，可释放颗粒中所含的生物活性物质，即为脱颗粒现象。释放的肝素有抗凝血作用。组胺和白三烯可使毛细血管和微静脉通透性增强，血浆渗出，致使局部水肿，形成荨麻疹；可使细支气管平滑肌痉挛，黏膜水肿，引起哮喘；可使全身小动脉扩张，导致血压急剧下降，引发休克。嗜酸性粒细胞趋化因子可从血液诱导出嗜酸性粒细胞向过敏局部移动，以减轻上述反应。

(5) 脂肪细胞。胞体较大，常呈球形或相互挤压成多边形，胞质内有大的脂滴将胞质和胞核挤向细胞一侧，胞核呈半月状，着色深。在 HE 染色标本上，脂滴已被溶解而成空泡状。脂肪细胞可单个或成群存在，能够合成和贮存脂肪，参与脂类代谢。

(6) 未分化间充质细胞。是成体结缔组织中的干细胞，多分布于毛细血管周围，其形态似成纤维细胞。在炎症及创伤修复时，这些细胞可大量增殖并分化为成纤维细胞、平滑肌细胞等，参与结缔组织和小血管的修复。

（7）白细胞。疏松结缔组织中的白细胞来源于血液。（详见本书第二编第一章第三节"血液"）

2. 纤维

（1）胶原纤维。是疏松结缔组织中的主要纤维成分，数量最多，新鲜时呈白色，有光泽，故又称白纤维。纤维粗细不等，呈波纹条索状排列，有分支并互相交织成网，HE染色呈嗜酸性。胶原纤维韧性大，柔软易弯曲，抗拉力强，但弹性较差。

（2）弹性纤维。含量较胶原纤维少，但分布很广，新鲜时呈黄色，故又称黄纤维。弹性纤维较细，表面光滑，断端常卷曲，可有分支并交织成网，HE染色着色淡红，不易与胶原纤维区分，可被醛复红染成紫色。弹性纤维富于弹性而韧性差，与胶原纤维混合交织在一起，使疏松结缔组织既有韧性又有弹性，有利于所在组织和器官保持形态和位置的相对恒定，又具有一定的可变性。

（3）网状纤维。纤维细而有分支，交织成网状，HE染色不易着色，用银染法可染成黑色，故又称嗜银纤维。网状纤维主要存在于网状组织，也分布在结缔组织与其他组织交界处，如基膜的网板中。

3. 基质 基质是一种由生物大分子构成的无定形均质胶状物质，具有一定黏性，充填于细胞和纤维之间。基质主要由蛋白多糖和纤维粘连蛋白组成，其间的空隙内含组织液。在基质中，大量蛋白多糖聚合体形成了具有许多微小孔隙的分子筛结构，小于分子筛孔径的物质，如水、气体分子、营养物质和代谢产物等可以自由通过；大于分子筛孔径的物质如细菌等不能通过，故基质具有防御屏障功能。组织液是从毛细血管动脉端渗入基质内的液体，其不断更新，有利于血液与细胞进行物质交换，构成了组织和细胞赖以生存的内环境。

（二）致密结缔组织

致密结缔组织是一种以纤维为主要成分的固有结缔组织，细胞和基质含量很少。其所含的纤维粗大，而且排列紧密，以支持和连接为其主要功能。根据纤维的性质和排列方式，可分为以下几种类型。

1. 规则致密结缔组织 由大量密集的胶原纤维束构成，这些纤维束顺受力方向平行排列，主要构成肌腱和腱膜（图2-1-5）。

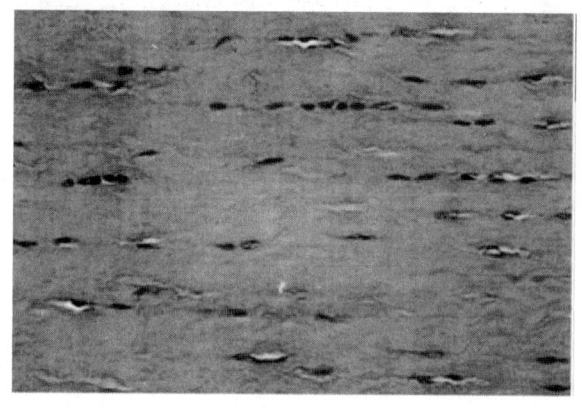

图2-1-5 规则致密结缔组织光镜图

2. **不规则致密结缔组织** 主要见于真皮、硬脑膜、巩膜及许多器官的被膜内,其特点是粗大的胶原纤维纵横交织,形成致密的板层结构,纤维之间含少量的成纤维细胞和基质(图2-1-6)。

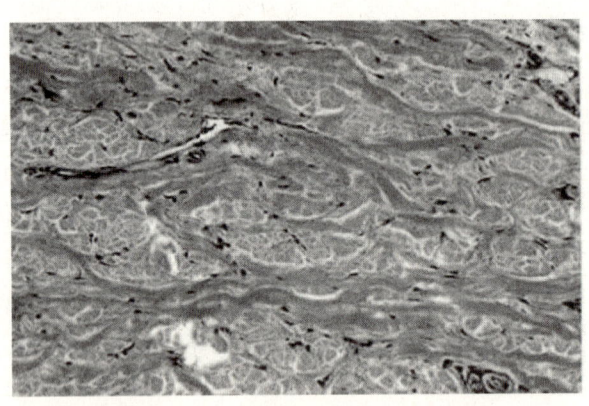

图2-1-6 不规则致密结缔组织光镜图

3. **弹性组织** 主要成分为平行排列成束或编织成膜状的粗大弹性纤维,分布于项韧带、黄韧带及弹性动脉的中膜等处。

(三)脂肪组织

脂肪组织主要由大量脂肪细胞聚集而成,并被疏松结缔组织分隔成许多小叶。根据脂肪细胞结构和功能不同,可分为黄色脂肪和棕色脂肪两类。黄色脂肪为通常所说的脂肪组织,多见于成人体内,其脂肪细胞内只有一个大的脂滴,故又称单泡脂肪细胞(图2-1-7)。黄色脂肪组织主要分布在皮下组织、网膜及系膜等处,是体内最大的储能库,还具有维持体温、保护、缓冲和填充等作用。棕色脂肪在成人体内极少,而在新生儿和冬眠动物体内较多,其特点是组织中含丰富的毛细血管,细胞内散在许多小脂滴,所含线粒体大而丰富,核位于中央,称多泡脂肪细胞。棕色脂肪组织在寒冷的刺激下,可产生大量热能。

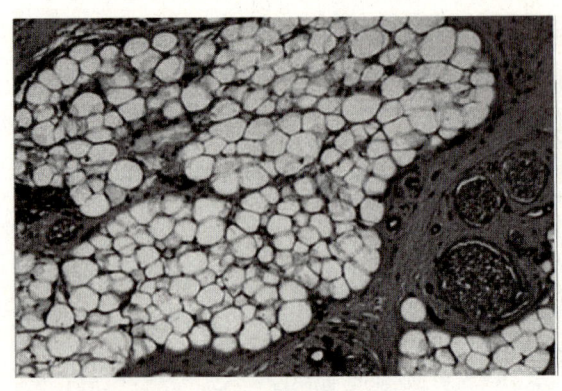

图2-1-7 脂肪组织光镜图

（四）网状组织

网状组织由网状细胞、网状纤维和基质构成。网状细胞有突起，呈星形，互相连接成网。胞核较大，圆形或卵圆形，着色浅。胞质较多，内含丰富的粗面内质网。网状纤维由网状细胞产生，细而有分支，交错成网，并成为网状细胞依附的支架。网状组织不单独存在，主要分布于淋巴组织和造血器官，为血细胞的发生和淋巴细胞的发育提供所需的微环境。

第三节　血　液

血液是流动在心血管内的液态结缔组织，健康成人的血容量约为 5 L，约占体重的 7%。血液加抗凝剂（如肝素或柠檬酸钠），经自然沉降或离心后可分成 3 层，上层淡黄色液体为血浆，下层为红细胞，中间乳白色的薄层为白细胞和血小板。因此，血液由上述 4 种成分构成。其中红细胞、白细胞和血小板合称血液有形成分，占血液容积的 45%，血浆占 55%。血浆相当于血液的细胞外基质，其成分中 90% 是水，其余为血浆蛋白、脂蛋白、激素、酶、无机盐及多种营养代谢成分。血液流出血管后，如不加抗凝剂，血浆中溶解状态的纤维蛋白原转变为细丝状的纤维蛋白并网罗血细胞凝固成固体血块，其周围析出浅黄色清亮液体，称血清。

临床上将血细胞的形态、数量、百分比和血红蛋白的测定结果称血象。正常人体的血象相对恒定，但当机体患病时可发生明显变化，临床以此作为诊断某些疾病的重要依据。血细胞形态的光镜检查，通常用瑞特（Wright）或吉姆萨（Giemsa）染色的血涂片标本。

一、红细胞

红细胞是血液有形成分中最多的一种血细胞，直径约 7.5 μm，呈双凹圆盘状，中央较薄，周缘较厚。因此，在血涂片标本中红细胞中央染色浅，而周围染色深。红细胞的这种形态比球形表面积扩大了约 25%，有利于气体交换。成熟红细胞无核、无细胞器，胞质内充满了血红蛋白，因而呈红色。血红蛋白有结合与运输氧气和二氧化碳的功能。正常成人每升血液含血红蛋白在男性为 120~150 g，女性为 110~140 g。红细胞具有弹性和可塑性，在通过小于自身直径的毛细血管时可改变形态。

外周血中有少量未完全成熟的红细胞，胞质中含少量残存的核糖体，煌焦油蓝染色呈细网状，故称网织红细胞。在成人，网织红细胞占红细胞总数的 0.5%~1.5%，新生儿血可达 3%~6%。网织红细胞的计数，可以作为临床某些血液病的诊断和治疗指标之一。红细胞的平均寿命为 120 天。衰老的红细胞在经过脾和肝脏时，被巨噬细胞吞噬清除。

二、白细胞

白细胞为无色有核的球形细胞，体积比红细胞大。在成人，白细胞的正常值为 $(4\sim10)\times10^9/L$，男女无明显差别，婴幼儿稍高于成人。根据胞质内有无特殊颗粒可分为有粒白细胞和无粒白细胞。有粒白细胞又根据特殊颗粒的嗜色性，分为中性粒细胞、嗜酸性粒细胞和嗜碱性粒细胞；无粒白细胞有淋巴细胞和单核细胞两种，均含细小的嗜天青颗粒。白细胞的功能是参与机体防御及免疫反应。

1. **中性粒细胞** 是白细胞中数量最多的一种，占白细胞总数的50%～70%。细胞直径为10～12 μm。胞核呈弯曲杆状或2～5叶的分叶状，染色较深。分叶核的叶间由染色质细丝相连，正常人血中以2～3叶者居多。核的叶数与细胞在血液中停留的时间成正相关。临床血涂片检查时，杆状核与2叶核的细胞数量增多称核左移；4～5叶核的细胞数量增多称核右移。

中性粒细胞胞质染成极浅的粉红色，含有很多细小的颗粒，可分为特殊颗粒和嗜天青颗粒两种。浅红色的为特殊颗粒，是一种分泌颗粒，内含有吞噬素和溶菌酶等物质。浅紫色的为嗜天青颗粒，是一种溶酶体，含酸性磷酸酶和髓过氧化物酶等水解酶，能分解吞噬细菌和异物。中性粒细胞是一种变形运动和吞噬功能都很活跃的细胞，主要吞噬细菌，也吞噬异物，在人体内起着重要的防御作用。

2. **嗜酸性粒细胞** 占白细胞总数的0.5%～3.0%，直径为10～15 μm，核常为2叶，胞质内充满粗大的、分布均匀的鲜红色嗜酸性颗粒，直径为0.5～1.0 μm。嗜酸性颗粒是一种特殊的溶酶体，除含一般溶酶体酶以外，还含有组胺酶、芳基硫酸酯酶和阳离子蛋白。其中组胺酶能够灭活组胺，芳基硫酸酯酶能够灭活白三烯，因此，嗜酸性粒细胞能够减轻过敏反应；阳离子蛋白对寄生虫有很强的杀伤作用，故当患过敏性疾病或寄生虫疾病时，血液中嗜酸性粒细胞数量增加。在血液中，嗜酸性粒细胞仅停留数小时，在组织中可存活8～12天。

3. **嗜碱性粒细胞** 是数量最少的一种白细胞，占白细胞总数的0～1%，直径为10～12 μm，核分叶或呈不规则形，着色较浅，常被胞质内的颗粒遮盖。胞质内充满大小不等、分布不均的嗜碱性颗粒，其属于分泌颗粒，内含肝素、组织胺和嗜酸性粒细胞趋化因子等。嗜碱性粒细胞参与过敏反应。

4. **淋巴细胞** 占白细胞总数的25%～30%，依其体积分为大、中、小三种类型。血液中以小淋巴细胞数量最多，其余为中淋巴细胞，几乎不含大淋巴细胞。小淋巴细胞直径为6～8 μm，其核呈圆形，一侧常有小凹陷，染色质浓密呈块状，着色深，占细胞大部分。胞质很少，嗜碱性，染成蔚蓝色。依据其发生部位、形态特点和免疫功能的不同，淋巴细胞可分为胸腺依赖淋巴细胞（T细胞）、骨髓依赖淋巴细胞（B细胞）和自然杀伤细胞（NK细胞）。T细胞参与细胞免疫，B细胞参与体液免疫，NK细胞能够直接杀伤某些肿瘤细胞和病毒感染细胞。淋巴细胞是主要的免疫细胞，在机体防御疾病过程中发挥关键作用。

5. **单核细胞** 占白细胞总数的3%～8%，直径为14～20 μm，是血细胞中体积最大的一种。细胞圆形或椭圆形，核呈肾形、马蹄形或不规则形。胞质丰富，因弱嗜碱性而呈灰蓝色，内有许多细小淡紫色的嗜天青颗粒。此颗粒为溶酶体，内含过氧化物酶、非特异性酯酶和溶菌酶等。单核细胞在血液中停留时间很短，一般12～48小时后即离开血管进入结缔组织或其他组织，分化为巨噬细胞等具有吞噬功能的细胞。

三、血小板

血小板的数量为$(100～300)×10^9/L$，它并非严格意义上的细胞，而是从骨髓巨核细胞脱落下来的胞质小块。血小板在血中呈双凸圆盘状，直径2～4 μm；在血涂片上，血小板因伸出突起而呈不规则形，并常聚集成群。血小板在止血和凝血过程中起重要作用，其寿命为7～14天。

第四节 肌组织

肌组织主要由具有收缩功能的肌细胞组成，细胞间有少量结缔组织、血管、淋巴管和神经。肌细胞因呈细长的纤维状，故又称肌纤维，其细胞膜称为肌膜，细胞质称为肌浆。肌细胞内的滑面内质网称肌浆网，肌浆内含有大量的细丝状结构称肌丝。肌丝是肌细胞收缩和舒张的物质基础。根据肌组织的形态和功能不同，可分为骨骼肌、心肌和平滑肌三类。

一、骨骼肌

（一）骨骼肌纤维光镜结构

肌纤维呈细长圆柱形，直径为 10～100 μm，长 1～40 mm，个别可超过 10 cm。细胞核呈扁椭圆形，位于肌纤维周边，靠近肌膜。骨骼肌纤维是多核细胞，一条肌纤维内含有几十个甚至几百个核。肌浆内有大量与肌纤维长轴平行排列的肌原纤维，呈细丝状，直径 1～2 μm。每条肌原纤维上有明暗相间的带，这些明带和暗带都相应排列在同一水平面上，使整个肌纤维呈现明暗相间的周期性横纹，故又名横纹肌。肌原纤维上着色较浅的部分称明带（Ⅰ带），着色较深的部分，称暗带（A带）。在暗带中间有一条色淡的窄带，称H带。在H带的中央有一条深色的线，称M线。在明带中央也有一条深色的线，称Z线。两条相邻Z线之间的一段肌原纤维称为一个肌节。每个肌节包括1/2明带加1个暗带加1/2明带，是骨骼肌纤维的结构和功能单位。骨骼肌为随意肌，受躯体神经支配，其收缩特点是快而有力，但容易疲劳。

（二）骨骼肌纤维超微结构

1. 肌原纤维 电镜下可见肌原纤维由许多沿肌纤维纵轴平行排列的粗肌丝和细肌丝组成。粗肌丝位于肌节中部，两端游离，中央借M线固定。细肌丝位于肌节两侧，一端附着于Z线，另一端游离并伸至粗肌丝之间，止于H带的外侧。因此，明带只有细肌丝，H带只有粗肌丝，在H带两侧的暗带内有粗、细两种肌丝（图2-1-8）。

2. 横小管 是由肌膜向肌浆内凹陷而形成的横向管状结构，位于明带和暗带的交界处。在同一水平面上的横小管分支吻合，包绕每条肌原纤维，它是将兴奋传入肌纤维内部的通道。

3. 肌浆网 是肌纤维中特化的滑面内质网，位于横小管之间。肌浆网的

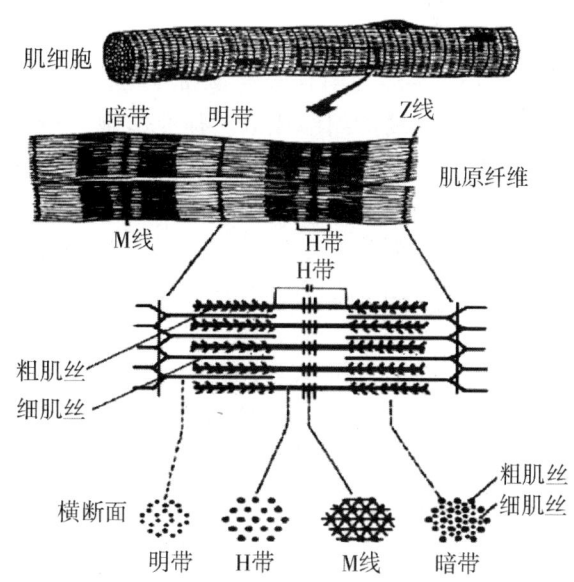

图 2-1-8 骨骼肌结构连续放大模式图

中部纵行包绕每条肌原纤维，称纵小管。在靠近横小管处，纵小管扩大呈扁囊状，称终池。每条横小管和其两侧的终池共同形成三联体。肌浆网可贮存和释放钙离子，钙离子与肌原纤维的收缩有关。

二、心肌

心肌纤维呈不规则的短圆柱状，有分支并互相连接成网。心肌纤维之间的连接处染色较深，称闰盘。多数心肌纤维有 1 个核，少数有 2 个，核呈卵圆形，位于细胞的中央。心肌也属于横纹肌，但肌纤维上的横纹不如骨骼肌明显。心肌分布于心壁和邻近心脏的大血管壁上，为不随意肌，受自主神经支配，其收缩特点是快而有节律，不易疲劳。

心肌纤维的超微结构与骨骼肌相似，所不同的是肌原纤维的粗细不等、界限不清，其间有极为丰富的线粒体；横小管较粗，位于 Z 线水平；肌浆网稀疏，纵小管不发达，终池小而少，多见横小管与一侧终池紧贴，形成二联体。肌纤维之间的闰盘横位部分，位于 Z 线水平，有中间连接和桥粒，使心肌纤维之间的连接牢固。在闰盘的纵位部分存在缝隙连接，便于细胞间化学信息的交流和电冲动的传导，分别使心房肌和心室肌整体的舒缩同步化。

三、平滑肌

平滑肌纤维呈长梭形，长 20～500 μm，直径约 8 μm。平滑肌纤维的核只有一个，杆状或椭圆形，常呈扭曲状，位于细胞中央。平滑肌无横纹，肌纤维多平行排列成层或成束。平滑肌为不随意肌，受自主神经支配，主要分布在血管和内脏器官的壁上。其特点是收缩缓慢而持久，有较大的伸展性。

第五节 神 经 组 织

神经组织主要由神经细胞和神经胶质细胞组成，是神经系统中最主要的组织成分。神经细胞又称神经元，约有 10^{12} 个，是神经系统的结构和功能单位。神经胶质细胞的数量为神经元的 10～50 倍，对神经元起营养、支持、绝缘、保护和修复等作用。

一、神经元

神经元的形态多样，大小不一，但都由胞体和突起两部分构成（图 2-1-9）。神经元的胞体主要分布在中枢神经系统的灰质、神经核和周围神经系统的神经节内。神经元的突起则形成中枢神经系统的神经通路和遍布全身的神经。

（一）胞体

神经元的胞体是神经元营养和代谢活动的中心。胞体形态各异，多呈锥形、星形、梭形和圆形等，但均由细胞膜、细胞核和细胞质构成；其大小相差悬殊，小的直径只有 5～

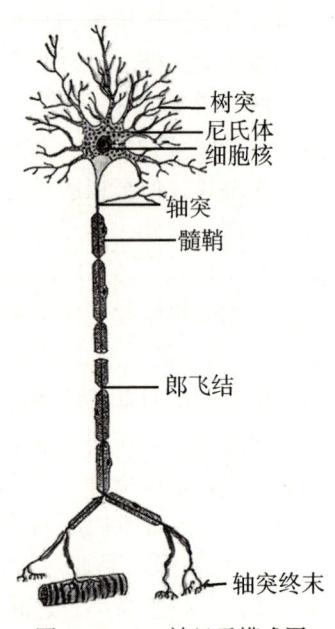

图 2-1-9 神经元模式图

6 μm，大的可达 100 μm 以上。

1. 细胞膜 神经元的细胞膜属可兴奋膜，具有接受刺激、处理信息、产生和传导神经冲动的功能。

2. 细胞核 多位于胞体的中央，大而圆，常染色质多，故着色浅，核仁大、圆、清晰。

3. 细胞质 细胞质内除含滑面内质网、线粒体、高尔基复合体、溶酶体等细胞器外，还含有丰富的尼氏体和神经原纤维两种特征性结构。

（1）尼氏体。光镜下呈均匀分布的强嗜碱性颗粒或斑块。电镜下尼氏体由大量的粗面内质网和游离核糖体组成，表明胞体具有旺盛的合成蛋白质功能，主要合成细胞器更新所需的结构蛋白、神经递质所需的酶类以及肽类神经调质。

（2）神经原纤维。常规 HE 染色无法分辨，经镀银染色，呈棕黑色细丝，它们交错排列成网状，可伸入突起内。电镜下，神经原纤维由神经丝和微管组成，构成了神经元细胞骨架的主要成分。此外，微管还参与神经元内物质运输。

（二）突起

神经元突起按其形态、结构和功能上的差异，可分为树突和轴突两种。

1. 树突 每个神经元有一个或多个树突，形如树枝状，即从胞体发出粗的突起，逐渐变细并多有分支。树突的胞质结构与胞体相似。在树突表面可见许多短小的棘状突起，称树突棘。树突和树突棘极大地扩展了神经元接受刺激的面积。树突的主要功能是接受刺激并将信息传入胞体。

2. 轴突 每个神经元只有一个轴突，一般由胞体发出，长短不等。胞体发出轴突的起始部有一圆锥状区域，称轴丘，此部位无尼氏体而着色浅。轴突表面的细胞膜称轴膜，轴突内的细胞质称轴质。轴质内有大量神经丝和微管，还有滑面内质网、线粒体、微丝和小泡，但无粗面内质网、游离核糖体和高尔基复合体，因而不能合成蛋白质。轴突所需的蛋白质和酶是由胞体合成后输送到轴突的。轴突的主要功能是传导神经冲动。

二、突触

突触是神经元与神经元之间，或神经元与非神经元之间传递信息的结构，属于一种特化的细胞连接。根据突触传递神经冲动是否借助于神经递质以及突触的结构特点，可将突触分为化学性突触和电突触两类。一般所说的突触是指化学性突触。

电镜下，化学性突触的结构可分为突触前成分、突触后成分和突触间隙三部分。突触前、后成分彼此相对的胞膜较厚，分别称突触前膜和突触后膜，两者之间有宽 15～30 nm 的突触间隙。突触前成分通常是神经元的轴突终末，呈球状膨大，在镀银染色标本中呈棕黑色杆状或环扣状颗粒，称突触小体。突触前成分内含有许多突触小泡以及少量线粒体、微管和微丝等。其中，突触小泡是突触前成分的特征性结构，内含神经递质或神经调质。突触后成分常为另一个神经元的胞体或树突膜部分。突触后膜上有特异性的神经递质和调质的受体及离子通道。突触间隙内含有灭活、分解各种神经递质和调质的酶。

三、神经纤维

神经纤维是由神经元的轴突或感觉神经元的长树突与包在其外表面的神经胶质细胞

（施万细胞或少突胶质细胞）构成的，主要功能是传导神经冲动。根据神经胶质细胞是否形成髓鞘可分为有髓神经纤维和无髓神经纤维两类。

（一）有髓神经纤维

周围神经系统的有髓神经纤维：在光镜下可见其轴突外包有分成许多节段的髓鞘，各节段间的缩窄部轴膜裸露，称郎飞结。郎飞结处有利于轴突内外的离子交换，加速神经冲动的传导。相邻两个郎飞结之间的一段神经纤维，称结间体。每一结间体的髓鞘是由一个施万细胞的细胞膜融合，呈板层状同心圆反复包卷轴突而成（图2-1-10）。

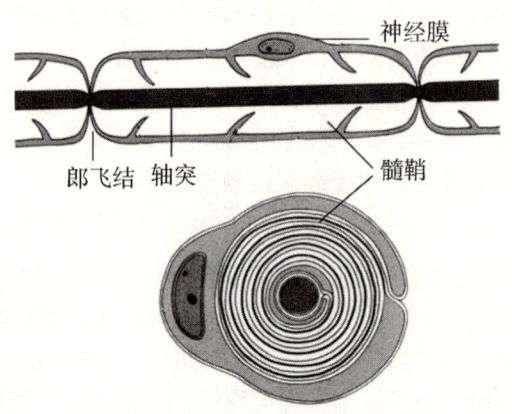

图2-1-10　周围神经纤维髓鞘及其形成示意图

中枢神经系统的有髓神经纤维：结构基本与周围神经系统的有髓神经纤维相同，但形成髓鞘的是少突胶质细胞。少突胶质细胞的多个突起末端的扁平薄膜可包卷多个轴突，其胞体位于神经纤维之间。

（二）无髓神经纤维

周围神经系统的无髓神经纤维直径较细，其施万细胞为不规则的圆柱状，表面有数量不等、深浅不同的纵沟，轴突就走行其中。中枢神经系统无髓神经纤维的轴突外面没有特异性的神经胶质细胞包裹，轴突裸露地走行于有髓神经纤维或胶质细胞之间。

四、神经

周围神经系统的神经纤维集合形成神经纤维束，若干条神经纤维束又聚集在一起就构成了神经。神经外面被一层致密的结缔组织包裹，称为神经外膜。外膜的结缔组织延伸入神经纤维束之间，与神经束上皮共同构成神经束膜。在神经纤维束内，每条神经纤维的外面所包绕的薄层结缔组织称神经内膜。

五、神经末梢

神经末梢是周围神经纤维的终末部分，它们遍布全身，形成各种末梢结构。按照功能分类，神经末梢可分为感觉神经末梢和运动神经末梢两种。

(一) 感觉神经末梢

感觉神经末梢是感觉神经元周围突的末端，它们通常和周围的其他组织共同构成感受器，把接收的内、外环境刺激转化为神经冲动，通过感觉神经纤维传至中枢，产生感觉。依其形态结构可分为游离神经末梢和有被囊神经末梢两种。

1. 游离神经末梢 游离神经末梢由较细的神经纤维终末反复分支而成。其末端裸露的细支广泛分布于表皮、角膜和毛囊的上皮细胞之间，或分布在各型结缔组织内，如真皮、骨膜、脑膜、血管外膜、肌腱、韧带等处，能感受温度、疼痛和轻触的刺激，参与产生冷、热、痛和轻触的感觉。

2. 有被囊的神经末梢 种类多，神经末梢外面均包裹有结缔组织被囊，常见的有以下几种：

（1）触觉小体。椭圆形，被囊内有许多横列扁平的触觉细胞，失去髓鞘的轴突分支呈螺旋状盘绕在这些细胞之间。触觉小体多分布于真皮乳头内，以手指、足趾的掌侧皮肤内最多，主要功能是感受应力刺激，参与产生触觉。

（2）环层小体。圆形或椭圆形，体积较大，其中央有一条均质状的圆柱体，周围有许多同心圆排列的扁平细胞。有髓神经纤维进入小体时失去髓鞘，裸露的轴突进入中央的圆柱体内。环层小体分布广泛，多见于皮下组织、腹膜、肠系膜、韧带等处，能够感受较强的应力，参与产生压觉和振动觉。

（3）肌梭。是分布在骨骼肌内具有特殊结构的梭形感受器。肌梭内含若干条较细的骨骼肌纤维，称梭内肌纤维。感觉神经纤维进入肌梭后失去髓鞘，其轴突分成多支，分别呈环状包绕梭内肌纤维中部的含核部分，或呈花枝样附着在接近中段处。肌梭属于本体感受器，能够感知骨骼肌的伸缩状态，在调控骨骼肌的活动中起重要作用。

(二) 运动神经末梢

运动神经末梢是运动神经元的轴突在肌组织和腺体内的终末结构，神经末梢和邻近组织构成效应器，支配肌纤维的收缩或调节腺细胞的分泌。运动神经末梢有两种：终止于骨骼肌的称躯体运动神经末梢；终止到心肌、平滑肌以及腺体等处的称内脏运动神经末梢。

位于脊髓前角或脑干的运动神经元胞体发出的长轴突，抵达骨骼肌时失去髓鞘，其轴突反复分支，每一分支形成葡萄状终末，并与骨骼肌纤维建立突触连接，此连接区域呈椭圆形板状隆起，称运动终板或神经肌连接。电镜下观察其结构与神经元的突触相似，所不同的是，与突触前膜相对应的肌膜为突触后膜。一个运动神经元支配的骨骼肌纤维数目少者1~2条，多者可达上千条；然而，一条骨骼肌纤维通常只接受一个轴突分支的支配。一个运动神经元及其支配的全部骨骼肌纤维合称一个运动单位，运动单位越小，产生的运动越精细。

（金贺）

第二章 组织学各论

第一节 循环系统

循环系统是连续而封闭的管道系统,包括心血管系统和淋巴管系统。心血管系统由心脏、动脉、毛细血管和静脉组成,除毛细血管外,管壁组织从内向外分为内、中、外三层。淋巴管系统由毛细淋巴管、淋巴管、淋巴导管等组成。

一、心脏

(一)心壁的结构

心壁从内向外依次由心内膜、心肌膜和心外膜构成。

1. **心内膜** 心内膜是心壁的内层,分为内皮、内皮下层和心内膜下层。内皮薄而光滑,由单层扁平上皮组成。内皮下层由结缔组织组成。心内膜下层为疏松结缔组织,内含小血管和神经。在心室的心内膜下层有心传导系统的分支(束细胞,即浦肯野纤维)。

心瓣膜是心内膜向腔内折叠而成的薄片状结构,包括房室瓣(二尖瓣、三尖瓣)和动脉瓣(主动脉瓣、肺动脉瓣)。心瓣膜和纤维环相连,有防止血液逆流的功能。

2. **心肌膜** 心肌膜是心壁三层结构中最厚的一层,主要为心肌组织。肌纤维呈螺旋状排列,心室肌大致可分为内纵、中环、外斜3层,肌纤维间有少量结缔组织和丰富的毛细血管。

3. **心外膜** 心外膜是心包膜脏层,由间皮和间皮下的薄层结缔组织组成。

(二)心脏的传导系统

心脏的传导系统位于心壁内,由特殊的心肌细胞构成,其功能是产生并传导冲动,维持心舒缩的正常节律。心脏的传导系统包括窦房结、房室结、房室束及其分支。

二、动脉

动脉依其管径大小及管壁厚薄的差异,分为大动脉、中动脉、小动脉。中动脉管壁的3层结构最为典型(图2-2-1)。

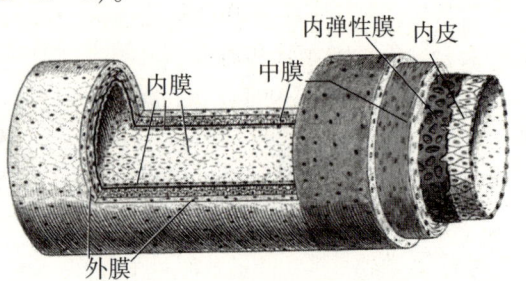

图2-2-1 动脉管壁结构模式图

（一）中动脉

1. 内膜 中动脉的内膜是3层膜中最薄的一层。由内皮、内皮下层、内弹性膜组成。内皮表面光滑，紧邻管腔面，可减少血流的阻力。内皮下层是薄层结缔组织。内膜与中膜交界处是内弹性膜，是由弹性蛋白组成的膜，膜上有许多孔。由于血管壁收缩，内弹性膜常呈波纹状。

2. 中膜 中膜较厚，主要由10～40层环形平滑肌组成，又称肌性动脉。平滑肌纤维收缩和舒张，可改变血管管径的大小，调节各器官的血流量。

3. 外膜 外膜由疏松结缔组织构成，有小血管、淋巴管及神经分布。中膜与外膜交界处有外弹性膜。

（二）大动脉

大动脉管壁的结构特点主要是没有明显的内、外弹性膜，管壁3层结构分界不明显，中膜很厚，由40～70层弹性膜组成，故称弹性动脉。大动脉能使心脏收缩和舒张而间断排出的血流连续不断向前流动，故又有"第二心脏"之称。

（三）小动脉

较大的小动脉管壁3层结构比较完整，内弹性膜明显，中膜含3～4层环形平滑肌，外膜为结缔组织，外弹性膜不明显。较小的动脉则内弹性膜不明显，中膜仅1～2层环形平滑肌。小动脉属肌性动脉，管壁平滑肌收缩时，口径变小，增加血流阻力，对血流量和血压的调节起重要作用，又称外周阻力血管。

三、毛细血管

毛细血管管径最细、管壁最薄、分布最广，常分支相互吻合呈网状。毛细血管是血液与周围组织细胞进行物质交换的主要场所。代谢旺盛的组织或器官，如骨骼肌、心肌、肺、肾和腺体等，毛细血管分布较稠密；代谢较低的组织或器官，如骨、肌腱和韧带等，毛细血管分布则较稀疏。

（一）毛细血管的微细结构

毛细血管直径一般为6～8 μm，管壁由1层内皮细胞和基膜组成。内皮细胞扁平，很薄，其长轴顺血管的长轴排列。在内皮细胞与基膜间散在分布扁平而有突起的细胞，称为周细胞。周细胞突起常附着在内皮细胞的基底面，起机械性支持作用和收缩功能。周细胞在血管生长或再生时可分化为内皮细胞和成纤维细胞，并与基膜的形成有关。

（二）毛细血管的分类

毛细血管光镜下各种组织和器官中的毛细血管结构相似。电镜下根据内皮细胞等结构的差异，分为连续毛细血管、有孔毛细血管和血窦。

1. 连续毛细血管 有一层连续的内皮细胞，内皮细胞无孔，相邻内皮细胞间紧密连接，基膜完整。内皮细胞胞质内含许多吞饮小泡。主要分布于肌组织、肺、中枢神经系统等处。

2. 有孔毛细血管 其内皮细胞不含核的部分很薄，有许多贯穿胞质的窗孔，基膜连续。分布于胃肠黏膜、肾血管球等处。

3. 血窦 又称窦状毛细血管或不连续毛细血管。腔大，壁薄，形状不规则。内皮细胞之间间隙大，基膜不连续，甚至没有基膜。分布于肝、脾、骨髓等处。

不同类型的毛细血管的通透性有很大差异，连续毛细血管的通透性低，而血窦的通透性最高。缺氧、中毒、高温以及组织胺、5-羟色胺（5-HT）、缓激肽等，可使其通透性增高。当维生素 C 严重缺乏时，因基膜受损还可引发毛细血管性出血。

四、静脉

与相伴行的动脉相比，静脉数量多、管壁薄，管腔大而不规则，管壁的 3 层结构分界不明显，内膜很薄，中膜平滑肌纤维不发达，外膜较厚。根据管径大小，分为大静脉、中静脉、小静脉。大静脉的外膜中含较多纵行排列的平滑肌束。管径 2 mm 以上的静脉常有静脉瓣，由内膜向管腔内突出形成，可防止血液逆流，保证血液向心性流动。以四肢静脉多见。

第二节 呼吸系统

呼吸系统包括鼻、咽、喉、气管、主支气管和肺。从鼻腔到肺内的终末细支气管为气体进出机体的通道，为导气部。从肺内的呼吸性细支气管到末端的肺泡，是气体交换的部位，为呼吸部。

一、气管与主支气管

气管和主支气管为肺外的气体通道。二者的构造基本相同，其管壁由内向外分为黏膜、黏膜下层和外膜 3 层。

（一）黏膜

黏膜由上皮和固有层构成。上皮为假复层纤毛柱状上皮。纤毛细胞呈柱状，游离面有密集的纤毛，纤毛向咽部快速摆动，将黏液及其黏附的尘埃和细菌等推向咽部咳出，净化吸入的空气。杯状细胞分泌黏蛋白。上皮下有明显的基膜。固有层含大量的弹性纤维与较多弥散的淋巴细胞和浆细胞。浆细胞产生的免疫球蛋白与上皮细胞产生的分泌物结合形成分泌性免疫球蛋白（sIgA），黏附在上皮表面，形成黏液屏障。

（二）黏膜下层

黏膜下层由疏松结缔组织构成，与固有层无明显分界，含有大量混合腺。混合腺及杯状细胞分泌的黏液覆盖在上皮表面，湿润黏膜表面，黏附吸入空气中的尘埃和细菌，溶解吸入的有毒气体，使吸入的空气进一步净化。慢性支气管炎时，黏液性腺泡增生肥大，杯状细胞增生肥大，使痰液黏稠，造成咳痰困难。

（三）外膜

外膜由结缔组织和"C"形的透明软骨构成，缺口处有弹性纤维和平滑肌。软骨有较强的支持作用，可保持气流通畅。进入肺后，外膜中的软骨环成为不规则的软骨片。

二、肺

肺是实质性器官，表面被膜为浆膜（胸膜脏层），肺组织分为实质和间质。肺的实质包括肺内各级支气管和大量肺泡。肺的间质即肺内疏松结缔组织、血管、淋巴管和神经等。肺的实质根据其结构和功能的不同,分为肺的导气部和肺的呼吸部。

(一) 肺的导气部

从肺叶支气管到终末细支气管是气体进出的管道,称为肺的导气部,包括叶支气管、段支气管、小支气管、细支气管、终末细支气管。支气管进入肺后反复分支,形成树枝状,称为支气管树。从支气管的再次分支,统称为小支气管,管径 1 mm 以下者称为细支气管。细支气管的末段称为终末细支气管。每个细支气管连同它的分支到肺泡组成一个肺小叶,是肺的结构单位。从主支气管到肺泡大约有 24 级分支。

肺的导气部的各级支气管壁的构造,与主支气管基本相似,管壁结构随分支,其管径逐渐缩小,管壁变薄,上皮由假复层纤毛柱状上皮渐变为单层柱状上皮细胞;杯状细胞、腺体和软骨片都逐渐减少,最后消失;平滑肌纤维相对增多,逐渐形成完整环形平滑肌层。平滑肌的收缩和舒张,调节进出肺泡的气体量。病理情况下,平滑肌痉挛性收缩,造成呼吸困难,发生哮喘。终末细支气管管壁由单层柱状上皮和完整的环形平滑肌组成,杯状细胞、腺体和软骨均消失。

(二) 肺的呼吸部

呼吸性细支气管以下的结构皆有肺泡相连,能进行气体交换,称为肺的呼吸部,包括呼吸性细支气管、肺泡管、肺泡囊和肺泡。呼吸性细支气管管壁上有肺泡相连,开始具有气体交换功能;肺泡管有较多肺泡开口;肺泡囊是数个肺泡共同围成的囊泡状结构。

成人每侧肺内有 3 亿~4 亿个肺泡,吸气时总面积可达 140 m^2。肺泡有一面开口于肺泡囊、肺泡管或呼吸性细支气管,其他各面则与相邻的肺泡彼此紧密相连。肺泡为半球形小囊,是肺的呼吸单位及气体交换的场所,肺泡壁很薄,由肺泡上皮及基膜组成。

1. **肺泡上皮** 肺泡上皮由Ⅰ型肺泡细胞和Ⅱ型肺泡细胞构成(图 2-2-2)。

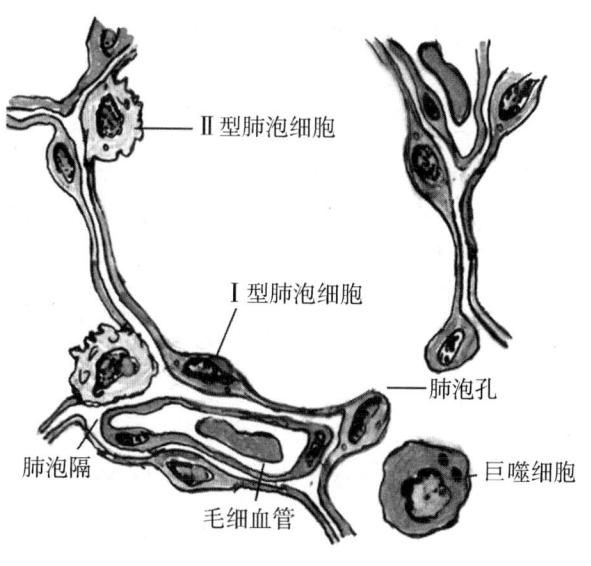

图 2-2-2 肺泡、肺泡隔模式图

Ⅰ型肺泡细胞属单层扁平上皮，表面光滑，占肺泡表面积的95%，覆于肺泡的腔面，提供一个完整而最薄的面，使气体易于通过。Ⅱ型肺泡细胞散在于Ⅰ型肺泡细胞之间，圆形或立方状，核卵圆形，染色浅，细胞游离面有少许微绒毛，胞质呈泡沫状。Ⅱ型肺泡细胞是一种分泌细胞，可分泌表面活性物质，覆盖于肺泡上皮表面，形成肺泡表面液体层，有降低肺泡表面张力（肺泡表面张力即肺泡的回缩力）的作用，防止肺泡塌陷和肺泡过度扩张。当机体吸入有害气体时，可直接破坏表面活性物质，临床表现为进行性呼吸困难和低氧血症。若早产儿或新生儿因先天缺陷，致Ⅱ型肺泡细胞发育不良，表面活性物质合成和分泌障碍，可发生肺不张而引起呼吸障碍。

2. **肺泡隔** 肺泡隔位于相邻肺泡上皮之间，含丰富的毛细血管网、弹性纤维、巨噬细胞等。弹性纤维协助扩张的肺泡呼气时自然回缩。若弹性纤维变性、断裂，则肺泡不能回缩，而长期处于过度扩张状态，形成肺气肿。肺泡隔上有小孔，称肺泡孔，可沟通与平衡相邻肺泡间气体压力。肺部感染时，其成为炎症蔓延的通道。

3. **气-血屏障** 又称呼吸膜，是肺泡与血液之间进行气体交换所必经的屏障结构，包括肺泡表面活性物质、Ⅰ型肺泡细胞、上皮的基膜、薄层疏松结缔组织、连续毛细血管内皮细胞的基膜和内皮细胞。气-血屏障总厚度为 $0.2 \sim 0.5~\mu m$，有利于气体交换的迅速进行。肺气肿和纤维化时，气-血屏障增厚，影响气体交换。

4. **肺泡巨噬细胞** 肺泡巨噬细胞存在于肺泡隔或肺泡腔内，吞噬粉尘后称为尘细胞。

(三) 肺的血管、淋巴管和神经

1. **肺的血管**

(1) 肺动脉。肺动脉是肺的功能性血管。肺动脉携带静脉血由右心室入肺，沿支气管分支而分支，至呼吸性细支气管后，形成大量毛细血管网缠绕肺泡，血液与肺泡内气体进行气体交换，把静脉血变为动脉血，完成呼吸作用。毛细血管网汇集成肺静脉，经肺门出肺。

(2) 支气管动脉。支气管动脉是肺的营养性血管，为主动脉和肋间动脉分支，管径较细。各支随支气管入肺，沿支气管树分支形成毛细血管，营养支气管和肺组织。毛细血管的血液一部分回流入支气管静脉，一部分经肺泡换气后由肺静脉回流。

2. **肺的淋巴管** 肺实质内的淋巴管沿支气管树走行，彼此相互吻合，最后回流到肺门淋巴结。肺浆膜的淋巴管彼此连接，汇合成较大的淋巴管，也流入肺门淋巴结。

3. **肺的神经** 肺的神经主要来自交感神经和副交感神经（迷走神经）。两种神经先在肺门处形成神经丛，然后入肺，沿支气管壁进行分支。

(四) 肺的非呼吸功能

肺不仅具有呼吸功能，还与体内多种物质代谢有关。肺血管内皮细胞还可摄取血液中的5-羟色胺、去甲肾上腺素、缓激肽等物质加以贮存和灭活，还可合成、降解前列腺素。肺毛细血管内皮细胞含有的转肽酶可将血管紧张素Ⅰ激活形成高活性的血管紧张素Ⅱ。

第三节 消 化 系 统

消化系统由消化管和消化腺构成,其主要功能是消化食物、吸收营养和排泄食物残渣。消化管是从口腔至肛门的连续管道,依次分为口腔、咽、食管、胃、小肠和大肠。消化腺包括大消化腺(3对大唾液腺、胰腺和肝脏)及分布于消化管壁内的许多小消化腺,它们分泌消化液,行使化学消化功能。

一、消化管

(一)消化管的一般组织结构

除口腔和咽以外,消化管管壁从内向外依次为黏膜、黏膜下层、肌层和外膜4层结构(图2-2-3)。

1. **黏膜** 黏膜是消化管各段结构差异最大和功能最重要的部分。消化管腔与外界环境相通,黏膜可作为分隔管腔与机体的屏障,并能选择性地吸收机体所需的营养物质。黏膜由上皮、固有层和黏膜肌层3层组成。

(1)上皮。上皮在消化管的最内层,它的形态结构与功能相一致。消化管两端(口腔、咽、食管及肛门)的上皮为复层扁平上皮,耐摩擦,主要起保护作用,其余部分均为单层柱状上皮,以分泌、消化和吸收功能为主。

(2)固有层。固有层由富含淋巴组织,毛细血管、毛细淋巴管的结缔组织组成。在胃、肠道的固有层还有大量的小消化腺。

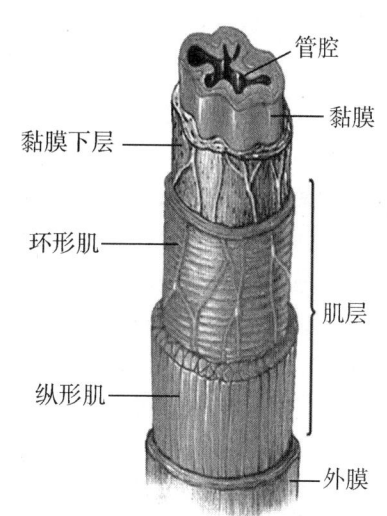

图2-2-3 消化管一般结构模式图

(3)黏膜肌层。黏膜肌层由薄层平滑肌构成,其收缩可促进腺体分泌和血液运行,有利于营养物质的消化和吸收。

2. **黏膜下层** 黏膜下层由疏松结缔组织组成,含有较大的血管、淋巴管和神经丛。在食管、胃和小肠等部位,黏膜和黏膜下层共同向管腔内突起,形成皱襞。在食管、十二指肠的黏膜下层分别有食管腺和十二指肠腺。

3. **肌层** 除消化管两端(口腔、咽、食管上端及肛门)为骨骼肌外,其余各段均为平滑肌,一般分为内环行肌和外纵行排列(胃壁分为三层),内层舒缩管腔、外层控制长短。其收缩有助于消化液与食物充分混合,并将食物向下推送,有助于食物消化。

4. **外膜** 咽、食管和大肠末端的外膜为纤维膜,仅由薄层结缔组织构成。胃、肠等处的外膜为浆膜,浆膜除有薄层结缔组织外,表面覆以光滑的间皮,利于胃肠蠕动。

(二)胃

胃是消化管中最膨大的部分,胃壁由黏膜、黏膜下层、肌层和外膜构成。胃黏膜与黏膜下层向胃腔突起,形成皱襞。

1. 黏膜 黏膜表面可见许多针孔状的小窝称胃小凹,是胃腺的开口。黏膜包括上皮、固有层和黏膜肌层。

(1) 上皮。上皮为单层柱状上皮,主要由表面黏液细胞组成,细胞顶部充满大量黏原颗粒,其分泌物在上皮表面形成不溶性黏液。与上皮细胞侧面紧密连接构成胃黏膜屏障,具有防止胃酸侵蚀,保护胃黏膜的作用。

(2) 固有层。固有层含有大量的胃腺,胃腺是上皮向固有层凹陷形成的直管状腺。根据所在部位分为胃底腺、贲门腺、幽门腺。胃底腺分布在胃底和胃体部,数量最多,是分泌胃液的主要腺体,由主细胞、壁细胞、颈黏液细胞、内分泌细胞、未分化细胞组成。其管腔狭小,每条腺管可分为颈、体、底三部分。

主细胞又称胃酶细胞,数量最多,以腺体部和底部较多。细胞呈柱形或锥形,核圆形,位于基部,胞质嗜碱性,顶部的胞质中充满酶原颗粒,多呈泡沫状。主细胞分泌胃蛋白酶原,在盐酸的作用下变成有活性的胃蛋白酶,参与消化蛋白质。

壁细胞又称泌酸细胞,以胃底腺的颈部和体部较多。细胞大,呈圆形或锥形,核小而圆居中,可见双核,胞质强嗜酸性。壁细胞合成和分泌盐酸。盐酸是胃液的重要组成成分,能激活胃蛋白酶原成为胃蛋白酶,并有杀菌作用。壁细胞分泌内因子,与食物中的维生素 B_{12} 结合形成复合物,使维生素 B_{12} 不易被破坏,促进回肠上皮细胞吸收维生素 B_{12},供红细胞成熟所需。

颈黏液细胞数量较少,主要分布于胃底腺颈部,常夹在壁细胞间。可分泌可溶性酸性黏液。

内分泌细胞散在分布于胃底腺和幽门腺,主要分泌胃肠激素。未分化细胞为可分化成其他胃底腺细胞。

(3) 黏膜肌层。由内环形与外纵行两薄层平滑肌组成。

2. 黏膜下层 胃的黏膜下层由结缔组织构成,含有较大的血管、淋巴管和神经丛。

3. 肌层 胃壁的肌层较厚,由内斜、中环和外纵 3 层平滑肌组成。环形肌在贲门和幽门部增厚,分别形成贲门括约肌和幽门括约肌。平滑肌收缩与消化过程中食糜的混合及将食糜推入小肠等功能有关。

(三) 小肠

小肠是食物消化和吸收的主要场所,分为十二指肠、空肠、回肠。小肠壁的结构特点主要表现在黏膜层。

1. 黏膜 小肠腔面有许多环形皱襞,由黏膜和黏膜下层向肠腔突起形成。固有层中有大量的肠腺和淋巴组织。

(1) 小肠绒毛。小肠绒毛是小肠特有的结构,由小肠黏膜上皮和固有层向肠腔内突起形成(图 2-2-4)。小肠绒毛的表面为单层柱状上皮,主要有柱状细胞和杯状细胞。柱状细胞为吸收细胞,游离面有明显的纹状缘,由密集排列的微绒毛(细胞膜和细胞质向表面突起形成)组成。柱状细胞之间有杯状细胞,从小肠到大肠杯状细胞逐渐增多,可分泌黏液、润滑食物、保护肠黏膜。小肠绒毛中轴的结缔组织有纵行的毛细淋巴管(中央乳糜管)、毛细血管网和纵行排列的平滑肌。食物中的脂肪在小肠吸收细胞内形成乳糜颗粒后释放入中央乳糜管;而其他营养物质被小肠吸收细胞吸收后释放入毛细血管。平滑肌的收缩可改变绒毛长短,利于物质的吸收和血液运送。

皱襞、小肠绒毛、微绒毛的结构，使小肠的吸收表面积扩大约600倍。

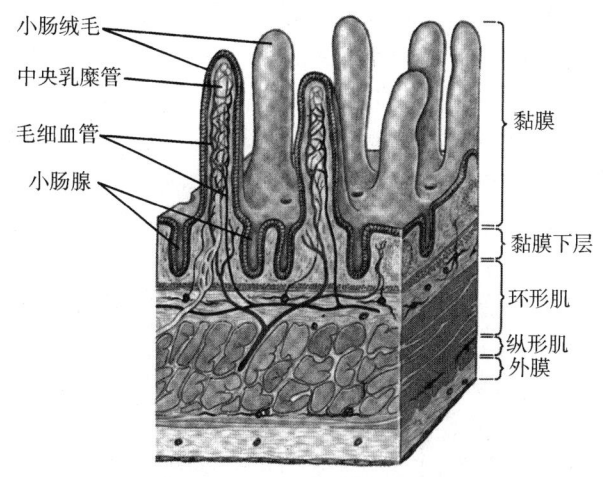

图2-2-4 小肠结构模式图

（2）小肠腺。小肠腺是小肠上皮向固有层内凹陷并分化所形成的管状腺。肠腺开口于小肠绒毛的根部，并与肠腔相通。小肠腺由吸收细胞、杯状细胞、内分泌细胞、潘氏细胞、未分化细胞组成。潘氏细胞是小肠的特有细胞，位于小肠腺底部，体积较大，锥体形，核卵圆形位于细胞基部。胞质含嗜酸性分泌颗粒，分泌与免疫防御功能有关的蛋白，包括防御素、溶菌酶和磷脂酶等。

小肠固有层中有大量淋巴组织，并有淋巴小结，在十二指肠和空肠多为孤立淋巴小结，在回肠有较多淋巴小结聚集形成集合淋巴小结。

2. 黏膜下层 黏膜下层由结缔组织组成，内含较大的血管、淋巴管和神经丛。十二指肠黏膜下层含有十二指肠腺，为黏液腺，可分泌碱性黏液，保护十二指肠黏膜免受酸性胃液的侵蚀。

3. 肌层 小肠壁的肌层由内环、外纵两层平滑肌组成。

4. 外膜 小肠的外膜大部分为浆膜，只有十二指肠后壁为纤维膜。

二、消化腺

（一）肝脏

肝脏是人体最大的消化腺，约占成人体重的2%。肝脏具有分泌胆汁，合成多种蛋白质，参与物质氧化代谢、解毒等作用，并有防御、造血和灭活激素的功能。肝脏是实质性器官，表面被覆致密结缔组织被膜，在肝门处随血管、神经和肝管的分支一起进入肝脏，将肝实质分隔成50万～100万个结构相似的肝小叶。肝小叶之间为门管区。

1. 肝小叶 肝小叶是肝脏的结构和功能基本单位，呈多面形棱柱体，长约2 mm，宽约1 mm，横切面呈多边形。每个肝小叶有中央肝静脉的终末支（中央静脉）穿过。肝细胞、肝血窦以中央静脉为中心向四周放射状排列，单行排列的肝细胞构成立体板状结构，称为肝细胞板（肝板）。肝板的横切面呈索状，称为肝索。肝血窦位于肝板之间，通过肝板的孔互相连通构成血管网（图2-2-5）。相邻肝细胞的局部胞膜内陷形成的微细管道称为胆小管，胆小管以盲端起始于中央静脉附近，在肝板内互相连通成网，肝细胞分泌的胆汁直接排入胆小管，胆汁沿胆小管从肝小叶中心区向肝小叶周边区流动进入肝闰管，然后汇入肝小叶周边的小叶间胆管。

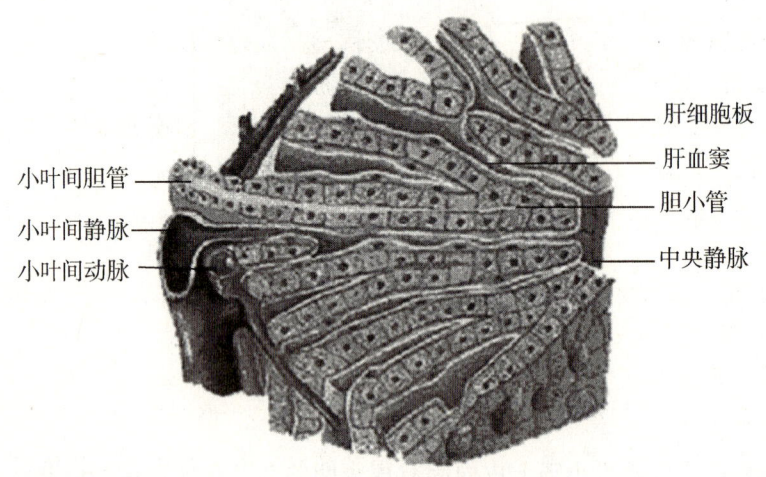

图2-2-5 肝小叶结构模式图

（1）中央静脉。中央静脉位于肝小叶中央，管壁由内皮细胞围成，管壁有肝血窦的开口。中央静脉接收肝血窦的血液，然后汇入小叶下静脉。

（2）肝细胞。肝细胞是肝的实质细胞，成人肝细胞总数约 2.5×10^{11} 个。肝细胞呈多面体，胞质嗜酸性，核大而圆，位于中央，色浅，核膜、核仁清楚。部分肝细胞有双核。

（3）肝血窦。肝血窦是位于肝板之间的窦状毛细血管，来自肝动脉、门静脉的血液分别经小叶间动脉、小叶间静脉汇入肝血窦，经肝细胞进行代谢后，汇入中央静脉。肝血窦壁由一层有孔内皮细胞围成，内皮外无基膜，仅有少量的网状纤维，通透性较大，有利于肝细胞与血液之间物质交换。窦腔内有肝巨噬细胞（Kupffer cell，库普弗细胞）和大颗粒淋巴细胞。库普弗细胞来自血液中的单核细胞，形态不规则，多突起，细胞表面富于皱褶和微绒毛，具有变形运动和活跃的吞饮、吞噬能力。

窦周隙是肝细胞和肝血窦内皮细胞之间的狭窄腔隙，是肝细胞与血液之间进行物质交换的场所，隙内充满血浆。窦周隙内有一种形态不规则的贮脂细胞，胞质内含有许多大的脂滴，其功能是贮存维生素A和产生细胞外基质，窦周隙内的网状纤维即由它产生。

2. 肝门管区 门管区是指相邻的几个肝小叶之间的结缔组织区域，称汇管区。其中有小叶间动脉、小叶间静脉、小叶间胆管。每个肝小叶的周围一般有3～4个门管区。小叶间动脉是肝动脉的分支，管径细，腔小，管壁相对较厚；小叶间静脉是门静脉的分支，管径粗，腔大不规则，管壁薄；小叶间胆管是肝管的属支，管壁由单层立方上皮组成。小叶间胆管向肝门方向汇集，至肝门处汇成左、右肝管出肝。

3. 肝的血液循环 肝的血液循环有门静脉和肝动脉双重血液供应。门静脉是肝的功能性血管，血液内富含从胃肠吸收的多种物质，供肝细胞加工和贮存。门静脉入肝后经多次分支形成小叶间静脉,其终末分支汇入肝血窦。肝动脉是肝的营养性血管,血液内富含氧。肝动脉入肝后分支形成小叶间动脉,与小叶间静脉伴行,其终末分支也汇入肝血窦。肝血窦的血液从肝小叶周边流向肝小叶中心,汇入中央静脉,再经小叶下静脉汇合成肝静脉,出肝后注入下腔静脉。

(二)胰腺

胰腺表面覆盖薄层结缔组织被膜,实质由外分泌部和内分泌部组成。

1. 外分泌部 由纯浆液性腺泡和多级导管组成。腺泡由1层锥体形浆液性腺细胞围成,成泡状或管状。导管上皮由单层扁平上皮移行为单层柱状上皮。腺泡腔与小导管连通,导管逐级汇合,最后形成胰管,从胰尾至胰头行经胰腺全长,与总胆管汇合后通入十二指肠。外分泌部的主要功能是分泌碱性胰液,含多种消化酶,对食物消化起重要作用,是最重要的消化液。

2. 内分泌部 又称胰岛,是散在分布于胰腺外分泌部之间的内分泌细胞团,多见于胰尾。成人有100万~200万个胰岛。胰岛排列呈不规则团索状,大小不等,由数个到数百个细胞组成,细胞间有丰富的毛细血管,细胞分泌的激素直接进入血流。胰岛细胞用特殊染色可分为A、B、D、PP 4种细胞。HE染色不易区分。

A细胞约占20%,分布于胰岛周边,分泌胰高血糖素,促进肝细胞内糖原分解为葡萄糖,并抑制糖原合成,使血糖浓度升高。B细胞约占70%,位于胰岛中央部,分泌胰岛素,促进糖原合成和葡萄糖的利用,降低血糖浓度。两者的协调作用维持了血糖的稳定。胰岛素缺乏时,体内糖的正常代谢受阻,血糖升高,并从尿中排出,称糖尿病。D细胞约占5%,分泌生长抑素,对A、B、PP细胞的分泌活动有抑制作用。PP细胞分泌胰多肽,有抑制胃肠运动,减弱胆囊收缩等功能。

第四节 泌尿系统

泌尿系统由肾、输尿管、膀胱和尿道组成。肾脏有产生尿液和内分泌功能。输尿管、膀胱和尿道分别具有输送、暂时贮存和排泄尿液的功能。肾组织由被膜、实质和间质组成。肾实质的结构包括肾单位、集合小管和球旁复合体。

一、肾单位

肾单位是肾脏生成尿液的结构和基本功能单位,由肾小体和肾小管构成。每个肾有100万~200万个肾单位。肾小体分布在皮质浅层的肾单位称浅表肾单位,约占肾单位总量的85%;肾小体分布在近髓质的肾单位称髓旁肾单位,约占肾单位总量的15%。

(一)肾小体

肾小体是肾单位中滤过血浆形成原尿的部位。肾小体近似球形,故又称肾小球,由血管球和肾小囊组成。肾小体的一端有与血管球相连的微动脉出入,称血管极;与其相对的另一侧有近端小管与肾小囊相连,称为尿极(图2-2-6)。

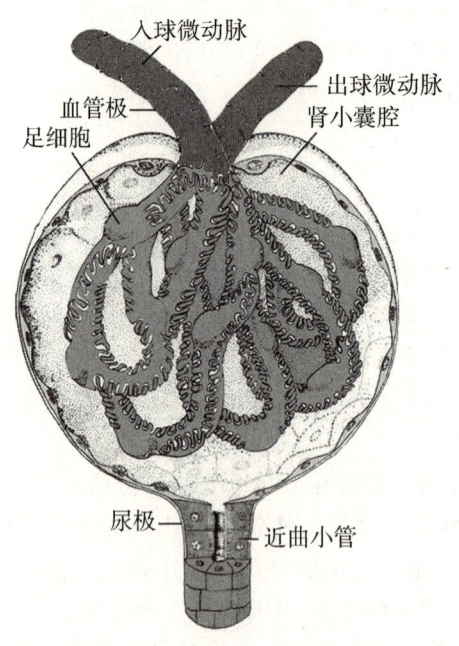

图 2-2-6 肾小体模式图

1. **血管球** 血管球为一团盘曲的毛细血管，被肾小囊所包裹。入球微动脉从血管极进入肾小囊后，先分成4~5个分支，每个分支再分出许多小支，形成襻状毛细血管网，毛细血管襻最后汇集成一条出球微动脉，从血管极离开。入球微动脉比出球微动脉粗，使毛细血管内保持较高的压力。毛细血管为有孔型，内皮外有完整的基膜。在内皮的表面覆有一层带负电荷的细胞衣，富含唾液酸，对血液中的物质具有选择性通透作用。以上血管特点有利于血浆经血管球滤过形成原尿。毛细血管间有一种球内系膜细胞，此细胞具有吞噬、清除血液滤过时残留的血管基膜上的大分子物质和参与基膜的修复和更新作用。

2. **肾小囊** 肾小囊是肾小管起始部膨大凹陷而形成的杯状双层囊。肾小囊两层间的腔隙称肾小囊腔，与肾小管管腔相通。肾小囊壁由内、外二层组成。外层是单层扁平上皮，又称肾小囊壁层，在尿极处与近端小管管壁上皮相连续；肾小囊内层又称肾小囊脏层，紧包在毛细血管基膜外，由有突起的不规则形的足细胞组成。足细胞体积大，从细胞体伸出几个大的初级突起，每个初级突起又伸出许多指状的次级突起，相邻次级突起相互交错形成栅栏状，突起之间的裂隙称裂孔，裂孔上覆盖着裂孔膜。

3. **滤过膜** 滤过膜是肾小体的滤过结构。血液流经肾血管球时，由于血管球毛细血管内血压较高，除血细胞和大分子物质以外，血浆中的大部分成分经有孔毛细血管内皮、毛细血管基膜、足细胞裂孔膜这三层结构滤过而进入肾小囊腔内形成原尿，故这3层结构称为滤过膜或滤过屏障。成人一昼夜可形成约180 L 原尿。若滤过膜受到破坏，则大分子的蛋白质，甚至血细胞均可滤出，导致病理性的蛋白尿和血尿。

（二）肾小管

肾小管是由单层上皮细胞及其基膜共同组成的管道结构，可分为近端小管、细段和远端小管三部分。肾小管对管腔中的原尿具有重吸收、再分泌或排泄作用。

1. **近端小管** 是肾小管最粗最长的一段。由曲部和直部构成。近端小管起始部盘曲在肾小体附近，此部分称为近端小管曲部（近曲小管），然后直行入髓质，此部分为近端小管直部。近曲小管管腔小而不规则，管壁上皮细胞呈锥体形，细胞界限不清，胞质嗜酸性胞核圆形，靠近基底部，细胞基底部有纵纹，游离面有刷状缘。电镜下观察，刷状缘由细长而密集排列的微绒毛组成，纵纹是基底部的质膜内褶和线粒体，细胞侧面有相互交错的侧突，这些结构扩大了细胞的表面积，有利于近曲小管的重吸收功能。近端小管直部构成髓襻降支的粗段，其结构不如近曲小管发达。

2. **细段** 为肾小管中最细的一段。细段与近端小管直部和远端小管直部共同形成"U"字形的肾单位襻（髓襻）。细段管壁薄，由单层扁平细胞构成，有利于吸收水和无机盐，浓缩尿液。

3. **远端小管** 远端小管分为直部和曲部（远曲小管）。直部构成髓襻升支粗段。远端小管的管腔大而规则，管壁上皮细胞呈立方形，胞质弱嗜酸性，着色较浅，游离面无刷状缘，基底部纵纹明显。

二、集合小管

集合小管由弓形集合小管、直集合小管和乳头管组成。集合小管起于皮质，进入髓质，沿途有多条远端小管曲部汇入，数条集合小管再汇合成乳头管，开口于肾小盏。随着管径增粗，管壁上皮由单层立方上皮逐渐移行为单层柱状上皮，至乳头管开口处与肾小盏的变移上皮相连续。原尿在集合小管内进一步浓缩，形成终尿，经乳头孔排入肾小盏。

三、球旁复合体

球旁复合体位于肾小体血管极处，由球旁细胞、致密斑和球外系膜细胞组成（图2-2-7）。球旁细胞是由入球微动脉中膜的平滑肌细胞特化而形成的上皮样细胞。细胞

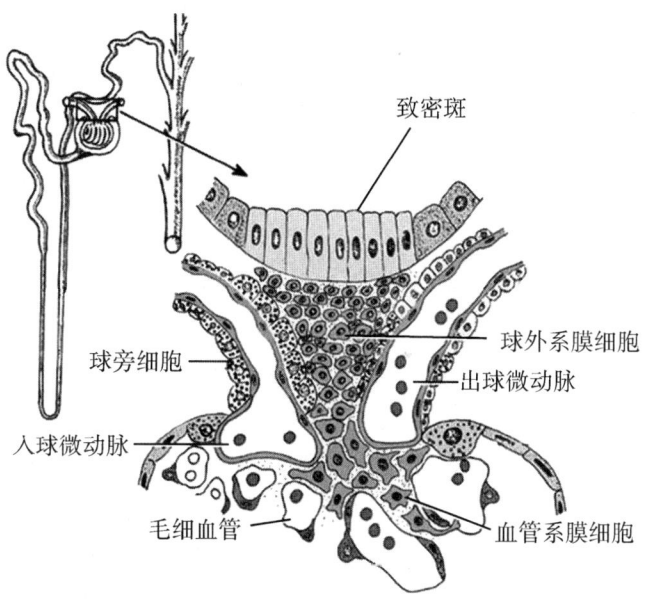

图2-2-7 球旁复合体模式图

立方形或多边形，核大，胞质弱碱性。能分泌肾素，调节机体的血压、血容量和电解质平衡。致密斑指远端小管在近血管极侧的管壁上皮细胞变成高柱状，排列紧密。可感受远端小管内钠离子的浓度变化，调节球旁细胞分泌肾素，继而调节远端小管和集合小管对钠离子的重吸收。球外系膜细胞又称极垫细胞，位于入球微动脉、出球微动脉和致密斑之间的三角区内，与球内系膜细胞的形态相类似。主要功能可能是在球旁复合体活动中起信息传递作用。

（赵婷秀）

第三编 人体生理学

绪 论

一、生理学的概念与研究方法

生理学（physiology）是一门研究生物体生命活动规律的科学。人体生理学是研究正常人体功能活动规律的科学，是医学的基础学科。

生理学也是一门实验性科学。根据实验对象的不同，可将实验分成人体实验和动物实验两大类。根据实验过程的不同，实验可分为急性实验（acute experiment）和慢性实验（chronic experiment）。急性实验又可分为在体（in vivo）和离体（in vitro）两类。在体实验一般是在麻醉无痛条件下，通过手术观察动物某一器官或几个器官的功能活动规律，观察各器官之间的相互作用。离体实验是将动物的某一器官、组织或细胞游离出来，将其置于适当的人工环境中，观察其功能活动规律。急性实验的优点是实验耗时较少，易于控制实验条件，能直接细致地观察功能活动的变化。其缺点是实验结果未必能如实反映正常清醒整体的情况。慢性实验是在麻醉条件下，通过无菌手术暴露体内某一器官，或破坏、摘除某些器官，待手术创伤恢复后，再在清醒条件下进行实验。慢性实验的优点是动物可较长时间用于实验，实验结果较接近自然整体状态，但实验方法较复杂，影响因素较多，其结果不易分析。根据实验层次的不同，实验还可分为三个不同水平，即细胞分子水平、器官系统水平和整体水平。此外，临床医学也为生理学提供了许多宝贵资料，对生理学的发展起到了重要的促进作用。

二、稳态

人体内含有大量液体，统称为体液（body fluid），包括水分和各种溶质。成人的体液约为体重的60%，其中40%分布在细胞内，称为细胞内液（intracellular fluid）；20%分布在细胞外，称为细胞外液（extracellular fluid）。细胞外液包括血浆、组织液（interstitial fluid）、淋巴液、体腔液等。在细胞外液中，血浆约占1/4，组织液约占3/4。人体的绝大多数细胞生活在细胞外液之中。细胞外液是体内细胞直接生存的环境，特称为内环境（internal environment）。内环境的各种理化指标保持相对的稳定，称为内环境稳态（homeostasis）。内环境稳态是细胞、组织器官乃至整个机体维持正常生理功能的必要条件。

为了维持正常的生命活动，细胞必须通过细胞膜与内环境进行物质交换。由于细胞的代谢活动以及细胞与内环境不断进行的物质交换，加上外环境中的许多因素的作用，内环境的稳态会因不断受到干扰而发生变化。但是，机体可通过各种生命活动来维持内环境的稳态。例如，当细胞代谢活动加强，消耗了较多的O_2和营养物质，同时向内环境排出了较多的CO_2和代谢产物，内环境的稳态发生变化时，机体可通过消化活动补充各种营养物质，通过呼吸活动摄入O_2并排出CO_2，通过肾脏排出代谢废物，使内环境维持相对稳定。

三、机体生理功能的调节

人体虽然由功能不同的细胞、组织、器官、系统组成，但当应对内、外环境的变化时，总是能以协调统一的整体作出适应性的反应。人体各部分的协调活动有赖于体内完整复杂的调节机制。人体内有三种调节机制，即神经调节（nervous regulation）、体液调节（humoral regulation）和自身调节（autoregulation）。

（一）神经调节

机体的许多生理功能是由神经系统的活动来调节的。神经调节的基本方式是反射（reflex）。反射活动的结构基础是反射弧（reflex arc）。反射弧由五部分组成，即感受器（receptor）、传入神经纤维（afferent nerve fiber）、反射中枢（reflex center）、传出神经纤维（efferent nerve fiber）和效应器（effector）。各种不同的感受器能够感受外界环境或内环境中的某些理化因素发生改变的信息，并将各种信息转变为神经信号。神经信号再通过传入神经纤维到达相应的反射中。中枢对传入信号进行分析，并作出一定的反应，其传出指令通过传出神经纤维传到效应器，使效应器的活动发生改变。这个过程即为反射。神经调节的特点是比较迅速、精确，持续时间较短。

（二）体液调节

体液调节是指机体的某些细胞生成并分泌某些特殊的化学物质，这些物质经由血液等体液途径到达全身组织细胞或某些特殊的组织细胞，调节其活动。体内有多种内分泌细胞，能分泌各种激素（hormone）调节细胞的活动。有一些细胞释放的激素可经组织液直接扩散，对邻近细胞的活动产生调节作用，这种调节是局部性体液调节，又称旁分泌调节。此外，许多内分泌腺直接或间接受神经系统的调节，体液调节成为神经调节的一个环节，称为神经-体液调节。体液调节的特点是比较缓慢，作用比较弥散和持久。

（三）自身调节

许多组织、细胞自身也能对周围环境变化作出相应的反应，使其功能活动得到适当的调节。因为这种反应是由组织、细胞本身生理特性决定的，并不依赖外来的神经或体液因素的作用，所以称为自身调节。

（万文成）

第一章 细胞的基本功能

细胞（cell）是人体的基本结构和功能单位。各种在细胞和分子水平进行的基本生命过程均具有高度一致的原理。本章重点介绍这些具有共性的细胞的基本功能：细胞膜的物质转运与细胞的生物电现象。

第一节 细胞膜的基本结构与跨膜物质转运功能

一、细胞膜的分子组成和结构

在电镜下可以观察到，细胞膜由3层结构组成。膜的内外两侧各为厚约2.5 nm的致密层，中间夹有厚约2.5 nm的透明带，3层总厚约7.5 nm。细胞的各种膜性结构都具有这种基本的形式。细胞膜和各种膜性细胞器的膜主要由脂质和蛋白质组成，此外还有极少量的糖类物质。各种物质分子在细胞膜上的排列形式是决定膜基本生物学特性的重要因素。1972年，Singer和Nicholson提出的液态镶嵌模型（fluid mosaic model）得到了许多研究结果的支持，已被学术界公认，其基本观点是：细胞膜是以液态脂质双分子层为基架，其中镶嵌着不同结构和生理功能的蛋白质。

膜的脂质主要包括磷脂和胆固醇，其中磷脂约占总量的70%以上，胆固醇一般低于30%，此外尚有少量的鞘脂。磷脂是一种双嗜性分子，其头端是亲水的极性基团，尾端是疏水的非极性基因。在膜中，亲水的极性头部朝向膜的内侧或外侧，疏水的尾部处在膜的中间，构成脂质双分子层。脂质双分子层是膜的基架，也是物质跨膜转运的主要屏障。膜脂质熔点较低，在体温条件下呈液态，因而膜具有某种程度的流动性。不过，脂质双分子层的流动仅限于脂质分子的侧向运动。磷脂分子在同一层内做翻转或跨层运动的机会很小。脂质双层分子的稳定性和流动性使细胞可承受相当大的张力而不易被破坏，同时又使细胞能进行变形运动。胆固醇是膜脂质的另一类成分，其含量增高会使膜的流动性降低。

细胞膜蛋白约占细胞膜重量的55%。细胞膜的功能主要由膜蛋白决定。根据在膜上存在的方式的不同，细胞膜蛋白可分为表面蛋白和整合蛋白。表面蛋白分布在脂质双分子层的内外两侧。整合蛋白以其肽链穿越脂质双分子层。膜蛋白能在细胞膜上做横向移动，但其与脂质双分子层的纵向关系不变。根据功能上的不同，镶嵌在脂质双分子层中的膜蛋白可分为五种：①细胞骨架蛋白。能连接两个细胞的细胞膜，或使其与细胞内或细胞外的物质黏附。②识别蛋白质。存在于免疫细胞膜上，能识别癌细胞或异体细胞的蛋白质。③酶。催化细胞内的化学反应。④受体蛋白。能与信息传递物质如激素、神经递质、药物等特异性结合，并引起细胞反应。⑤使物质进行跨膜转运的功能蛋白。如载体（carrier）、通道蛋白（channel protein）、离子泵（ion pump）等。

细胞膜糖类的含量为2%~10%，主要是一些寡糖和多糖链，它们都以共价键的形式与膜的脂质或蛋白质结合，形成糖脂或糖蛋白。有些糖类物质起着膜的抗原决定簇作用，表示某种免疫信息；有些则是膜受体的"可识别"部分，能特异性地与相应递质、激素或其他化学信号分子结合。

二、物质的跨膜转运

细胞在新陈代谢过程中，需要不断地从环境中获得营养物质，排出代谢产物，以维持正常的生命活动。这也就涉及细胞膜的物质转运。各种物质的跨膜转运方式大致上可分为单纯扩散、膜转运蛋白介导的跨膜转运、主动转运、出胞和入胞。

（一）单纯扩散

单纯扩散（simple diffusion）是一种简单的物质扩散，没有生物学转运机制参与。扩散的方向和速度决定于物质在膜两侧的浓度差和膜对该物质的通透性，扩散的结果是降低该物质在膜两侧的浓度差。由于细胞膜是以脂质双分子层为基架的，所以脂溶性高、分子量小的物质容易透过细胞膜。例如 O_2、N_2、CO_2、乙醇、尿素等，它们既溶于水又溶于脂质，因而可凭借各自在膜两侧的浓度差通过细胞膜。而分子量较大的极性物质，如葡萄糖则很难以扩散方式通过细胞膜，需要膜蛋白的介导才能完成跨膜转运。由于细胞膜的脂质是疏水的，对水的通透性很低，近年来认为水通过细胞膜的快速转运可能是通过水通道（water channel），即水孔蛋白（aquaporin）来进行的。

（二）膜蛋白介导的跨膜转运

分子量较大的水溶性分子和带电离子，其跨膜转运需要膜蛋白的介导来完成，介导物质转运的膜蛋白有通道、载体、离子泵和转运体等。

许多重要的营养物质，如葡萄糖、氨基酸等，都不溶于脂质，但在载体蛋白的协助下，它们的跨膜转运速率明显加快。这种跨膜转运称为经载体介导的易化扩散（facilitated diffusion via carrier）。载体蛋白都是整合蛋白，在浓度较高的一侧与溶质结合，随即发生构象改变，并在溶质浓度较低的一侧解离出溶质。经载体介导的易化扩散有如下 4 个特征：①顺浓度梯度跨膜转运，转运速度比单纯由溶质物理特征所导致的扩散要快得多。②由于膜上载体及载体结合的位点的数目有限，因此转运速度随膜两侧溶质浓度差的变化会出现饱和现象（saturation）。③载体结合位点和溶质的结合具有高度化学结构上的特异性（chemical specification）。④化学结构相似的溶质经同一载体转运时会出现竞争性抑制（competitive inhibition）。

溶解于水中的带电离子，如 Na^+、K^+、Ca^{2+}、Cl^- 等，无法通过细胞膜的脂质双分子层，但它们借助离子通道蛋白的介导，可以顺浓度梯度或顺电位梯度进行高速度的跨膜转运，称为经通道介导的易化扩散（facilitated diffusion through ion channel）。离子通道（ion channel）是一类贯穿脂质双分子层的，中央带有亲水性孔道的膜蛋白，经通道介导的易化扩散具有 3 个特点：①顺浓度梯度或电位梯度的高速度跨膜扩散。②大多数离子通道有一个或两个"闸门"样结构，由它来控制通道的开放或关闭，这一过程也称门控（gatting）。根据门控机制的不同，离子通道可分为电压门控通道（voltage-gated ion channel），通道的开或关由膜两侧电位差控制；化学门控通道（chemically-gated ion channel），通道的开、关由特异的化学物质与膜上的受体结合所控制；机械门控通道

(mechanical-gated ion channel),膜的机械变形导致通道开放或关闭。③通道对通过的离子有明显的选择性。每种通道都对一种或几种离子有较强的通透能力,对其他离子则不易或不能通过。决定离子选择性的因素主要是孔道口径、孔道内壁的化学结构和带电状况等。

上述单纯扩散、载体介导的易化扩散和经通道的易化扩散都是顺浓度梯度或顺电位梯度扩散,不需另外供给能量,因此,属于被动扩散(passive diffusion)。

(三) 主动转运

主动转运(active transport)又称原发性主动转运(primary active transport),是指细胞直接利用代谢产生的能量将物质逆浓度梯度或逆电位梯度进行跨膜转运。介导这一过程的膜蛋白称为离子泵(ion pump)。

钠-钾泵(Na^+-K^+ pump)是研究得最清楚的离子泵。它是由跨膜的α催化亚单位和β调节亚单位形成的分子量很大的膜蛋白分子,具有酶的活性,又称Na^+-K^+ ATP酶。当细胞内Na^+浓度升高或细胞外K^+浓度升高时,都可激活钠-钾泵,分解ATP产生能量,用于Na^+、K^+逆浓度梯度的跨膜转运。钠-钾泵分解1分子ATP,可将3个Na^+移出胞外,同时将2个K^+移入胞内。转运过程是通过磷酸化和去磷酸化的反应完成的,当钠-钾泵磷酸化后,构象改变,这时对K^+亲和力为高,而对Na^+的亲和力低,有利于在胞外侧结合K^+和向胞外侧释放Na^+;而脱磷酸化后,构象又变回原先对Na^+亲和力高而对K^+亲和力低的状态,有利于在胞内侧结合Na^+,并向胞内释放K^+。

钠-钾泵的活动具有重要的生理意义:①造成细胞内高K^+,这是细胞许多代谢活动所必需的。②维持胞内低Na^+,防止胞浆渗透压过高而导致细胞肿胀;Na^+在膜两侧的浓度差为继发性主动转运(见下文)提供动力;Na^+在膜两侧的浓度差还是维持H^+-Na^+交换的动力,通过H^+-Na^+交换使胞内代谢产生的H^+及时排出胞外,故对维持细胞内pH的稳定也具有重要意义。③钠-钾泵每分解1分子,可排出3个Na^+,转入2个K^+,是生电性泵,这是细胞生物电活动的前提条件。除钠-钾泵外,原发性主动转运还有H^+泵、Ca^{2+}泵等。

许多物质在进行逆浓度梯度或逆电位梯度的跨膜转运时,所需的能量并不直接来自ATP的分解,而是来自Na^+在膜两侧的浓度势能差,后者是钠泵利用分解ATP释放能量形成的。这种间接利用ATP能量的转运称为继发性主动转运(secondary active transport)或称为联合转运(cotransport)。葡萄糖和氨基酸在小肠黏膜上皮的吸收以及在肾小管上皮的重吸收均属于继发性主运转运。如果溶质与Na^+扩散的方向相同,称为同向转运(symport);溶质与Na^+扩散的方向相反,则称为逆向转运(antiport)。

(四) 出胞和入胞

一些大分子物质或物质团块,必须通过出胞(exocytosis)和入胞(endocytosis)来完成。出胞主要见于细胞的分泌活动,如内分泌腺细胞把激素分泌到细胞外液中,外分泌腺细胞把酶原颗粒和黏液等分泌到腺导管,神经末梢突触小泡内神经递质的释放等。入胞是指大分子物质或物质团块进入细胞的过程。这些物质在入胞时,首先与膜接触,引起接触部分的膜内陷并逐渐被膜包裹,最后与膜分离形成内含摄入物的小泡。入胞可分为吞噬(phagocytosis)和吞饮(pinocytosis)。吞噬是指物质颗粒或团块进入细胞的过程。例如巨噬细胞、中性粒细胞对细胞碎片或细菌的吞噬。吞饮是指液态物质入胞的过程。

第二节 细胞的生物电现象

生物电现象是普遍存在的。生物电的产生源于体内大量细胞电活动的总和。细胞电活动主要表现为细胞膜内外两侧电位差的改变,即跨膜电位(transmembran potential)。跨膜电位包括静息电位(resting potential)和动作电位(action potential)。

一、静息电位及其产生机制

(一) 静息电位

静息电位是细胞处于安静状态时,膜内外两侧的电位差。绝大多数细胞的静息电位都是负电位,范围在 $-100 \sim -10$ mV。心肌细胞的静息电位约为 -90 mV,神经纤维为 $-90 \sim -70$ mV,红细胞约为 -10 mV。静息电位的大小通常以负值的大小来判断,例如从 -90 mV 变化到 -70 mV,称为静息电位减少;反之则称为静息电位增大。人们通常把静息时细胞膜内负外正状态称为极化(polarization)。静息电位增大称为超极化(hyperpolarization),静息电位减小则为去极化(depolarization),细胞膜从去极化后向静息电位方向恢复的过程称为复极化(repolarization)。

(二) 静息电位产生的机制

静息电位的形成与细胞在安静状态时膜内外离子分布不同以及细胞膜对各种离子的通透性不同有关。

细胞在安静状态时,细胞内 K^+ 浓度高于膜外,而细胞外 Na^+ 浓度高于膜内。在细胞外液中的正离子以 Na^+ 为主,其浓度比细胞内液高 12 倍左右;细胞内液中的正离子以 K^+ 为多,其浓度比细胞外液约高 39 倍。细胞外的主要负离子是 Cl^-,细胞内的主要负离子是有机负离子。膜内外各种离子的不均衡分布为离子被动跨膜转运提供了势能贮备。

在安静状态时,细胞膜上的 K^+ 通道开放,细胞膜对 K^+ 有通透性,而对 Na^+ 几乎没有通透性,有机负离子因分子结构大,则不能通过细胞膜。于是,细胞在安静状态下,K^+ 顺着浓度差由膜内向膜外扩散,出现膜内变负而膜外变正的状态。而这将对 K^+ 的进一步移出起阻碍作用。当膜外的 K^+ 所形成的阻碍 K^+ 进一步外流的电场力足以抵抗因膜内外浓度差而形成的 K^+ 外移动力时,K^+ 跨膜转运的净通量为零。此时,膜两侧由于 K^+ 外移所形成的电位差也稳定在某一数值。此电位差称为 K^+ 的平衡电位。如果人为地改变细胞外液的 K^+ 浓度,则静息电位值也随之改变。这进一步证明静息电位相当于 K^+ 的平衡电位,细胞内高浓度和安静时膜对 K^+ 有通透性是大多数细胞产生静息电位的原因。

二、动作电位及其产生机制

(一) 动作电位

细胞如果受到一个有效刺激,会在静息电位的基础上,迅速发生一过性的膜电位波动,这种膜电位的波动称为动作电位。不同组织细胞的动作电位波形不尽相同。图 3-1-1 是用细胞内电极记录到的神经纤维的动作电位:膜电位首先从 -70 mV 迅速上升至 $+50$ mV,构成动作电位的升支(去极相);随后又迅速下降至接近静息电位的水平,构成动作电位的降支（复极相）。升支与降支所形成的短暂而尖锐的电位变化被称为锋电位（spike potential），持续时间约 1 ms。紧随其后出现的低幅而缓慢的膜电位波动叫做后电位（after-potential）。后电位由前后两部分组成：前面小于静息电位的部分称为负后电位（negative after-potential），后面大于静息电位的部分称为正后电位（positive after-potential）或超极化后电位（hyperpolarizing after-potential）。

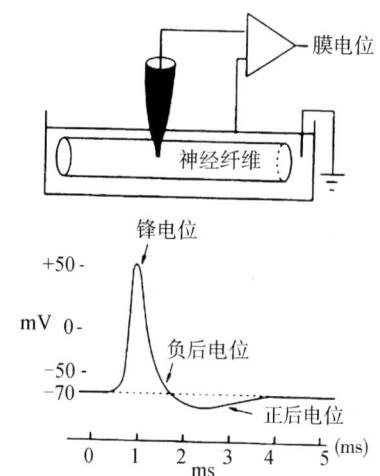

图 3-1-1　神经纤维跨膜电位的记录
A. 神经纤维跨膜电位记录的实验布置；
B. 神经纤维动作电位。

动作电位的产生是细胞兴奋的标志。单一的神经细胞或肌细胞的动作电位有两个特征：①导致动作电位产生的刺激需要具备一定的强度，如果刺激强度低于阈值，动作电位就不能产生；而且动作电位的幅度是固定的，不会随着刺激强度的增大而增大。这一特性称为动作电位的"全或无"定律。②动作电位产生后会迅速向周围扩播，直到整个细胞的细胞膜都依次产生动作电位为止。这些依次产生的动作电位不仅波形相同，而且波幅一致，这一特性称为不衰减传导。

（二）动作电位产生的机制

1. 胞膜通透性与离子通道　动作电位的形成机制与静息电位的形成机制有相似之处，也与细胞膜内外离子的分布不均衡以及细胞膜在不同的时段对某些离子的通透性不同有关。细胞膜对 K^+、Na^+ 通透性的改变是动作电位形成的关键因素，而决定膜通透性改变的本质是离子通道的功能状态。以 Na^+ 通道为例，它有三种功能状态：①在静息电位时，Na^+ 通道大多关闭，对 Na^+ 几乎无通透性，但能接受刺激而开放，通道的这种状态称为"备用"状态。②当细胞受到足够强度的刺激后，Na^+ 通道开放，膜对 Na^+ 通透性增大，Na^+ 内流，形成动作电位的去极相，此时通道呈"激活"状态。③由于细胞膜去极化而使细胞膜两侧的电位差发生变化，导致 Na^+ 通道关闭，此时任何强度的刺激都不能使之开放，膜对 Na^+ 的通透性暂时消失，此时通道处于"失活"状态。由此可见，Na^+ 通道的功能状态是由膜电位决定的。这类通道是典型的电压门控通道。

2. 动作电位的产生　细胞膜受到刺激时，部分 Na^+ 通道被激活，Na^+ 通道蛋白构型发生变化而开放，膜外 Na^+ 藉其浓度差驱动以及静息时膜内负电位的电场引力作用而向膜内流动，于是细胞膜去极化，这种电位变化称为局部反应。由于 Na^+ 通道是电压依赖性通道，它的开放具有电压依赖性的特点，膜的去极化程度越大，Na^+ 通道的开放概率和 Na^+ 的内向电流就越大。因此当增大刺激强度使膜进一步去极化到某一临界膜电位时，Na^+ 的内向电流将足以超过 K^+ 的外向电流，使膜进一步去极化，这又会使更多的 Na^+ 通道开放而形成更多的 Na^+ 内流，如此便形成了 Na^+ 通道激活对膜去极化的正反馈，使膜迅速去极化，最后导致陡峭的动作电位升支的形成。能引起这一正反馈过程的临界膜电位称为阈电位（threshold membrane potential）。Na^+ 的大量内流使膜内变成正电位，这种膜电位的变化对 Na^+ 的内流具有阻碍作用。当膜内正电位增大到足以对抗由 Na^+ 浓度差所驱动的 Na^+

内流时,这两种作用力就达到了平衡,此时 Na^+ 内流的净通量为零,膜内电位不再升高,膜电位相当于 Na^+ 的平衡电位值。当膜电位达到 Na^+ 平衡电位时,Na^+ 通道失活而关闭。与此同时,K^+ 通道开放,膜内高浓度的 K^+ 外流,使膜内电位迅速变负,形成动作电位下降支,直至静息时的膜电位水平。因此,动作电位的复极相是 K^+ 外流所形成的。

细胞每次暴发动作电位,虽然都有 Na^+ 的内流与 K^+ 外流,但是它们实际进出量很小。神经纤维每兴奋一次,内流的 Na^+ 量大约使膜内的 Na^+ 浓度增高 1/80 000;复极时外流的 K^+ 量也大约为这个数量级。因此,短时内即使细胞连续多次兴奋,也不会显著改变膜内高 K^+ 和膜外高 Na^+ 的状态。

3. 动作电位的传导 动作电位可以沿着细胞膜不衰减地传导,直至传遍整个细胞。当细胞受到有效刺激而产生动作电位时,受刺激的部位首先出现膜电位的暂时倒转,即由静息状态的内负外正变为内正外负。而相邻未兴奋部位的膜电位仍处于极化状态(外正内负)。由于膜内外两侧溶液都是导电的,于是兴奋区与邻近未兴奋区之间出现电位差而产生局部电流。局部电流的方向是:膜外电流由未兴奋区流向兴奋区,膜内电流由兴奋区流向未兴奋区(图3-1-2),结果导致未

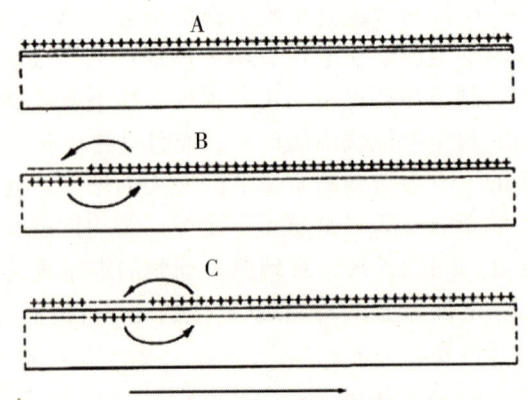

图3-1-2 无髓鞘神经纤维动作电位扩播原理示意图
弯箭头表示局部电流的方向,直箭头表示传导方向
A. 静息时;B. 左端发生兴奋;C. 兴奋传导过程中

兴奋区膜内电位上升而膜外下降。当这种去极化达到阈电位水平时,则激活膜上 Na^+ 通道而导致动作电位的产生。通过这种方式,细胞膜上可依次全部暴发动作电位。可见动作电位的传导其实是沿着细胞膜不断产生新的动作电位的过程。正因为如此,动作电位的幅度和形状在长距离传导中才能保持不变。

在神经细胞、肌纤维以及无髓神经纤维上,动作电位的传导过程均遵循上述机制。但在有髓神经纤维上,动作电位的传导则有所不同。髓鞘由神经胶质细胞反复包绕轴突形成,髓鞘分为许多长 1~2 mm 的节段,髓鞘之间轴突膜裸露区称为朗飞结(node of Ranvier),该处膜上 Na^+ 通道密集,容易发生动作电位。而髓鞘区则由几层到一百多层的细胞膜包绕,使轴浆与细胞外液间的电位差平均分散在每层膜的两侧,使每层膜电位波动都达不到阈电位。因此,有髓神经纤维的局部电流是在相邻的朗飞结之间产生的,并在相邻的朗飞结处相继产生动作电位。动作电位的这种传导方式称为跳跃式传导(saltatory conduction),速度最高可达 100 m/s。而无髓纤维的传导速度不足 1 m/s。

三、组织细胞的兴奋和兴奋性

(一)兴奋和可兴奋细胞

当环境条件发生变化时,生物体内部的物质代谢会发生变化,其外部的功能活动将发生相应的改变,是为反应(reaction)。一般将环境条件的变化称为刺激(stimulation)。生

物体对刺激引起的反应有两种表现：一种是由相对静止转变为活动，或由一般的活动变为剧烈的活动，称为兴奋（excitation）；另一种是从活动状态变为相对静止，或由剧烈活动变为较弱的活动，称为抑制（inhibition）。一切活细胞、组织或生物体对刺激具有的发生反应的能力叫做兴奋性（excitability）。其中神经细胞、肌细胞和腺细胞即使受到较弱的刺激，也能表现出特别明显的反应，即兴奋性较高，故通常把这些细胞称为可兴奋细胞（excitable cell）。兴奋性与兴奋是两个完全不同的概念，前者衡量的是细胞受到刺激时产生动作电位的能力，后者是指产生动作电位的过程。

（二）刺激引起兴奋的条件

可兴奋细胞受刺激后不一定发生兴奋，这一方面取决于刺激量的大小，另一方面与细胞的兴奋性高低有关。

刺激要使细胞发生兴奋，必须达到一定的刺激量。刺激量通常包括3个参数：刺激强度、刺激作用时间和刺激强度对时间的变化率。为了研究组织细胞的兴奋性或功能状态，最常用的方法是电刺激。当使用方波电脉冲作为刺激时，由于方波上升支或下降支的斜率相同，故可认为方波刺激的强度对时间的变化率是固定不变的。因此，在实验中通常只是观察引起细胞发生兴奋所需的刺激强度（intensity）和刺激作用时间（duration）。这两个参数往往是相互影响的，如果刺激作用时间短，则使细胞发生兴奋所需的刺激强度就较大；反之，如果刺激作用时间较长，则引起细胞兴奋所需的刺激强度就较小。在实际测量时，常常把刺激作用时间固定，测量能使组织发生兴奋的最小刺激强度，后者即为阈强度（threshold intensity）。相当于阈强度的刺激称为阈刺激（threshold stimulus）。阈刺激或阈强度是衡量细胞兴奋性最常用的指标。兴奋性与阈强度成反比。如果要使某种细胞兴奋所需的阈强度较大，则表示该细胞兴奋性较低；反之，说明其兴奋性较高。低于阈强度的刺激称为阈下刺激（subthreshold stimulus），高于阈强度的刺激称为阈上刺激（suprathreshold stimulus）。

（三）细胞兴奋后的兴奋性改变

细胞发生兴奋后，在随后的时间内其兴奋性会出现一系列规律性的变化。在细胞兴奋后最初的一段时间内，无论再次给予其多么强大的刺激也不能使之再次兴奋，这段时间称为绝对不应期（absolute refractory period）。绝对不应期细胞膜上全部Na^+通道处于失活状态，任何强大的刺激都不能再次将其激活。在绝对不应期之后，由于膜逐渐复极，Na^+通道逐渐复活，细胞的兴奋性便逐渐恢复。因此在这段时间内，如果细胞受到刺激是可能发生兴奋的。但由于Na^+通道的开放能力还没有恢复正常，故给予的刺激强度必须大于阈强度，这一时段称为相对不应期（relative refractory period）。在此之后的一段时间内，细胞的兴奋性还会略微地升高，表现为如果受到稍低于阈强度的阈下刺激作用之后，细胞也可能再次兴奋，这一时期称为超常期（supranormal period）。此时Na^+通道已基本恢复到静息状态，但由于膜电位较为接近阈电位，故细胞的兴奋性较高。超常期后细胞的兴奋性又会轻度降低，这一时段称为低常期（subnormal period）。此时膜呈超极化状态，故兴奋性低于正常。

（万文成）

第二章 血液生理

血液是一种在心血管系统内循环流动的液体,具有运输、缓冲、防御等多种生理功能,对于维持内环境稳态、保证机体各部分生理功能正常进行起着极为重要的作用。

第一节 血液的组成和理化性质

一、血液的基本组成和血量

血液由血浆和悬浮于其中的血细胞组成。

(一) 血细胞比容

血细胞在血液中所占的容积百分比,称为血细胞比容(hematocrit)。正常成年人的血细胞比容是:男性为40%~50%,女性为37%~48%。

(二) 血浆

血浆的主要成分为水、蛋白质、小分子有机物、无机盐等。其中水占血浆总量的91%~92%,血浆蛋白占6.2%~7.9%,无机盐约占0.9%,其余为小分子有机化合物。由于蛋白质不易通过毛细血管壁,因此血浆中除蛋白质含量高于组织液以外,其他物质的浓度基本上与组织液中的相同。

血浆蛋白是血浆中多种蛋白质的总称。用盐析法可将血浆蛋白分为白蛋白、球蛋白和纤维蛋白原;用电泳法又可将球蛋白进一步分为 α_1、α_2、β、γ 球蛋白等。正常成年人白蛋白与球蛋白的比值为1.5~2.0。

血浆蛋白的主要功能有:①运输功能。血浆蛋白可作为载体运输激素、脂质、离子、药物和某些代谢产物,可增强脂溶性物质的可溶性,使之便于运输。②缓冲功能。白蛋白及其钠盐组成缓冲对,参与保持血浆 pH 的相对恒定。③形成血浆胶体渗透压。④免疫功能。免疫球蛋白 IgG、IgA、IgM、IgD 和 IgE 以及一些补体均为血浆球蛋白,参与机体的体液免疫。⑤参与凝血和抗凝血。绝大多数的凝血因子、生理性抗凝物质和促纤溶物质都是血浆蛋白。

(三) 血量

血量是指循环系统中存在的血液总量,包括循环血量和储备血量。循环血量是指在心血管中循环流动的血量,占总血量的80%。其余的血液则贮存在肝、肺及腹腔静脉丛等处,称为储备血量。当机体大失血、激烈运动时,这些储备血量可被动员以补充循环血量的不足。正常成年人血液总量占体重的7%~8%,即每公斤体重有70~80 mL 的血液。

二、血液的理化特性

（一）血液的黏滞性

血液具有一定的黏滞性，这是由于血液内部分子或颗粒之间的摩擦所造成的。血液黏滞性通常是相对水的黏滞性而言的。若以水的黏滞性为1计，血液的相对黏滞性为4～5，血浆的相对黏滞性为1.6～2.4。全血黏滞性的大小主要取决于所含红细胞的数量，血浆的黏滞性则主要由血浆蛋白含量决定。红细胞数量和血浆蛋白量增多时，血液黏滞性增大。

（二）血浆渗透压

1. 渗透现象与渗透压 当用半透膜将两种不同浓度的同种溶液隔开时，可见水分子从浓度低的一侧通过半透膜向浓度高的一侧扩散，此现象称为渗透（osmotic）。渗透现象的产生必须具备两个条件：①有半透膜（半透膜只允许水分子自由通过，而溶质分子不能通过）。②半透膜两侧单位容积内溶质颗粒数不相等。产生渗透作用的力量称为渗透压，可视为溶液中的溶质分子吸引水分子的力量。渗透压的高低与单位容积溶液中溶质的颗粒数成正比，而与溶质的种类和颗粒的大小无关。

2. 血浆渗透压 正常情况下，血浆渗透压约为300 mmol/L（即300 mOsm/kg H_2O，相当于770 kPa）。血浆渗透压由晶体渗透压和胶体渗透压两部分组成。溶解于血浆中的晶体物质形成的渗透压称为晶体渗透压（crystal osmotic pressure），约为298.5 mOsm。血浆中的蛋白质形成的渗透压称为胶体渗透压（colloid osmotic pressure）。由于血浆蛋白质分子量大，而数量少，所以形成的胶体渗透压小，一般不超过1.5 mOsm，约为3.3 kPa。白蛋白分子量小，数量较多，故血浆胶体渗透压主要由白蛋白形成。

血浆与组织液中的晶体物质浓度几乎相等，故二者的晶体渗透压也基本相等。血浆晶体渗透压的相对稳定，对于保持细胞内外的水平衡，维持细胞的正常形态和功能有重要作用。血浆蛋白质含量高，而组织液的蛋白质含量低，故血浆胶体渗透压高于组织液的胶体渗透压。血浆胶体渗透压对于血管内外的水平衡有重要影响。如果血浆蛋白减少，血浆胶体渗透压将下降，会导致组织水肿。凡是血浆胶体渗透压与血浆渗透压相等的溶液称为等渗溶液，如0.9% NaCl溶液。低于或高于血浆渗透压的则称为低渗或高渗溶液。

（三）血浆酸碱度

正常人血浆pH为7.35～7.45。血浆pH的相对稳定有赖于血液中的缓冲对和肺、肾等器官的综合作用。血浆中的主要缓冲对有$NaHCO_3/H_2CO_3$、蛋白质钠盐/蛋白质、Na_2HPO_4/NaH_2PO_4，其中最重要的是$NaHCO_3/H_2CO_3$。红细胞中的缓冲对有$KHCO_3/H_2CO_3$、血红蛋白钾盐/血红蛋白、氧合血红蛋白钾盐/氧合血红蛋白、K_2HPO_4/KH_2PO_4。

第二节 血细胞生理

血细胞均起源于骨髓中的造血干细胞。血细胞的生成过程称为造血。在胚胎发育阶段，造血器官为卵黄囊、肝、脾、骨髓；出生时，几乎完全依靠骨髓造血。但在造血需要加强时，肝、脾可代偿性造血以补充骨髓功能的不足。

造血过程可分为三个阶段：第一阶段是造血干细胞阶段，造血干细胞能分化成各系定向祖细胞。第二阶段是定向祖细胞阶段，此阶段已限定了分化的方向，如红系祖细胞只能向红细胞方向分化、发育。这个阶段可区分为红系祖细胞、粒-单核系祖细胞、巨核系祖细胞和TB淋巴系祖细胞。第三阶段是前体细胞阶段，此阶段的细胞已成为形态上可辨认的各系幼稚细胞，可进一步发育成熟为具有各种特殊功能的各类终末血细胞。

一、红细胞

（一）红细胞的生理特性

1. 红细胞的可塑变形性 红细胞在通过直径小于7.5 μm的毛细血管时，或穿过骨髓和脾脏的血窦和脾索间基底膜的微小孔隙（3 μm）时，能从双凹圆盘形变为菌帽形等形状，通过后又恢复原状，红细胞这一特性称为可塑变形性。影响红细胞变形的因素有三方面：①红细胞外因素。如血浆球蛋白、纤维蛋白原、渗透压等。②红细胞膜因素。红细胞膜表面积与容积的比值越大变形能力越大。红细胞膜的弹性降低、黏度升高及膜的流动性降低，均可使其变形能力降低；③红细胞内因素。红细胞酶的异常、血红蛋白病等均可使红细胞内容物流动性减少而不易变形。

2. 红细胞的渗透脆性 红细胞在低渗盐溶液中发生膨胀、破裂，甚至溶血的特性，称为红细胞渗透脆性（osmotic fragility of erythrocyte），可表示红细胞对低渗盐溶液的抵抗能力。若渗透脆性小，表示抵抗力大；反之，抵抗力小。如果将红细胞悬浮于等渗溶液中，红细胞的形状和大小保持不变。如将红细胞悬浮于高渗溶液中，红细胞会皱缩。

3. 红细胞的悬浮稳定性 红细胞具有悬浮于血浆中不易下沉的特性，称为悬浮稳定性（suspension stability of erythrocyte）。通常以第一小时末血沉管中出现的血浆柱的高度（mm）来表示红细胞沉降的速度，称为红细胞沉降率（erythrocyte sedimentation rate，ESR），简称血沉。成年男性血沉的正常值（魏氏法）为第一小时末0～15 mm，女性为0～20 mm。红细胞沉降率愈大，表示红细胞的悬浮稳定性愈差，可见于许多疾病。

红细胞的悬浮稳定性是因为红细胞与血浆之间的摩擦力以及红细胞彼此之间的排斥力阻碍了红细胞的下沉。血沉的快慢主要取决于红细胞是否容易发生叠连。红细胞叠连是指多个红细胞彼此以凹面相贴重叠在一起。叠连后的红细胞表面积/容积的比值减小，因此与血浆的摩擦力减小，血沉加快。血浆是影响红细胞叠连的主要因素，其中的白蛋白、卵磷脂增多会减少红细胞叠连，使血沉减慢；而球蛋白、纤维蛋白原及胆固醇增多，可加速红细胞叠连，使血沉加快。

（二）红细胞的功能

红细胞的生理功能主要是运输O_2和CO_2（详见本书第三编第四章"呼吸系统生理"），其次还有一定的缓冲作用，有助于维持血浆pH的相对稳定。

（三）红细胞的生成

1. 红细胞的生成过程 红细胞的生成经历了三个阶段：多能干细胞阶段、红系祖细胞阶段、原红细胞进一步发育成熟为成熟红细胞的阶段。可简单概括为：造血干细胞→红系祖细胞→原红细胞→早幼红细胞→中幼红细胞→晚幼红细胞→网织红细胞→成熟红细胞。

2. 红细胞生成所需原料 合成血红蛋白的基本原料是蛋白质和铁。维生素 B_{12} 和叶酸等是幼红细胞发育、成熟所需的辅助因子。

（1）铁。正常人每日合成血红蛋白需要 20～30 mg 的铁。其中5%来自食物，95%来自衰老红细胞破坏后释放的铁。衰老的红细胞被巨噬细胞吞噬后，血红蛋白被分解释放出铁，铁聚集成铁黄素颗粒沉积于巨噬细胞内，血浆中的转铁蛋白穿行于巨噬细胞和幼红细胞之间，将铁运至骨髓供生成红细胞所利用，此过程也称为体内铁的再利用循环。如果体内缺铁或铁代谢紊乱（慢性系统性贫血），可导致血红蛋白合成障碍，生成细胞质不足（小红细胞）及血红蛋白含量减少（低色素）的红细胞，即小细胞低色素性贫血。

（2）维生素 B_{12}。维生素 B_{12} 是一种含钴的红色化合物，又称钴胺素、氰钴胺。人体所需的维生素 B_{12} 直接来自动物性食品，如肝、肾组织、肉类、蛋类和乳制品等。维生素 B_{12} 的吸收依赖于内因子（见第三编第五章"消化系统生理"）。如果体内维生素 B_{12} 缺乏，将影响幼红细胞 DNA 的合成，导致细胞核发育障碍，细胞生长不平衡，出现核幼稚而胞体巨大的巨幼红细胞，即巨幼红细胞性贫血。

（3）叶酸。机体所需的叶酸由食物提供。叶酸在肠道吸收后，在肝内可转变为具有活性的四氢叶酸。后者参与嘌呤、嘧啶和 DNA 的合成。如果叶酸缺乏可引起与维生素 B_{12} 相似的巨幼红细胞性贫血。因维生素 B_{12} 参与了叶酸的活化，故维生素 B_{12} 缺乏可引起叶酸的相对不足。

3. 红细胞生成的调节 血细胞的生成是由造血干细胞经多种调节因子的作用逐渐完成的。目前已证明，不同发育阶段的红系祖细胞受不同调节因子的调控：一种是爆式促进活性物质（burst promoting activity BPA），是由白细胞产生的糖蛋白，可加强早期红系祖细胞的增殖，而晚期红系祖细胞对 BPA 不敏感；另一种是促红细胞生成素（erythropoietin，EPO），是由肾、肝合成的一种糖蛋白，主要促进晚期红系祖细胞的发育、增殖，它对早期红系祖细胞的增殖分化也有促进作用。EPO 通过一负反馈环来调节红细胞的生成，维持红细胞数量的相对恒定。当组织细胞缺氧时，肾脏合成 EPO 增加，EPO 刺激骨髓的红系祖细胞增殖分化，红细胞生成增加，从而缓解缺氧状况。

雄激素对红细胞生成也有促进作用，既可以促进肾脏产生 EPO，又能增加骨髓红系祖细胞的数量。所以临床上用人工合成的雄激素衍生物治疗再生障碍性贫血。成年男性的红细胞数量和血红蛋白含量高于女性，可能与性激素的不同有关。

（四）红细胞的破坏

红细胞的寿命平均约 120 天。衰老的红细胞被巨噬细胞吞噬处理，红细胞中的铁释放并被再利用，脱铁血色素则转为胆红素，在肝脏被进一步处理。

二、白细胞

白细胞是一类无色有核的细胞。正常成年人白细胞总数为 $(4.0～10.0)\times 10^9/L$。生理情况下，白细胞数目变动范围很大。新生儿高于成年人；进食、疼痛、情绪激动及剧烈运动时均可升高；女性在月经、妊娠和分娩期，白细胞也有所升高。

（一）白细胞的生理特性和功能

白细胞参与机体的防御和免疫反应，防止病原微生物的入侵。各类白细胞的具体生理功能又有所不同。

1. **中性粒细胞** 血液中的中性粒细胞约有一半随血液循环，称为循环池；另一半则附着在血管壁上，称为边缘池。此外，骨髓中还储备了大量成熟的中性粒细胞。当机体需要时，边缘粒细胞和骨髓储备粒细胞可大量进入血液循环。中性粒细胞在血液中停留的时间较短，很快进入周围组织中发挥作用。

中性粒细胞具有很强的变形能力、趋化性以及吞噬能力，处在机体抵抗病原微生物，尤其是化脓性细菌感染时的第一线。当细菌入侵时，中性粒细胞能游走到病变部位，包围并吞噬细菌，防止它们在体内扩散。中性粒细胞胞浆内的颗粒富含各种水解酶、吞噬素和溶菌酶等，能将吞噬物进一步消化分解。如果中性粒细胞的数量明显减少，机体的抵抗力将明显下降，发生感染的机会将大大增加。此外，中性粒细胞还能吞噬、清除抗原-抗体复合物、衰老或坏死的细胞及组织碎片。

2. **嗜酸性粒细胞** 嗜酸性粒细胞有微弱的吞噬能力，但因缺乏溶菌酶，故基本上无杀菌作用。其主要功能有：①抑制嗜碱性粒细胞在速发型过敏反应中的作用。②参与对蠕虫的免疫反应。

3. **嗜碱性粒细胞** 嗜碱性粒细胞的胞浆内充满大小不等的颗粒，颗粒内含肝素、组胺、白三烯以及过敏慢反应物质等生物活性物质。这些物质能引起过敏反应。

4. **单核细胞** 单核细胞也具有趋化性、变形运动和吞噬能力，在血液中停留时间一般为2~3天，然后进入周围组织，这时细胞体积增大，活性增强，转化成巨噬细胞。单核细胞和由其分化而来的巨噬细胞被称为单核巨噬细胞系统。该系统包括结缔组织的组织细胞、肝库普弗细胞、肺泡巨噬细胞、神经系统中的小胶质细胞、骨的破骨细胞等。单核-巨噬细胞内含有更多的非特异性酯酶，具有更强的吞噬能力；能合成和释放多种细胞因子，如白细胞介素、干扰素、肿瘤坏死因子等，调节其他细胞的生长。巨噬细胞作为一种重要的抗原呈递细胞，参与摄取、加工处理、提呈抗原并激发免疫反应；巨噬细胞还是免疫效应细胞，活化的巨噬细胞能杀伤病原体和肿瘤细胞；巨噬细胞还可识别和清除衰老、破损的细胞。

5. **淋巴细胞** 淋巴细胞执行机体的特异性免疫功能，在特异性免疫应答过程中起核心作用。根据发生过程、形态结构、表面标志与功能等的不同，淋巴细胞分为T细胞、B细胞和大颗粒细胞三大类，各类又可进一步分为各种亚型。其中，T细胞主要执行细胞免疫（cellular immunity）功能；B细胞主要执行体液免疫（humoral immunity）功能，大颗粒细胞包括K细胞和NK细胞；K细胞可通过结合抗体的Fc段来杀伤靶细胞；NK细胞则可直接杀伤肿瘤细胞。

（二）白细胞的生成与调节

血细胞的发生受各种因素的调控。其中细胞因子是造血调控的核心与关键。白细胞的分化增殖受到一组造血生长因子的调控。造血生长因子主要来源于淋巴细胞、单核-巨噬细胞、成纤维细胞和内皮细胞。另外，还发现能抑制白细胞生成的抑制因子。

各种白细胞的寿命不等。一般来说，粒细胞寿命相对较短，单核细胞转变为巨噬细胞后，其寿命数月至数年不等，淋巴细胞寿命较长。

三、血小板

血小板是骨髓中成熟的巨核细胞脱落的细胞质小片。电镜下可见血小板内有大小不等的颗粒、管道系统、溶菌酶及线粒体等。血小板内的颗粒有两种：一种是α-颗粒，又称特殊颗粒，内含凝血因子、酸性水解酶、纤维蛋白原等；另一种为致密颗粒，内含5-羟色胺、ATP、ADP、Ca^{2+}、肾上腺素等。血小板参与机体的止血与凝血过程。

（一）血小板的生理特性

1. 黏附 当血管内膜受损，血小板便黏着在暴露的胶原纤维上，称为血小板的黏附作用。黏附过程的可能机制是：血浆中vWF因子先与内皮下胶原组织结合，再与血小板膜糖蛋白结合，从而使血小板黏附在破损的血管内膜处。

2. 聚集 血小板发生黏附后，又相互集合在一起，称为聚集（aggregation of platelet）。血小板聚集有以下几种机制：①ADP途径。ADP是引起血小板聚集最重要的物质，尤其是内源性ADP。少量ADP可诱导血小板发生可逆性聚集，称为第一聚集相。继之血小板出现短暂的散聚，同时血小板致密颗粒释放内源性ADP，进一步使血小板发生不可逆性聚集，称为第二聚集相。②血栓烷A_2（TXA_2）途径。血小板被激活后，膜磷脂酶A_2也被激活，释放出花生四烯酸，经一系列酶的催化生成TXA_2，TXA_2可使血小板释放内源性ADP，导致血小板发生不可逆的聚集。③血小板激活因子途径。白细胞和巨噬细胞在吞噬异物时可释放血小板激活因子，后者可使血小板发生不可逆性聚集。④其他。胶原、凝血酶等均可促使血小板发生聚集。

3. 释放 当血小板黏附、聚集在血管壁上后，便将贮存在α-颗粒、致密颗粒中的活性物质释放出来，参与止血和凝血过程。释放的物质很多，如ADP、Ca^{2+}、5-HT、β-血小板巨球蛋白、PF_4、vWF、因子Ⅰ以及各种水解酶等。

（二）血小板的功能

血小板的生理功能与血小板的黏附、聚集、释放等生理特性有密切关系。

1. 生理性止血作用 血小板参与生理性止血的全过程，有赖于其黏附、聚集、释放等生理特性（详见本章第二编第二章第三节"生理性止血"）。

2. 促进凝血 血小板有很强的促凝血作用。其原因为：①血小板质膜表面吸附着多种凝血因子；②血小板提供的磷脂表面能促进凝血过程；③血小板能释放多种促凝物质，如因子Ⅰ、因子ⅩⅢ等。

3. 对血管壁的修复支持作用 血小板能够融合入血管内皮细胞，以填补内皮细胞脱落留下的空隙，维持血管壁的完整。

第三节 生理性止血

正常人小血管破损后导致的出血在数分钟内会自行停止，称为生理性止血。生理性止血包括3个过程：小血管收缩、血小板血栓的形成和纤维蛋白血凝块的形成与维持。

一、血管的收缩

受损血管的局部和附近的小血管收缩，使局部血流量减少。如果血管破损不大，可使血管破口封闭出血停止。引起血管收缩的原因为：①损伤性刺激引起血管反射性收缩；②血管壁的损伤引起血管肌原性收缩；③黏附于损伤处的血小板释放 5-HT、TXA_2 等缩血管物质，导致血管收缩。

二、血小板在生理性止血中的作用

血管损伤，血管内膜下胶原暴露时，血小板会迅速黏附于血管破损处并迅速被激活，发生变形、黏附、聚集和释放等一系列反应，直至形成松软的血小板血栓，实现初步止血。接着血小板发挥促凝作用，促进血液凝固，形成纤维蛋白网，网罗血细胞形成凝血块，完成二期止血。之后，血块中的血小板可伸出伪足进入纤维蛋白网内，血小板内的收缩蛋白收缩使血块收缩，挤出其中的血清形成坚实的、止血作用更持久的止血栓。

三、血液凝固

血液从流动的溶胶状态变为不流动的凝胶状态的过程，称为血液凝固（blood coagulation）。血液凝固后数小时，血凝块收缩挤出的淡黄色液体即为血清（blood serum）。同血浆相比，血清中缺乏因子Ⅰ及一些参与凝血的物质，但也增添了一些在凝血过程中产生的活性物质。

（一）凝血因子

血浆和组织中直接参与凝血的物质，称为凝血因子（blood coagulation factor）。凝血因子一共 14 种，即凝血因子Ⅰ～ⅩⅢ（简称ＦⅠ～ＦⅩⅢ，见表 3-2-1），其中因子Ⅵ被证实是活化的Ⅴ因子，已被取消；此外，还有前激肽释放酶、高分子激肽原。

表 3-2-1　国际命名的凝血因子

编号	中文名	英文名	合成部位
FⅠ	纤维蛋白原	fibrinogen	肝细胞
FⅡ	凝血酶原	prothrombin	肝细胞（需维生素 K）
FⅢ	组织因子	tissue thromboplastin	内皮细胞和许多细胞
FⅣ	钙离子	Ca^{2+}	—
FⅤ	前加速素	proaccelerin	内皮细胞和血小板
FⅦ	前转变素	proconvertin	肝细胞（需维生素 K）
FⅧ	抗血友病因子	antihemophilic factor, AHF	肝细胞
FⅨ	血浆凝血激酶	plasma thromboplastin component, PTC	肝细胞（需维生素 K）
FⅩ	司徒因子	Stuart-Prower factor	肝细胞（需维生素 K）
FⅪ	血浆凝血激酶前质	plasma thromboplastin antecedent, PTA	肝细胞
FⅫ	接触因子	contact factor	肝细胞
FⅩⅢ*	纤维蛋白稳定因子	fibrin-stabilizing factor	肝细胞和血小板

这些凝血因子有以下特征：①除 FⅣ（钙离子）和血小板磷脂外，其他凝血因子均为蛋白质，且多数由肝脏合成；②除 FⅢ 由损伤组织释放外，其他因子均在血浆中；③FⅡ、FⅦ、FⅨ、FⅩ 在合成过程中需要维生素 K 的参与，故又称维生素 K 依赖因子；④许多凝血因子在血液中以无活性的酶原形式存在，必须激活才具有活性。习惯上在被激活的因子代号的右下角标上"a"（activated）。

（二）凝血过程

凝血过程实质上是一连串的酶促反应过程，其机制可以用由 Mac-Farlane、Davie 和 Ratnaff 所提倡的"瀑布学说"加以解释。该学说认为血液凝固是一系列凝血因子相继被酶解激活的过程。前一因子激活后，再引起下一个因子的激活，直至纤维蛋白形成血液凝固为止。凝血过程可分为三个阶段：①凝血酶原酶复合物形成；②凝血酶原转变成凝血酶；③纤维蛋白原转变成纤维蛋白。

根据凝血酶原酶复合物生成途径的不同，可将凝血过程分为内源性凝血途径和外源性凝血途径。

1. 内源性凝血途径 内源性凝血途径是指由 FⅫ 所启动的凝血过程，参与凝血的因子全部都在血浆中。首先，FⅫ 通过表面接触被激活成 FⅫ$_a$，FⅫ$_a$ 再使 FⅪ 激活成 FⅪ$_a$，此过程称为表面激活阶段。FⅫ$_a$ 还可裂解前激肽释放酶使之成为激肽释放酶，后者反过来又可激活 FⅫ，从而正反馈地形成大量的 FⅫ$_a$。生成的 FⅪ$_a$ 在 Ca^{2+} 的参与下再激活 FⅨ（FⅨ 还能被 FⅦ$_a$ 和组织因子复合物激活），生成 FⅨ$_a$。FⅨ$_a$ 生成后再与 FⅧ$_a$、Ca^{2+}、PF_3 合形成复合物，即可使 FⅩ 激活成 FⅩ$_a$。其中，PF_3 的作用是提供一个磷脂吸附表面。FⅨ$_a$ 及 FⅩ 分别通过 Ca^{2+} 同时连接在磷脂表面上以后，FⅨ$_a$ 才能水解 FⅩ 成为 FⅩ$_a$。FⅧ 虽并非蛋白酶，但它可以使此反应加快 20 万倍。

2. 外源性凝血途径 外源性凝血途径是指由 FⅢ 所启动的凝血过程。FⅢ 也称组织因子（tissue factor, TF），可来自：①组织损伤时释放；②血管损伤时暴露出组织因子；③血管内皮细胞、单核细胞合成。在 Ca^{2+} 的存在下，FⅢ 与 FⅦ 形成复合物，进而激活 FⅩ 成为 FⅩ$_a$。FⅦ 为蛋白酶，FⅢ 是辅助因子。另外，FⅦ 和 FⅢ 形成的复合物还能激活 FⅨ 成为 FⅨ$_a$，从而将内、外两种凝血途径联系起来。

通过上述两条途径生成的 FⅩ$_a$，在 PF_3 提供的磷脂表面上与 Ca^{2+}、FⅤ 形成凝血酶原酶复合物，此复合物便可激活 FⅡ 为 FⅡ$_a$，FⅡ$_a$ 裂解纤维蛋白原形成纤维蛋白单体。纤维蛋白单体在 FⅩⅢ$_a$ 和 Ca^{2+} 的作用下，相互聚合、交联成不溶于水的纤维蛋白多聚体，形成牢固的纤维蛋白网，网罗血细胞即形成凝血块。

（三）抗凝系统

目前已知体内的抗凝物质有很多种，这里仅介绍几种主要的抗凝物质。

1. 组织因子途径抑制物 目前认为，组织因子途径抑制物（tissue factor pathway inhibitor, TFPI）是体内主要的生理性抗凝物质，主要来自小血管内皮细胞，能抑制 FⅩ$_a$ 的活性和灭活 FⅦ$_a$-TF 复合物，从而抑制凝血过程。

2. 丝氨酸蛋白酶抑制物 主要有抗凝血酶Ⅲ（antithrombin Ⅲ）、肝素辅助因子Ⅱ、蛋白酶连接抑制素等，其中最重要的是抗凝血酶Ⅲ。抗凝血酶Ⅲ由肝细胞和血管内皮细胞分泌，可与 FⅨ$_a$、FⅩ$_a$、FⅪ$_a$、FⅫ$_a$ 和 FⅡ$_a$ 分子中活性中心的丝氨酸残基结合，灭活这些凝血因子。正常情况下，抗凝血酶Ⅲ的直接抗凝作用非常弱，不能有效地抑制凝血，但它与肝素结合后，其抗凝作用可增加 1 000～100 000 倍。

3. 蛋白 C 系统　该系统主要包括蛋白质 C（protein C，PC）、凝血酶调制素（thrombomodulin，TM）、蛋白质 S 和蛋白质 C 的抑制物。蛋白质 C 由肝脏合成，以酶原的形式存在于血浆中。当凝血酶与血管内皮细胞上凝血酶调制素结合后，凝血酶能裂解蛋白质 C 使其具有活性。蛋白质 S 是蛋白质 C 的辅因子。蛋白质 C 的主要作用是灭活 FV_a 和 $FVIII_a$，阻碍 FX_a 与 PF_3 结合，削弱 FX_a 对凝血酶的激活作用，从而可避免凝血过程向周围正常血管部位扩展。蛋白质 C 还可增强纤溶酶活性，促进纤维蛋白溶解。

4. 肝素　肝素（heparin）是一种由肥大细胞和嗜碱性粒细胞合成的黏多糖，在体内外均有很强的抗凝作用。其作用机制有：①增强抗凝血酶Ⅲ与 FII_a 的亲和力，加速其失活；②刺激血管内皮细胞释放 TFPI 等抗凝物质和纤溶物；③增强蛋白质 C 的活性；④抑制血小板的黏附聚集。

四、纤维蛋白溶解

纤维蛋白溶解（fibrinolysis）是指将凝血块中的纤维蛋白水解成可溶性小片段肽的过程，简称"纤溶"。与纤溶相关的物质包括纤维蛋白溶解酶原（简称"纤溶酶原"）、纤溶酶、纤溶酶原激活物和纤溶抑制物，它们组成体内的纤溶系统，作用在于清除生理情况下在血管局部沉着的纤维蛋白，保持血流畅通，而且也有利于损伤组织的修复、愈合。纤溶过程分两个阶段，即纤溶酶原的激活和纤维蛋白的降解。

第四节　血型与输血

一、血型

血型（blood type）是指血细胞膜上特异性抗原的类型。如果将两个不同血型的血液混合，会出现红细胞彼此黏集成团，这种现象称为红细胞凝集（agglutination）。红细胞凝集的实质是红细胞膜上的特异性抗原（agglutinogen 凝集原）和相应的抗体（agglutinin 凝集素）发生抗原-抗体反应。此反应过程是不可逆的，即凝集的红细胞无论怎样振荡均不能散开，故可造成微循环的阻塞和溶血。通常所说的血型主要指红细胞血型，即红细胞膜上特异性抗原的类型，也就是红细胞膜上的糖脂或糖蛋白。

二、红细胞血型

目前已发现在人类红细胞膜上有 23 个血型系统、193 种抗原。如 ABO、Rh、MNSs 等，其中与临床关系密切的是 ABO 血型和 Rh 血型系统。

（一）ABO 血型系统

ABO 血型系统（ABO blood group system）是 Landsteiner 在 1901 年发现的第一个人类血型系统。根据红细胞膜上 A、B 凝集原的分布不同，该血型系统将血液分为 4 种血型：红细胞膜上只有 A 凝集原的为 A 型，只含 B 凝集原的为 B 型，A 和 B 凝集原都存在的为 AB 型，两种凝集原都缺失的为 O 型。

ABO 血型系统的凝集素是天然抗体，多属 IgM，一般不易通过胎盘屏障。不同血型人的血清中含有不同的凝集素，但不含与自身所含凝集原相对抗的凝集素。即在 A 型血的血清中，只含抗 B 凝集素，不含抗 A 凝集素。B 型血的血清中只含抗 A 凝集素。AB 型血的血清中不含抗 A 和抗 B 凝集素，而 O 型血则含有抗 A 和抗 B 凝集素。因此，当 A 型血与 B 型血混合时，A 型血红细胞膜上的 A 凝集原就会和 B 型血血清中的抗 A 凝集素发生凝集反应。其他不同血型的血液混合时出现的凝集反应也同理。

（二）Rh 血型系统

1940 年，Landsteiner 和 Wiener 首次在恒河猴红细胞表面发现 Rh 抗原，这种血型系统称为 Rh 血型系统（Rh blood group system），是仅次于 ABO 血型的另一重要的血型系统。Rh 系统中最主要的抗原有 D、E、C、c、e 5 种，其中以 D 抗原的抗原性最强。通常将红细胞表面存在 D 抗原者称为 Rh 阳性，无 D 抗原的为 Rh 阴性。我国汉族人和其他大部分民族的人的 Rh 阳性约占 99%，Rh 阴性占 1%。但在某些少数民族中，Rh 阴性的人数较多，如塔塔尔族占 15.8%。

人的血清中不存在抗 Rh 的天然抗体。50%～75% 的 Rh 阴性的人通过输血或妊娠，可受 D 抗原红细胞免疫而产生抗 D。当 Rh 阴性的人首次接受 Rh 阳性的血液后，通过体液免疫可产生抗 Rh 抗体。如果再次接受 Rh 阳性的血液，就可能发生凝集反应。

三、输血

输血（blood transfusion）是一种重要的治疗手段，但是，如果错误输血，将会造成严重的后果。所以为确保输血安全，必须严格遵守输血原则：首选同型输血，慎选异型间输血，供血者的红细胞不被受血者的血清所凝集。操作上应先鉴定血型，然后在同一血型系统中进行交叉配血试验（cross-match test）。

交叉配血试验有主、次侧之分，将供血者的红细胞与受血者的血清进行配合试验为主侧，将受血者的红细胞与的供血者血清进行配合试验为次侧（图 3-2-1）。若主、次侧均不出现凝集反应，则为配血相合，可以输血；若主侧出现凝集反应，则为配血不合，不能输血；如果主侧不出现凝集反应，而次侧出现，则只能少量、慢速输血，同时密切监视输血过程。

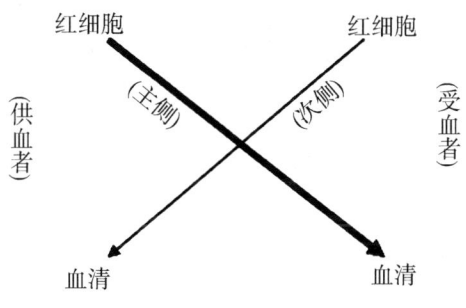

图 3-2-1 交叉配血示意图

（万文成）

第三章 心血管生理

血液循环是指血液在心脏和血管中循环往复地流动。血液循环的动力来源于心脏不断地交替收缩和舒张运动。心脏收缩,推动血液经动脉系统流向全身各部分;心脏舒张,则使血液由全身各部分经静脉系统返回心脏。介于动、静脉之间的毛细血管网分布全身,是血液与组织液之间进行物质交换的场所。血液循环的主要功能是完成体内的物质运输,维持内环境的相对稳定,保证机体新陈代谢的正常进行。血液循环还有助于实现机体的体液调节和血液的防御功能。

第一节 心脏的生物电活动

心脏主要由心肌细胞组成。根据心肌细胞的组织学和生理学特点的不同,可将心肌细胞分成两类:一类是普通心肌细胞,又称工作细胞,富含肌原纤维,参与构成心房和心室,具有收缩性、兴奋性和传导性;另一类是特殊分化了的心肌细胞,组成心脏的特殊传导系统,如P细胞和浦肯野细胞。除房室交界处结区细胞外,特殊传导系统的其他细胞都具有兴奋性、传导性和自动节律性,而无收缩性,故又称自律细胞。(图3-3-1)

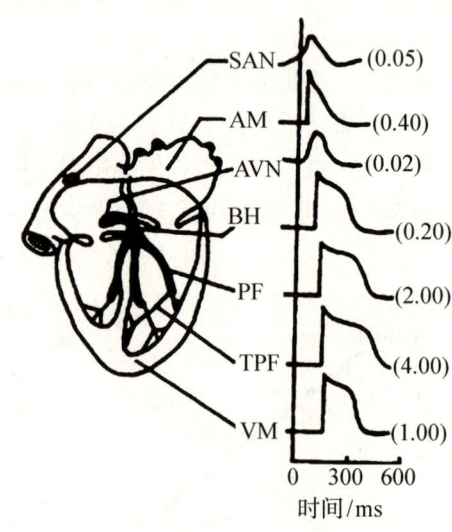

图3-3-1 心脏各部分心肌细胞的跨膜电位和兴奋传导速度(括号内数字)
SAN:窦房结;AM:心房肌;AVN:结区;BH:希氏束;PF:束细胞(浦肯野纤维)

一、工作细胞的跨膜电位及其形成机制

（一）静息电位

人和哺乳类动物心室肌细胞的静息电位约 -90 mV，其形成机制与骨骼肌、神经纤维的静息电位的形成机制相似，是 K^+ 的平衡电位。

（二）动作电位

心室肌的动作电位与骨骼肌、神经纤维的动作电位明显不同。其特点是复极过程复杂，持续时间长，升支和降支不对称。心室肌细胞的动作电位可分为去极化和复极化两个过程，包括 0、1、2、3、4 这 5 个时相（图 3-3-2）。

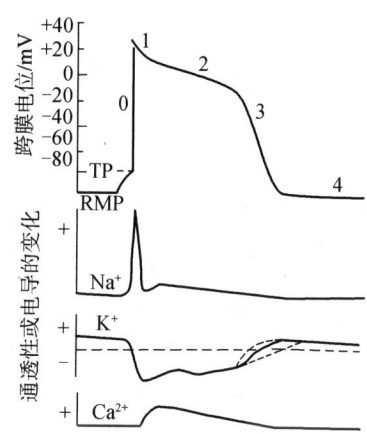

图 3-3-2 心室肌细胞跨膜电位及其形成的离子机制

1. 去极化过程（0 期） 膜内电位由静息状态时的 -90 mV 上升到 +20 ～ +30 mV，膜电位由内负外正的极化状态转为内正外负的反极化状态，形成动作电位的升支。0 期去极相的时间仅 1～2 ms，去极速度快，升支陡峭。0 期膜电位变化的幅度称为动作电位幅度。其形成机制为：外来刺激首先引起心肌细胞膜上少量 Na^+ 通道开放及 Na^+ 内流，使膜部分去极化。当去极化达阈电位（约 -70 mV）时，膜上 Na^+ 通道全面开放，Na^+ 顺电化学梯度大量迅速内流，使膜内电位急剧升高，直至升支顶点而接近 Na^+ 的平衡电位。决定 0 期去极化的 Na^+ 通道是一种快通道，它激活开放的速度和激活后失活关闭的速度均很快，其开放时间仅 1 ms 左右。快 Na^+ 通道可被河鲀毒阻断。

2. 复极化过程 从 0 期去极化结束开始到恢复静息电位或极化状态的过程称复极化过程，包括 1、2、3、4 期，历时 200～300 ms。

1 期：又称快速复极初期。膜内电位由 +30 mV 迅速恢复到 0 mV 左右，历时约 10 ms。1 期复极化是由一种短暂的一过性外向电流（Ito）引起的。Ito 可被 K^+ 通道阻断剂四乙胺所阻断，因此认为 K^+ 是 Ito 的主要离子成分。

2 期：又称缓慢复极化期。当 1 期复极结束后，复极过程变得非常缓慢，膜内电位停滞于接近 0 电位的水平，形成平台，故常称平台期，历时 100～150 ms，是整个动作电位

持续时间长的主要原因。平台期是心室肌细胞动作电位区别于骨骼肌和神经纤维动作电位的主要特征。其形成涉及多种离子流的参与，主要与 Ca^{2+} 的内流和 K^+ 的外流有关。0 期膜电位的去极化变化，除了导致快钠通道的开放和随后的关闭外，也激活了膜上的 Ca^{2+} 通道。由于心肌膜外的 Ca^{2+} 浓度远比细胞内高，故 Ca^{2+} 持续而缓慢地流入膜内。在平台期初期，Ca^{2+} 内流与 K^+ 外流处于相对平衡状态，使膜电位保持在 0 mV 左右。在平台期晚期，由于内向 Ca^{2+} 电流逐渐减弱、失活，外向 K^+ 电流逐渐增强，使膜外的净正荷逐渐增加，膜内电位逐渐降低。Ca^{2+} 通道阻断剂（如异搏定、心痛定等）可阻断 Ca^{2+} 通道，缩短平台期。

3 期：又称快速复极化末期。在 2 期后期，膜内电位以较慢的速度由 0 mV 逐渐向负值转化，进入 3 期。此期，细胞膜复极速度加快，膜内电位较快地恢复到 - 90 mV。此期历时约 100～150 ms。从 0 期去极化开始到 3 期复极化完成的时间，称动作电位时程。3 期的形成主要因 K^+ 快速外流所致。2 期末，慢 Ca^{2+} 通道失活而关闭，内向电流停止，而 K^+ 外流呈现随时间而递增的趋势，促使膜电位恢复。3 期膜内的 K^+ 外流使膜内电位向负的方向转化，膜内电位越负，K^+ 电导越高，K^+ 外流愈快。这种正反馈过程导致膜的复极化越来越快，直至复极化完成。

4 期：又称静息期，是 3 期复极化完毕，膜电位恢复后的时期。此期心室和心房肌细胞膜电位基本稳定于静息水平。在动作电位去极化和复极化过程中，由于膜通透性的变化，多种离子顺浓度梯度流入或流出细胞，以致细胞内 Na^+ 和 Ca^{2+} 有所增加，而 K^+ 有所减少。要使这些离子分布恢复到兴奋前的水平，就需要肌膜上 Na^+-K^+ 泵的活动。关于 Ca^{2+} 的逆浓度差外运，目前认为是与 Na^+ 的顺浓度内流相耦合进行的，即形成 Na^+-Ca^{2+} 交换。Ca^{2+} 的这种主动转运是由 Na^+ 的内向性浓度梯度提供能量的，而 Na^+ 的内向性浓度梯度的维持则依靠 Na^+-K^+ 泵活动。因此，Ca^{2+} 的主动转运的能量也是由 Na^+-K^+ 泵提供的。

二、自律细胞的跨膜电位及其形成机制

（一）自律细胞的最大舒张电位和 4 期自动去极化

在没有外来刺激的情况下，工作细胞不产生动作电位，4 期膜电位稳定。而在自律细胞，动作电位 3 期复极末达最大值（称最大舒张电位）之后，4 期膜电位便开始自动缓慢去极化，一旦自动去极化达阈电位后，便爆发新的动作电位。4 期自动去极化的产生是由于进行性的净内向离子电流引起的。不同类型的自律细胞，4 期自动去极化速度和离子基础不同。

1. 浦肯野细胞 4 期自动去极化　浦肯野细胞 4 期自动去极化的离子基础是一种随时间进展而增强的内向离子流（I_f），主要成分是 Na^+，也有 K^+ 参与。负载 I_f 的膜通道在动作电位 3 期复极达 - 60 mV 左右被激活，其激活程度随复极过程中膜内负电位的增加而增加，至 - 100 mV 才被充分激活而开放。I_f 有时间依从性，随时间推移而增大，一旦使膜电位达到阈电位水平，便又可引起一次动作电位。与此同时，I_f 在动作电位 0 期去极化达到 - 50 mV 时，因通道失活而终止。I_f 为起搏电流，其通道虽允许 Na^+ 通过，但与快钠通道不同，两者激活的电压水平不同，I_f 可被铯（Cs）所阻断，而对河鲀毒素（TTX）不敏感。

2. 窦房结 P 细胞 4 期自动去极化　P 细胞是窦房结的起搏细胞，其 4 期自动去极化

依赖于多种离子电流的参与，主要包括一种外向电流和两种内向电流（图 3-3-3）：① 时间依赖性的 I_K 通道逐渐失活，造成 K^+ 外流进行性衰减，这是窦房结 4 期去极最重要的离子基础。② 进行性增强的内向离子流（I_f）。③ T 型钙通道的激活和 Ca^{2+} 内流。窦房结细胞上的钙通道有 L 型和 T 型两种，L 型通道就是慢通道，也是前述的心室肌动作电位平台期 Ca^{2+} 内流的通道，其阈电位在 -30~-40 mV，儿茶酚胺对其有调控作用；T 型通道的阈电位为 -50~-60 mV，一般钙通道阻断剂对其无阻滞作用，也不受儿茶酚胺调控，但可被镍阻断。这 3 种起搏离子流和其他参与窦房结起搏的离子流综合作用，一旦总内向离子电流大于总外向离子电流，就形成净内向离子电流而引起 4 期自动去极化。

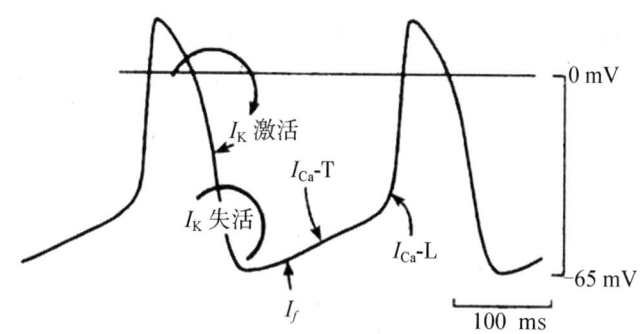

图 3-3-3　窦房结细胞的动作电位

（二）自律细胞的动作电位

心肌细胞除按功能不同分为工作细胞和自律细胞两类外，还可根据其生物电变化，特别是动作电位 0 期去极化速度的不同，分为快反应细胞和慢反应细胞两种类型。心室肌、心房肌、房室束及其分支以及浦肯野纤维动作电位 0 期去极化速度快，属快反应细胞，而窦房结及房室交界的细胞则相反，故属慢反应细胞。浦肯野纤维因又有自律性，所以是快反应自律细胞，而窦房结的 P 细胞则为慢反应自律细胞。

第二节　心肌细胞的生理特性

心肌细胞具有自动节律性、兴奋性、传导性和收缩性四种生理特性，其中前三者称为电生理特性，后者属于机械特性。

一、自动节律性

心肌细胞在没有外来刺激的条件下，能自发性地产生节律性的兴奋，这种特性称为自动节律性（automaticity），简称自律性。心脏的特殊传导系统中的自律细胞具有这种特性，普通心肌细胞不具备这种特性。心肌自律性的高低通常以单位时间内产生节律性兴奋的次数来衡量。

（一）心脏的起搏点

特殊传导系统各部位的自律细胞自律性高低不同，窦房结的自律性最高，约为

100次/分;房室交界和房室束及其分支次之,约为50次/分,心室内束细胞(浦肯野纤维)最低,约为25次/分。由于窦房结的自律性最高,它产生的节律性冲动按一定顺序传播,能引起其他部位的自律组织和心房、心室肌细胞兴奋,产生与其一致的节律性活动。因此,正常情况下,窦房结是主导整个心脏搏动的部位,称为正常起搏点,所形成的节律性心脏活动称为窦性心律(sinus rhythm)。自律性较低的其他部位,因受窦房结控制,其自律性不能表现出来,被称为潜在起搏点。在某些异常情况下,例如窦房结自律性异常降低,或潜在起搏点自律性特别高时,潜在起搏点的自律性可表现出来,而控制心脏的活动。这种异常的起搏点被称为异位节律点。

(二)窦房结对潜在起搏点的控制方式

正常情况下,窦房结对潜在起搏点的控制方式有两种:①"抢先占领"。由于窦房结的自律性高于其他潜在起搏点,在潜在起搏点尚未兴奋之前,窦房结已抢先使之兴奋,从而使其自律性不能表现出来。②超驱动抑制。窦房结对潜在起搏点有直接的抑制作用。在正常情况下,潜在起搏点始终处在窦房结高频的兴奋驱动下而被动兴奋,这种被动兴奋的频率远远超过它们本身的自动兴奋频率,结果造成了压抑效应。一旦窦房结发放的冲动中断,潜在起搏点不能立即按其自身的节律使心脏搏动,而需要一定的时间才能从被压抑状态中恢复过来。

二、兴奋性

心肌细胞具有兴奋性,其兴奋性高低可用阈值来衡量。心肌细胞受到一个有效刺激而兴奋时,其兴奋过程中兴奋性会发生周期性的变化,表现为对第二个刺激的反应能力发生规律性的变化。

(一)动作电位过程中心肌兴奋性的周期性变化

现以心室肌为例分析兴奋性的变化,这些变化可分为以下几个时期(图3-3-4):

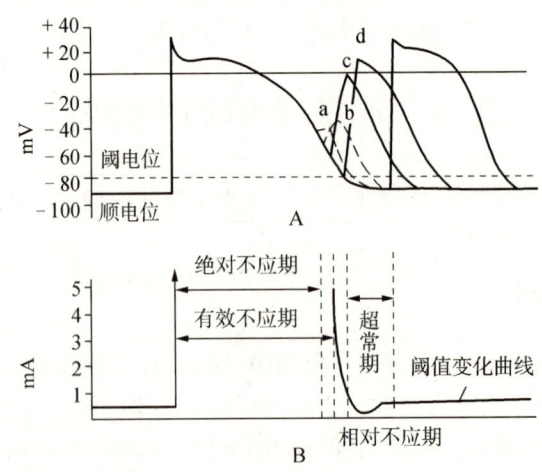

图3-3-4 心肌的动作电位与兴奋性变化
A. 心肌动作电位在不同的复极化时期给予刺激所引起的反应(a、b、c、d);
B. 用阈值变化曲线说明兴奋后兴奋性的变化。

1. 绝对不应期与有效不应期 从心肌细胞兴奋开始，即膜内电位从动作电位 0 期去极化开始，到 3 期复极化 -55 mV 这段时间内，任何强大的刺激都不能使其再度发生兴奋，这段时间称为绝对不应期。膜电位从 -55 mV 继续复极化至 -60 mV 这段时间内，如果给予足够强大的刺激，可以引起局部膜电位变化，但不能引起可扩布性兴奋，此时期称为局部反应期。在从 0 期去极化开始到复极化至 -60 mV 的这段时间内，任何刺激均不能使心肌细胞再次产生动作电位，这段时期称为有效不应期（effective refractory period）。有效不应期的产生是因为此期膜电位小，钠通道处于完全失活或刚刚开始复活状态，故兴奋性短暂缺失或极度低下。

2. 相对不应期 在有效不应期之后，膜电位从 -60 mV 复极化到 -80 mV 之间的这段时间内，如给予较强的刺激可以引起动作电位，称为相对不应期。由于此期膜电位已经基本恢复，快 Na^+ 通道已部分复活，但未恢复到备用状态，其开放能力仍低于正常，因此兴奋性低于正常。

3. 超常期 即膜电位从 -80 mV 到 -90 mV 的这段时间。略低于阈强度的刺激可使心室肌细胞产生动作电位，表明心肌的兴奋性高于正常，称为超常期。此期 Na^+ 通道已基本恢复到可被激活的备用状态，同时膜电位水平又接近阈电位水平，故兴奋性高于正常。在超常期之后，膜电位恢复至静息电位水平，Na^+ 通道也完全复活，处于备用状态，故兴奋性恢复正常。

（二）期前收缩与代偿性间歇

正常情况下，心脏受窦房结的控制。如果在窦房结的兴奋到达之前，心肌受到一次人工或异位起搏点的刺激，可能提前兴奋出现收缩，这种收缩称期前收缩（premature systole）或期外收缩（extrosystole），也叫期前兴奋。期前兴奋也有自己的有效不应期。如果窦性兴奋正好落在期前兴奋的有效不应期内，则不能引起心脏再次兴奋收缩，需待下一次窦房结的兴奋到达才能引起新的收缩。因此，在期前收缩之后常常出现一段较长时间的心室舒张期，称为代偿性间歇（compensatory pause）（图 3 - 3 - 5）。

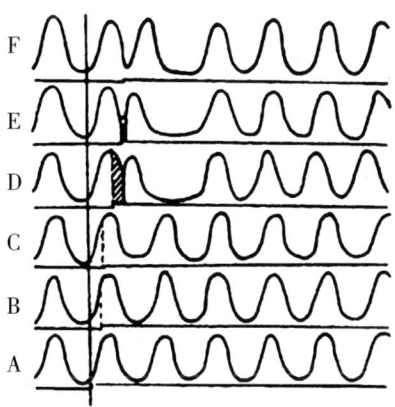

图 3 - 3 - 5 期前收缩与代偿性间歇
每条曲线下的电磁标记号指示给予电刺激的时间，曲线 A～C 刺激落在有效不应期内。

三、传导性

心肌是功能上的合胞体,心肌细胞膜上任何部位产生的兴奋不仅可以传遍整个细胞膜,而且很容易通过低电阻的闰盘,引起相邻的细胞兴奋,从而使整个心脏兴奋和收缩。窦房结发出的兴奋可经心房肌的优势传导通路(preferential pathway),传到房室交界,再经房室交界传到房室束及左右束支,最后经浦肯野纤维传到心室肌,引起整个心室兴奋。

由于不同部位的心肌细胞的结构特点不同,兴奋在心脏各个部位的传导速度不相同,所需的时间也不相同。兴奋在心房和心室内传导较快,在心室内传导系统的传导速度最快,可达 2~4 m/s;兴奋在房室交界处传播速度极慢,为 0.02~0.05 m/s,经过房室交界所需时间较长,约需 0.1 s,称为房-室延搁(atrio-ventricular delay)。房室延搁可确保房室有序地先后收缩,有利于血液进一步充盈心室,对于心脏充盈和射血有重要意义。兴奋从窦房结传到房室交界约需 0.06 s,经房室交界约需 0.1 s,心室内的传播约需 0.06 s,所以兴奋从窦房结传到整个心室共需约 0.22 s。

四、收缩性

心肌细胞和骨骼肌一样,在受到刺激发生兴奋后,可通过兴奋收缩偶联引起肌细胞收缩。但心肌细胞的收缩性有其自身的特点。

1. 同步收缩(全或无式收缩) 兴奋在心房或心室内传导速度很快,故几乎所有的心房肌细胞或心室肌细胞是同步收缩的。同步收缩产生强大的力量,利于心脏射血。

2. 不发生强直收缩 心肌由于有效不应期很长,故不会发生强直收缩,从而保证收缩和舒张交替进行,使心脏能有序地射血和充盈。

3. 对细胞外 Ca^{2+} 的依赖性大 Ca^{2+} 是心肌兴奋收缩偶联的媒介。由于心肌的肌质网终末池很不发达,贮 Ca^{2+} 量比较少,它收缩所需要的 Ca^{2+} 主要是复极化 2 期从膜外所流入的。因此,细胞外 Ca^{2+} 浓度对心肌的收缩有较大的影响。

第三节 心脏的泵血功能

一、心率与心动周期

(一)心率

心率(heart rate)即心脏搏动的频率,通常以每分钟内的心搏次数表示。心脏的一次周期性活动为一次心搏,在安静情况下,正常成年人的心率为 60~100 次/分,平均约 75 次/分。心率随性别、年龄和机体的活动状况不同而异,新生儿可快至 130 次/分;成年女性的心率一般比男性稍快;运动、激动时心率比安静时快。

(二)心动周期

心脏每收缩和舒张一次构成的一个机械活动周期称为心动周期(cardiac cycle),包括心房收缩、心房舒张、心室收缩和心室舒张四个过程。由于心室的舒缩活动在心脏泵血功能上起主导作用,因此通常所说的心缩期(systole)和心舒期(diastole)是指心室的收缩期和舒张期。

在心动周期中，心房和心室的舒缩活动总是按一定的顺序进行的。心房首先收缩，心室随后收缩；当心室开始收缩时，心房已开始舒张；心室舒张尚未结束，心房又开始收缩。以正常成年人安静时的平均心率为 75 次/分计，则一个心动周期历时 0.8 s。其中，心房收缩期为 0.1 s，舒张期为 0.7 s；心室收缩期为 0.3 s，舒张期为 0.5 s。心房与心室同处于舒张状态的时间约占半个心动周期，这段时间称为全心舒张期（图 3-3-6）。无论心房还是心室，其舒张时间均长于收缩时间。心动周期时程的长短取决于心率的快慢。心率越快，心动周期越短，收缩期和舒张期都相应缩短，但舒张期缩短更显著。

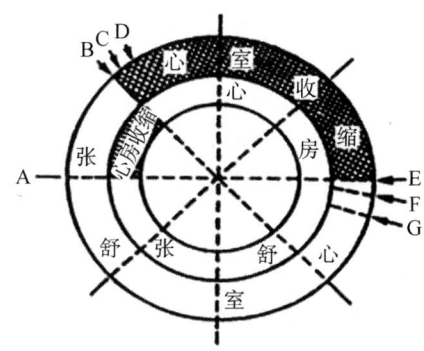

图 3-3-6 心动周期中房、室活动顺序与时间的关系
A. 心房开始收缩；B. 心房开始舒张，心室开始收缩；C. 房室瓣闭；
D. 动脉瓣开；E. 心室开始舒张；F. 动脉瓣闭；G. 房室瓣开。

二、心脏的泵血功能及其机制

心脏的泵血过程包括射血和充盈。心室收缩时，血液从心室流向大动脉，称为射血（ejection）；心室舒张时，血液从心房和大静脉流入心室，称为充盈（filling）。每个心动周期，左、右心室的活动几乎同时进行。所不同的是，左心室射血进入体循环，遇到的阻力大，路程较远；右心室射血入肺循环，遇到的阻力较小，路程较短。

（一）心脏泵血机制

心脏泵血取决于两个因素：一是泵血的动力，二是心瓣膜的启闭。推动血液在心房和心室之间以及心室和主动脉之间流动的主要动力是压力梯度。而心肌的节律性舒缩活动是造成室内压变化从而导致心房与心室之间、心室与主动脉之间产生压力梯度的根本原因。血液单方向流动和室内压的急剧变化依赖于心瓣膜的规律性启闭。

（二）心脏泵血过程

由于心脏泵血功能主要取决于心室的功能状态，故通常按照心室所处的状态，将一个心动周期分为 7 个时相：等容收缩期、快速射血期、减慢射血期、等容舒张期、快速充盈期、减慢充盈期和房缩期。下面以左心为例，分别阐述这 7 个时相中心室腔的压力、容积、心瓣膜的状态和血流方向的变化。

1. 等容收缩期 心室收缩开始，心室内压迅速升高，当其超过心房内压时，心室内的血液将房室瓣上推，使其关闭，避免心室内血液倒流回心房。但此时，室内压仍未超过主动脉内压，故动脉瓣仍处于关闭状态。在这段时间内，房室瓣和动脉瓣均处于关闭状态。心室肌收缩只是增加张力，其长度不变，即心室的容积不变，故把此时相称为等容收缩期，约持续 0.06 s。

2. **快速射血期** 随着心室肌继续收缩，心室内压继续上升。当它超过主动脉内压时，心室的血液将动脉瓣冲开，迅速射入主动脉，使动脉内压升高，故称快速射血期，历时约 0.11 s。此期间心室射出的血量约占整个收缩期射血总量的 70%，心室容积迅速减小，室内压可因心室肌继续收缩而继续升高，直至最高值。

3. **减慢射血期** 紧随快速射血期后，室内压逐渐下降，射血速度减慢，故称为减慢射血期，历时约 0.15 s。此时室内压虽已低于主动脉压，但因心室射血使血液获得较大的动能，故血液借惯性继续流入主动脉。心室容积进一步减小。

4. **等容舒张期** 心室开始舒张，室内压急剧下降，较主动脉内压更低。于是，血液返流，推动主动脉瓣关闭。此时心室内压仍高于心房内压，故房室瓣仍处于关闭状态，使心室无血液进出，容积不变，故称为等容舒张期，历时约 0.06～0.08 s。

5. **快速充盈期** 等容舒张期后，心室内压一旦低于心房内压，房室瓣就开放。血液在心室极强的抽吸作用下，大量经心房和腔静脉快速流入心室，心室的容积迅速增大，故称为快速充盈期，历时约 0.11 s。此期，充盈心室的血量约占充盈总量的 2/3。

6. **减慢充盈期** 随着心室内血液的充盈，心室内压逐渐升高，与心房之间的压力差减小，血液流入心室的速度减慢，故称减慢充盈期，历时约 0.20 s。此期流入心室的血量较少，心室容积进一步增大。

7. **房缩期** 在心室舒张的最后 0.10 s，心房收缩，房内压升高，将一部分血液挤入心室，心室充盈量进一步增加 10%～30%。心房在心动周期的大部分时间里处于舒张状态，其主要作用是临时接纳、储存从静脉不断回流的血液。

三、心脏泵血功能的评价

评定心脏泵血功能是临床实践与实验研究中常常遇到的问题。以下介绍的是一些常用的评价心脏泵血功能的指标。

（一）每搏输出量和射血分数

1. **每搏输出量** 一侧心室一次搏动所射出的血液量称为每搏输出量（stroke volume），简称搏出量。成年人在静息状态时每搏输出量约为 70 mL。心室舒张末期由于血液的充盈，其容量可达 125 mL，称心室舒张末期容积。可见，心室收缩末期，心室内仍剩余约 55 mL 血量，这部分血量的多少与心肌收缩力有关。

2. **射血分数** 每搏输出量和心室舒张末期容积的百分比称为射血分数（ejection fraction），在安静状态下为 55%～65%。心脏在正常工作范围内活动时，搏出量始终与心室舒张末期容积相适应。当心室舒张末期容积增加时，搏出量也相应增加，射血分数基本不变。心功能减退时，心室异常扩大，尽管搏出量可能正常，但射血分数已明显下降。若仍以搏出量来评定心脏的泵血功能，则可能作出错误的判断。

（二）每分输出量和心指数

1. **每分输出量** 一侧心室每分钟射出的血液总量，称为每分输出量（minute vo-

lume），简称心输出量（cardiac output），心输出量等于每搏输出量乘以心率。如果心率以75次/分计算，则成人每分输出量为4.5～6.0 L。每分输出量随机体活动和代谢情况而变化，在运动、情绪激动、怀孕等情况下，心输出量增多。此外，心输出量因年龄、性别而有所差异。

2. 心指数 如用心输出量作为衡量不同个体间的心功能的指标是不全面的，因为没有考虑个体间身高体重的差异。人体安静时的心输出量与体表面积成正比。为便于比较，一般以在空腹和安静状态下，每平方米体表面积的每分输出量，称为心指数（cardiac index）。中等身材的成年人，体表面积为1.6～1.7 m^2。以安静时每分心输出量为4.5～6.0 L计算，则心指数为3.0～3.5 L/（min·m^2）。不同的年龄、性别，心指数也有所不同。年龄在10岁左右时心指数最大，可达4.0 L/（min·m^2）以上，以后随年龄增长而逐渐下降，到80岁时，心指数接近于2.0 L/（min·m^2）。男性的心指数高于女性。

四、影响心输出量的因素

心输出量等于搏出量乘以心率。故凡影响搏出量和心率的因素均可影响心输出量。

（一）影响搏出量的因素

1. 前负荷 前负荷（preload）是指肌肉收缩前所负载的负荷。它使肌肉收缩前就处于被拉长的状态。肌肉收缩之前的长度，称初长度。心室肌的初长度取决于心室收缩前的容积，即心室舒张末期容积，它主要受静脉回心血量的影响。静脉回心血量越多，心室舒张末期容积就越大，心室肌的初长度则越长。在一定的范围内，心室肌收缩强度随初长度加长而增强（starling机制），搏出量也随心室舒张末期容积增大而增多。但是，当心室舒张末期容积过大，使心肌的初长度超过最适初长时，心室肌收缩强度会减弱，搏出量将减少。正常情况下，心室充盈度（即舒张末期容积）变化所引起的心肌初长度变化不会超过最适初长，因此，静脉回心血量的增加，总是使搏出量相应增加。这种通过心肌细胞初长度的变化而引起心肌收缩强度变化，进而改变搏出量的调节方式，称为异长自身调节（heterometric autoregulation）。

为观察前负荷或初长度对搏出量的影响，可以在实验中逐渐改变心室舒张末期压力或容积，同时记录每搏输出量或搏出功的变化，将测得的一系列数据绘制成坐标图，即为心室功能曲线（图3-3-7）。心室功能曲线大致可分为三段：①左室舒张末期压在

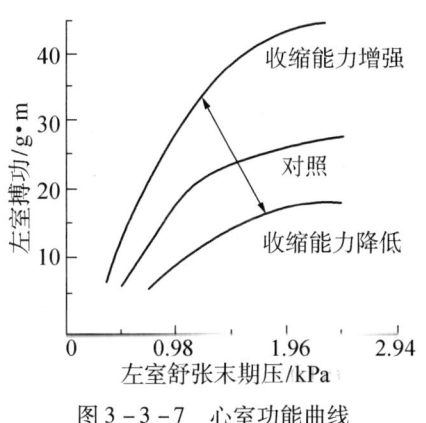

图3-3-7 心室功能曲线

1.60～2.00 kPa 内为最适前负荷。位于其左侧的一段为心功能曲线的升支，搏出功随初长度增长而增加。通常左室舒张末期压为 0.67～0.80 kPa。故正常心室是在心功能曲线的升支段工作的。这表明心室具有较大的初长度贮备。②左心室舒张末期压在 2.00～2.67 kPa 内，曲线逐渐平坦，提示前负荷在此范围内变动时对搏出功的影响不大。③随后的曲线仍平坦或轻度下倾，但并不出现明显的降支，说明正常心室舒张末期压即使超过 2.67 kPa，搏出功仍保持不变或仅略有下降。

2. 心肌收缩能力 心肌收缩能力是指心肌不依赖于其前后负荷而改变其收缩强度和收缩速度的内在特性，又称心肌的收缩性。心肌收缩性的加强，表现为心肌缩短的程度和速度都增加，搏出量增多；反之亦然。由于心肌收缩性变化时，心肌的初长度并未改变，所以把通过心肌收缩性的改变而影响搏出量的调节方式称为等长自身调节（homometric autoregulation）。在整体情况下，神经和体液因素可使心肌的收缩性发生改变，从而调节心输出量。

3. 后负荷 后负荷（afterload）是指肌肉收缩开始后遇到的负荷或阻力。它不增加肌肉的初长度，但能阻碍收缩时肌肉的缩短。对心室而言，后负荷是指心室射血时遇到的阻力，即大动脉血压。后负荷增加，将使心室射血所遇到的阻力加大，冲开动脉瓣所需的室内压随之升高。这会导致心肌收缩产生的张力增加，缩短的速度和幅度均减小，缩短的开始时间延迟。结果心室等容收缩期延长，射血期缩短，射血速度减慢，射血能力减弱，搏出量减少，心室内剩余血量增加，心室收缩末期容积增大。如果此时流入心室的血量不变，便会引起心室舒张末期容积加大，即心肌初长度增加，心室便可通过异长调节机制使搏出量恢复正常。

（二）心率的影响

在一定的范围内，如果搏出量不变，心率增快，心输出量增加；心率减慢，心输出量减少。但是，如果心率过快，超过 160～180 次/分，由于心舒期过短，心室充盈量不足，将使搏出量减少，心输出量随之减少。如心率过慢，只有 40～50 次/分时，心输出量也会减少。因为心率减慢虽可延长舒张期，但心室充盈量早已接近最大值，再延长心室舒张时间也不能进一步增加充盈量和搏出量，反而会因心率过慢而使心输出量减少。

五、心音

心音（heart sound）是在心脏活动过程中由心瓣膜启闭和血流撞击心室壁或大动脉壁引起的振动而产生的。在胸壁的一定部位可用听诊器听取。如果用换能器将此机械能转换成电信号并记录下来，即为心音图（phonocardiogram，PCG）。每个心动周期中，心音图上可见 4 个心音，而听诊通常只能听到 2 个心音，即第一心音和第二心音，在部分人还可闻及第三心音。

（一）第一心音

第一心音（first heart sound）发生在心缩早期，是心脏收缩开始的标志。第一心音的产生与心室肌收缩和房室瓣关闭产生的振动，以及心室射血开始时血液撞击大动脉管壁引起的振动有关。其特点是：音调低，持续时间较长（0.12～0.14 s），在心尖部听得最清楚。第一心音的强弱与心室肌收缩力量成正相关，心室肌收缩力愈强，第一心音也愈强。

（二）第二心音

第二心音发生在心舒早期，它的出现标志着心脏舒张开始。第二心音与心室舒张，主动脉瓣和肺动脉瓣先后相继关闭引起的振动，以及血流撞击大动脉根部和心室内壁产生的振动有关。其特点是：音调高，持续时间较短，在胸骨左、右缘第 2 肋间听得最清楚。第二心音的强弱可反映主动脉和肺动脉压力的高低。

在正常人偶尔可听到第三心音。第三心音发生在快速充盈期末，与血液充盈减慢，流速突然改变而使心室壁和瓣膜发生振动有关。

第四心音又称心房音，是由于心房收缩，血液充盈心室时使血液和心室壁振动所致。

第四节　血　管　生　理

一、各类血管的功能

血管的功能主要是运送血液、分配血液和进行物质交换。按管壁结构和生理功能的不同，血管可分为弹性贮器血管、分配血管、阻力血管、交换血管、容量血管和短路血管。

1. **弹性贮器血管**　指主动脉、肺动脉主干及其发出的大分支。这些血管的管壁坚厚，有显著的可扩张性和弹性。心脏收缩射血时，一方面推动血液向前流动，另一方面使主动脉扩张，容积增大，使射出的血液一部分贮存在大动脉内。心脏停止射血后，被扩张的大动脉弹性回缩，将贮存的那部分血液继续向前推进。

2. **分配血管**　是指从弹性血管以后至分支为小动脉前的动脉管道，其功能是将血液输送到各器官组织。

3. **阻力血管**　包括小动脉和微动脉，它们的管径细，对血流的阻力大。管壁平滑肌的舒缩活动可引起血管口径的明显变化，从而改变血流的阻力。由于血流阻力产生的主要部位在小动脉和微动脉部位，故把这两种血管共称为阻力血管。

4. **交换血管**　指真毛细血管。其管壁通透性好，加之数量多，分布广，是血液与组织液进行物质交换的主要场所。

5. **容量血管**　指静脉。与同级的动脉相比较，静脉的口径大、管壁薄、可扩张性大、容量大。安静时循环血量的 60%～70% 位于静脉中，故通常把静脉称为容量血管。

6. **短路血管**　指小动脉与小静脉之间的吻合支，主要分布在手指、足趾、耳廓等处的皮肤中。短路血管开放时，血液可由小动脉直接流入小静脉。短路血管与调节体温有关。

二、血流量、血流阻力和血压

血液在心血管内流动的一系列物理学问题称为血流动力学，主要涉及血流量、血流阻力和血压，以及它们相互之间的关系。

（一）血流量和血流速度

1. **血流量**　血流量是指单位时间内流经血管某一截面的血量，单位为 mL/min 或 L/min。主要取决于两个因素：一个是推动血流的压力，即血管两端的压力差；另一个是血流阻力。根据流体力学原理，血流量（Q）与血管两端压力差（ΔP）成正比，与血流阻力（R）成反比。即 $Q = \Delta P/R$。对于某器官来说，Q 为器官的血流量，ΔP 为灌注该器官的平均动脉压和静脉压之差，R 为该器官的血流阻力。在整个体循环和肺循环中，Q 相当于心输出量，R 相当于总外周阻力，ΔP 相当于平均主动脉压（P_A）与右心房压力之差。正常情况下，右心房压力接近于零，故 ΔP 可用 P_A 代表。即 $Q = P_A/R$。

2. 血流速度 血流速度是指血液中一个质点在血管内流动的线速度。根据物理学原理，血液在血管内流动时，血流速度与血流量成正比，与血管的横截面积成反比。因此，主动脉内的血流速度最快（200 mm/s），而毛细血管内的血流速度最慢（0.3 mm/s）。

（二）血流阻力

血液在血管内流动所遇到的阻力称血流阻力。血流阻力来源于血液成分之间的内部摩擦力和血液与管壁的摩擦力。根据泊肃叶定律（Poiseuille law），血流阻力与血管口径、长度及血液黏度有关，其关系可用算式表示：

$$R = 8\eta L/\pi r^4$$

这一算式表明，血流阻力（R）与血管长度（L）和血液的黏度（η）成正比，与血管半径（r）的 4 次方成反比。生理条件下，血管长度和血液黏度的变化极小，但阻力血管的口径则可受神经体液因素的调节而变化。

（三）血压

血压（blood pressure）是指血液对单位面积血管壁的侧压力（压强）。其国际标准单位是帕（Pa）或千帕（kPa）。以往常用 mmHg 表示动脉血压（1 mmHg = 0.133 kPa）。

形成血压需具备两个条件：血管系统内有血液充盈和心脏收缩射血。血液充盈血管系统能形成一定的充盈压，其高低取决于循环血量与血管容积之间的相对关系。若血量较多或血管容积较小，则充盈压较高；血流量较少或血管容积较大则较低。心脏收缩射血所释放的能量一部分用于推动血液流动，成为血流的动能；另一部分则作用于血管壁，表现为血压，成为使管壁扩张的势能。心脏舒张时大动脉弹性回缩，又将这部分势能转变为推动血液继续流动的动能，使血液连续不断地在血管内流动。

三、动脉血压

（一）动脉血压的概念

动脉内的血液对管壁的侧压力称为动脉血压。在心动周期中，动脉血压随心脏的收缩射血与舒张充盈而发生规律性变化。心脏收缩射血初期，动脉血压上升所达到的最高值称为收缩压；心室舒张末期，动脉血压降低所达到的最低值称为舒张压；收缩压与舒张压之差值称为脉压；一个心动周期中每一瞬间的动脉血压平均值称为平均动脉压，它约等于舒张压 + 1/3 脉压。

（二）动脉血压的正常值与生理变异

一般所说的动脉血压是指主动脉压，因为在大动脉中血压降落很小，故通常以在上臂测得的肱动脉压代表。我国健康成年人安静时的收缩压为 13.3～17.3 kPa（100～130 mmHg），舒张压为 8.0～10.6 kPa（60～80 mmHg），脉压为 4.0～5.3 kPa（30～

40 mmHg)。

健康人在安静状态时的动脉血压是相对稳定的。动脉血压的高低受性别、年龄、情绪等生理因素的影响。一般来说，女性动脉血压较男性略低；动脉血压随年龄的增长逐渐升高；运动、情绪激动时动脉血压较高，而安静、休息时则降低。

（三）动脉血压的形成

动脉血压形成主要受以下四方面因素的影响：

1. **足够的血量充盈心血管**　心血管内有血液充盈是形成动脉血压的前提。血液充盈产生的循环系统平均充盈压大约为 0.9 kPa（7 mmHg）。

2. **心脏收缩射血**　这是形成动脉血压的基本因素。在一个心动周期中，心脏于心缩期射入动脉的血量多于从动脉流入毛细血管的血量，使动脉血管床的容积增大，血液对动脉管壁的侧压力增大。心舒期，心室停止射血，但由于大动脉的弹性贮器作用，心缩期暂时贮存在大动脉的血液继续流入毛细血管，动脉中血量逐渐减少，对管壁的侧压力逐渐减低，动脉血压下降。

3. **外周阻力**　这是形成动脉血压的必要条件。小动脉和微动脉对血流有较大的阻力，使约 2/3 的心室搏出量在心室收缩期不能流到外周而暂时贮存在大动脉内，因而使动脉血压升高。如果仅有心室收缩而无外周阻力，则心室收缩所释放的能量将全部表现为动能，就不能形成血压。

4. **大动脉管壁的弹性**　大动脉管壁的弹性能缓冲血压的波动，使心脏间断的射血变为动脉内持续的血流。当心脏收缩射血时，大动脉被动扩张，容量增加而使收缩压不至于过高。当心室舒张射血停止时，被扩张的大动脉弹性回缩使贮存的能量释放出来，使舒张压仍能维持在一定的水平推动血液继续向外周流动。

（四）影响动脉血压的因素

凡是影响动脉血压形成的因素都可影响动脉血压，往往一个因素发生变化时，其他因素可能发生相应变化。以下是假定其他因素不变，单独讨论某种因素的变化对动脉血压的影响。

1. **每搏输出量**　搏出量增多时，心缩期射入主动脉的血量增多，大动脉内压升高。大动脉内血压升高，则血流加速，大动脉内增多的血量大部分仍可在心舒期流至外周，使得舒张压虽有所升高，但升幅不及收缩压，故脉压增大。相反，若搏出量减少，则主要使收缩压降低，脉压减小。一般情况下，收缩压的高低主要反映搏出量的多少。

2. **心率**　如果心率加快，则心动周期缩短，舒张期缩短更甚，血液流向外周的时间将缩短，使流向外周的血量减少，心舒期末存留于主动脉的血量将增多，舒张压因此而升高。由于血压升高可使血流速度加快，使心缩期内较多的血液流向外周，故收缩压虽也升高，但幅度较小，因而脉压减小。相反，如心率变慢，舒张压降低幅度将比收缩压降低的幅度大，脉压则增大。

3. **外周阻力**　外周阻力主要由阻力血管的口径来决定。当阻力血管口径变小时，外周阻力增大，动脉血压升高；外周阻力减小，则血压降低。外周阻力对舒张压的影响较对收缩压更明显。这是因为如心输出量不变而外周阻力增大，则心舒期血液流向外周的速度减慢，心舒期末存留在主动脉内的血量将增多，故舒张压明显升高；而在心缩期，由于动脉血压较高，血流速度快，受外周阻力的影响较小，故收缩压的升高不及舒张压显著，脉压减小。反之，当外周阻力减小时，舒张压降低将比收缩压更明显，故脉压加大。

4. 大动脉的弹性作用 大动脉的弹性作用可缓冲收缩压，维持舒张压，使动脉血压的波动幅度明显小于心室内压的波动幅度。老年人的动脉管壁硬化，弹性减弱，故其收缩压明显升高，脉压增大。

5. 循环血量和血管容积的关系 循环血量与血管系统的容积相适应，才能使血管系统足够地充盈，产生一定的充盈压。循环血量减少，或血管系统容积相对增大，都会使血管系统的充盈度降低，致使动脉血压下降；相反，若循环血量增多，或血管系统容积相对缩小，将导致动脉血压升高。

动脉血压的相对稳定具有重要的生理意义。动脉血压必须达到一定的高度且保持相对稳定，才能保证全身各器官组织有充足的血液供应。如果血压过低，组织器官将会供血不足而发生代谢与功能障碍。但若动脉血压过高，左心室的后负荷增加，久而久之将导致左心泵血功能减退。长期的血压过高还可能损伤血管壁。

四、微循环

微循环是指介于微动脉与微静脉之间的血液循环，是实现血液与组织液之间物质交换的场所。

（一）微循环的组成与通路

1. 微循环的组成 不同的组织器官的形态与功能不同，其微循环的组成与结构也存在着差异。典型的微循环一般由微动脉、后微动脉、毛细血管前括约肌、真毛细血管、通血毛细血管、动-静脉吻合支和微静脉七个部分组成。

微动脉是小动脉的末梢部分，管壁富含平滑肌，是控制微循环血流量的"总闸门"。后微动脉管壁的平滑肌已不连续，分支形成真毛细血管。在毛细血管起始处的稀疏平滑肌称为毛细血管前括约肌，控制所属部分毛细血管网的血流量，是微循环的"分闸门"，易受局部代谢产物的调控。微动脉、后微动脉和毛细血管前括约肌三者都是微循环的"前阻力血管"。真毛细血管彼此互相连接成网状，称为真毛细血管网。微静脉管壁有较薄的平滑肌，在功能上起微循环"后阻力血管"的作用。通血毛细血管是与后微动脉直接相通的较长的毛细血管。动-静脉吻合支在皮肤微循环中较多，是微动脉与微静脉之间的吻合通道。

2. 微循环的血流通路及其功能特点 微循环的血液可经三条通路由微动脉流入微静脉。

（1）迂回通路。血液流经微动脉、后微动脉、毛细血管括约肌和真毛细血管网，最后汇入微静脉。这条通路真毛细血管数量多、管壁薄、通透性好、血液流速慢，是血液与组织液之间进行物质交换的场所，又称营养通路。真毛细血管通常交替开放，每分钟轮换5～10次。其开放的数量与器官的代谢水平有关。安静时，同一时间内平均约有20%左右的毛细血管开放。毛细血管的开放与关闭受后微动脉和毛细血管前括约肌控制。而后两者又受局部组织的代谢产物调节。

（2）直捷通路。血液流经微动脉、后微动脉、通血毛细血管和微静脉。通血毛细血管与真毛细血管相比，口径大，阻力较小，血流快，故又称直捷通路。该通路经常处于开放状态,主要功能是使一部分血液迅速流入静脉,以保证一定的静脉回心血量。

(3)动静脉短路。血液由微动脉直接经动-静脉吻合支流入微静脉。这条通路的血管壁较厚,流速快,没有物质交换功能。其功能与体温调节有关。

(二)微循环血流量的调节

微动脉和微静脉管壁的平滑肌受交感神经支配,当交感神经兴奋性增高时,微循环的"总闸门"趋于关闭,微静脉的阻力也增大,故微循环灌流量和流出量均减少。微动脉、后微动脉和微静脉管壁平滑肌还受组织中的去甲肾上腺素、肾上腺素等缩血管体液因素的影响,这些因素能使它们收缩,使微循环的前阻力和后阻力增大,从而影响微循环灌流量和流出量。

后微动脉和毛细血管前括约肌不受交感神经支配而主要受体液因素调节,特别是受组织细胞的代谢产物,如 CO_2、腺苷、乳酸及 H^+ 等的影响。当组织细胞的代谢增强时,代谢产物增多,后微动脉和毛细血管前括约肌舒张,真毛细血管大量开放。相反,组织代谢水平降低,代谢产物减少,开放的真毛细血管数量少。

五、组织液

组织细胞间隙的细胞外液称为组织液。除蛋白质外,组织液的成分基本与血浆相同。组织液进入毛细淋巴管即为淋巴液。淋巴液最终回流入血。

组织液大部分呈胶冻状,不能自由流动,但也有一小部分(约占组织液的1%)呈液态,可自由流动。两者之间经常保持动态平衡。组织液是血浆经毛细血管壁滤过而形成的。毛细血管中血浆里的水和小分子物质可通过毛细血管壁进入组织细胞间隙,生成组织液。而组织液中的水和细胞代谢产物也可透过毛细血管壁进入血液,这一过程称为组织液回流。在毛细血管动脉端,血浆不断滤出生成组织液;在毛细血管静脉端,大部分组织液又不断重新回到血液中,只有小部分经毛细淋巴管回流。

液体通过毛细血管壁的滤过和重吸收取决于四个因素:毛细血管血压、组织液静水压、血浆胶体渗透压和组织液胶体渗透压。由于血浆和组织中的蛋白质不易通过毛细血管壁,它们形成的胶体渗透压起"吸引"水分子的作用。在上述四因素中,毛细血管血压和组织液胶体渗透压是促使液体从毛细血管滤出的动力,而血浆胶体渗透压和组织液静水压是使液体从毛细血管外重吸收入血管的力量。滤过的力量与重吸收的力量之差称有效滤过压(effective filtration pressure),有效滤过压=(毛细血管血压+组织液胶体渗透压)-(血浆胶体渗透压+组织静水压)。人的毛细血管动脉端的血压平均为4.1 kPa(30 mmHg),静脉端为1.6 kPa(12 mmHg),血浆胶体渗透压约为3.3 kPa(25 mmHg),组织液静水压为1.3 kPa(10 mmHg),组织液胶体渗透压为2.0 kPa(15 mmHg)。将这些数值分别代入上式,则毛细血管动脉端的有效滤过压约为1.4 kPa(10 mmHg),表明滤出力量大于重吸收力量,故液体滤出生成组织液;而毛细血管静脉端的有效滤过压为-1.0 kPa(8 mmHg),表明组织液重吸收力量大于滤出力量,故组织液回流入血液。

第五节 心血管活动的调节

人体在不同生理状态下,各器官组织的新陈代谢情况不同,机体能通过神经、体液调节，使心血管活动发生相应的变化，调整各组织器官的血流量，使之与机体当时的活动状态相适应。神经、体液对心脏的调节主要是改变心率和心肌收缩性，从而改变心输出量；对血管的调节则是通过改变阻力血管的口径以调节外周阻力，改变容量血管的口径以调节回心血量，而改变特定器官组织的血管口径，则可使血液重新分配。

一、神经调节

机体对心血管活动的神经调节是通过各种心血管反射实现的。

（一）心脏的神经支配

心脏受心交感神经和心迷走神经的双重支配。

1. 心交感神经 支配心脏的心交感神经节前神经元位于脊髓胸段 1～5 节灰质侧角。节后纤维组成心交感神经丛，支配窦房结、房室交界、房室束、心房肌和心室肌。左右心交感神经支配的部位有差别。右侧心交感神经主要支配窦房结、右心房和右心室；左侧心交感神经主要支配左心房、房室交界和心室内传导系统，但也有一定程度的重叠。在功能上，右侧心交感神经兴奋主要引起心率加快；而左侧心交感神经兴奋则主要加强心肌的收缩性。

心交感神经节后纤维释放的递质是去甲肾上腺素。去甲肾上腺素与心肌细胞膜上的 β_1 受体结合，通过环一磷酸腺苷（cAMP）第二信使的作用，激活心肌细胞膜上 Ca^{2+} 通道，膜对 Ca^{2+} 通透性增高，引起心脏活动增强：①心率加快——正性变时作用。因为 Ca^{2+} 内流量增多，自律细胞 4 期自动去极化速度加快，自律性增高。②心肌收缩力加强——正性变力作用。去甲肾上腺素能增加细胞膜和肌浆网对 Ca^{2+} 的通透性，使心肌细胞内 Ca^{2+} 浓度升高，兴奋收缩偶联加强，故心肌收缩力加强。③传导加速——正性变传导作用。由于膜对 Ca^{2+} 通透性增高，使慢反应细胞动作电位 0 期上升速度和幅度都增加，故兴奋传导加快，房室传导时间缩短。由于心交感神经兴奋使心肌收缩力加强，心率加快，故心输出量增多。

2. 心迷走神经 心迷走神经节前神经元位于延髓的迷走神经背核和疑核。节后纤维支配窦房结、心房肌、房室交界、房室束及其分支，极少量支配心室肌。右侧心迷走神经对窦房结的支配占优势，左侧心迷走神经对房室交界的作用较强。

心迷走神经兴奋时，其节后纤维神经释放乙酰胆碱，与心肌细胞膜上的 M 受体结合，使膜上的 K^+ 通透性提高，K^+ 外流量增多，使心肌细胞处于超极化状态；另一方面还可抑制腺苷酸环化酶活性，降低细胞内 cAMP 的浓度，使 Ca^{2+} 通道关闭，细胞内 Ca^{2+} 浓度降低。故对心脏产生抑制效应：①心率减慢——负性变时作用。窦房结起搏细胞复极过程中 K^+ 外流增多，使最大舒张电位增大，从而与阈电位之间距离加宽；加上 4 期 K^+ 外流增加，使 4 期自动去极化速度减慢。这两方面的作用均使窦房结自律性降低，心率减慢。②心房肌收缩力减弱——负性变力作用。复极化过程 K^+ 外流加快，复极加速，平台期缩短，使动作电位期间进入心房肌细胞内的 Ca^{2+} 量减少；乙酰胆碱还能直接抑制 Ca^{2+} 通道，以及激活一氧化氮（NO）合成酶，使细胞内环一磷酸鸟苷（cGMP）增多，使 Ca^{2+} 内流减少，导致心房肌收缩力减弱。③传导减慢——负性变传导作用。由于乙酰胆碱使房室交界处慢反应细胞的动作电位 0 期 Ca^{2+} 内流量减少，0 期去极化速度和幅度都下降，因而兴奋传导速度减慢，甚至出现房室传导阻滞。

(二) 血管的神经支配

支配血管平滑肌的神经纤维可分为缩血管神经纤维和舒血管神经纤维，二者统称为血管运动神经纤维。大多数的血管只受缩血管神经的单一支配，少部分血管兼有舒血管神经支配。

1. 交感缩血管神经 交感缩血管神经的节前神经元位于脊髓胸1~腰3灰质侧角内，节后纤维广泛分布于各类血管的平滑肌，其释放的去甲肾上腺素可与血管壁平滑肌上的α和$β_2$受体结合。如与α受体结合可增加平滑肌细胞膜对Ca^{2+}的通透性，使胞浆内Ca^{2+}浓度升高，引起平滑肌收缩，血管口径缩小；若与β受体结合，则使平滑肌舒张。去甲肾上腺素与α受体结合的能力较与β受体结合的能力强，故交感缩血管神经兴奋时一般引起缩血管效应。安静状态下，交感缩血管纤维持续发放低频冲动（1~3次/秒），称为交感缩血管神经的紧张性活动。这种活动可使血管壁平滑肌保持一定的收缩状态。几乎所有的血管平滑肌都受交感缩血管神经的支配，但神经纤维分布的密度不一。皮肤和肾血管中其分布的密度最高，骨骼肌和内脏血管次之，冠脉血管和脑血管分布较少。在同一器官各段血管中，交感缩血管纤维在动脉管壁分布的密度较大，在微动脉平滑肌中分布的密度最高。

2. 舒血管神经 舒血管神经包括：①交感舒血管神经。支配骨骼肌微动脉的交感神经中除有缩血管纤维外，还有舒血管纤维。其释放的递质为乙酰胆碱，后者与血管平滑肌上的M受体结合后，能使血管舒张。②副交感舒血管神经。主要分布在脑、唾液腺、胃肠道腺体和外生殖器官等的血管壁上。其末梢释放的递质也是乙酰胆碱，与血管平滑肌的M受体结合，也引起血管舒张。③脊髓背根舒血管纤维。当皮肤受到伤害性刺激时，冲动由感觉纤维传入脊髓的同时，还可经这些纤维在外周末梢处的分支传到受刺激部位邻近的微动脉，使之舒张，受刺激局部因而出现红晕。相关的神经被称为背根舒血管纤维，这类纤维释放的递质还不清楚。

(三) 心血管中枢

在中枢神经系统中，与调节心血管活动有关的神经元群称为心血管中枢。它们广泛分布于中枢神经系统中从脊髓到大脑皮层的各个层面。

脊髓胸、腰段灰质侧角中有支配心脏和血管的交感节前神经元，在脊髓骶段还有支配血管的副交感节前神经元，它们是中枢神经系统调节心血管功能的信息传出通路，受延髓和延髓以上的心血管中枢的控制。如果在脊髓与脑干之间离断后，脊髓中的交感节前神经元虽能完成一些初级的心血管反射，但不能对心血管活动进行精细的整合。

动物实验证明，调节心血管活动的基本中枢在延髓，其中包括心交感中枢、心迷走中枢和交感缩血管中枢。

延髓腹侧面结构是脑干中维持心血管交感紧张性活动的主要部位，对维持动脉血压相对稳定起重要作用。用微电极刺激延髓头端腹外侧部的神经元，可使交感神经电活动增强，心率加快，血压升高；如损毁此部位，则交感神经放电活动减弱，动脉血压下降。结果显示，此处就是心交感中枢和交感缩血管中枢的所在部位。

心迷走中枢位于延髓的背核和疑核。延髓背侧闩部两旁的孤束核是颈动脉窦、主动脉弓压力感受器传入冲动的第一级换元站，与延髓头端腹外侧部的神经元存在联系，能抑制交感中枢的紧张性活动。孤束核发出的纤维投射到迷走神经背核和疑核，可加强迷走神经的紧张性活动。其下行纤维直接与脊髓灰质侧角的交感节前神经元联系，构成抑制性通路。由此可见，孤束核能抑制交感神经的紧张性活动，而兴奋迷走神经的紧张性活动。

延髓心血管中枢有两个特点：①存在紧张性活动。心迷走神经、心交感神经和交感缩血管神经都有紧张性活动。延髓心血管中枢一方面因高位中枢下传冲动和外周感受器上传神经冲动的影响，另一方面受中枢某些局部体液因素（如 CO_2、H^+）等刺激，能经常发出一定频率的神经冲动。安静时，心迷走紧张性占优势，使心率减慢；运动或情绪激动时，心交感占优势而使心率加快。交感缩血管神经的紧张性使血管保持一定的张力，对维持一定的动脉血压起重要作用。②心交感中枢与心迷走中枢之间存在交互抑制。心交感中枢活动增强时，可抑制心迷走中枢的活动；反之，心迷走中枢兴奋性增强时，也可抑制心交感中枢的活动。

在延髓以上的脑干部分以及大脑和小脑中，也存在着与心血管活动相关的神经元。它们在心血管活动的调节中所起的作用较延髓心血管中枢更高级、更复杂，能够根据不同的环境变化或机体的不同功能状况对心血管活动进行复杂的整合，使各器官间的血液分配能满足机体当时活动的需要。

（四）心血管反射

各种环境条件变化作用于机体所引起的心血管效应称为心血管反射。心血管反射的生理意义是：①使动脉血压维持相对稳定；②调配各器官的血流量，使心血管活动与机体各种功能状态相适应。

较为重要的心血管反射是压力感受性反射（baroreceptor reflex）。当动脉血压升高或降低时，颈动脉窦和主动脉弓压力感受器可反射性地引起心血管功能变化，导致动脉血压下降或回升，这一调节过程称颈动脉窦和主动脉弓的压力感受性反射。因其反射效应通常是使动脉血压下降，故又称降压反射（depressor reflex）。

压力感受性反射的感受器是颈动脉窦和主动脉弓血管外膜下的感觉神经末梢，称为动脉压力感受器（baroreceptor）。压力感受器对压力变化敏感，当动脉血压升高使管壁扩张时，可因被牵拉而兴奋。在一定的范围（60～180 mmHg）内，血压越高，血管扩张程度越大，则压力感受器传入的冲动越多；血压降低，传入的冲动就减少。颈动脉窦压力感受器对快速的搏动性的压力变化比缓慢的、稳定性的压力变化更为敏感。其传入神经是窦神经。它加入舌咽神经进入延髓，再与孤束核发生突触联系。主动脉弓压力感受器的传入纤维加入迷走神经进入延髓。压力感受器的传入冲动到达孤束核后，可影响心迷走和心交感中枢的紧张性活动，从而调节心血管活动。压力感受性反射的传出神经是心迷走神经、心交感神经和交感缩血管神经；效应器为心脏和血管。

压力感受性反射是一种负反馈调节机制。其调节过程如下：动脉血压升高时，血管壁被牵张，压力感受器传入冲动增多，分别经窦神经和迷走神经传入延髓心血管中枢，使心迷走中枢紧张性升高，心交感中枢和交感缩血管中枢的紧张性降低，从而使心率减慢，心肌收缩力减弱，心输出量减少；同时，由于交感缩血管神经传出冲动减少，血管扩张，外周阻力降低，最后导致动脉血压回降。反之，当动脉血压降低时，压力感受器传入冲动减少，使心迷走中枢紧张性减弱，心交感和交感缩血管中枢紧张性增强，导致心率加快，心肌收缩力增强，心输出量增多，外周阻力增大，最终使动脉血压回升。

压力感受性反射的生理意义是使动脉血压维持相对稳定。在心输出量、外周阻力、血量等发生突然变化的情况下，压力感受性反射对动脉血压进行快速调节，能使动脉血压不致发生过大波动。

二、体液调节

心血管活动的体液调节是指激素、组织代谢产物等体液因素对心血管活动的影响。激素通过血液循环广泛作用于心血管系统；组织代谢产物主要作用于血管平滑肌，调节局部组织的血流量。体液因素按作用范围可分为全身性体液调节因素和局部性体液调节因素。

（一）全身性体液调节因素

全身性体液调节因素包括肾上腺素、去甲肾上腺素、血管紧张素、血管升压素、心房钠尿肽以及前列环素、内皮舒张因子和内皮素等多种血管活性物质。下面重点介绍肾上腺素和去甲肾上腺素对心血管活动的影响。

血液中的肾上腺素（adreneline）和去甲肾上腺素（norepinephrine）主要由肾上腺髓质分泌。它们与心肌 β_1 受体结合，可使心率加快，心肌收缩力加强，心输出量增多；与 α 受体结合，可引起血管收缩；与 β_2 受体结合，则可舒张血管。肾上腺素对心脏的作用比去甲肾上腺素强得多，而对血管的作用取决于血管平滑肌中 α 受体和 β_2 受体的分布状况。小剂量肾上腺素常以兴奋 β_2 效应为主，引起血管舒张；大剂量才引起缩血管效应。所以肾上腺素对外周血管的作用是使全身各器官的血液重分配。由于肾上腺素舒张骨骼肌血管，而肌肉组织几乎占体重的一半，因此总的外周阻力变化较小。去甲肾上腺素主要作用于 α 受体。由于大多数血管平滑肌上的肾上腺素能受体均为 α 受体，去甲肾上腺素与 α 受体结合能使血管强烈收缩，外周阻力明显增加，血压急剧上升。

（二）局部性体液调节因素

调节心血管活动的局部性体液因素是组织细胞释放的一些活性物质，在血液中容易被破坏，经血液稀释后在血液中浓度很低而不可能发挥全身性作用，一般仅在局部起作用，使局部血管舒张，调节局部组织的灌流量。这些物质包括激肽、组胺和组织代谢产物。

三、心血管活动的自身调节

在没有外来的神经体液因素的作用下，心肌和血管壁平滑肌仍能对环境变化产生一定的适应性反应，称为心血管的自身调节（autoregulation）。异长调节就是心脏的自身调节表现。血管的自身调节表现为，在一定的血压变动范围内，各器官组织的血流量能通过局部血管的舒缩活动得到适当的调节。血管功能的自身调节机制有肌源性和代谢性两类。

（万文成）

第四章 呼吸系统生理

呼吸（respiration）是指机体与外环境之间进行的 O_2 和 CO_2 交换过程，其意义在于排出细胞新陈代谢过程中产生的过多的 CO_2，补充消耗的 O_2，使细胞的生命活动能正常进行。人的呼吸过程包括三个相互联系的环节：①外呼吸，包括肺通气和肺换气；②气体在血液中的运输；③内呼吸，也叫组织换气，指血液与组织细胞间的气体交换。

第一节 肺通气

气体经呼吸道进出肺的过程称为肺通气（pulmonary ventilation）。

一、肺通气的原理

肺通气的基本结构包括呼吸道、肺、胸廓、呼吸肌以及密闭的胸膜腔。肺通气取决于推动气体流动的动力和阻碍其流动的阻力之间的相互作用。

（一）肺通气的动力

呼吸肌的舒缩活动引起的呼吸运动是肺通气的原动力。

1. 呼吸运动 呼吸运动是指胸廓的扩大与缩小的运动。呼吸运动引起肺扩大与缩小，使肺内压与大气压间出现气压差。在该气压差的推动下，气体进出肺，实现肺通气。呼吸运动包括吸气运动与呼气运动两个过程。

（1）吸气运动。平静呼吸时，吸气运动主要通过膈肌和肋间外肌收缩来完成，是一个主动过程。膈肌收缩时，膈顶下移可增加胸腔的上下径，还使肋骨缘向上向外运动，增大胸廓的左右径。肋间外肌收缩可使胸骨和肋骨的胸骨端向前上方运动，同时肋弓向外侧旋转，增大胸腔的前后径和左右径。肺随着胸腔的扩大而扩张，肺内压下降，当肺内压低于大气压时，外界气体进入肺内，引起吸气。平静呼吸时，因膈肌收缩而增加的胸腔容积约占总通气量的 4/5。膈肌舒缩引起的伴有腹壁起伏的呼吸运动，称为腹式呼吸，肋间肌舒缩使肋骨和胸骨运动产生的呼吸运动，称为胸式呼吸。腹式呼吸和胸式呼吸常同时并存。

（2）呼气运动。平静呼吸时，呼气是因膈肌和肋间外肌舒张，胸廓和肺弹性回位引起的，是一个被动过程。只有在用力呼吸或呼吸困难等情况下，呼气肌才参与呼气过程。腹肌和肋间内肌是重要的呼气肌。腹肌收缩时，腹内压升高，膈上移，同时牵拉下部肋骨向下向内移位，使胸腔容积缩小。肋间内肌收缩则使胸腔的前后径及左右径均缩小，从而使肺缩小，肺内压升高，故能加强呼气。

安静状态下的呼吸运动称为平静呼吸。其特点是呼吸运动较为平稳，吸气是主动的，呼气是被动的。加深加快的呼吸运动称为用力呼吸或深呼吸，吸气与呼气均为主动过程。用力呼吸时，不仅有更多吸气肌参与收缩以加强吸气，而且呼气肌也参与收缩加强呼气。

2. 肺内压 肺内压是指肺泡内的压力。在呼吸暂停、声带开放、呼吸道畅通时，肺内压与大气压相等。平静呼吸时,吸气初,肺容积开始增大,肺内压降低,较大气压低 0.133~0.266 kPa,空气进入肺内,吸气末肺内气体增加到使肺内压等于大气压;而在呼气初,肺容积缩小,肺内压升高,较大气压高 0.133~0.266 kPa,气体自肺流出,至呼气末肺内压又降至与大气压相等。用力呼吸时,肺内压变动的程度增大,呼吸道不通畅时,肺内压升降会更大。

3. **胸膜腔内压** 胸膜腔内压通常比大气压低,为负压。平静呼气末胸膜腔内压为 -0.665~-0.399 kPa,吸气末为 -1.330~-0.665 kPa(图3-4-1)。关闭声门,用力吸气时,胸膜腔内压可降至 -11.97 kPa,用力呼气时,可升高到 14.63 kPa。

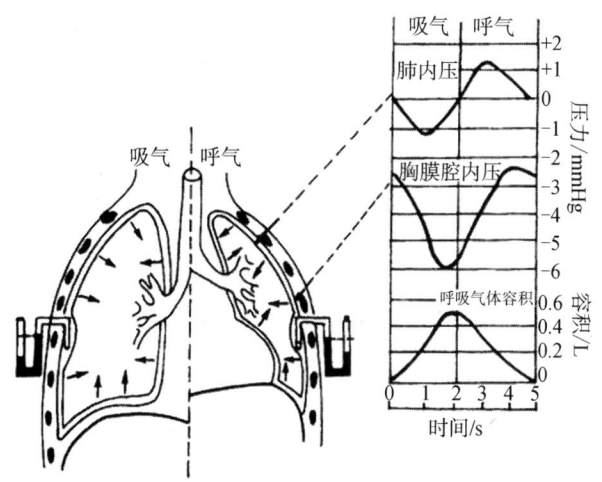

图3-4-1 吸气和呼气时,肺内压、胸膜腔内压及呼气容积的
变化过程(右)和胸膜腔内压直接测量示意图(左)
(1 mmHg = 0.133 kPa, 1 cmH$_2$O = 0.098 kPa)

胸膜腔负压的形成与作用于胸膜腔的两种力有关:肺内压和肺回缩力。胸膜腔内压是这两个相反方向的力的代数和,即胸膜腔内压 = 肺内压 - 肺回缩力。在吸气末或呼气末,肺内压等于大气压。若以大气压为 0 计,则胸膜腔内压为负的肺回缩力。由此可见,胸膜腔负压是由肺回缩力造成的。研究表明,平静呼吸时,肺弹性回缩力约占回缩力的 1/3,另外 2/3 的回缩力由表面张力形成。

胸膜腔负压存在的生理意义:①使肺和小气道保持扩张状态;②有利于静脉血和淋巴液的回流,因为胸膜腔负压可使腔静脉和胸导管内压下降而被动扩张。

(二)肺通气的阻力

肺通气的阻力包括:①弹性阻力,是平静呼吸时的主要阻力,占总阻力的 70%;②非弹性阻力,约占总阻力的 30%。

1. **弹性阻力与顺应性** 弹性组织在外力作用下变形时产生的对抗变形和弹性回位的力量,称为弹性阻力。一般用顺应性来度量弹性阻力。顺应性(compliance)是指在外力作用下弹性组织的可扩张性。容易扩张者,顺应性大,弹性阻力小;不易扩张者,顺应性小,弹性阻力大。故顺应性与弹性阻力成反比。肺和胸廓的顺应性(C)均可用单位压力变化（ΔP）所引起的容积变化（ΔV）来表示，单位是 L/cmH$_2$O，即：

$$C = \frac{\Delta V}{\Delta P}$$

（1）肺的弹性阻力和顺应性。肺的弹性阻力来自肺组织本身的弹性回位力和肺泡表面张力。肺组织的弹性回位力主要是由弹性纤维产生的，约占肺弹性阻力的 1/3，而表面张力约占肺弹性阻力的 2/3。

在肺泡内液-气界面上，液体分子之间因相互吸引而产生表面张力。表面张力使肺泡趋于缩小，其产生的压力可按 Laplace 方程式计算出，即：$P = \frac{2T}{r}$，式中 P 为压力，T 为表面张力，r 为半径。如大、小相连的肺泡的表面张力相等，则小肺泡的压力较大肺泡的大，小肺泡内的气体会流入大肺泡而塌陷，大肺泡则膨胀。但由于肺泡内有表面活性物质，使大小不同的肺泡表面张力不同程度地降低，因此不会发生这种情况。

肺泡表面活性物质由肺泡 II 型细胞分泌，主要成分是二棕榈酰卵磷脂，能在肺泡的液-气界面形成单分子层，使肺泡内表面液体分子间吸引力减小，从而降低肺泡表面张力。该物质的作用包括：①降低肺泡表面张力，减小肺回缩力，增大肺顺应性；②降低表面张力，减少肺组织液的生成，防止肺水肿发生；③使大、小不同的肺泡容积相对稳定。

（2）胸廓的弹性阻力和顺应性。胸廓的弹性阻力来自胸廓的弹性成分，且受肺容量大小的影响。当肺容量为肺总量的 67% 时，胸廓处于自然容积的位置，不表现弹性阻力；当肺容积大于肺总量的 67% 时，胸廓被向外扩大而产生向内的弹性回位力，其弹性阻力成为吸气的阻力，呼气的动力；而当肺容量小于肺总量的 67% 时，胸廓被压缩而产生向外的弹性回位力，其弹性阻力成为吸气的动力，呼气的阻力。肺通气的总弹性阻力为肺弹性阻力与胸廓弹性阻力之和。

2. 非弹性阻力 非弹性阻力包括惯性阻力、黏滞阻力和气道阻力。气道阻力是非弹性阻力的主要成分，占非弹性阻力的 80%～90%，是气体在气道内流动时气体分子间以及气体分子与气道管壁间相互摩擦引起的，受气流速度、气流形式和管径大小等因素的影响。气流速度慢，阻力小；流速快，阻力大。气流形式为层流时，气道阻力与气道半径的 4 次方成反比；湍流时，气道阻力与半径的 5 次方成反比。

二、肺容量与肺通气量

（一）肺容量

肺容量可分为静态肺容量和动态肺容量。

1. 静态肺容量 静态肺容量是反映静态或不考虑时间因素的情况下肺功能的极限，所以不能全面反映肺的通气功能。静态肺容量常分为以下几部分。

（1）潮气量（tidal volume，V_T）。指平静呼吸时，每次吸入或呼出的气体量。V_T 可用肺量计或通气流速仪直接测量，正常成人为 400～500 mL。

（2）补吸气量与深吸气量。补吸气量（inspiratory reserve volume，IRV）是指平静吸气末，再用力吸气所能吸入的最大气体量，在正常成人为 1 500～2 000 mL。在平静呼气末用力吸气时所能吸入的最大气体量,称为深吸气量(inspiratory capacity,IC)。

(3) 补呼气量(expiratory reserve volume,ERV)。指平静呼气末再用力呼气时所能呼出的最大气体量,正常成人为 900～1 200 mL。

(4) 肺活量(vital capacity,VC)。指在最大吸气后,再用力呼气所能呼出的最大气体量,VC 等于 V_T、IRV 和 ERV 三者之和,在正常成人男性约为 3 500 mL,女性约为 2 500 mL。VC 的大小反映一次呼吸时肺所能达到的最大通气量,可重复性好,可作为肺通气功能的指标之一。但不同个体间 VC 的变异范围大。

(5) 余气量和功能余气量。余气量(residual volume,RV)也称残气量,指补呼气末仍残留在肺内不能被呼出的气体量。在正常成人,男性约为 1 500 mL,女性约为 1 000 mL。功能余气量(functional residual capacity,FRC)是指平静呼气末残留于肺内的气体量,等于 ERV 与 RV 之和。FRC 为肺弹性回缩力和胸廓外弹力平衡时的肺容积,故不受主观意识的影响。

(6) 肺总容量(total lung capacity,TLC)。指用力做最大吸气后肺内所容纳的气体量。TLC 为上述 V_T、IRV、ERV 和 RV 4 个基本肺容量之和。在正常成人,男性约为 5 000 mL,女性约为 3 500 mL。

2. 动态肺容量 动态肺容量包括用力肺活量和用力呼气量,可以反映肺内气流的情况。①用力肺活量(forced vital capacity,FVC)是指用力吸气到 TLC 位置后,用力以最快速度呼气所能呼出的最大气体量。FVC 和 VC 的区别在于,测定 VC 时不规定呼气的速度。在气道阻力正常的人,FVC 和 VC 十分接近;而有严重气道阻塞者,FVC 明显小于 VC。②用力呼气量(forced expiratory volume,FEV)是在测定 *FVC* 的基础上,再分别测定呼气的最初 1 s、2 s、3 s 时间内呼出的气体量,分别称为 FEV_1、FEV_2、FEV_3,常以它们各占 *FVC* 的百分数来表示。通常测定 FEV_1 以及它所占 *FVC* 的百分数。FEV_1 是评定慢性阻塞性肺病严重程度的一个指标。正常成人的 $FEV_1\%$ 约为 83%,$FEV_2\%$ 约为 96%,$FEV_3\%$ 约为 99%。$FEV_1\%$ 如低于 65%,提示存在气道阻塞。

(二) 肺通气量

1. 每分通气量 指每分钟进或出肺的气体总量,等于 V_T 乘以呼吸频率。平静呼吸时,正常成人呼吸频率为 16～20 次/分,潮气量约为 500 mL,故每分通气量为 6～9 L。每分通气量受性别、年龄等因素的影响。

最大随意通气量又称最大通气量,是指一分钟内以最快速度和最大力量呼吸时所能达到的通气量,反映在连续通气状态下肺的最大通气能力和贮备能力。正常成人的最大通气量为 70～120 L/min。

2. 肺泡通气量 指每分钟吸入肺泡与血液进行气体交换的新鲜气体总量,为每分肺通气量的有效部分,可用下式表示:

$$肺泡通气量 = (潮气量 - 无效腔气量) \times 呼吸频率$$

正常成人在安静时,肺泡通气量约为 4.2 L/min。无效腔气量对肺泡通气量的影响较大。但在正常人,无效腔的变化不大,影响肺泡通气量的主要因素是呼吸频率和潮气量。

3. 无效腔通气 指有通气但不进行气体交换的区域，包括解剖无效腔和肺泡无效腔。前者是指由鼻至终末细支气管的整个气道，其中的气体未与血液进行交换。成人解剖无效腔的容积平均约为 150 mL。后者是指无肺血流经过的肺泡的容积。由于重力作用，人直立时肺尖处部分肺泡气因血流量相对不足，不能充分进行气体交换，这部分气体量称为肺泡无效腔。正常人的肺泡无效腔接近于零。肺泡无效腔和解剖无效腔共称为生理无效腔。

第二节　呼吸气体交换

一、气体交换的原理

气体交换是通过扩散的方式进行的，气体分子总是从分压高的一侧向分压低的一侧扩散。

（一）分压与张力

在混合气体中，每一种气体具有的压力就是该气体的分压。气体分压等于混合气体的总压力乘以该气体在混合气体中所占的容积百分比。两个区域间的分压差是气体扩散的动力。

气体与液体相遇时，气体分子可溶解于液体中。溶解的气体分子从溶液中逸出的力，称为张力，也就是该气体在溶液中的分压。如液面气体分压高于液体中该气体张力，则气体继续进入液体，直到平衡为止；反之，则气体自液体内逸出，也直到平衡为止。由于肺泡气、血液和组织内 O_2 和 CO_2 的分压各不相同（表 3-4-1），存在着分压差，这种分压差正是气体扩散进行交换的动力。

表 3-4-1　肺泡气、血液和组织内 O_2 和 CO_2 的分压值/kPa

	肺泡气	动脉血	混合静脉血	组织
P_{O_2}	13.83	12.90～13.30	5.32	4.00
P_{CO_2}	5.32	5.32	6.12	6.65

（二）气体扩散速率

单位时间内气体扩散的容积为气体扩散速率（diffusion rate，D）。受分压差、气体分子量和溶解度、扩散面积和距离以及温度等因素的影响，它们之间的关系可用下式表示：

$$D \propto \frac{分压差 \times 气体溶解度 \times 扩散面积}{扩散距离 \times \sqrt{分子量}}$$

在气相或液相中，气体分子量愈大，扩散愈慢。扩散速率与气体分子量的平方根成反比。气体扩散速率与气体的溶解度成正比，溶解度愈大，气体扩散速率愈快。虽然 CO_2 分子量较大，但其溶解度比 O_2 大得多，故 CO_2 的扩散速率比 O_2 快（约 20 倍）。

二、肺换气

(一) 肺换气过程

混合静脉血流经肺毛细血管时，血液 P_{O_2} (5.32 kPa) 比肺泡气 P_{O_2} (13.83 kPa) 低，肺泡气中的 O_2 便顺分压差向血液扩散；而混合静脉血的 P_{CO_2} 是 6.12 kPa，肺泡气的是 5.32 kPa，所以 CO_2 自血液向肺泡扩散。气体交换的结果，肺毛细血管中的静脉血变成了含 O_2 多、含 CO_2 较少的动脉血。

(二) 影响肺换气的因素

以下着重讨论气体扩散面积、扩散距离以及通气/血流比值对肺换气的影响。

1. 呼吸膜扩散面积 肺换气时，O_2 和 CO_2 必须经过的结构称为呼吸膜。呼吸膜总厚度不到 1 μm，有些部位仅 0.2 μm，故通透性大，气体分子很容易通过。单位时间内气体的扩散速率与呼吸膜的面积成正比。

2. 扩散距离 气体扩散的速率与肺泡和肺毛细血管血液间的距离成反比。正常人的肺泡直径平均只有 100 μm 左右，气体扩散可在极短的时间内消除肺泡中心与其周围之间的任何浓度差或分压差。肺的气相扩散一般不会影响肺换气。但在肺气肿时，肺泡壁破裂，甚至形成大泡，气体扩散距离增大，气体扩散效率将受影响。正常呼吸膜对气体分子的通透性很大，对 O_2 和 CO_2 扩散的屏障作用可忽略不计。但在病理情况下，如肺炎、肺间质水肿、肺纤维化等使呼吸膜增厚，通透性降低。

3. 肺通气-血流比值 每分钟肺泡通气量 (V_A) 和每分钟肺毛细血管血流量 (Q) 之间的比值称为通气-血流比值 (V_A/Q)。健康成人安静时，每分钟约 4.2 L 的肺泡通气量恰好使 5.0 L 混合静脉血全部动脉化，V_A/Q 值等于 0.84，因此认为 0.84 是最适宜的比值。如果肺泡通气量减少或肺血流量增多，V_A/Q 值小于 0.84，则由于静脉血相对过多而不能被有效地动脉化，可出现动脉血 P_{O_2} 降低，类似于动静脉分流；相反，肺泡通气量增加或肺血流量减少使 V_A/Q 值大于 0.84 时，静脉血可被充分动脉化，但过多的肺泡通气量成为无效通气，形成肺泡无效腔。如果肺内某一区域或整个肺的肺泡通气量和血流量按比例同向变化，保持 V_A/Q 值为 0.84，就能维持最适的气体交换效率。

生理情况下，人肺内气体和血流的分布并不均匀。直立位时，从肺底部到肺顶部，肺泡通气量和肺血流量逐渐减少，但重力作用对肺血流垂直梯度的影响比对肺泡通气量的影响大，使肺血流量的变化大于肺泡通气量的变化。因此，从肺底部到顶部，V_A/Q 值逐渐增加。肺尖部 V_A/Q 值为 3.3 左右，接近肺底部的 V_A/Q 值仅 0.63 左右。正常肺对 V_A/Q 值存在自身调节。通过调节可以减小肺内不同区域的 V_A/Q 值偏离 V_A/Q 平均值的幅度，维持肺内高效率的气体交换。

三、组织换气

当动脉血液流经组织毛细血管时，O_2 由血液向组织细胞扩散，CO_2 则从组织细胞向血液内扩散，结果使含 O_2 较多、含 CO_2 较少的动脉血变成含 O_2 较少、含 CO_2 较多的静脉血。影响组织换气的因素有：①细胞和毛细血管间的距离。距离越小，换气越充分；距离增大，则不利于换气。②组织代谢水平，组织代谢水平与组织换气量呈正比。③毛细血管的血流速度，血流速度必须适宜，流速过快或过慢均不利于气体交换。

第三节　气体在血液中的运输

一、O_2 和 CO_2 在血液中存在的形式

O_2 和 CO_2 在血液中的存在形式有两种，即物理溶解和化学结合。在溶液中溶解的气体量与该气体的分压和溶解度成正比。在动脉血 P_{O_2} 为 13.3 kPa 的条件下，正常人每 100 mL 血液仅能溶解 O_2 约 0.31 mL；静脉血 P_{CO_2} 在 6.12 kPa 的条件下，100 mL 的静脉血能溶解 CO_2 约 2.96 mL。此外，血液还以化学结合的方式运输 O_2 和 CO_2。虽然物理溶解的气体量很少，但进入血液的气体必须先溶解后才能发生化学结合，化学结合的气体也要先变为物理溶解的状态才能从血液中逸出。

二、O_2 的运输

正常时经肺换气进入血液中的 O_2，除约 1.5% 以物理溶解方式运输外，约 98.5% 与红细胞中的血红蛋白结合进行运输。

（一）血红蛋白与 O_2 结合的特征

血红蛋白分子由 4 个亚单位聚合形成。每个亚单位由带有一个色素基团–血红素的多肽链组成。血红素为中央含有一个二价铁（Fe^{2+}）原子的原卟啉，Fe^{2+} 能与 O_2 可逆性地结合。1 分子 Hb 可结 4 分子 O_2。O_2 与 Hb 结合的反应速度快、可逆、不需酶催化，反应的方向取决于 P_{O_2} 的高低。当血液流经 P_{O_2} 高的肺部时，Hb 与 O_2 结合，生成氧合血红蛋白（HbO_2）；当血液流经 P_{O_2} 低的组织时，HbP_{O_2} 释放出 O_2，变为去氧血红蛋白。Hb 的 Fe^{2+} 与 O_2 结合仍保持其低价铁形式，故称为氧合，而不是氧化。

（二）氧解离曲线

当 P_{O_2} 足够高，全部 Hb 都与 O_2 结合成 HbO_2 时，每升血液中的 Hb 所能结合的最大 O_2 量，称为 Hb 的氧容量。Hb 实际结合的 O_2 量随 P_{O_2} 的变化而改变，每升血中 Hb 实际结合的 O_2 量称为 Hb 的氧含量，Hb 的氧含量占 Hb 氧容量的百分比称为 Hb 的氧饱和度。在常压下血液中溶解的 O_2 量很少，可忽略不计，因此通常将 Hb 氧容量、Hb 氧含量和 Hb 氧饱和度视为血氧容量、血氧含量和血氧饱和度。

以横坐标表示 P_{O_2}，纵坐标表示血氧饱和度绘制的反映 P_{O_2} 与血氧饱和度关系的曲线，称为氧解离曲线（图 3-4-2）。氧解离曲线呈特殊的"S"形。这种形状与 Hb 的变构效应有关，具有重要的生理意义。

1. 氧解离曲线上段 相当于 P_{O_2} 在 7.98～13.3 kPa（60～100 mmHg）范围。该

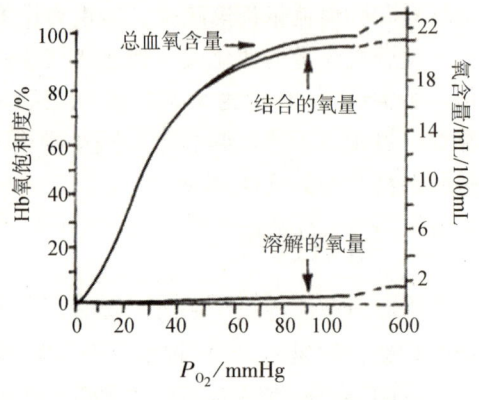

图 3-4-2　血红蛋白氧解离曲线

曲线较平坦，提示P_{O_2}在此范围内变化时，对血氧饱和度的影响不大。当肺泡P_{O_2}为13.3 kPa时，动脉血氧饱和度为97.4%；当P_{O_2}降至7.98 kPa时，血氧饱和度仍可保持在90%以上。

2. 氧离曲线中段 相当于P_{O_2}在5.32～7.98 kPa（40～60 mmHg）范围。该段曲线较陡，是HbO_2释放O_2的部分。P_{O_2}为5.32 kPa时，血氧饱和度降至75%，血氧含量降至14.4 mL/100 mL血。

3. 氧离曲线下段 相当于P_{O_2}在2.00～5.32 kPa（15～40 mmHg）范围。该段是曲线最陡的一段，表明血P_{O_2}的较小变化就可以引起血氧饱和度和血氧含量的明显改变。这有利于动脉血在P_{O_2}较低的组织中释放O_2，满足组织代谢的需要。

（三）影响氧解离曲线的因素

有许多因素可以影响Hb和O_2的结合与解离，使氧解离曲线发生移位。通常用P_{50}作为对氧离曲线移位程度进行定量估计的指标。P_{50}指血氧饱和度达50%时的P_{O_2}。正常血液的P_{50}为3.52 kPa（26.5 mmHg）。如果曲线右移，P_{50}升高，表明Hb对O_2的亲和力降低，；如果曲线左移，P_{50}降低，表明Hb对O_2的亲和力增大。影响Hb与O_2的亲和力或P_{50}的因素有Hb的质量，血液的pH、P_{CO_2}、温度和含有的有机化合物等。

1. Hb的质和量 在任一P_{O_2}下，Hb浓度的增加将使血O_2含量成比例地升高。当Hb中的二价铁变为三价后，就不能与O_2结合。CO能迅速地与Hb结合生成HbCO，妨碍O_2的运输；CO与Hb的亲和力是O_2的200～300倍，因此少量的CO就可侵占血中大量的Hb，另外CO还可使氧合血红蛋白解离曲线左移，妨碍O_2的解离。

2. pH和P_{CO_2}的影响 pH降低或P_{CO_2}升高，氧离曲线右移，Hb对O_2的亲和力降低，P_{50}增大；相反，pH升高或P_{CO_2}降低时，氧离曲线左移，Hb对O_2的亲和力增加，P_{50}降低。pH和P_{CO_2}对氧合血红蛋白解离曲线的影响，称为波尔效应（Bohr effect）。其机制为H^+浓度变化引起了Hb不同构型间平衡的改变，其作用在于可提高Hb运输O_2的效率。

3. 温度 温度升高时，Hb对O_2的亲和力下降，氧离曲线右移，血氧含量降低；温度下降时，Hb对O_2的亲和力升高，氧离曲线左移，血氧含量增高，不利于O_2的释放。在肌肉运动时，肌肉的温度升高可促进HbO_2释放O_2；在低温麻醉手术时，低温有利于降低组织耗氧量，但是温度过低（低至20 ℃），O_2的释放量减少，可能导致组织缺氧和细胞损害。

4. 2,3-二磷酸甘油酸 红细胞中的2,3-二磷酸甘油酸（2,3-diphosphoglycerate，2,3-DPG）浓度升高时，Hb对O_2的亲和力降低，有利于毛细血管血液中O_2的释放；2,3-DPG浓度降低时，Hb对O_2的亲和力增加。其作用机制可能是通过与Hb的β链结合，Hb的空间构型发生了改变。另外，2,3-DPG可降低红细胞内pH，通过波尔效应影响Hb对O_2的亲和力。

三、CO_2的运输

血液中CO_2的运输形式也分为物理溶解和化学结合两种。溶解的CO_2约占运输总量的5%，化学结合的占95%。化学结合的CO_2主要是碳酸氢盐和氨基甲酸血红蛋白。

1. 碳酸氢盐 进入红细胞内的CO_2在碳酸酐酶的催化下，与水结合生成H_2CO_3，H_2CO_3解离成HCO_3^-和H^+。反应中产生的H^+被Hb分子中的功能基团缓冲。随着反应的进行，红细胞内 HCO_3^- 浓度不断增大，部分 HCO_3^- 扩散入血浆，在红细胞和血浆之间形成 HCO_3^- 的平衡。如果有等量的正离子伴随 HCO_3^- 扩散，就可以维持红细胞内的电平衡。但是，红细胞膜不允许阳离子自由通过，因此 Cl^- 从血浆扩散入红细胞，以维持其电平衡，这种现象称为氯转移（chloride shift）。在红细胞膜上有特异的 HCO_3^- 和 Cl^- 载体，能运载这两种离子，这样就避免了 HCO_3^- 在红细胞内堆积。生成的 HCO_3^- 可与红细胞内的 K^+ 或血浆中的 Na^+ 结合生成碳酸氢盐。在肺毛细血管中，情况相反，CO_2 从红细胞和血浆中释出，进入肺泡。以碳酸氢盐形式运输的 CO_2 占运输总量的 88%。

2. 氨基甲酸血红蛋白　一部分 CO_2 与 Hb 的自由氨基结合，生成氨基甲酸血红蛋白，该反应无需酶的催化，反应快，可逆。调节这一反应的主要因素是氧合作用。HbO_2 与 CO_2 结合生成 NHbNHCOOH 的能力比去氧 Hb 的小。在组织，HbO_2 释放出 O_2，变成去氧 Hb 而与 CO_2 结合生成 NHbNHCOOH。在肺部，HbO_2 生成增多促使 NHbNHCOOH 解离释放出 CO_2 和 H^+。虽然以氨基甲酸血红蛋白形式运输的仅约占 CO_2 运输总量的 7%，但在肺排出的 CO_2 中有 17.5% 是从氨基甲酸血红蛋白中释放出来的。

第四节　呼吸运动的调节

呼吸运动是一种节律性的活动，能随内外环境条件的变化而发生相应改变。下面着重讨论节律性呼吸运动的形成机制和影响呼吸运动的主要因素及其作用机制。

一、节律性呼吸运动的起源

节律性呼吸运动起源于中枢神经系统。在中枢神经系统内，引起和调节呼吸运动的神经细胞群，称为呼吸中枢。动物实验中，在延髓下方横断脑与脊髓的联系，呼吸运动即停止，这表明脊髓不能产生节律性呼吸运动。如在中脑和脑桥之间横断脑干，仍保留脑干和脊髓的联系，呼吸无明显变化，这说明节律性呼吸运动产生于低位脑干。如在脑桥上、中部之间横断，呼吸变得深、慢，如再切断双侧颈迷走神经，吸气更长，仅偶尔出现短暂呼气，这种呼吸称为长吸式呼吸。而在脑桥和延髓之间横断脑干，长吸式呼吸消失，呼吸变得不规则，呈喘息样呼吸，这进一步表明节律性呼吸产生于延髓。后来的研究证明，延髓是产生节律性呼吸的基本中枢，脑桥有呼吸调整中枢（pneumotaxic center），它们共同形成基本正常的呼吸节律。大脑皮层、边缘系统和下丘脑等高级中枢对呼吸运动能进行精细的调节，大脑皮层还可以在一定限度内随意控制呼吸。

延髓中存在着几种与呼吸相关的神经元，主要集中在背内侧和腹外侧两个区域，两侧对称，分别称为背侧呼吸组（dorsal respiratory group，DRG）和腹侧呼吸组（ventral respiratory group，VRG）。这些神经元群呈双侧对称分布，每个区域都含有吸气神经元和呼气神经元。

DRG 的神经元位于背侧孤束核的腹外侧区，主要为吸气神经元。这些神经元发放冲动到脊髓的膈肌、肋间外肌运动神经元，兴奋时引起吸气。DRG 神经元还接受来自中枢和外周化学感受器、肺牵张感受器、本体感受器以及高位中枢的传入冲动。

VRG 的神经元位于双侧疑核、后疑核和面神经后核及其附近区域。疑核主要含吸气神经元，与支配膈肌和肋间外肌的运动神经元相联系，兴奋时引起吸气；疑核也通过舌咽神经和迷走神经支配咽喉辅助呼吸肌的活动。后疑核主要含呼气神经元,与支配肋间内肌和腹部呼气肌的运动神经元联系,仅在呼吸加强时引起主动呼气。面神经后核主要为呼气神经元,可抑制吸气神经元的活动。实验证明,在位于疑核和外侧网状核之间的前包钦格复合体(pro-Bötzinger complex)有起搏样放电活动,它们可能是呼吸节律起源的关键部位。

关于节律性呼吸的形成机制的学说有多种,最有影响的是20世纪70年代提出的中枢吸气活动发生器和吸气切断机制模型。该模型认为在延髓内存在着一些起着中枢吸气活动发生器和吸气切断机制作用的神经元,前者的活动引起吸气神经元的渐增性放电产生吸气;后者的活动增强达到一定阈值时,使吸气活动终止,转为呼气;随后,吸气切断机制的活动逐渐减弱,吸气活动便再度发生,如此循环往复。起切断吸气作用的吸气抑制神经元受脑桥呼吸调整中枢和肺牵张感受器等传入冲动影响。双侧脑桥上部的臂旁内侧核(NPBM)和Kölliker-Fuse(KF)核,合称PBKF核群,是呼吸调整中枢所在地,其主要功能是控制吸气信号的切断点,限制吸气的持续时间,避免吸气过深。

二、呼吸的反射性调节

节律性呼吸运动受到来自各种感受器传入信息的反射性调节,使呼吸运动的频率、深度和形式等发生相应的改变。这些反射包括化学感受性反射、机械感受性反射和防御性反射三类。下面主要讨论化学感受性反射。

（一）化学感受性反射

化学感受性反射是指当动脉血中 P_{O_2}、P_{CO_2} 和 H^+ 浓度发生变化时,通过化学感受器反射性地对呼吸运动进行调节,以维持血液中 P_{O_2}、P_{CO_2} 和 H^+ 浓度的相对稳定。

1. 化学感受器 化学感受器是指其适宜刺激为某些特殊的化学物质的感受器。参与呼吸调节的化学感受器依其所在部位的不同,分为中枢化学感受器和外周化学感受器。

（1）中枢化学感受器。位于延髓腹外侧的浅表部位。中枢化学感受器的生理刺激物是脑脊液和局部细胞外液中的 H^+,而不是 CO_2。中枢化学感受器浸浴在脑脊液中。血脑屏障将脑脊液与血液分开,可限制 H^+ 和 HCO_3^- 通过,但允许 CO_2 自由通过。当动脉血 P_{CO_2} 升高时,CO_2 能迅速进入脑脊液,与水发生反应并生成 H^+ 和 HCO_3^-。H^+ 可刺激中枢化学感受器使之兴奋,进而刺激呼吸中枢,增强呼吸运动。

（2）外周化学感受器。位于颈动脉体和主动脉体内。动脉血 P_{O_2} 降低、P_{CO_2} 升高以及pH降低时,外周化学感受器的放电频率增加,反射性地引起呼吸加深、加快。颈动脉体内的外周化学感受器发放的冲动经舌咽神经传到延髓的呼吸中枢;而主动脉体经迷走神经将其发放的冲动传送到延髓。颈动脉体对呼吸中枢的影响远大于主动脉体。

2. CO_2、H^+ 和低 O_2 对呼吸的调节

（1）CO_2。CO_2 对呼吸有很强的刺激作用,是调节正常呼吸的最重要化学因素。在麻醉动物或人,动脉血 P_{CO_2} 降低时可发生呼吸暂停。吸入气中 CO_2 浓度适当增加时,可加强呼吸,肺通气量增加（图3-4-3A）。但是,当吸入气中 CO_2 含量超出一定水平时,肺通气量不再相应增加,致使肺泡气和动脉血的 P_{CO_2} 增高,CO_2 堆积在体内,从而抑制中枢神经系统包括呼吸中枢的活动,产生呼吸困难、头昏,甚至昏迷,即 CO_2 麻醉。

CO_2 对呼吸的刺激作用是通过两条途径实现的：一是刺激中枢化学感受器，兴奋延髓呼吸中枢，使呼吸加深加快；另一条是刺激外周化学感受器，反射性地兴奋延髓呼吸中枢，使呼吸加快加深，且以前者为主。因为切断动物外周化学感受器的传入神经后，吸入 CO_2 仍能引起呼吸加深加快，与完整动物的反应相似。动脉血中 P_{CO_2} 只需升高 0.266 kPa 就可通过中枢化学感受器增强呼吸；而刺激外周化学感受器，P_{CO_2} 需升高 1.33 kPa。但是，外周化学感受器在引起快速的呼吸反应中起重要作用，对动脉血 P_{CO_2} 突然升高发生反应的速度比中枢化学感受器快 5 倍。

(2) H^+。动脉血 H^+ 浓度增高时，呼吸加深加快；H^+ 浓度降低时，呼吸受到抑制（图 3-4-3A）。H^+ 对呼吸的调节也是通过外周化学感受器和中枢化学感受器实现的。中枢化学感受器对 H^+ 的敏感性较外周化学感受器高 25 倍。但是，由于 H^+ 不易通过血脑屏障，限制了血液中 H^+ 浓度升高对中枢化学感受器的作用。

(3) 低 O_2。吸入气中 P_{O_2} 降低时，动脉血的 P_{O_2} 随之降低，呼吸加深加快，肺通气量增加（图 3-4-3A），其机制完全是通过外周化学感受器实现的。因为切断外周化学感受器的传入神经后，急性低氧对呼吸的刺激作用完全消失。动脉血 P_{O_2} 降到 10.64 kPa 以下时，肺通气量才明显增加，因此，动脉血 P_{O_2} 对正常呼吸运动调节作用不大。但当严重肺气肿、肺换气功能障碍等而引起长期的低 O_2 和 CO_2 潴留时，中枢化学感受器对 CO_2 持续潴留已适应，而外周化学感受器对持续低 O_2 适应很慢，这时低 O_2 对外周化学感受器的刺激则成为驱动呼吸运动的主要刺激。低 O_2 对呼吸中枢的直接作用是抑制。轻至中度低 O_2 时，外周化学感受器的传入冲动能对抗低 O_2 对呼吸中枢的直接抑制作用，呼吸会加深加快；但严重缺 O_2 时，外周化学感受器的传入冲动不能对抗缺 O_2 对呼吸中枢的直接抑制作用，呼吸就减弱，甚至停止。

3. CO_2、H^+ 和低 O_2 在呼吸调节中的相互作用 图 3-4-3A 表示，只改变 P_{CO_2}、pH 和 P_{O_2} 中的任何一个因素，其余两个因素保持不变时，它们各自对肺泡通气反应的影响都

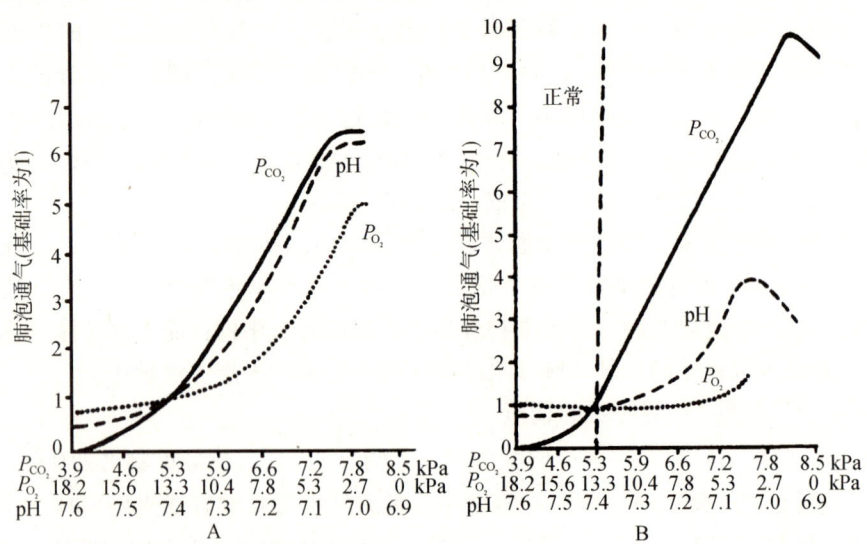

图 3-4-3 动脉血 P_{CO_2} 升高、P_{O_2} 降低、pH 降低对肺泡通气反应的影响
A. 改变一种因素，控制另外两种因素不变；B. 改变一种因素，不控制另外两种因素。

很明显。但是，在自然呼吸情况下，一种因素的变化往往还伴有其他因素的改变，此时的肺泡通气反应是几种因素综合作用的结果。如图3-4-3B所示，CO_2对呼吸的刺激作用明显增强，H^+的作用比单独作用时减弱，低O_2的作用更弱。CO_2增多时，血中H^+浓度也随之升高，两者对呼吸的刺激产生协同效应，使肺泡的通气量比CO_2单独作用时增加更明显；H^+浓度增加时，呼吸运动加强，血中P_{CO_2}降低，部分抵消了H^+对呼吸的刺激作用，使肺泡通气量较H^+浓度单因素作用时的增加幅度为小；血液P_{O_2}降低时，也因刺激呼吸而使CO_2的排出增多，导致血中P_{CO_2}降低和H^+浓度降低，从而减弱了低O_2对呼吸的兴奋作用。

（二）肺牵张反射

在动物实验中，持续充气扩张肺时引起吸气抑制，呼吸停止在呼气状态；而从肺中抽气使肺萎陷时，则吸气活动加强；切断双侧迷走神经后，上述反应消失，说明上述现象是迷走神经参与的反射过程。这种因肺的扩张或肺萎陷而引起的吸气抑制或兴奋的反射被称为黑伯反射（Hering-Breuer reflex）或肺牵张反射（pulmonary stretch reflex）。肺牵张反射包括肺扩张反射和肺萎陷反射两部分。

1. 肺扩张反射 肺扩张反射是肺充气或扩张时抑制吸气的反射。感受器是位于大气道平滑肌中的牵张感受器，其阈值低，适应慢。吸气时，肺被扩张，气道的牵张感受器受刺激，发放冲动通过迷走神经到达延髓，兴奋吸气切断机制，中止吸气。因此肺扩张反射的生理意义是在吸气过程中及时切断吸气，转入呼气。但是在人类，成年人的肺扩张反射只在潮气量明显增加（800~1 000 mL）时才被激活，因此平静呼吸时对吸气切断并不重要；中度至剧烈运动时，该反射在调节呼吸深度和频率中才起重要作用。

2. 肺萎陷反射 肺萎陷时引起的吸气反射，称为肺萎陷反射。感受器也在气道平滑肌内，但其性质尚不清楚。肺萎陷反射在肺明显缩小时才出现，推测在气胸时发生呼吸增强可能与该反射有关。平静呼吸时，呼气向吸气的转变并不是肺萎陷反射发动的。所以该反射在平静呼吸的调节中意义不大。

（万文成）

第五章 消化系统生理

第一节 概　　述

消化系统主要生理功能是对食物进行消化和吸收。消化（digestion）是指食物在消化道内被分解为可吸收的小分子物质的过程。消化有两种方式：一种是机械性消化，即通过消化道的运动把食物磨碎，使之与消化液充分混合，并将食物推送到消化道远端；另一种是化学性消化，是指消化腺分泌的消化酶对食物进行分解的过程。吸收（absorption）是指消化道内的物质通过消化道黏膜的上皮细胞进入血液和淋巴的过程。

一、消化道平滑肌的生理特性

消化道平滑肌既具有肌肉组织的共同特性，如兴奋性、传导性和收缩性，又有其自身的特点。

（一）消化道平滑肌的一般特性

消化道平滑肌的兴奋性较心肌和骨骼肌低，也具有自动节律性，但其节律性收缩比心肌缓慢且不规则；经常处于一种微弱的持续收缩状态，即紧张性，这使消化道内能经常维持一定的基础压力，有利于保持胃肠的形状和位置。消化道平滑肌的伸展性大，这有助于胃肠适应食物容量的变化。消化道平滑肌对电刺激不敏感，但对温度变化、化学和牵张刺激很敏感。

（二）消化道平滑肌的电生理特性

消化道平滑肌可表现出三种电生理变化，即静息电位、慢波和动作电位。

1. 静息电位　消化道平滑肌的静息电位为 $-60 \sim -50$ mV，主要是 K^+ 外流而形成的 K^+ 平衡电位，但也有 Na^+、Cl^- 和 Ca^{2+} 的参与。

2. 慢波　消化道平滑肌细胞在静息电位的基础上能产生自发性去极化和复极化的节律性电位波动，由于其频率较慢，故称为慢波。因慢波决定平滑肌的收缩节律，又称为基本电节律。慢波波幅为 $5 \sim 15$ mV，持续时间为数秒至数十秒。不同部位消化道平滑肌的慢波频率不同，如胃平滑肌为每分钟 3 次，十二指肠为每分钟 12 次。慢波的产生机制，可能与 Na^+-K^+ 泵活动的周期性缓慢波动有关。慢波的作用主要在于控制动作电位的周期性产生。

3. 动作电位　慢波去极化达到阈电位时，就可引发动作电位。动作电位的时程很短，为 $10 \sim 20$ ms，故又称为快波，经常叠加于慢波的波峰之上。动作电位的产生主要与一种开放和关闭都较慢的钙－钠通道介导的钙内流有关。Ca^{2+} 的内流可引起平滑肌收缩，动作电位的频率越高，肌肉收缩的幅度和张力越大。

二、消化系统的神经调节

支配消化道的神经包括内在神经系统和外来神经系统两大部分。

(一) 内在神经系统

内在神经系统是由无数神经元和神经纤维构成的复杂的神经网络。其中包括运动神经元、感觉神经元和联络神经元,神经元内几乎存在所有中枢神经系统中的递质和调质。内在神经系统是一个完整的、可以独立完成反射活动的整合系统,但在整体内仍受外来神经的支配。

内在神经系统由两类神经丛组成:①肌间神经丛,位于纵行肌和环行肌之间,主要支配平滑肌细胞;②黏膜下神经丛,位于消化道黏膜下,主要调节胃肠腺的分泌和局部的血流量。

(二) 外来神经系统

外来神经系统包括交感神经和副交感神经。交感神经节后纤维分布到内在神经元,或直接支配胃肠道平滑肌、血管平滑肌和胃肠道腺细胞。交感神经兴奋时能抑制胃肠活动,减少腺体分泌。

副交感神经来自迷走神经和盆神经,其节后纤维支配腺细胞、上皮细胞和平滑肌细胞。副交感神经兴奋时大多数节后纤维释放乙酰胆碱,引起胃肠运动增强,腺体分泌增加;小部分节后纤维末梢释放的递质可能为肽类物质,如血管活性肠肽、脑啡肽、P物质等,因而称为肽能神经,其作用可能是使平滑肌、血管等舒张。

三、胃肠激素

胃肠道也是迄今为止已知的最大最复杂的内分泌器官。现已发现胃肠道黏膜下分布着40余种内分泌细胞,总量超过体内其他所有内分泌腺细胞的总和。这些内分泌细胞合成和释放的生物活性的物质,称为胃肠道激素。

(一) 胃肠内分泌细胞

多数胃肠内分泌细胞为开放型细胞,呈锥形,顶端的微绒毛突起伸入胃肠腔,直接接受胃肠道内容物和 pH 的刺激;少数为无微绒毛的闭合型细胞,与胃肠腔无直接联系,但可感受胃肠腔的压力、温度等的变化。胃肠内分泌细胞的作用途径包括远距离分泌、旁分泌、神经分泌以及自分泌等方式。

(二) 胃肠激素的作用

1. **调节消化腺的分泌和消化道的运动**　一种激素能对多种胃肠功能有调节作用,而一种胃肠功能又受多种胃肠激素的影响。

2. **对其他激素释放的调节作用**　如胆囊收缩素能促进胰岛素、胰多肽和肠抑胃肽的释放,加强由胰泌素引起的降钙素释放。

3. **营养作用**　营养作用是指胃肠激素具有促进胃肠道组织的代谢和生长作用。

第二节 口腔内的消化

食物的消化过程是从口腔开始的。食物在口腔经过咀嚼被磨碎、湿润而后被吞咽。食物中的淀粉还能被唾液初步分解。

一、唾液的分泌

（一）唾液的性质、成分和作用

唾液是无色、无味、近于中性（pH 6.0～7.0）的低渗液体，每天的分泌量约为 0.8～1.5 L。其中水分约占 99%，有机物主要为黏液细胞分泌的黏蛋白，还有免疫球蛋白（IgA、IgC、IgM）、α-唾液淀粉酶、溶菌酶和血型物质等；无机物有 K^+、HCO_3^-、Na^+、Cl^- 等。

唾液的生理作用有：①化学性消化作用；②保持口腔清洁；③湿润口腔，利于说话与吞咽；④溶解食物引起味觉。

（二）唾液分泌的调节

唾液分泌的调节属于神经调节，包括非条件反射和条件反射两种。进食时，食物对口腔的机械、化学和温度刺激引起的唾液分泌，属于非条件反射性分泌。而食物的颜色、形状、气味及有关的语言描述等引起的唾液分泌，属于条件反射性分泌。

二、咀嚼

咀嚼（mastication）是随意运动，通过咀嚼肌群有顺序地收缩而完成。咀嚼使食物与唾液混合，形成食团，便于吞咽；能将食物研碎成很细的颗粒，可避免胃肠道表皮损伤，并使食物容易从胃排空到小肠；还能反射性地引起胃、肝、胆、胰等消化器官活动加强，为食物的进一步消化作准备。

三、吞咽

吞咽（deglutition）是把口腔内的食团经咽和食管送入胃的过程。根据食团经过的部位不同，可将吞咽分为 3 期：①食团从口腔进入咽，为随意动作；②食团从咽进入食管上端；③食团经食管蠕动从食管上端经贲门进入胃内。

第三节 胃内消化

胃具有消化、吸收和内分泌功能。胃的消化功能包括胃液的化学性消化和胃运动的机械性消化。

一、胃液的分泌

（一）胃液的性质、成分和作用

胃液是一种无色的酸性液体，pH 为 0.9～1.5。成人每日胃液分泌量为 1.0～2.5 L，主要成分包括盐酸、Na^+、K^+ 等无机物和胃蛋白酶原、黏蛋白、内因子等有机物。

1. 盐酸 盐酸又称为胃酸，由泌酸腺中的壁细胞分泌。正常人空腹时，盐酸的排出量为 $0 \sim 5$ mmol/h（基础酸排出量）。食物或某些药物（如组胺）可使盐酸的排出量明显增加，盐酸的最大排出量可达 $20 \sim 25$ mmol/h。盐酸的排出量还与壁细胞的数量和功能状态密切相关（图 3-5-1）。

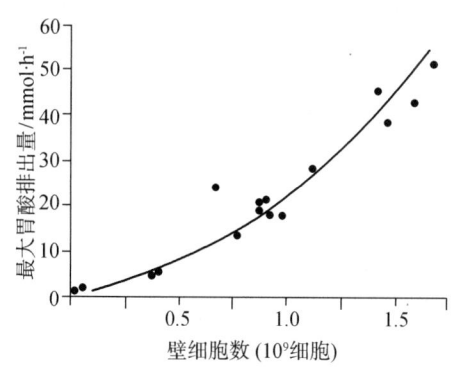

图 3-5-1 胃酸最大排出量与壁细胞数目的关系

胃液中的 H^+ 是由壁细胞逆浓度差主动分泌的。H^+ 的主动分泌与细胞顶膜上的质子泵作用有关。质子泵（proton pump）是一种镶嵌于膜内的转运蛋白，具有转运 H^+、K^+ 和水解 ATP 的功能。壁细胞分泌的 H^+ 来自胞浆中 H_2O 的解离。H^+ 经质子泵主动转运到小管腔，而留在细胞内的 OH^- 经碳酸酐酶（carbonic anhydrease）的催化与 CO_2 结合生成 HCO_3^-。在细胞的基底侧，HCO_3^- 与 Cl^- 进行交换，HCO_3^- 进入血液，Cl^- 则进入细胞内；在细胞顶膜，Cl^- 通过膜上特异的 Cl^- 通道进入小管腔，与 H^+ 形成 HCl。需要时，HCl 即可由壁细胞分泌到胃腔。小管腔内存在 K^+，是质子泵主动转运 H^+ 的先决条件。质子泵每降解 1 分子 ATP 所获得的能量，可把一个 K^+ 从小管腔转入到细胞内，同时把一个 H^+ 从细胞内主动转到小管腔内；而小管腔内的 K^+ 是壁细胞受刺激时通过细胞顶膜上的 K^+ 通道从胞浆转运到小管腔内的。细胞底侧膜上的 Na^+-K^+-ATP 酶可把细胞外的 K^+ 转运到胞内，不断补充这部分丢失到小管腔内的 K^+。现已证实，质子泵是各种因素引起胃酸分泌的最后通路。

盐酸的主要作用是：①激活胃蛋白酶原，为胃蛋白酶提供所需的酸性环境；②杀死进入胃内的细菌；③盐酸进入小肠可促进胰液、胆汁和小肠液的分泌；④有利于小肠对铁和钙的吸收。

2. 胃蛋白酶原 胃蛋白酶原由主细胞分泌。在盐酸作用下，胃蛋白酶原被激活成胃蛋白酶，胃蛋白酶又能反过来对胃蛋白酶原起激活作用，形成局部正反馈。胃蛋白酶能将蛋白质水解为腙、胨以及少量的氨基酸和多肽。它的最适 pH 为 $2.0 \sim 3.5$，当 pH 升高时，其活性相应降低，当 pH 超过 5 时，胃蛋白酶便失活。

3. 黏液 胃的黏液由胃黏膜表面的上皮细胞、黏液颈细胞、贲门腺和幽门腺共同分泌，主要成分是糖蛋白。黏液覆盖在胃黏膜表层，形成厚约 500 μm 的凝胶保护层，有润滑及保护胃黏膜免受机械性损伤的作用。

虽然胃内 H^+ 浓度较高，还有被激活的胃蛋白酶，但胃黏膜并没有被消化，其原因在于胃存在着自我保护机制，尤其是碳酸氢盐的分泌，对胃黏膜起重要保护作用。胃内的 HCO_3^- 中和 H^+ 的作用发生在胃黏膜表面的黏液层。当 H^+ 通过黏液层向胃黏膜上皮细胞扩散时，被黏液层减速，且不断地被从黏液底层向表面扩散的 HCO_3^- 中和，在黏液层形成一个 pH 梯度。黏液层靠近胃腔面一侧的 pH 约为 2.0，邻近上皮细胞一侧的 pH 约为 7.0。这样的 pH 梯度既能避免 H^+ 对胃黏膜的侵蚀，又能防止胃蛋白酶对胃黏膜的消化。这种由黏液和 HCO_3^- 共同构成的抗损伤屏障，被称为黏液－碳酸氢盐屏障（mucus-bicarbonate barrier）。

4. 内因子 内因子是由壁细胞分泌的一种糖蛋白，其作用是促进维生素 B_{12} 的吸收。

（二）胃液分泌的调节

空腹时，胃液分泌很少。进食时和进食后，胃液分泌增多，这种适应性变化是在神经和体液因素的调节下完成的。

1. 调节胃酸分泌的主要内源性物质

（1）胃泌素。主要由胃窦和十二指肠黏膜的 G 细胞分泌，属于肽类激素。主要有两种分子形式：一种是含有 17 个氨基酸的小胃泌素（G-17），另一种是含 34 个氨基酸的大胃泌素（G-34）。G-17 的含量较多且刺激胃酸分泌的作用比 G-34 大 5~6 倍。人的 G-17 分子 C 端的 4 个氨基酸是胃泌素的最小活性片段。根据这个原理，目前已人工合成具有天然胃泌素活性的四肽或五肽胃泌素。

（2）组胺。由肠嗜铬样细胞分泌，与壁细胞的 H_2 型组胺受体结合后，有很强的促进胃酸分泌的作用。

（3）乙酰胆碱。能与壁细胞膜上的 M_3 型毒蕈碱受体结合，激活质子泵，使 H^+ 分泌增多；能兴奋 G 细胞释放胃泌素，后者可刺激肠嗜铬样细胞分泌组胺而使胃酸分泌增多；乙酰胆碱还可抑制 D 细胞释放生长抑素而增强对 G 细胞的直接刺激作用。其中，通过兴奋肠嗜铬样细胞释放组胺的作用途径较为重要。

单独应用乙酰胆碱或胃泌素或组胺时，仅引起少量胃酸分泌，而当这三种内源性物质的受体同时兴奋时，能引起胃酸的有效分泌。另有研究表明，用抗组胺药物拮抗组胺的作用后，无论是乙酰胆碱或胃泌素都不能引起胃酸分泌明显增多，表明组胺是引起胃酸有效分泌的重要因素。

（4）生长抑素。由胃以及小肠黏膜内的 D 细胞分泌，可通过多种途径使胃酸分泌减少。

2. 消化期胃液分泌的调节 进食后，胃液分泌开始增多，按感受食物刺激的部位不同，可将消化期胃液分泌分为头期、胃期和肠期。

（1）头期。此期因引起胃液分泌的传入冲动都来自头部感受器，故称为头期。食物的形状、气味可引起条件反射性胃液分泌；食物在口腔被咀嚼和吞咽时，可刺激口、咽等处的感受器引起非条件反射性的胃液分泌。迷走神经是头期泌酸效应的唯一传出通路。头期的胃液分泌并非是纯神经反射性的，因为还有胃泌素的参与。头期胃液分泌的特点是酸度高、量多，胃蛋白酶原的含量高，故消化力强。

（2）胃期。胃期的胃液分泌是指食物对胃的机械性和化学刺激引起的胃液分泌。其主要机制包括：①胃底、胃体部的感受器受到扩张刺激，通过迷走-迷走神经长反射和壁内神经丛的短反射，直接或通过胃泌素间接引起胃腺分泌。②胃幽门部的感受器受到扩张刺激，通过壁内神经丛作用于 G 细胞而引起胃泌素分泌。③食物的化学成分，特别是蛋白质的分解产物可直接作用于 G 细胞，促进胃泌素的分泌。胃期分泌的胃液量占消化期胃液分泌总量的 60%，酸度及胃蛋白酶原的含量也很高。

（3）肠期。食物进入小肠上段所引起的胃液分泌称为肠期分泌，主要通过体液调节实现。当食物进入小肠后，可刺激十二指肠黏膜的 G 细胞释放胃泌素，促进胃液的分泌。小肠黏膜还能释放肠泌酸素促进胃酸分泌。肠期胃液分泌量少，约占进食后胃液分泌总量的 1/10，胃蛋白酶原的含量也较少。

3. 抑制胃液分泌的因素　在进食过程中，胃液分泌受兴奋性因素和抑制性因素共同调节。抑制胃液分泌的因素主要有如下几种：

（1）盐酸。当胃窦内的 pH 降低到 1.2～1.5 时，可直接抑制胃窦黏膜中的 G 细胞，使胃泌素释放减少，还可刺激胃黏膜的 D 细胞分泌生长抑素，间接地抑制胃泌素和胃液的分泌。当十二指肠内的 pH 降低到 2.5 以下时，盐酸也可作用于十二指肠黏膜，促进胰泌素释放进而抑制胃泌素引起的胃酸分泌，还可刺激十二指肠球部释放球抑胃素抑制胃酸分泌。

（2）脂肪。脂肪及其分解产物是抑制肠期胃液分泌的主要因素之一。有研究观察到，用脂肪灌流小肠能引起抑胃肽和酪酪肽分泌增多，抑胃肽对去神经小胃的胃酸分泌有显著的抑制作用。

（3）高张溶液。在十二指肠内，高张溶液可兴奋小肠内渗透压感受器，通过肠-胃反射抑制胃液分泌，还可刺激小肠黏膜释放抑制胃酸分泌的激素来抑制胃酸分泌。

二、胃的运动

（一）胃的运动形式

胃运动的功能主要是混合、研磨食物并加快固体食物的排空。胃运动的形式有如下几种：

1. 容受性舒张　进食时，食物对咽、食管等部位的感受器产生刺激作用，使近端胃舒张，有利于胃容纳食物，称为容受性舒张。容受性舒张是通过迷走神经的传入和传出的反射过程实现的。

2. 蠕动　进食后约 5 分钟，出现胃蠕动。蠕动从胃中部开始，频率约为 3 次/分。当蠕动波超越胃内容物抵达胃窦终末部时，可将部分食糜反向推回到近侧胃窦或胃体。胃蠕动的生理意义在于磨碎食物，促进食物与胃液混合，加强化学性消化并将食糜排入十二指肠。

3. 紧张性收缩　指胃壁平滑肌经常处于一定程度的持续收缩状态，对维持胃的位置与形态及促进化学性消化具有重要的生理作用。

（二）胃的排空

食糜由胃排入十二指肠的过程称为胃排空。胃收缩是胃排空的动力，而幽门及十二指肠的收缩是排空的阻力。胃排空的速率取决于胃与十二指肠之间的压力差以及幽门阻力，还与食糜的理化性状有关。一般来说，稀薄的、流体食物比黏稠的、固体食物排空快；颗粒小的食物比颗粒大的食物排空快；等渗溶液比非等渗溶液排空快。在3种营养物质中，排空速度从快到慢依次为糖类、蛋白质、脂肪。混合食物由胃完全排空约需4～6小时。

第四节 小肠内消化

食糜在小肠内停留3～8小时，受到胰液、胆汁、小肠液的消化后，营养物质被分解为可被吸收的小分子物质。食糜通过小肠后，消化、吸收过程基本完成。因此，小肠内消化是食物消化最重要的部位。

一、胰液的分泌

（一）胰液的成分和作用

胰液是无色、无臭、等渗的碱性液体，pH为7.8～8.4，成人每日分泌量为1～2 L。其成分包括无机物和有机物。无机物主要为水、碳酸氢盐和多种离子；有机物主要是胰淀粉酶、胰脂肪酶、胰蛋白酶、核糖核酸酶等多种消化酶。

1. 胰液的无机成分和作用 无机成分中水占的比例约为97.6%。主要负离子为HCO_3^-和Cl^-。HCO_3^-和Cl^-的浓度与胰液分泌速度有关，分泌速率越快，HCO_3^-的浓度就越高，而Cl^-的浓度则降低。HCO_3^-的主要作用是为小肠内多种消化酶的活动提供适宜的pH（pH 7～8），中和进入十二指肠的胃酸，保护肠黏膜。主要正离子是Na^+和K^+，与血浆中的浓度相近。

2. 胰液的有机成分和作用

（1）碳水化合物水解酶。胰淀粉酶是一种α-淀粉酶，能水解淀粉、糖原和大部分其他碳水化合物为双糖和少量的三糖。

（2）脂类水解酶。胰脂肪酶能分解中性脂肪为脂肪酸、甘油一酯和甘油，最适pH为7.5～8.5。胰脂肪酶在辅酯酶存在的条件下才能发挥作用。辅酯酶也由胰腺分泌，能与胰脂肪酶在甘油三酯的表面形成高亲和力的复合物，紧紧地黏附在脂肪颗粒的表面。胰液还分泌胆固醇酯酶和磷脂酶A_2，分别分解胆固醇和磷脂。

（3）蛋白质水解酶。较重要的蛋白质水解酶分别是胰蛋白酶、糜蛋白酶和羧基肽酶，其中胰蛋白酶的含量最多。胰蛋白酶和糜蛋白酶能使蛋白质分解为多种大小不等的多肽。而羧基肽酶能分解一些多肽为氨基酸。胰蛋白酶和糜蛋白酶均以无活性的酶原形式存在于胰液中。小肠液中的肠致活酶可以激活胰蛋白酶原，生成胰蛋白酶。而胰蛋白酶既可正反馈地激活胰蛋白酶原，又能激活糜蛋白酶原。此外，胃酸、组织液等也能激活胰蛋白酶原。

除上述几类酶外，胰液中还含有核糖核酸酶、脱氧核糖核酸酶。由于胰液中存在能消化蛋白质、脂肪和糖类的水解酶，所以是消化力最强、消化功能最全面的一种消化液。

（二）胰液分泌的调节

空腹时胰液不分泌，进食时胰液才分泌，并受神经和体液因素双重调节。

1. **神经调节** 食物的形状、气味以及食物对消化道的刺激可通过条件反射或非条件反射引起胰液分泌。迷走神经除可以直接促进胰液分泌外，还可通过胃泌素间接地引起胰腺腺泡细胞分泌，但对导管细胞的作用较弱。迷走神经兴奋引起的胰液分泌的特点是水分和碳酸氢盐含量少，而酶含量高。

2. **体液调节**

（1）胰泌素。由小肠的 S 细胞合成和释放，能促进胰腺小导管上皮细胞分泌水和碳酸氢盐，但胰酶的含量不多。盐酸是引起胰泌素分泌的最强刺激因素，其次为脂肪酸和蛋白质分解产物。

（2）胆囊收缩素（cholecystokinin，CCK）。由小肠 I 细胞所释放。引起 CCK 释放的因素由强至弱依次为：蛋白质分解产物、脂肪酸、盐酸、脂肪。糖类没有此作用。CCK 具有促进胰液、胆汁和小肠液分泌及促进胆囊平滑肌收缩等生理作用。CCK 可直接作用于胰腺腺泡细胞上的 CCK-A 受体引起胰酶分泌，故分泌的胰液特点是酶多而碳酸氢盐和水含量少。

3. **激素间和激素与神经之间在胰液分泌中的协同作用** 调节胰液分泌的各种激素之间和激素与神经因素间存在着协同作用。实验证明，同时使用胰泌素与胆囊收缩素对促进胰液分泌的效应明显大于分别使用时所得效应之和。如在注射胰泌素的同时刺激迷走神经，则可使胰液分泌量显著增加，胰液分泌量远远超过它们分别作用时效应的总和。

4. **胰液分泌的抑制和反馈调节** 体内还存在多种抑制胰液分泌的因素。胰高血糖素能抑制胰泌素和 CCK 刺激的胰腺分泌。胰多肽可抑制基础胰腺分泌及刺激迷走神经所引起的胰液分泌。生长抑素也可抑制胰泌素和 CCK 促胰腺分泌的作用。

二、胆汁的分泌与排出

胆汁由肝细胞分泌。在非消化期，胆汁生成后或经胆道系统流入十二指肠，或流入胆囊浓缩、贮存。在消化期，胆汁由胆囊排入十二指肠。

（一）胆汁的性质和成分

胆汁味苦有色。肝细胞初分泌出的胆汁称肝胆汁，呈金黄色或桔棕色，pH 为 7.2～7.7；在胆囊内贮存浓缩过的胆汁称胆囊胆汁，颜色变深，pH 约为 6.8。成人胆汁分泌量为 600～1 200 mL/d。胆汁含大量水分，有机成分有胆盐、胆色素、胆固醇、脂肪酸和卵磷脂等，无机成分有 Na^+、K^+、Ca^{2+}、Cl^-、HCO_3^- 和少量的重金属离子如 Cu^{2+}、Zn^{2+} 等，不含消化酶。胆盐是肝脏利用胆固醇合成的两种胆汁酸（胆酸和鹅脱氧胆酸）与甘氨酸或牛磺酸结合形成的钠盐或钾盐。

（二）胆汁的作用

胆汁的作用主要取决于其中的胆盐。胆汁的作用包括：①胆汁中的胆盐、胆固醇和卵磷脂等可乳化脂肪，降低脂肪的表面张力，增加与胰脂肪酶的接触面积，从而促进脂肪的消化。②胆盐可促进脂肪分解产物及其他脂类从小肠黏膜吸收。胆盐与这些脂类物质结合，形成一种具有高度水溶性的微胶粒，从而使不溶于水的脂肪分解产物能通过小肠黏膜被吸收。③促进脂溶性维生素（A、D、E、K）的吸收。④防止胆固醇沉积。

（三）胆汁分泌和排出的调节

胆汁分泌和排出受神经和体液因素的调节。食物是引起胆汁分泌和排出的自然刺激物，高蛋白质食物引起胆汁流出最多，高脂肪或混合食物次之，糖类食物的作用最弱。

1. 神经调节　食物的信号、进食动作以及食物对胃肠的刺激，可通过条件反射和非条件反射方式促进胆汁分泌，胆囊收缩加强，反射的传出神经是迷走神经。交感神经兴奋时则引起胆囊舒张。

2. 体液调节

（1）CCK。CCK 是引起胆囊收缩作用最强的胃肠道激素，还可降低 Oddi 括约肌的紧张性，促使胆汁排入十二指肠。

（2）胃泌素。胃泌素可直接促进肝胆汁分泌和胆囊收缩，也可通过促进胃酸分泌而间接促进肝胆汁分泌。

（3）胰泌素。胰泌素具有促进肝胆汁分泌的作用，其主要作用于胆管系统，所分泌的胆汁中胆盐含量增加不多，水分和碳酸氢盐明显增多。

（4）胆盐。胆盐排入小肠后，约 94% 被小肠黏膜重吸收，经门静脉又回流到肝脏，再在肝细胞内生成胆汁分泌入小肠，这一过程称为胆盐的肠－肝循环。由于胆盐有刺激肝胆汁分泌的作用，每天肝胆汁的分泌量高度依赖于胆盐从肠－肝循环中的回收量，胆盐的再循环量越大，胆汁的分泌就越多。

三、小肠液的分泌

小肠液是由十二指肠腺和小肠腺分泌的。

（一）小肠液的性质、成分和作用

小肠液是消化液中分泌量最多的一种，成人分泌量为 1～3 L/d。小肠液呈弱碱性，pH 约为 7.6，渗透压与血浆相近。小肠液的主要作用是保护十二指肠黏膜免受胃酸侵蚀和有害抗原物质及细菌的损害，为小肠内多种消化酶提供适宜的 pH，稀释肠内消化产物，降低其渗透压，有利于吸收。

（二）小肠液分泌的调节

在调节小肠液分泌的因素中，最重要的是各种局部反射，特别是由机械性或化学性刺激引起的局部反射以及由肠神经系统活动增强引起的局部反射。

四、小肠的运动

（一）小肠的运动形式

1. 紧张性收缩　紧张性收缩是小肠保持其基本形状，进行其他形式运动的基础。紧张性收缩有利于小肠内容物的混合和运送。

2. 分节运动　分节运动是小肠环行肌的节律性收缩和舒张运动。在有食糜的一段肠管上，环行肌以一定的间隔在许多点同时收缩或舒张，先把肠管中的食糜分成许多节段，数秒钟后，收缩处与舒张处交替，如此反复循环（图 3－5－2）。分节运动的作用是：①使消化液与食糜充分混合，有助于食物的化学性消化；②使食糜与小肠壁紧密接触，促进分解产物的吸收；③挤压肠壁促进血液和淋巴液回流。分节运动的频率与小肠平滑肌的基本电节律频率有关。

第五章 消化系统生理

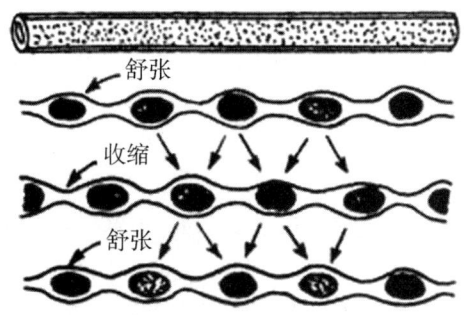

图 3-5-2 小肠的分节运动模式图

3. 蠕动 蠕动可发生在小肠的任何部位，蠕动的速度约为 0.5～2.0 cm/s，近端小肠的蠕动速度较远端小肠快。小肠的蠕动很弱，通常蠕动 3～5 cm 便消失。蠕动的意义在于推进食糜，使经过分节运动的食糜到达一个新的肠段，再开始新分节运动。小肠还有一种快速、传播远（2～25 cm/s）的蠕动，称为蠕动冲，可将食糜从小肠始段推送到末端，甚至到达大肠。

（二）小肠运动的调节

小肠壁内的肌间神经丛对小肠运动起主要作用。当切断外来神经后，机械和化学刺激仍能通过局部反射使小肠运动增强。中枢神经系统也可通过自主神经改变小肠的运动强度。迷走神经兴奋能增强小肠运动，而交感神经作用相反。

胃肠激素在调节小肠运动中起重要的作用。胃泌素、5-羟色胺、CCK 和胃动素能加强小肠收缩；而胰泌素、胰高血糖素、血管活性肠肽和抑胃肽等则抑制小肠运动。

第五节 大肠内消化

人类大肠的主要生理功能为：①吸收肠内容物中的水分和电解质；②对食物残渣进行加工，形成粪便并暂时贮存；③吸收由大肠内某些细菌合成的 B 族维生素和维生素 K。

一、大肠液的分泌和大肠内细菌的活动

大肠液由大肠黏膜表面的柱状上皮细胞和杯状细胞分泌，pH 为 8.3～8.4。大肠液的主要成分为黏液和碳酸氢盐，主要作用是通过黏液蛋白保护肠壁和润滑粪便。

大肠内的细菌占粪便固体重量的 20%～30%，主要来自食物和空气。由于大肠内的温度和 pH 较适合一般细菌的生长，所以细菌能在大肠内大量繁殖。大肠内物质的分解是由细菌完成的。大肠内的某些细菌还能合成 B 族维生素和维生素 K，这些可被人体吸收利用。

二、大肠的运动

大肠的运动有三种形式：①袋状往返运动，空腹时最常见；②分节推进运动和多袋推进运动；③蠕动。

第六节 吸 收

一、吸收过程概述

消化道的不同部位具有不同的吸收能力和吸收速度。在口腔和食管,食物几乎不被吸收;胃组织没有典型的绒毛样的吸收膜,仅能吸收少量的水分和一些高度脂溶性的物质(如酒精)等;大肠的内容物已无多少可被吸收的营养物质。所以小肠是营养物质吸收的主要部位。

小肠具有巨大的吸收面积,总面积为 200～250 m^2。进食时绒毛可产生节律性伸缩和摆动,促进绒毛内血液和淋巴液的流动,有利于吸收。小肠绒毛上皮细胞的顶端膜不仅形成许多微绒毛,增加了吸收面积,还具有许多与吸收功能有关的转运蛋白质,有的蛋白质作为载体参与 Na^+、葡萄糖或氨基酸的转运。此外,食物在小肠内停留时间较长(3～8 小时),食物在小肠内已被消化为适于吸收的小分子物质。这些为小肠充分吸收各种营养物质奠定了基础。

在消化道,营养物质和水可通过两条途径进入血液或淋巴液:一条是通过绒毛柱状上皮细胞腔面膜进入细胞内,再经细胞的基底-侧膜进入血液或淋巴,称为跨细胞途径;另一条是通过细胞间的紧密连接进入细胞间隙,再进入血液或淋巴,称旁细胞途径。

营养物质通过细胞膜的方式有:主动转运、被动转运(包括扩散、渗透和滤过)和入胞、出胞。有些物质需经几种方式配合才被吸收,另有一些物质(例如水,某些小离子)可同时经两条途径被吸收。

二、小肠内主要营养物质的吸收

(一) 水的吸收

大部分水在小肠上段被吸收,在回肠吸收的水量较少。结肠每日可从回肠接受 0.5～1.0 L 水,其中 80% 可被吸收,随粪便排出的水仅为 0.1～0.2 L。各种溶质,特别是 NaCl 的主动转运造成的渗透梯度,是水吸收的主要动力。

(二) 无机盐的吸收

1. 钠的吸收 小肠对钠的吸收是主动的。肠上皮细胞的底膜侧膜上的钠泵可将胞内的 Na^+ 主动转运入血液,使胞内 Na^+ 浓度降低。肠腔内的 Na^+ 借助于纹状缘上的载体,通过易化扩散的形式进入细胞内。由于单糖或氨基酸的转运往往也是借助转运钠的载体,因此,Na^+ 的吸收为单糖和氨基酸的吸收提供动力。而单糖和氨基酸的存在也促进了 Na^+ 的吸收。另外,有一部分 Na^+ 是同时与 Cl^- 一起被吸收的。

2. 铁的吸收 铁主要在十二指肠和空肠被吸收。每日膳食中含铁 10～15 mg,但仅有约 1 mg 的铁被吸收。小肠对铁的吸收与机体对铁的需要等因素密切有关。当人体缺铁时,小肠吸收铁的能力增强。食物中的铁大部分是三价铁(Fe^{3+}),需还原为亚铁(Fe^{2+})才更易被吸收。维生素 C、胃酸能使 Fe^{3+} 还原为 Fe^{2+},促进铁的吸收。

3. 钙的吸收 食物中的钙只有小部分被吸收,钙的吸收是主动过程。吸收钙的主要部位是十二指肠。钙盐只有在水溶液状态才能被吸收。机体对钙的需求增多可使钙吸收增多，胃酸、维生素 D、胆汁酸也能促进钙的吸收。而磷酸盐可与钙形成不溶性的磷酸钙而阻碍钙的吸收。

4. 负离子的吸收　Cl^- 和 HCO_3^- 是肠腔内容物中的主要负离子。肠腔内的正离子通过主动转运产生的电位差，可促进负离子向细胞内移动而被吸收。

（三）糖的吸收

糖类分解为单糖才能被小肠上皮细胞吸收。被吸收的单糖主要是葡萄糖，另外还有少量半乳糖和果糖。

单糖的吸收是耗能的主动过程，属于继发性主动转运。钠和钠泵对葡萄糖的吸收是必需的。肠上皮细胞的基底侧膜上的 Na^+ 泵将胞内的 Na^+ 主动转运出胞，导致胞内 Na^+ 浓度较低，使肠腔内的 Na^+ 以易化扩散的方式通过肠上皮细胞的纹状缘进入胞内。在这个过程中，载运钠的转运蛋白必须与葡萄糖等物质结合后才具有转运钠的能力。然后，葡萄糖再被动扩散入血。

（四）蛋白质的吸收

蛋白质分解为氨基酸后几乎全部被小肠吸收。氨基酸的吸收机制与葡萄糖的相同，也是通过钠依赖性转运系统以继发性主动转运的方式进入小肠上皮细胞内的。但也有非钠依赖性的氨基酸转运系统。不同种类的氨基酸有不同的转运系统。近年的研究表明，小肠的纹状缘上存在着能继发性主动转运二肽和三肽的钠依赖性转运系统，小肠上皮细胞能将二肽和三肽完整地吸收。在细胞内，二肽和三肽分别被二肽酶和三肽酶分解为氨基酸后，再转运入血液。二肽和三肽转运系统的转运效率高于氨基酸转运系统。

少量完整的蛋白质通过入胞和出胞方式也可被小肠上皮细胞吸收入血，可作为抗原引起过敏反应。

（五）脂肪的吸收

脂类的消化产物脂肪酸、甘油一酯、胆固醇能与胆盐结合形成水溶性混合微胶粒，然后透过小肠绒毛膜面的非流动水层到达微绒毛。在该处，脂肪酸和甘油一酯从混合微胶粒中释出，透过微绒毛的脂蛋白膜进入黏膜细胞。胆盐不能通过细胞膜，遗留在肠腔。进入上皮细胞内的长链脂肪酸和甘油一酯重新合成甘油三酯，并与载脂蛋白和磷脂结合，形成乳糜微粒。乳糜微粒以出胞的形式释放到组织间隙，再经淋巴管入血。中、短链的脂肪酸及其甘油一酯是水溶性的，在十二指肠和空肠可通过扩散直接进入血液。

（万文成）

第六章 泌尿系统生理

肾是维持机体内环境相对稳定的重要器官,通过生成尿液可以排出机体大量的代谢终产物及进入体内的异物,调节体内水和电解质代谢,维持酸碱平衡。此外,肾脏还具有内分泌功能,能合成与释放肾素、促红细胞生成素、1,25-二羟胆骨化醇及前列腺素等生物活性物质。本章重点阐述肾的尿生成过程及其调节机制。

第一节 肾的功能解剖和肾血流量的调节

一、肾的功能解剖

(一) 皮质肾单位和近髓肾单位

肾单位按其所在部位不同,可分为皮质肾单位和近髓肾单位两类。

1. 皮质肾单位 皮质肾单位的肾小球分布于外皮质层和中皮质层,占肾单位总数的 85%~90%。这类肾单位的肾小球体积较小,髓袢甚短,只达外髓质层,有的甚至达不到髓质。入球小动脉的口径比出球小动脉的粗,两者口径之比约为 2:1,使得肾小球毛细血管内血压较高,有利于肾小球的滤过。出球小动脉分支形成肾小管周围毛细血管网,包绕在肾小管外面。

2. 近髓肾单位 近髓肾单位的肾小球分布在靠近髓质的内皮质层,占肾单位总数的 10%~15%。这类肾单位的肾小球体积较大,髓袢较长,可深入到内髓质层,有的甚至达乳头部。出球小动脉的分支不仅形成管周毛细血管网,而且还形成细而长的"U"字形直小血管,直达髓质,并与髓袢和集合管伴行。近髓肾单位和直小血管的这些解剖特点与尿的浓缩与稀释过程有重要的关系。

(二) 肾的神经支配

支配肾脏的传出神经主要是肾交感神经。至今尚未发现肾有副交感神经支配。肾交感神经支配肾动脉(尤其是入球小动脉和出球小动脉的平滑肌)、肾小管和颗粒细胞,通过释放去甲肾上腺素,调节肾血流量、肾小球滤过率、肾小管的重吸收和肾素的释放。

肾的传入纤维末梢是无特殊分化的游离神经末梢,可能感受机械性(例如肾盂内的压力)和化学性(例如肾组织缺氧)刺激,将这些信息上传至中枢神经系统,调节血压和水盐平衡。

二、肾血流量及其调节

(一) 肾脏血液供应特点

肾的血液供应很丰富。正常成人安静时每分钟约有 1 200 mL 血液流过两侧肾,相当于心输出量的 1/5～1/4。其中约 94% 的血液供应肾皮质层，约 5% 供应外髓，其余不到 1% 的供应内髓。通常所说的肾血流量主要指肾皮质血流量。肾脏血管分布的特点是有两套串联的毛细血管网。肾小球毛细血管血压较高，可达主动脉平均动脉压的 40%～60%，对于肾小球血浆的滤过是十分必要的。肾小球周围毛细血管是第二次分出的毛细血管网，血压较低，仅十几毫米汞柱，对于肾小管的重吸收也是十分重要的。

（二）肾血流量的调节

1. 肾血流量的自身调节 在离体肾实验中观察到，当肾动脉的灌注压在 10.7～24.0 kPa（80～180 mmHg）范围内变动时，肾血流量能保持稳定。这种在没有外来神经支配的情况下，肾血流量在一定的动脉血压变动范围内保持不变的现象，称为肾血流量的自身调节。关于自身调节的机制有两种解释：肌源学说和管-球反馈。肌源学说认为，在一定范围内，当肾动脉灌注压变化时，血管平滑肌由于自身的特性而改变其紧张性，血流阻力便相应的变化，故可保持肾血流量的稳定。管-球反馈则是指通过流经远端小管致密斑的小管液的流量来影响肾血流量和肾小球滤过率。

2. 肾血流量的神经和体液调节 肾血流量的神经、体液调节能使肾血流量与全身的血液循环调节相配合。当机体处在剧烈的运动、高温环境、大出血或缺氧等情况下，肾交感神经的活动将反射性地加强，使肾血管收缩，肾血流量减少，以适应全身血液再分配的需要。肾上腺素、去甲肾上腺素、血管升压素、血管紧张素和内皮素等激素也能使肾血管收缩，肾血流量减少。而内皮细胞分泌的一氧化氮和前列腺素则可使肾血管扩张，增加肾血流量。

第二节 肾小球的滤过功能

尿液生成的过程包括三个环节：肾小球的滤过、肾小管与集合管的重吸收、肾小管和集合管的分泌。肾小球的滤过是指循环血液流经肾小球毛细血管时，血浆中的水和小分子溶质（包括少量分子量较小的血浆蛋白）可以滤出进入肾小囊的囊腔，形成超滤液。利用微穿刺技术证明，肾小囊中的液体所含物质的种类及浓度与血浆的基本相同（表 3-6-1）。

表 3-6-1 血浆、超滤液和终尿成分比较

成分	血浆/(g·L^{-1})	超滤液/(g·L^{-1})	尿/(g·L^{-1})	尿中浓缩的倍数
水	900	980	960	1.1
蛋白质	70～90	0.30	微量	—
葡萄糖	1.00	1.00	极微量	—
Na$^+$	3.30	3.30	3.50	1.1
K$^+$	0.20	0.20	1.50	7.5
Cl	3.70	3.70	6.00	1.6

续表 3-6-1

成分	血浆/(g·L^{-1})	超滤液/(g·L^{-1})	尿/(g·L^{-1})	尿中浓缩的倍数
$H_2PO_4^-$，HPO_4^{2-}	0.04	0.04	1.50	37.5
尿素	0.30	0.30	18.00	60.0
尿酸	0.04	0.04	0.50	12.5
肌酐	0.01	0.01	1.00	100.0

一、滤过率和滤过分数

（一）滤过率

单位时间内（每分钟）两肾生成的超滤液量称为肾小球滤过率（glomerular filtration rate，GFR），是衡量肾功能的一项重要指标。据测定，正常成人肾小球滤过率平均为 125 mL/min，故两肾 24 小时内由肾小球滤出的血浆总量高达 180 L，约为人体血浆总量的 60 倍。

（二）滤过分数

肾小球滤过率占肾血浆流量的百分比称为滤过分数（filtration fraction，FF）。肾血浆流量约为 660 mL/min，则滤过分数为 19%。这表明，流经肾的血浆约有 1/5 由肾小球滤过到囊腔中形成了超滤液，而未滤出的 4/5 的血浆从出球小动脉进入肾小管周围毛细血管。

二、滤过膜及其通透性

滤过膜有 3 层结构：①内层，是厚约 40 nm 的毛细血管内皮细胞层，有许多直径为 50～100 nm 的窗孔；②中间层，即基膜层，是由水合凝胶构成的微纤维网结构，厚约 325 nm，网孔为 4～8 nm，是对大分子物质起机械屏障作用的主要部位；③外层，是肾小囊上皮细胞层，上皮细胞的足突之间有裂隙，裂隙间有一层滤过裂隙膜，膜上的孔直径为 4～14 nm，可阻碍一些大分子物质滤出。此外，滤过膜的 3 层结构上都存在着带负电荷的涎蛋白，可阻止带负电荷的物质通过，起着电学屏障作用。

三、有效滤过压

肾小球毛细血管中血浆滤过的动力是有效滤过压（图 3-6-1）。有效滤过压 = 肾小球毛细血管血压 -（血浆胶体渗透压 + 肾小囊内压）。利用微穿刺法证明，从肾小球毛细血管的入球端到出球端，血压下降不多，大鼠肾小球毛细血管血压的平均值约

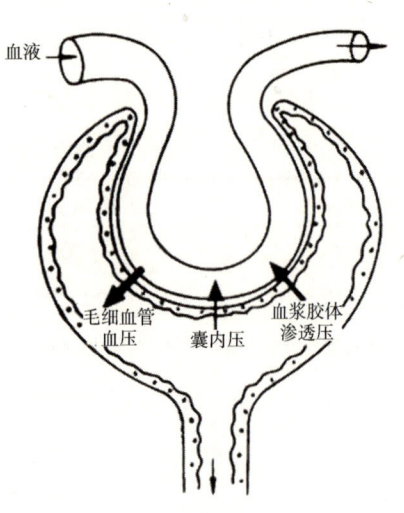

图 3-6-1 有效滤过压示意图

为 45 mmHg，肾小囊内压约为 10 mmHg，肾小球毛细血管入球端的血浆胶体渗透压约为 25 mmHg。当血液流经肾小球毛细血管时，由于不断生成超滤液，血液中血浆蛋白浓度就会逐渐升高，血浆胶体渗透压也随之升高，故有效滤过压呈逐渐下降的变化。经研究计算，在肾小球毛细血管入球端，有效滤过压为 10 mmHg，有血浆滤出生成滤液；而在出球端，有效滤过压下降为零，滤过便停止。

四、影响肾小球滤过的因素

（一）滤过膜的面积和通透性

正常人两肾肾小球毛细血管总面积约为 $1.5 \ m^2$。在急性肾小球肾炎时，由于肾小球毛细血管管腔变窄或阻塞，以致有滤过功能的肾小球数量减少，有效滤过面积相应减少，以致肾小球滤过率降低，出现少尿甚至无尿。

（二）有效滤过压

1. **肾小球毛细血管血压**　当动脉血压变动于 80～180 mmHg 时，由于肾血流量的自身调节机制，肾小球毛细血管血压可保持相对稳定，从而使肾小球滤过率基本保持不变。但当机体大失血或严重脱水等时，动脉血压下降过低（80 mmHg 以下），将会超出肾脏的自身调节能力，肾小球毛细血管血压将明显下降，有效滤过压降低，肾小球滤过率将减少，导致少尿。当动脉血压下降至 40～50 mmHg 时，肾小球滤过率下降为零，尿生成停止，出现无尿。

2. **囊内压**　在正常情况下，囊内压是比较稳定的。但当肾盂或输尿管结石、肿瘤压迫或其他原因引起尿路阻塞时，囊内压会升高，使有效滤过压降低，肾小球滤过率因此降低。

3. **血浆胶体渗透压**　血浆胶体渗透压在正常情况下变动不大。如果血浆蛋白浓度明显降低，血浆胶体渗透压将降低，有效滤过压会升高，肾小球滤过率便增加。例如快速静脉输入大量生理盐水后，尿量增多。其机制主要是因为血液被稀释，血浆胶体渗透压降低，肾小球滤过率增加。

（三）肾血浆流量

血浆胶体渗透压上升的速度与肾血浆流量有很大的关系。如果肾血浆流量加大，肾小球毛细血管内血浆胶体渗透压的上升速度就减慢，在毛细血管的很长一段都会有滤过作用，肾小球滤过率便增加。相反，肾血浆流量减少时，血浆胶体渗透压的上升速度加快，有效滤过压很快下降，肾小球毛细血管将只有很短的一段有滤过作用，肾小球滤过率减少。在严重缺氧、中毒性休克等病理情况下，由于交感神经兴奋，肾血流量和肾血浆流量将显著减少，于是肾小球滤过率降低，出现少尿或无尿。

第三节　肾小管与集合管的转运功能

正常成人两肾每天生成的超滤液达 180 L，而终尿仅为 1.5 L 左右，而且尿中其他溶质的质和量都发生了明显的变化（表 3-6-1）。这表明尿的生成过程还涉及肾小管和集合管的重吸收和分泌。重吸收是指肾小管和集合管上皮将小管液中的水分和各种溶质重新转运至血液的过程。而分泌是指上皮细胞将本身产生的物质或血液中的某些物质转运至肾小管腔内。肾小管和集合管的这些功能对于维持机体体液的总量、渗透压、pH 以及各种溶质成分的相对稳定具有重要作用。

物质通过肾小管上皮的转运包括被动转运和主动转运。被动转运是指溶质顺电化学梯度通过肾小管上皮细胞的过程,例如扩散、渗透、易化扩散等都属于被动转运。而溶质逆电化学梯度通过肾小管上皮细胞的过程则属主动转运。根据物质转运过程中能量来源的不同,主动转运又分为原发性主动转运和继发性主动转运。许多重要物质的转运都直接或间接与 Na^+ 的转运相关联,因此 Na^+ 的转运在肾小管上皮细胞的物质转运中起着关键的作用。下面讨论各段肾小管和集合管的物质转运功能。

一、近端小管中的物质转运

经肾小球滤过后形成的超滤液在流经近端小管后,约有 67% 的 Na^+、Cl^-、K^+ 和水被重吸收,约 85% 的 HCO_3^- 被重吸收,葡萄糖、氨基酸几乎全部被重吸收。而 H^+ 则从小管上皮细胞中被分泌到肾小管腔。近端小管重吸收的关键动力是上皮细胞基侧膜上的 Na^+ 泵。许多溶质,包括水的重吸收都与 Na^+ 泵的活动有着直接或间接的关系。

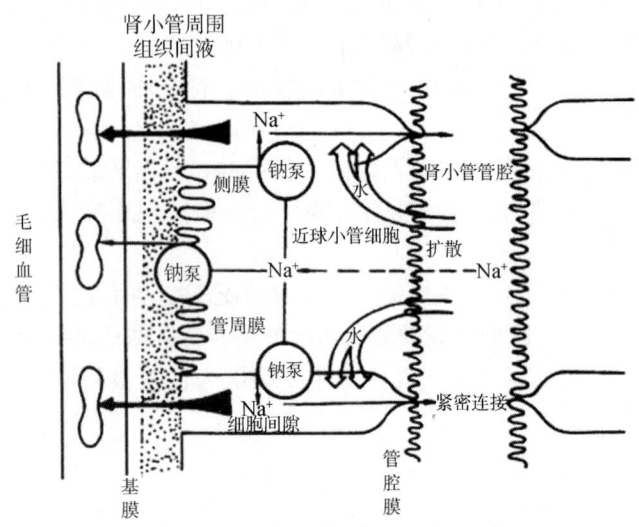

图 3-6-2 Na^+ 主动重吸收的泵-漏模式图

(一) Na^+、Cl^- 和水的重吸收

在近端小管前半段,Na^+ 的重吸收机制通常是以泵-漏模式(pump-leak model)来解释的(图 3-6-2)。该模式认为,肾小管壁相邻近的细胞之间存在细胞间隙。在细胞间隙靠近小管腔一端的紧密连接将细胞间隙和管腔隔开。小管上皮细胞的基侧膜上有钠泵。通过 Na^+ 泵的作用,Na^+ 被泵出至细胞间隙,使细胞内 Na^+ 浓度降低,并呈负电位。于是小管液中的 Na^+ 顺电化学梯度通过管腔膜进入小管细胞。Na^+ 进入上皮细胞的过程与 H^+ 的分泌以及葡萄糖、氨基酸的转运相偶联。由于细胞间隙中的 Na^+ 浓度增加,渗透压便升高,水随之进入细胞间隙,结果使细胞间隙的静水压升高。这一压力不仅促使 Na^+ 和水进

入邻近的毛细血管，而且也可使部分 Na⁺ 通过小管上皮细胞间的紧密连接又回到小管腔，后一现象即是回漏。所以 Na⁺ 的实际重吸收量应等于主动重吸收量减去回漏量。

在近端小管后半段，Na⁺ 与 Cl⁻ 一同被重吸收。NaCl 可通过细胞旁路和跨上皮细胞两条途径被重吸收。由于在近端小管中 Cl⁻ 不被重吸收，而水大量被重吸收，Cl⁻ 留在小管液中造成了其浓度明显高于管周组织间液。于是 Cl⁻ 顺浓度梯度经细胞旁路（即通过紧密连接进入细胞间隙）被动吸收。被动重吸收的 Cl⁻ 又造成了管内外电位差，管腔内带正电，管外带负电。在这种电位差的作用下，Na⁺ 顺电位梯度通过细胞旁路而被动重吸收。因此，在近端小管的后半段 NaCl 的重吸收属于被动转运。

（二）HCO_3^- 的重吸收与 H^+ 的分泌

肾小球滤过的 HCO_3^- 80%以上在近端小管被重吸收，约 15%在髓袢升支粗段被重吸收，其余的在远端小管和集合管被重吸收。HCO_3^- 的重吸收与小管上皮细胞管腔膜上的 Na⁺-H⁺ 逆向转运有密切关系。通过 Na⁺-H⁺ 逆向转运，H⁺ 由细胞内转运至小管液中，Na⁺ 则进入细胞内。细胞内的一部分 H⁺ 还可通过管腔膜上的 H⁺ 泵分泌到小管液中。由于小管液中的 HCO_3^- 不易透过管腔膜，它必须与分泌的 H⁺ 结合生成 H_2CO_3，后者在管腔膜上的碳酸酐酶作用下再迅速分解为 CO_2 和 H_2O。CO_2 能迅速通过管腔膜进入细胞，在细胞内碳酸酐酶的作用下，与 H_2O 结合生成 H_2CO_3。H_2CO_3 又解离成 H⁺ 和 HCO_3^-。H⁺ 又可通过 Na⁺-H⁺ 交换被转运到小管液中，大部分 HCO_3^- 需与其他离子以联合转运的方式进入细胞间隙；小部分通过 Cl⁻-HCO_3^- 逆向转运方式进入细胞间隙。因此，HCO_3^- 的重吸收是以 CO_2 的形式进行的。肾小管上皮细胞分泌 H⁺，重吸收 HCO_3^- 和 Na⁺，对维持体内酸碱平衡具有重要意义。

（三）K^+ 的重吸收

滤液中的 K⁺ 90%以上被重吸收回血液，其中约 70%左右在近端小管被重吸收，约 20%在髓袢中被吸收，而且吸收比例固定。在远端小管与集合管中也有 K⁺ 被吸收，但同时存在着 K⁺ 的分泌。尿中的 K⁺ 主要是由远端小管和集合管分泌的。据测定，小管液中 K⁺ 浓度是 4 mmol/L，大大低于细胞内 K⁺ 的浓度（150 mmol/L），因此，K⁺ 通过管腔膜的重吸收是逆浓度梯度进行的，其主动重吸收的机制尚不清楚。

（四）葡萄糖和氨基酸的重吸收

超滤液中的葡萄糖浓度与血糖浓度相同，但尿中几乎不含葡萄糖，这说明葡萄糖全部被重吸收。利用微穿刺实验证明，重吸收葡萄糖的部位仅限于近端小管，尤其是近端小管的前半段。小管上皮细胞转运葡萄糖的机制与小肠上皮细胞重吸收葡萄糖的机制基本相同。在管腔膜上钠依赖性葡萄糖转运体的帮助下，葡萄糖与 Na⁺ 一道进入细胞，继而以易化扩散的方式通过基侧膜进入血液。近端小管对葡萄糖的重吸收有一定的限度，当血液中的葡萄糖浓度超过一定的数值时，超滤液中的葡萄糖总量就会超过肾小管重吸收的最大限度，尿中便开始出现葡萄糖，此时的血糖浓度称为肾糖阈，一般为 9~10 mmol/L。这可能与近端小管 Na⁺–葡萄糖同向转运体的数目有限关。

小管液中的氨基酸也是在近端小管的前半段被重吸收的，重吸收机制与葡萄糖的重吸收机制相似。在管腔膜上也有钠依赖性氨基酸转运体，该转运体可将 Na⁺ 与氨基酸同向转运入细胞。进入细胞的氨基酸再经管周膜扩散进入组织间隙。

（五）其他物质的重吸收和分泌

滤液中的 HPO_4^{2-}、SO_4^{2-} 的重吸收也与 Na^+ 同向转运。进入滤液中的微量蛋白质则通过肾小管上皮细胞的入胞作用而被重吸收。体内的某些代谢产物和进入体内的某些物质如青霉素、酚红和大多数利尿药等，由于与血浆蛋白结合故不能通过肾小球滤过，均在近端小管被主动分泌到小管液中而排出体外。

二、髓袢中的物质转运

小管液在流经髓袢的过程中，约20%的 Na^+、Cl^- 与 K^+ 等物质被进一步重吸收。髓袢升支粗段的 NaCl 重吸收对于尿液的浓缩和稀释还具有重要作用。实验表明，髓袢升支粗段管腔内为正电位（+10 mV），如果灌流液中不含 K^+，则小管内的正电位基本消失，Cl^- 重吸收率很低。这说明小管液中的 K^+ 与管腔内正电位的保持以及 Cl^- 的重吸收有密切关系。而且髓袢升支粗段中的 Cl^- 是逆电化学梯度被上皮细胞重吸收的。目前认为，Na^+ 泵活动是 Cl^- 重吸收的重要因素。髓袢升支粗段上皮细胞基侧膜上的 Na^+ 泵将 Na^+ 由细胞内泵向组织间液，使细胞内的 Na^+ 浓度下降，造成管腔内与细胞内明显的 Na^+ 浓度梯度。Na^+ 与 Cl^-、K^+ 和管腔膜上的同向转运体结合，形成 Na^+-$2Cl^-$-K^+ 同向转运体复合物，一起转运至细胞内。进入细胞内的 Na^+、Cl^- 和 K^+ 的去向各不相同，Na^+ 由 Na^+ 泵泵至细胞间隙，Cl^- 则顺着浓度梯度经管周膜上的 Cl^- 通道进入细胞间隙，而 K^+ 则顺浓度梯度经管腔膜上的 K^+ 通道返回管腔内，再与同向转运体结合，继续循环使用。由于 Cl^- 进入细胞间隙，K^+ 返回管腔内，导致管腔内出现正电位。管腔内正电位则使小管液中的 Na^+ 等正离子能顺电位差从细胞旁路进入组织间液，被动吸收。由此可见，通过 Na^+ 泵的活动，继发性主动重吸收了2个 Cl^-，还同时重吸收了2个 Na^+，其中1个 Na^+ 是主动重吸收的，而另1个 Na^+ 是被动重吸收的。

由于髓袢升支粗段对水的通透性很低，水不被重吸收而留在小管内，又因为 NaCl 被小管上皮细胞重吸收，因而小管液呈低渗状态，而组织间液为高渗状态。

三、远端小管和集合管中的物质转运

远端小管和集合管能重吸收 Na^+ 和 Cl^- 以及不同量的水，分泌不同量的 H^+、K^+ 和 NH_3 等物质。远端小管中重吸收的 NaCl 约占肾小球滤过总量的7%，集合管中重吸收的 NaCl 不超过3%。NaCl 和水的重吸收以及 H^+、K^+ 和 NH_3 的分泌则根据机体的水、盐代谢和酸碱平衡状况的不同而有所不同。当机体缺水或缺盐时，远端小管和集合管可增加水、盐的重吸收；反之吸收减少。水的重吸收主要受血管升压素的调节，而 Na^+ 和 K^+ 的转运主要受醛固酮的调节。

远端小管初段对水的通透性很低，但仍能主动重吸收 NaCl，继续产生低渗小管液。Na^+ 在远端小管和集合管的重吸收也是主动重吸收过程，与钠泵的活动有关。在远端小管初段，Na^+ 和 Cl^- 通过 Na^+-Cl^- 同向转运进入细胞，然后被重吸收回血。

远端小管后段和集合管含有两类细胞，即主细胞和闰细胞。主细胞重吸收 Na^+ 和水，分泌 K^+；闰细胞则主要分泌 H^+。主细胞重吸收 Na^+ 主要通过管腔膜上的 Na^+ 通道。管

腔内的 Na^+ 顺电化学梯度通过管腔膜上的 Na^+ 通道进入细胞，然后由 Na 泵泵至细胞间液而被重吸收。

生理情况下，尿中 K^+ 的排泄量与 K^+ 的摄入量有关。高 K^+ 饮食时可排出大量的 K^+，低 K^+ 饮食时尿中排 K^+ 量减少，使机体的 K^+ 摄入量与排出量保持平衡，血浆 K^+ 浓度得以维持相对恒定。不过，肾脏总是倾向排 K^+ 的，即使不摄入 K^+，肾仍然排 K^+。尿中的 K^+ 少部分是肾小管未完全重吸收而剩余的，而大部分是由肾小管和集合管分泌的。K^+ 分泌的动力来自 3 个方面，包括：①在远端小管和集合管的小管液中，Na^+ 的重吸收使管腔内带负电位而小管上皮细胞内为正。这种电位差可使 K^+ 从细胞内分泌至管腔。②进入主细胞内的 Na^+ 可刺激基侧膜上的钠泵，使更多的 K^+ 从组织间液中泵入细胞内，提高细胞内的 K^+ 浓度，增加细胞内与小管液之间的 K^+ 浓度梯度，从而促进 K^+ 分泌。③因远端小管后段和集合管的主细胞内的 K^+ 浓度明显高于小管液中的 K^+ 浓度，K^+ 顺浓度差从细胞内通过管腔膜上的 K^+ 通道扩散进入小管液。因此，K^+ 的分泌与 Na^+ 的重吸收有密切关系。

除了近端小管细胞通过 Na^+-H^+ 交换分泌 H^+，促进 $NaHCO_3$ 重吸收外，远端小管和集合管的闰细胞也可分泌 H^+。H^+ 的分泌是通过管腔膜上的 H^+ 泵逆电化学梯度进行的主动转运过程，并有促进 HCO_3^- 的重吸收，有调节酸碱平衡的作用。

远端小管和集合管的上皮细胞还可以分泌 NH_3。NH_3 主要由谷氨酰胺脱氨而来。NH_3 因为是脂溶性的，所以能通过细胞膜向小管周围组织间液和小管液中自由扩散。其扩散的方向和量取决于这两种液体的 pH。小管液的 pH 较低，所以 NH_3 较易向小管液中扩散。由此可见，如果 H^+ 分泌增加可促使 NH_3 分泌增多。分泌的 NH_3 能与小管液中的 H^+ 结合并生成 NH_4^+。这可降低小管液中 NH_3 的浓度，使管腔膜两侧形成 NH_3 的浓度梯度，此浓度梯度又可加速 NH_3 向小管液中扩散。生成的 NH_4^+ 可进一步与小管液中的强酸盐（如 NaCl 等）的负离子结合，生成酸性铵盐并随尿排出。强酸盐的正离子（如 Na^+）则与 H^+ 交换而进入肾小管细胞，然后和细胞内的 HCO_3^- 一起被重吸收回血液。所以，肾小管细胞分泌 NH_3，既可促进排 H^+，同时也能促进 $NaHCO_3$ 的重吸收。

第四节 尿生成的调节

尿的生成包括肾小球的滤过及肾小管、集合管的重吸收和分泌。因此，机体对尿生成的调节也就是通过对滤过和重吸收、分泌的调节来实现的。肾小球滤过的调节在前文已述，本节主要讨论对肾小管和集合管重吸收和分泌的调节。相关的调节机制包括肾内自身调节、神经和体液调节。

一、肾内自身调节

肾内自身调节又包括小管液中溶质浓度的影响和球-管平衡。

（一）小管液中溶质的浓度

小管液中溶质所形成的渗透压是对抗肾小管重吸收水分的力量。如果小管液溶质颗粒数多，渗透压高，就会妨碍肾小管特别是近端小管对水的重吸收，使小管液中的 Na^+ 被稀释而浓度降低。这一结果导致小管液与小管细胞内之间的 Na^+ 浓度差变小，Na^+ 的重吸收便减少，NaCl 排出增多，尿量增加。这种因小管液中溶质浓度增加，渗透压升高而产生利尿效应的现象，称为渗透性利尿。

(二) 球-管平衡

近端小管对溶质和水的重吸收量随肾小球滤过率的变动而发生相应变化。实验证明，无论肾小球滤过率增大或减小，近端小管的重吸收率始终占肾小球滤过率的 65%～70%，这种现象称为球-管平衡。球-管平衡与近端小管对 Na^+ 的定比重吸收有关。近端小管对 Na^+ 的重吸收率经常是滤过量的 65%～70%，这就决定了近端小管对滤液的重吸收量为肾小球滤过率的 65%～70%。球-管平衡的生理意义在于使终尿量不会因肾小球滤过率的增减而出现大幅度的变动。

定比重吸收的机制可根据 Na^+ 重吸收的泵-漏模式来加以解释。当肾血流量不变时，如果肾小球滤过率增加，流经近端小管周围毛细血管网中的血量就会减少，而血浆蛋白的浓度则相对增高，结果导致毛细血管内血压下降而胶体渗透压升高。在这种情况下，小管周围组织间液就能加速进入毛细血管，组织间隙内静水压因而下降。这又有利于 Na^+ 和水的重吸收，使近端肾小管的重吸收率达到肾小球滤过率的 65%～70%。当肾小球滤过率降低时，情况则相反，近端肾小管的重吸收率仍能保持在上述范围。

二、神经调节和体液调节

(一) 肾交感神经

肾交感神经兴奋可通过下列作用影响尿的生成：①使入球小动脉和出球小动脉收缩，前者比后者收缩更明显，结果肾小球毛细血管的血浆流量减少，毛细血管血压下降，有效滤过压降低，肾小球滤过率降低。②刺激颗粒细胞释放肾素，使循环血中的血管紧张素和醛固酮的含量增加，肾小管对 NaCl 和水的重吸收增加。③增加近端小管和髓袢上皮细胞重吸收 Na^+、Cl^- 和水。肾交感神经活动减弱则作用相反。

(二) 血管升压素

血管升压素（抗利尿激素 antidiuretic hormone，ADH）ADH 是由下丘脑的视上核和室旁核合成的一种激素，经下丘脑-垂体束运输到神经垂体贮存，然后释放入血。它的作用主要是提高远端小管和集合管上皮细胞对水的通透性，从而增加水的重吸收，使尿液浓缩，尿量减少。ADH 能通过使细胞内 cAMP 生成增多，从而激活蛋白激酶 A。活化的蛋白激酶 A 又可使膜蛋白磷酸化而改变其构型，使水通道打开，增加细胞膜对水的通透性。当 ADH 缺乏时，管腔膜上的水通道返回细胞内原来的部位，管腔膜上的水通道消失，对水就不通透。ADH 的分泌主要受血浆晶体渗透压和循环血量变化的调节。

1. 血浆晶体渗透压的改变 血浆晶体渗透压升高可刺激下丘脑视上核及其周围的渗透压感受器，引起 ADH 分泌增多。大量出汗、严重呕吐、腹泻等导致机体失水时，血浆晶体渗透压升高，可引起 ADH 分泌增多，继而使肾小管对水的重吸收明显增多，尿液浓缩和尿量减少。相反，大量饮清水（一次饮 1 000 mL）后，血浆晶体渗透压将降低，ADH 分泌减少，水的重吸收减少，尿量增加。大量饮用清水后引起尿量增多的现象，称为水利尿。

2. 循环血量的变化 循环血量过多时，左心房和腔静脉内的容量感受器受到刺激，传入冲动经迷走神经传入中枢，可抑制下丘脑-神经垂体系统释放 ADH，从而引起利尿，使血量得以恢复；反之，循环血量减少时，ADH 释放增多，尿量减少。

（三）醛固酮

醛固酮由肾上腺皮质球状带分泌，可促进远端小管和集合管的主细胞重吸收 Na^+，促进 K^+ 的排出。醛固酮能与小管上皮细胞胞浆内的受体结合，形成激素-受体复合物，然后通过核膜进入核内，促进特异性 mRNA 转录，合成多种醛固酮诱导蛋白。醛固酮诱导蛋白可增加管腔膜上 Na^+ 通道的数量，增加线粒体中 ATP 的生成，增强基侧膜上 Na^+ 泵的活性，从而使远端小管和集合管对 Na^+、Cl^- 和水的重吸收增加，同时 K^+ 的分泌量也增加。醛固酮的分泌主要受肾素-血管紧张素-醛固酮系统和血 Na^+、K^+ 浓度的调节。

1. 肾素-血管紧张素-醛固酮系统 肾素由球旁细胞分泌，能催化血浆中的血管紧张素原生成血管紧张素 Ⅰ。血液和组织中（特别是肺）的血管紧张素转换酶，可使血管紧张素 Ⅰ 降解，生成血管紧张素 Ⅱ。血管紧张素 Ⅱ 还可进一步被氨基肽酶水解为血管紧张素 Ⅲ。血管紧张素 Ⅱ 有较强的收缩血管的作用，能刺激肾上腺皮质球状带合成和分泌醛固酮，并能引起渴觉，刺激 ADH 的分泌。血管紧张素 Ⅲ 的主要作用为促进醛固酮合成和分泌，也有缩血管作用。

肾内有两种感受器与肾素分泌的调节有关。一个是入球小动脉处的牵张感受器；另一个是致密斑感受器。当动脉血压下降，循环血量减少时，入球小动脉的压力下降，对小动脉壁的牵张刺激减弱，可使肾素释放量增加；同时，由于肾小球滤过率减少，滤过的 Na^+ 量也相应减少，到达致密斑的 Na^+ 量也减少，于是激活致密斑感受器，使肾素释放增加。此外，交感神经、肾上腺素和去甲肾上腺素等可直接刺激球旁细胞，促进肾素的释放。

2. 血 K^+ 浓度和血 Na^+ 浓度 血 K^+ 浓度升高和血 Na^+ 浓度降低，可直接刺激肾上腺皮质球状带分泌醛固酮，导致保 Na^+ 排 K^+，从而维持血 K^+ 和血 Na^+ 浓度的平衡；反之，血 K^+ 浓度降低或血 Na^+ 浓度升高，则醛固酮分泌减少。血 K^+ 浓度升高比血 Na^+ 浓度降低对醛固酮分泌的促进作用更为显著。

（四）心房钠尿肽

心房钠尿肽是心房肌合成释放的激素，能抑制集合管对 NaCl 的重吸收，因而有较强的排 Na、排水的作用，使血容量减少，降低血压。其作用机制可能与抑制血管升压素、醛固酮和肾素的分泌有关。

（万文成）

第七章 内分泌系统生理

内分泌系统是由机体各种内分泌腺以及散布于全身的内分泌细胞共同构成的信息传递系统，在维持人体内环境稳定中起重要作用。内分泌细胞分泌的具有高效的生物活性物质称为激素（hormone）。所有内分泌细胞均通过各自分泌的激素在细胞之间传递信息发挥调节作用。

激素主要通过下面几种方式在体内细胞之间传递信息。大多数激素需经血液运输至远处的靶组织发挥作用，称为远距分泌；某些激素仅由组织间液扩散而作用于邻近细胞，称为旁分泌；如果内分泌细胞分泌的激素在局部扩散后又返回作用于该内分泌细胞，称为自分泌；下丘脑的神经内分泌细胞合成和释放的激素被称为神经激素，通过轴浆流动沿轴突运送至末梢释放，这种方式称为神经分泌。激素通过这些分泌方式，调节全身的组织及细胞的代谢过程和生理活动。

第一节 概　　述

一、激素的分类

激素种类繁多，按其化学结构分为三大类，即胺类、多肽/蛋白质和脂类激素。胺类激素主要为酪氨酸衍生物，包括甲状腺激素、儿茶酚胺类激素和褪黑素。多肽/蛋白质是一类形式多样、分子量差异大、生成和分布范围广泛的激素，都是由氨基酸残基构成的肽链。肽类激素主要有下丘脑激素、降钙素、胰岛素以及胃肠道激素等；蛋白质激素主要包括生长素、催乳素、促甲状腺素、甲状旁腺激素等。脂类激素均为脂质衍生物，主要包括类固醇激素、固醇类激素和脂肪酸衍生物。类固醇激素主要包括肾上腺皮质激素和性激素；固醇类激素主要是 1,25 - 双羟维生素 D_3；脂肪酸衍生物主要包括前列腺素类、血栓素类和白细胞三烯类等生物活性物质。

二、激素作用的特征

（一）激素的信息传递作用

激素的作用首先是通过与靶细胞受体结合，把信息传递给靶细胞。激素既不能供给细胞代谢的原料，也不能给细胞提供能量或发动细胞原来没有的新的生理过程，只能对靶细胞的生理过程起加强或减弱作用，只能充当"信使"，在体内细胞之间传递信息，将"生物信息"传递给靶细胞，触发靶细胞的固有功能。

（二）激素作用的特异性

虽然激素可随体液分布到全身各处，与组织细胞有广泛接触，但只选择性地作用于某些器官、腺体和细胞。这种选择性作用称为激素作用的特异性，与不同的器官或组织细胞所含的受体不同有关。激素选择作用的器官、组织和细胞分别称为靶器官、靶组织和靶细胞。不同的激素的靶组织数量有很大差别，如促甲状腺激素只作用于甲状腺，而生长素、甲状腺激素等几乎对全身组织细胞都有作用。无论激素的作用面广泛与否，它只与其相应的受体结合，并激发细胞内特定的生理生化过程。因此，激素的作用在分子水平上都具有特异性。

（三）激素的高效能生物放大作用

激素在血液中的浓度都很低，多为纳摩尔，甚至皮摩尔数量级，但可对细胞的生理生化过程产生巨大影响。这是因为激素与受体结合后所引发的细胞内一系列酶促反应具有逐级放大作用。例如 1 分子的胰高血糖素使 1 分子的腺苷酸环化酶激活后，可使 10 000 个分子的磷酸化酶激活；0.1 μg 促肾上腺皮质激素释放激素可使腺垂体释放 1 μg 的促肾上腺皮质激素，继而引起肾上腺皮质分泌 40 μg 糖皮质激素，生物效能放大了 400 倍。由此可见，如果体内的激素含量异常，将会导致一系列功能活动的异常变化。

（四）激素的相互作用

激素之间是相互联系、相互影响的。有些激素的作用相互增强，称为协同作用，如生长素与胰高血糖素可加强彼此升高血糖的作用。有些激素的作用则相互拮抗，如胰岛素降血糖，而胰高血糖素升高血糖。另有一些激素，它们本身并不能直接引起某些器官或细胞的生理效应，但是，它们的存在是其他激素引起生理效应的前提，这种作用称为"允许作用"。如糖皮质激素本身不能使血管平滑肌收缩，但是它的存在使去甲肾上腺素发挥缩血管作用成为可能。

三、激素作用的机制

关于激素的作用机理，近几十年来人们对其进行了深入的研究，随着分子生物学的发展，激素的作用机理也不断得到补充和完善。

（一）胞膜受体的介导机制——第二信使学说

多肽/蛋白质类、儿茶酚胺类激素是非脂溶性物质，只能与细胞膜上的受体结合。这些激素的作用机制可用 Sutherland 学派提出的第二信使学说加以解释。该学说的主要内容是：①携带调节信息的激素作为第一信使先与细胞膜上特异性受体结合。②激素与受体的结合可激活膜上的腺苷酸环化酶。③在 Mg^{2+} 存在的条件下，腺苷酸环化酶催化 ATP 生成环一磷酸腺苷（cAMP）。④cAMP 再作为第二信使，使胞浆中无活性的蛋白激酶等逐级激活，并进一步引起细胞内的生物效应，实现细胞内信息的传递（图 3-7-1）。现已证明，第二信使除 cAMP 外，还有环一磷酸鸟苷（cGMP）、三磷酸肌醇、二酰甘油及 Ca^{2+} 等。此外，在细胞膜上还发现了一种调节蛋白——鸟苷酸结合蛋白（G 蛋白），它在细胞膜受体和效应器酶之间发挥跨膜信号转导作用。

G 蛋白是鸟苷酸结合蛋白（guanine nucleotide-binding regulatory protein）的简称。当受体与相应的激素结合后，可使 G 蛋白活化。活化的 G 蛋白可激活或抑制效应器酶的活性。效应器酶主要包括腺苷酸环化酶、磷脂酶等，可通过改变胞浆内第二信使的浓度，调节细胞的功能。

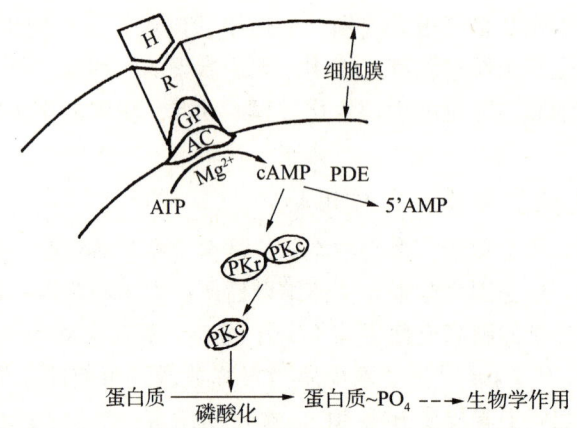

图 3-7-1 胞膜受体的介导机制示意图

H：激素；R：受体；GP：G 蛋白；AC：腺苷酸环化酶；PDE：磷酸二酯酶；
PKr：蛋白激酶调节亚单位；PKc：蛋白激酶催化亚单位。

（二）胞内受体的介导机制——基因表达学说

类固醇之类的激素可直接进入细胞，与胞浆内的受体结合成激素-胞浆受体复合物。当受体蛋白发生构型变化后，激素-胞浆受体复合物就获得进入核内的能力，可进入核内，继而与核内受体结合，形成激素-核受体复合物，并触发基因表达过程，诱导新的蛋白质合成，引起相应的生物效应（图 3-7-2）。有些激素，如性激素，不需要与胞浆受体结合，就可直接穿越核膜，与核受体结合，通过诱导基因表达发挥调节作用。另有些激素，如甲状腺激素虽然属胺类激素，但其作用机制与类固醇激素相似。

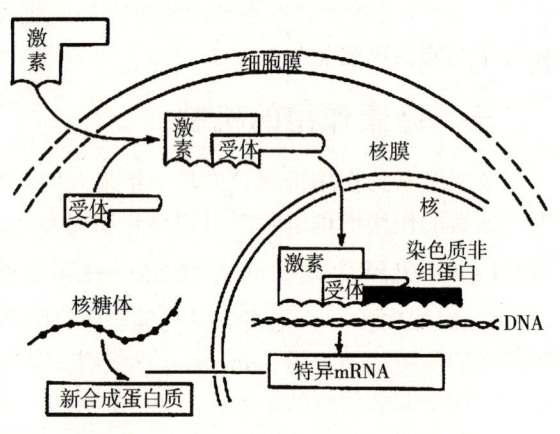

图 3-7-2 胞内受体的介导机制示意图

第二节 下丘脑与垂体

下丘脑的一些神经元，除具有一般神经元的形态与功能特征外，还具有合成和释放激素的内分泌功能，这些细胞被称为神经内分泌细胞。下丘脑与脑垂体联系密切。下丘脑通过垂体门脉系统与腺垂体发生联系，构成下丘脑-腺垂体系统。下丘脑视上核和室旁核神经元的轴突延伸至神经垂体，构成下丘脑-神经垂体系统（图 3-7-3）。

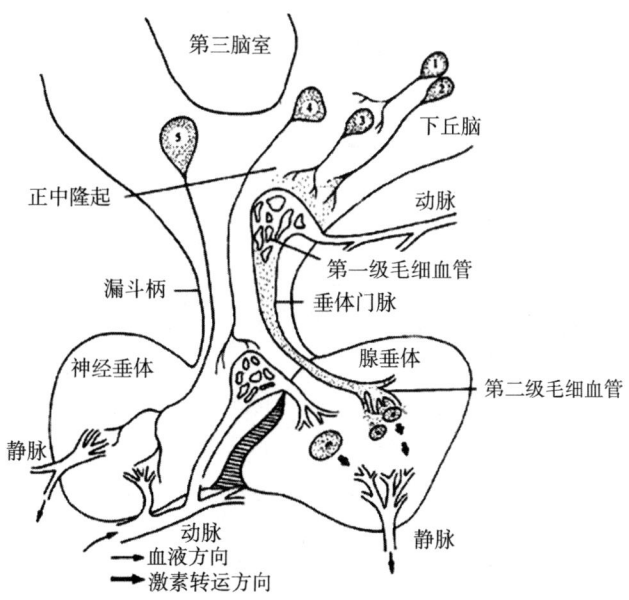

图 3-7-3 下丘脑-垂体功能单位模式图

一、下丘脑-腺垂体系统

下丘脑是通过垂体门脉系统与腺垂体发生功能联系的。供应垂体血液的动脉进入正中隆起后，先形成初级毛细血管网，然后汇集成几条小血管，即垂体门脉。垂体门脉沿垂体柄下行至腺垂体，在腺垂体内再形成次级毛细血管网，最后汇集成静脉。垂体门脉系统是下丘脑与腺垂体功能联系的结构基础。

下丘脑基底部存在着促垂体区，主要包括正中隆起、弓状核、视交叉上核、腹内侧核等核团。促垂体区分泌的肽类激素称为下丘脑调节肽（hypothalamic regulatory peptide），可经轴浆输送至正中隆起，再被释放入垂体门脉系统，随血液运输至腺垂体，调节腺垂体的分泌活动。目前已知的下丘脑调节肽有 9 种，其化学性质及主要作用见表 3-7-1。

表 3-7-1 下丘脑调节肽的化学性质和主要作用

调节肽名称	英文缩写	化学性质	主要作用
促甲状腺激素释放激素	TRH	3 肽	促进 TSH 和 PRL 分泌
促性腺激素释放激素	GnRH	10 肽	促进 LH 和 FSH 分泌
促肾上腺皮质激素释放激素	CRH	41 肽	促进 ACTH 分泌
生长素释放激素	GHRH	44 肽	促进 GH 分泌
生长素释放抑制激素	GHRIH	14 肽	抑制 GH 素分泌
催乳素释放因子	PRF	肽	促进 PRL 分泌
催乳素释放抑制因子	PIF	多巴胺（?）	抑制 PRL 分泌

续表 3-7-1

调节肽名称	英文缩写	化学性质	主要作用
促黑激素释放因子	MRF	肽	促进 MSH 分泌
促黑激素释放抑制因子	MIF	肽	抑制 MSH 分泌

注：TSH：促甲状腺激素；PRL：催乳素；LH 促黄体生成素；FSH：垂体分泌卵泡刺激素；ACTH：促肾上腺皮质激素；GH：生长激素；MSH：黑素细胞刺激素。

二、下丘脑-神经垂体系统

下丘脑视上核、室旁核神经元的轴突延伸至神经垂体形成下丘脑-垂体束，构成了下丘脑-神经垂体系统。视上核和室旁核合成的血管升压素和催产素通过轴浆运输至神经垂体并予以贮存。神经垂体不含腺体细胞，故不能合成激素，只能贮存和释放激素。

三、下丘脑肽能神经元活动的调节

下丘脑调节肽通过垂体门脉系统调节腺垂体的分泌活动。腺垂体分泌的各种促激素作用于靶腺，调节靶腺激素的分泌。靶腺激素又可反馈性作用于下丘脑或腺垂体，调节下丘脑肽能神经元或腺垂体的活动。上述的调节构成了下丘脑-腺垂体-靶腺轴三级水平的调节。靶腺激素对下丘脑或腺垂体的反馈调节称为长反馈；腺垂体对下丘脑的反馈调节称为短反馈；下丘脑调节肽对下丘脑肽能神经元的反馈调节称为超短反馈。通过这些不同方式的反馈调节，体内各种激素的浓度得以维持相对稳定，保证了机体功能活动的正常进行。

四、腺垂体激素

腺垂体分泌的激素有生长素、催乳素、促甲状腺激素、促肾上腺皮质激素、卵泡刺激素、黄体生成素和促黑激素。其中，促甲状腺激素、促肾上腺皮质激素、卵泡刺激素、黄体生成素都有自己作用的靶腺，即甲状腺、肾上腺皮质和性腺，故又称为促激素。它们与下丘脑和靶腺一道构成了下丘脑-腺垂体-靶腺轴。而生长素、催乳素和促黑激素则分别作用于靶细胞或靶组织。下面主要讨论生长素的生理作用。

生长素（growth hormone，GH）是一种具有种属特异性的蛋白质激素。成年男性血清中生长素含量 $1 \sim 5 \ \mu g/L$，女性略高于男性，可达 $10 \ \mu g/L$；儿童高于成年人，新生儿含量最高。

1. **生长素的作用**

（1）促生长作用。生长素是影响机体生长的关键因素，能促进蛋白质合成，促进骨、软骨和其他组织的生长，促进细胞有丝分裂，增加细胞数量，从而促进生长发育。实验证明，生长素对骨和软骨的促生长作用不是直接的，而是通过作用于靶细胞，诱导生长素介质生成间接实现的。生长素介质是一种肽类物质，大多数组织都可产生。其作用是促进氨基酸进入软骨组织，加速蛋白质合成，增加胶原组织，促进软骨组织分裂和生长。人类若在幼年时期生长素分泌不足，则生长发育迟缓，身材矮小，称为侏儒症；若在青春期以前，生长素分泌过多，机体各部分将普遍过度生长，身材高大，称为巨人症。若成年后生长素分泌过多,由于长骨已不能再行生长,只能刺激肢端短骨、面骨等生长,发生肢端肥大症。

(2) 对代谢的影响。生长素能促进氨基酸进入细胞,增强 DNA 合成,刺激 RNA 转录,促进蛋白质合成,减少蛋白质分解,尿氮排出减少,呈现正氮平衡。生长素促进脂肪分解,特别使肢体中脂肪减少,脂肪酸经肝脏氧化提供能量。生长素抑制外周葡萄糖的利用,减少葡萄糖的消耗,使血糖升高。生长素还能增强钠、钾、钙、磷、硫等重要元素的摄取与利用。生长素对物质代谢的这些影响有利于机体的生长和修复。

2. **生长素分泌的调节**　生长素的分泌主要受下丘脑 GHRH 和 GHRIH 的双重调节。GHRH 促进生长素分泌,GHRIH 抑制生长素分泌,通常 GHRH 作用占优势。GH 对下丘脑 GHRH 的释放有负反馈作用,GHRH 对其自身的释放也有反馈调节作用。

生长素的释放还受睡眠的影响。深睡 1 小时左右生长素出现分泌高峰,往往与慢波睡眠时相一致;转入异相睡眠后分泌又减少。在慢波睡眠 GH 分泌增多有利于促进机体的生长发育。低血糖、血中氨基酸与脂肪酸增多也可引起 GH 分泌增加。

五、神经垂体激素

神经垂体不能合成激素,只能分泌由下丘脑视上核和室旁核的神经元合成并贮存在神经垂体的血管升压素和催产素。血管升压素的作用见第三编第六章"泌尿系统生理"。而催产素主要由室旁核产生。具有刺激乳腺分泌及促进子宫收缩的双重作用,以对乳腺的作用为主。

第三节　甲　状　腺

甲状腺分泌的激素主要是甲状腺素,即四碘甲腺原氨酸(T_4)和三碘甲腺原氨酸(T_3)。两者都是酪氨酸碘化产物。

一、甲状腺激素的合成与代谢

合成甲状腺激素的主要原料是碘和甲状腺球蛋白。碘的来源有两种:一是食物碘,二是体内甲状腺激素代谢过程中脱下的碘的再利用,但以食物碘为主。每日维持甲状腺正常功能至少需要 75 μg 的碘。甲状腺含碘总量约为 800 μg,占全身含碘量的 90%。甲状腺激素的合成过程如下。

(一) 甲状腺腺泡聚碘

甲状腺腺泡细胞具有摄取和浓缩碘的能力。由于腺泡细胞内 I^- 浓度比血浆高出 25～50 倍,腺泡细胞膜静息电位为 -50 mV,所以血液中的 I^- 逆电化学梯度进入腺泡细胞内是一个继发性的主动转运过程,是由腺泡上皮细胞基底膜上的钠-碘共同转运体来完成的。钠-碘共同转运体依赖 Na^+-K^+-ATP 酶提供的能量,在 Na^+ 顺电化学梯度内流时,腺泡细胞基底膜上的钠-碘共同转运体以 $2Na^+$-$1I^-$ 协同转运的形式,把 I^- 转运到腺泡细胞内。如用哇巴因抑制 Na^+-K^+-ATP 酶的活性,Na^+ 进入甲状腺腺泡上皮细胞会受抑制,聚碘功能也将发生障碍。

（二）I⁻的活化

I⁻的活化是在腺泡顶端膜的微绒毛与腺泡腔的交界处进行的。摄入腺泡细胞的I⁻被过氧化酶催化成活化碘。碘的活化是碘取代酪氨酸残基上氢原子的先决条件。

（三）酪氨酸碘化与甲状腺激素的合成

甲状腺腺泡上皮细胞可合成甲状腺球蛋白（thyroglobulin，TG）。每个甲状腺球蛋白分子上有一定量的酪氨酸残基。活化碘取代甲状腺球蛋白上酪氨酸残基上的氢原子的过程即为碘化。在过氧化酶（TPO）的催化下，先使甲状腺球蛋白上的酪氨酸残基碘化，生成一碘酪氨酸残基（MIT）和二碘酪氨酸残基（DIT）。一个分子的MIT和一个分子的DIT就可偶联缩合成三碘甲腺原氨酸（T_3），二个分子的DIT可偶联缩合成四碘甲腺原氨酸（T_4）。MIT、DIT、四碘甲腺原氨酸和三碘甲腺原氨酸仍然附着在甲状腺球蛋白上，贮存在腺泡腔内。

（四）甲状腺激素的贮存、释放、运输与代谢

甲状腺激素合成后以甲状腺球蛋白的形式贮存在腺泡腔内，其贮存量大，可供正常人2~3个月之用。所以使用抗甲状腺药物需要较长时间才能奏效。

当甲状腺受到促甲状腺激素（TSH）刺激后，甲状腺球蛋白会被腺泡细胞吞入细胞内，再经溶酶体蛋白水解酶水解，脱下MIT、DIT、T_3和T_4。MIT和DIT很快受脱碘酶作用而脱碘，脱下的碘被重新利用。T_3和T_4则对脱碘酶不敏感，可迅速进入血液循环。进入血液的甲状腺激素以T_4为主，约占总量的90%以上。T_3分泌量虽较少，但活性比T_4大5倍。

血液中绝大部分的T_3和T_4通过与血浆蛋白结合的形式运输，只有极少部分呈游离状态。T_3与血浆蛋白的亲和力较T_4小得多，所以主要以游离形式存在。只有游离的甲状腺激素才能对靶细胞发挥调节作用。结合形式的甲状腺激素与游离形式的甲状腺激素可互相转化，保持动态平衡。

二、甲状腺激素的生物学作用

甲状腺激素几乎对机体所有细胞都有作用。主要生理作用是促进物质代谢与能量代谢以及促进生长发育。T_4与T_3进入细胞核内与特异性受体结合，形成激素受体复合物作用于DNA，诱导某些基因的表达和转录过程，从而增加或减少不同组织中特殊蛋白质的合成过程。T_4与T_3都有生理作用，但T_3的活性大于T_4，而T_4能转化成T_3。

（一）对代谢的影响

1. 对能量代谢的作用 甲状腺激素可提高绝大多数组织的耗氧量，增加产热量，使基础代谢增高，此作用称为产热效应。临床上甲状腺功能亢进患者的产热量增加，基础代谢率升高，故喜冷怕热、容易出汗；而甲状腺功能低下的患者则相反。研究表明，甲状腺激素的产热效应可被哇巴因阻断，故认为甲状腺激素的产热作用是由于T_4和T_3诱导Na^+-K^+ATP酶增多所致。

2. 对物质代谢的作用

（1）蛋白质代谢。生理量的甲状腺激素可促进蛋白质合成。肌肉、肝、肾脏蛋白质合

成均增加，尿氮排出减少，呈正氮平衡。如果甲状腺激素分泌不足，蛋白质合成将减少，肌肉无力，但细胞间黏液蛋白增多，可结合大量正离子和水分子，引起黏液性水肿。若 T_4 和 T_3 分泌过多，则加速蛋白质分解，特别是骨骼肌蛋白质分解增多，尿氮增加，呈负氮平衡。

（2）脂肪代谢。甲状腺激素增强儿茶酚胺与胰高血糖素对脂肪的分解作用，促进脂肪酸氧化。既能促进胆固醇的合成，又能加速血中胆固醇在肝脏降解并经胆汁排出。所以甲状腺功能亢进患者血中胆固醇低于正常。

（3）糖代谢。大剂量的甲状腺激素促进肝糖原分解，抑制糖原合成，加强肾上腺素、胰高血糖素和生长素的生糖作用，促进小肠吸收葡萄糖，从而使血糖升高。故甲状腺功能亢进时，血糖会升高，甚至出现糖尿。小剂量的甲状腺激素可加速外周组织对糖的利用，使血糖降低。但甲状腺激素总的趋势以升高血糖为主。

（二）对生长发育的影响

甲状腺激素促进组织细胞分化、生长、发育与成熟，特别是对脑、骨骼及生殖器官的发育与生长有重要影响。甲状腺激素能促进神经元分裂、树突与轴突的形成、髓鞘与胶质细胞生长；能刺激骨化中心发育，促进长骨生长。婴幼儿若缺乏甲状腺激素，则生长受阻，脑的发育障碍，表现为智力低下、身材矮小、上下身长度不成比例等，称呆小症。

（三）对器官系统的影响

1. 对中枢神经系统的影响 甲状腺激素可提高中枢神经系统的兴奋性。因此，甲状腺功能亢进时，常有喜怒失常、烦躁不安、失眠以及注意力不集中等表现。甲状腺机能低下时，中枢神经系统兴奋性降低，出现记忆力衰退、反应迟钝、淡漠少言，甚至终日嗜睡。

2. 对心血管系统的作用 甲状腺激素能增强心脏的活动，使心率加快、心肌收缩力加强。研究表明，T_3 能增加心肌细胞膜上 β 受体的数量，提高心肌对儿茶酚胺的敏感性。甲状腺激素还可直接作用于心肌，通过 cAMP 促进肌质网释放钙离子，激活与心肌收缩有关的蛋白质，增强心肌的收缩力，使心输出量与心脏做功增加。甲状腺功能亢进患者心动过速，可因过度耗竭而致心衰。

3. 对生殖功能的影响 甲状腺激素对正常月经周期、排卵、受精以及维持正常妊娠均有一定影响。甲状腺机能亢进的妇女月经减少、经期不规则或闭经。甲状腺功能减退的妇女月经不规则，甚至闭经，不孕或易流产。

三、甲状腺功能的调节

甲状腺功能主要受下丘脑-腺垂体-甲状腺轴的调节，还受自主神经系统的影响。此外，甲状腺还具有一定的自身调节能力。

（一）下丘脑-腺垂体-甲状腺轴

1. 促甲状腺激素释放激素的调节 促甲状腺激素释放激素（thyrotropin releasing hormone，TRH）由下丘脑正中隆起的神经末梢释放，可调节腺垂体促甲状腺激素的分泌。下丘脑 TRH 神经元接受神经系统其他部位的控制，能把环境因素与 TRH 神经元联系起来，如寒冷刺激的信息传到下丘脑体温调节中枢以及相邻的 TRH 神经元，可促进 TRH 的释放，然后促进腺体释放 TSH，最后导致甲状腺激素分泌增多。下丘脑还能通过生长抑素的作用减少或停止 TSH 合成与释放。

2. 促甲状腺激素的调节 促甲状腺激素（thyroid stimulating hormone，TSH）由腺垂体分泌，经血液循环到达甲状腺后，可直接与甲状腺腺泡上皮细胞膜上相应受体结合，加强碘泵的活动，促进甲状腺细胞合成甲状腺激素的每个环节，使甲状腺激素分泌增加。TSH 还可刺激甲状腺细胞内核酸和蛋白质合成，使腺细胞增生、腺体增大以及促进甲状腺激素的释放。

3. 甲状腺激素的反馈调节 腺垂体促甲状腺激素细胞对血液中甲状腺激素浓度的变化非常敏感。血液中 T_3 和 T_4 浓度降低时，腺垂体促甲状腺素细胞的活动增强，TSH 分泌增多；而当血液中 T_4 或 T_3 浓度增高时，腺垂体促甲状腺素细胞的活动减弱，TSH 分泌就减少。T_4 和 T_3 对腺垂体的负反馈作用与 TRH 的刺激影响相互拮抗，共同维持着血液中 TSH 分泌的水平。

（二）甲状腺的自身调节

在缺乏 TSH 或 TSH 浓度基本不变的情况下，甲状腺能根据碘供应的变化调节自身对碘的摄取与合成甲状腺激素的能力，这种调节作用称为自身调节。过量的碘可产生抗甲状腺效应；碘量不足时，将出现碘转运机制加强，甲状腺激素合成与释放增加。

（三）自主神经对甲状腺的调节

交感神经兴奋，甲状腺激素合成和分泌增加，副交感神经则可抑制甲状腺激素的合成和分泌。

第四节 肾 上 腺

肾上腺分为中心部的髓质和周围部的皮质，两者在胚胎发生、结构、激素的种类、神经支配和生理功能上完全不同，实际上是两种不同的内分泌腺。但是，两者之间有血管联系。

一、肾上腺皮质的内分泌

（一）肾上腺皮质激素

肾上腺皮质由外向内分为三层。最外层为球状带，分泌盐皮质激素，主要是醛固酮；中间层为束状带，分泌糖皮质激素，主要是皮质醇；最内层是网状带，分泌性激素，主要是脱氢表雄酮和雌二醇。

（二）肾上腺皮质激素的生物学作用

1. 糖皮质激素的作用

（1）调节物质代谢。糖皮质激素能促进肝以外组织，特别是肌肉组织蛋白质分解，抑制其合成，使血液中氨基酸增加，并加速氨基酸转移至肝脏以供糖原异生用。糖皮质激素还有抗胰岛素作用，能抑制组织对糖的利用，使血糖升高。故糖皮质激素分泌过多可引起糖尿病。糖皮质激素促进脂肪分解为甘油和脂肪酸，有利于糖的异生。但糖皮质激素对不同部位脂肪的作用不同，可使四肢脂肪组织分解增加，而面、两肩、腹背部脂肪合成增多。故肾上腺皮质功能亢进的患者会出现"向心性肥胖"。

（2）在应激反应中的作用。机体受到各种伤害性刺激，如缺氧、感染、创伤、中毒等作用时，所发生的一种非特异性的全身性反应，称为应激反应。主要表现为血中促肾上腺皮质激素（ACTH）浓度增加，糖皮质激素分泌增多，以增强机体对有害刺激的耐受力，对于维持生命活动具有十分重要的意义。应激反应的机制十分复杂，除腺垂体-肾上腺皮质系统高度兴奋外，交感-肾上腺髓质系统也参入其中，血中生长素、催乳素等激素的浓度也明显增加。

（3）对血细胞的影响。糖皮质激素对不同的血细胞影响不同。可通过增强骨髓造血机能，使红细胞和血小板生成增加；可使附着在血管壁上的中性粒细胞进入血液循环而使其在血液中数量增加；可使淋巴细胞DNA合成过程减弱，抑制胸腺与淋巴组织的细胞分裂和促进淋巴细胞的破坏，导致淋巴细胞生成减少；可促进嗜酸性粒细胞的破坏，使嗜酸性粒细胞减少。

（4）对循环系统的影响。糖皮质激素有增强离体心肌收缩力的作用，还能提高血管平滑肌对儿茶酚胺的敏感性，增强血管张力。这可能是由于糖皮质激素能增加血管平滑肌细胞膜上儿茶酚胺受体数量和调节细胞内信息传递过程，并抑制前列腺素的合成，产生允许作用。此外，糖皮质激素可降低毛细血管壁的通透性，有助于维持正常的血容量。

（5）对水盐代谢的影响。糖皮质激素能促进肾小管和集合管重吸收Na^+和排出K^+，但其作用比醛固酮弱。还可降低肾小球入球小动脉阻力，增大肾小球血浆流量而使肾小球滤过率增加。

（6）其他作用。糖皮质激素能提高胃腺细胞对迷走神经和胃泌素的反应性，增强胃酸和胃蛋白酶原的分泌，同时使黏液分泌量和胃黏膜上皮细胞转换率降低，从而使胃黏膜的保护和修复减弱。糖皮质激素还可提高中枢神经系统的兴奋性。

2. 盐皮质激素的作用

盐皮质激素主要包括醛固酮、11-去氧皮质酮、11-去氧皮质醇，其中醛固酮的生物活性最大，主要参与调节水盐代谢（详见本书第三编第六章"泌尿系统生理"）。

（三）肾上腺皮质激素分泌的调节

1. 糖皮质激素分泌的调节　无论是糖皮质激素的基础分泌，还是应激状态下的分泌，都受ACTH控制。ACTH能刺激束状带与网状带的发育和生长，促进糖皮质激素的合成和分泌。ACTH是一种含39个氨基酸的单链多肽，分泌呈日周期节律，白天维持在较低水平，入睡后分泌逐渐减少，午夜最低，随后逐渐增多，至觉醒起床前进入高峰。ACTH分泌的日周期节律使糖皮质激素的分泌也有相应的规律。

ACTH的分泌受下丘脑CRH的控制与糖皮质激素的反馈调节。CRH能促使腺垂体分泌ACTH。血中糖皮质激素浓度升高时，可使腺垂体对CRH的反应性减弱，导致ACTH合成和分泌减少。糖皮质激素也能负反馈地抑制下丘脑分泌CRH。腺垂体分泌的ACTH对CRH的分泌也有抑制作用。总之，下丘脑、腺垂体和肾上腺皮质三者共同构成相互协调的反馈调节系统，即下丘脑-腺垂体-肾上腺皮质轴，维持着血中糖皮质激素浓度的相对稳定和在不同状态下的适应性变化。

2. 盐皮质激素分泌的调节　（详见本书第三编第六章"泌尿系统生理"）。

二、肾上腺髓质的内分泌

肾上腺髓质起源于外胚层,主要由嗜铬细胞和少量交感神经细胞组成,在功能上相当于交感神经节后神经元,直接受交感神经的节前纤维支配。分泌的激素有两种,即肾上腺素和去甲肾上腺素。肾上腺髓质中这两种激素的比例约为4:1。血液中的去甲肾上腺素除少部分由肾上腺髓质分泌外,大部分来自交感神经节后纤维的释放。

（一）肾上腺髓质激素的生物学作用

1. 对器官活动的调节作用 肾上腺素和去甲肾上腺素能加强心肌收缩力,使心率加快,心输出量增加;使大多数小血管收缩,因而使血压升高。肾上腺素和去甲肾上腺素能使支气管的平滑肌舒张,肺通气量增加;使消化道平滑肌、膀胱逼尿舒张、括约肌收缩;瞳孔散大肌收缩,瞳孔扩大。

2. 对代谢的作用 肾上腺素和去甲肾上腺素可促进肝糖原分解,使血糖升高;还能激活脂肪酶,加速脂肪的分解,使血浆中脂肪酸增加;使机体耗氧量增加,产热增多,基础代谢率提高。

3. 在应急反应中的作用 当机体遭遇紧急情况时,如恐惧、焦虑、剧痛、失血和剧烈运动等,交感-肾上腺髓质系统将立即被调动起来,肾上腺素和去甲肾上腺素的分泌显著增加,从而导致中枢神经系统兴奋性提高,机体处于清醒和警戒状态;呼吸加强,肺通气量增加;心跳加快加强,心输出量增加,血压升高;内脏血管收缩,骨骼肌血管舒张,血液重新分配,重要器官的血液供应增加;肝糖原分解增加,血糖升高,脂肪分解加速,血中游离脂肪酸增多。这些变化有利于机体适应紧急情况的需要,被称为应急反应。引起应急反应的刺激也引起应激反应。实际上在应急状态下,两种反应通常同时发生,共同增强机体的适应能力。不同之处在于,应急反应偏重于提高机体的警觉性和应变能力,而应激反应则侧重于加强机体对伤害性刺激的耐受力。

（二）肾上腺髓质激素分泌的调节

1. 交感神经 肾上腺髓质受交感神经节前纤维支配。交感神经节前纤维末梢释放的乙酰胆碱可作用于肾上腺髓质的N受体,引起肾上腺素和去甲肾上腺素的释放。安静时,肾上腺髓质激素分泌量少;当交感神经活动加强时,其合成和分泌增加。

2. 糖皮质激素和ACTH 糖皮质激素可通过肾上腺内特殊门脉系统由皮质进入髓质,诱导苯乙醇胺氮位甲基转换酶（PNMT）生成,并增强其活性,促进去甲肾上腺素转变为肾上腺素。ACTH可间接通过糖皮质激素或直接提高肾上腺髓质中多巴胺β-羟化酶和PNMT的活性,促进肾上腺髓质合成儿茶酚胺。

3. 自身反馈调节 肾上腺髓质去甲肾上腺素和多巴胺的量增多达到一定水平时,可对催化儿茶酚胺合成的酪氨酸羟化酶产生负反馈作用。肾上腺素也能负反馈抑制PNMT的活性,使肾上腺素生成减少。

第五节　胰　　岛

人类的胰岛由多种细胞组成,其中B细胞最多,占胰岛细胞总数的60%~70%,分泌胰岛素；A 细胞约占 20%，分泌胰高血糖素；D 细胞约占 10%，分泌生长抑素；PP 细胞数量很少，分泌胰多肽。下面主要讨论胰岛素的生理作用。

胰岛素是由 51 个氨基酸组成的小分子蛋白质，由 A、B 两条多肽链组成。正常人空腹时血清胰岛素含量为 35～145 pmol/L。胰岛素在血液中的半衰期为 5 分钟，主要在肝内灭活。

（一）胰岛素的生物学作用

1. 对糖代谢的调节 胰岛素能促进组织细胞对葡萄糖的摄取和利用，加速糖原的合成，抑制糖的异生，促进葡萄糖转变为脂肪酸并贮存于脂肪组织，降低血糖。胰岛素分泌不足将导致糖尿病，会出现血糖升高，尿糖阳性。

2. 对脂肪代谢的调节 胰岛素能促进脂肪合成和贮存，抑制脂肪分解。作用机制是促进葡萄糖进入脂肪细胞，转化成 α-磷酸甘油，再与脂肪酸形成三酰甘油贮存于脂肪细胞之中；促进肝脏合成脂肪酸，然后转运到脂肪细胞内贮存；通过抑制脂肪酶的活性抑制脂肪分解；促进脂肪细胞合成少量脂肪酸。胰岛素缺乏时，糖分解利用受阻，脂肪分解增加。大量的脂肪酸在肝内氧化成大量酮体，引起酮血症、酸中毒。大量脂肪酸氧化分解为乙酰辅酶 A 后，为胆固醇合成提供了充足的原料，易导致高胆固醇血症，引起动脉硬化。

3. 对蛋白质代谢的调节 胰岛素促进蛋白质的合成和贮存，有利于机体的生长。其作用机制为使细胞内 DNA 的复制、转录和翻译等过程加速，从而使蛋白质合成增加。此外，胰岛素还能抑制蛋白质分解，抑制肝脏的糖异生，使生糖氨基酸用于合成蛋白质。

（二）胰岛素分泌的调节

1. 血糖浓度的影响 血糖浓度是调节胰岛素分泌的最重要因素。B 细胞对血糖的变化非常敏感，血糖可直接刺激 B 细胞的分泌活动。当血糖浓度升高时，胰岛素分泌增加，以便降低血糖浓度；当血糖浓度降低时，胰岛素分泌则相应减少。

2. 氨基酸和脂肪的作用 血中氨基酸、脂肪酸和酮体大量增加时，也可刺激胰岛 B 细胞分泌胰岛素，尤其是精氨酸和赖氨酸作用最强。如果在血糖升高的同时血中氨基酸也升高，则胰岛素分泌将成倍增加。

3. 其他激素的作用 许多激素对胰岛素分泌都有影响。胃肠道激素中的胃泌素、促胰液素、胆囊收缩素、抑胃肽等都可促进胰岛素的分泌。胰高血糖素、生长素、糖皮质激素等通过升高血糖间接引起胰岛素分泌。但上述任何一种激素长期大量分泌，都有可能使 B 细胞衰竭而导致糖尿病。

4. 神经调节 胰岛受迷走神经与交感神经支配。迷走神经兴奋时，既可直接刺激胰岛素分泌，又可通过刺激胃肠道激素释放，间接促进胰岛素分泌。交感神经兴奋时则抑制胰岛素的分泌。

（万文成）

第八章 神经系统生理

人体由九大系统构成。虽然组成各系统的器官在功能上互不相同，但在神经系统的调节下各器官的活动能保持相互协调，使人体成为一个完整的有机体。当环境条件发生变化时，机体之所以能相应的作出迅速而准确的反应，各系统、器官的功能活动能够正常有序地进行，以增强机体的适应能力，主要是因为存在着神经系统的调节。神经系统是人体功能调节的主要系统。

第一节 神经元与神经胶质细胞

一、神经纤维的兴奋传导

神经元是神经系统的基本结构和功能单位。神经元的轴突离开胞体后形成神经纤维。神经纤维的功能是传导兴奋。在神经纤维上传导的动作电位即为神经冲动（nerve impulse）。

（一）神经纤维兴奋传导的特征

1. **生理完整性** 神经纤维必须具备结构和功能上的完整，才能传导兴奋。如果神经纤维被切断或损伤，神经冲动便没法传导。如果用化学药物（如麻醉药）作用于神经纤维，兴奋的传导将受阻，这是由于神经纤维上的离子跨膜转运发生了障碍。

2. **绝缘性** 一条神经干往往包含许多根神经纤维，但每根神经纤维的兴奋传导基本上互不干扰，这就是绝缘性的表现，是由于每根神经纤维的外面都有髓鞘彼此隔开，局部电流只在同一根纤维上形成环路。

3. **双向传导性** 人为刺激神经纤维上的任何一点使其兴奋，产生的冲动可同时向神经纤维的两端传导。但在整体内神经冲动只能单向传导。

4. **相对不疲劳性** 在实验条件下，用 50～100 Hz 的电刺激，连续刺激神经纤维 9～12 小时，神经纤维仍具有产生和保持其兴奋传导的能力，表现为不易疲劳的特性。

（二）神经纤维的传导速度

不同种类的神经纤维传导速度不同。传导速度的快慢主要与神经纤维的直径、有无髓鞘、髓鞘的厚薄和温度等有密切关系。一般而言，纤维的直径越大，其传导速度越快。因为直径大，电阻就小，局部电流大，传导速度就快。有髓鞘的神经纤维兴奋的传导呈跳跃式，因而传导速度快。在一定范围内，温度升高可使传导速度加快；温度降低则传导速度减慢。

二、神经纤维的分类

神经纤维的分类有多种方法。根据神经纤维的传导速度及后电位的不同，可将哺乳类动物的外周神经纤维分为 A、B、C 三大类。其中 A 类纤维又分为 α、β、γ 和 δ 四类。根据神经纤维的直径大小及来源的不同，又可将其分成 Ⅰ、Ⅱ、Ⅲ、Ⅳ 四类。还可根据神经纤维的结构不同，分为有髓鞘神经纤维和无髓鞘神经纤维两类；根据其神经冲动传导的方向分为传入神经纤维和传出神经纤维两类。

三、神经纤维的轴浆运输

轴突内所含的胞浆称为轴浆，轴浆具有流动性，能运输某些物质。正常情况下，轴浆的流动是双向的，自胞体向轴突末梢的流动，称为顺向轴浆运输；自轴突末梢到胞体的流动则称为逆向轴浆运输。实验证明，轴浆运输以顺向为主，且分为快速运输和慢速运输。快速运输主要运输线粒体、递质囊泡等膜性细胞器。慢速运输主要运输微管、微丝等，还包括一些可供神经元再利用或对胞体的活动起反馈调节作用的物质。破伤风毒素及狂犬病毒正是凭借逆向运输机制侵犯神经中枢的。

四、神经的营养性作用

一方面，神经纤维对所支配的组织、器官有功能性作用，即通过神经纤维调节组织、器官的功能活动；另一方面，神经纤维末梢能够持续地释放一些物质，调节所支配的组织、器官的代谢活动，影响其持久的生化、生理过程，称为神经的营养性作用。实验表明，切断支配肌肉的神经纤维，则肌肉逐渐萎缩；如果将神经缝合，则通过神经的再生，萎缩的肌肉逐渐恢复，这说明神经对肌肉具有营养性作用。

五、神经胶质细胞

神经系统内胶质细胞的总数约为神经元的 10～50 倍。脑内胶质细胞约占脑容量的一半，也有突起，但无轴突和树突之分，不形成突触样结构。依据形态、起源和功能的不同，胶质细胞可分为星形胶质细胞、少突胶质细胞和小胶质细胞等。胶质细胞的功能包括：①支持作用。星形胶质细胞以其长突起在脑和脊髓内交织成网，或互相连接构成支架，支持神经元的胞体和纤维。②修复和再生作用。纤维性星形细胞能通过增生来填充神经元损伤后所留下的空缺；反应性星形细胞能释放大量神经营养因子，刺激神经细胞及其突起的生长，有利于脑损伤后的再生与修复。③引起发育神经元迁移。在神经系统发育时期，星形胶质细胞有引起神经元迁移的作用，使神经细胞到达预定区域并与其他细胞建立突触连接。④绝缘和屏障作用。外周神经系统中的 Schwan 细胞包绕轴索形成髓鞘，中枢神经系统中的少突胶质细胞形成中枢神经纤维的髓鞘，对神经纤维传导起一定的屏障作用。星形胶质细胞的部分突起包绕在毛细血管表面，构成血-脑屏障的重要组成部分。⑤维持合适的离子浓度。神经元兴奋以后会造成细胞外 K^+ 浓度升高，星形胶质细胞能将 K^+ 摄入细胞内，并通过细胞间的缝隙连接扩散到其他胶质细胞，维持细胞外的 K^+ 平衡。⑥摄取和分泌神经递质。中枢神经系统中的一些递质，如谷氨酸、γ-氨基丁酸作用于突触后膜的受体后能被星形胶质细胞摄取，通过细胞内的酶将其转化。此外，星形细胞能释放其合成或摄入的某些递质。

第二节 神经元之间的功能联系

神经系统内,神经元为数众多,彼此之间的联系非常复杂,任何一种功能的执行都要依靠许多神经元的共同活动。神经元之间信息的传递主要依靠神经末梢释放的化学递质或产生的电流。

一、化学性突触传递

化学性突触传递是神经元通过释放化学递质作用于另一个神经元,而引起信息传递。根据突触前神经元对突触后神经元引起的效应不同,可将化学性突触分为兴奋性突触和抑制性突触两类。

化学性突触的传递过程和原理现已基本阐明。当突触前神经元兴奋,产生的动作电位传到末梢时,突触前膜去极化,末梢处电压门控的 Ca^{2+} 通道开放,胞外 Ca^{2+} 内流,促使突触囊泡向突触前膜移动,并与前膜融合、破裂、释放神经递质。递质通过突触间隙扩散与突触后膜上的受体结合,引起突触后膜配体门控通道开放,继而对某些离子的通透性改变,于是后膜的电位发生变化。这种突触后膜上的电位变化称为突触后电位(postsynaptic potential)。

在突触传递过程中,细胞外液中的 Ca^{2+} 浓度具有重要作用。目前认为,Ca^{2+} 进入胞内后,一方面降低轴浆的黏度,有利于突触小泡的前移;另一方面能消除突触前膜内侧的负电位,促进突触小泡和前膜接触、融合、破裂。Ca^{2+} 进入膜内的数量直接关系到递质的释放量的多少。如果细胞外液中 Ca^{2+} 浓度降低,神经递质的释放将减少;反之则神经递质的释放将增多。下面分别讨论兴奋性突触和抑制性突触的传递过程。

(一)兴奋性突触的传递

当突触前神经元兴奋,冲动传到轴突末梢时,突触前膜去极化释放兴奋性递质,兴奋性递质经突触间隙扩散至突触后膜,并与后膜受体结合,使后膜对 Na^+、K^+、Cl^-(尤其是 Na^+)通透性增加,膜内电位升高,发生去极化。突触后膜的这种去极化电位称为兴奋性突触后电位(excitatory postsynaptic potential, EPSP)(图3-8-1)。单个的兴奋性突触后电位为局部电位,虽不足以诱使突触后神经元爆发动作电位,但可以总和。当突触前神经元连续兴奋,传来多个冲动,或多个神经元同

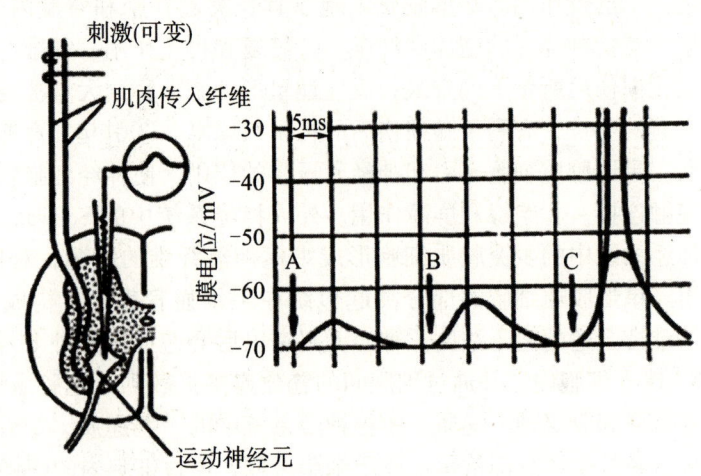

图3-8-1 兴奋性突触后电位
电刺激肌肉传入纤维,在运动神经元内记录EPSP,从A至C刺激逐渐加强。

时传来冲动时，产生的兴奋性突触后电位通过叠加（总和），可使后膜去极化的幅度增大，一旦达到阈电位，就可爆发动作电位，突触后神经元将因此而兴奋。

（二）抑制性突触的传递

在抑制性突触的传递中，当动作电位传到突触前膜时，突触前膜释放抑制性递质，抑制性递质再与突触后膜受体结合，使后膜对 Cl⁻、K⁺（尤其是 Cl⁻）通透性增加，膜电位增大，出现局部超极化。突触后膜这种超极化电位称为抑制性突触后电位（inhibitory postsynaptic potential，IPSP），可降低突触后神经元的兴奋性，而呈现抑制效应。利用微电极技术，同样观察到抑制性突触后电位具有总和现象（图3-8-2）。

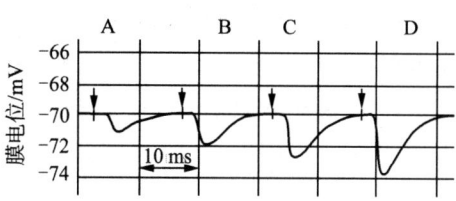

图 3-8-2 抑制性突触后电位
记录方法与图 3-8-1 相同，刺激其拮抗神经。

任何一个神经元在某一时间内，可能会受到多个兴奋性突触和抑制性突触的影响，该神经元是兴奋还是抑制决定于所有 EPSP 和 IPSP 的总和。

二、缝隙连接

中枢神经元之间的信息传递还存在电突触传递。形成电突触的相邻神经元连接紧密，神经元膜间距离只有 2~3 nm，每一侧细胞膜上都有许多贯穿膜内外的大蛋白分子，中间有一个亲水通道，两侧膜上这种结构相互对接，构成一条能沟通两细胞的通道。该通道可让带电离子通过，传递信息，且传递是双向性的。这种连接又称缝隙连接（gap junction）。

三、神经递质

神经递质（neurotransmitter）是由突触前神经元合成并释放，具有携带、传递信息的特殊化学物质，能与突触后膜上的受体结合，并产生一定的生理效应。神经递质按化学性质分为5类，①胆碱类：乙酰胆碱；②单胺类：去甲肾上腺素、肾上腺素、多巴胺、5-羟色胺等；③氨基酸类：γ-氨基丁酸、甘氨酸、谷氨酸、天冬氨酸等；④多肽类：下丘脑调节肽、血管升压素、催乳素等；⑤其他：前列腺素、组胺、腺苷、一氧化氮等。

（一）外周神经递质的种类及其分布

在外周神经系统中，由传出神经纤维末梢释放的神经递质，称为外周递质，主要分为3类：

1. **乙酰胆碱** 副交感神经与交感神经的节前纤维、副交感神经节后纤维、少部分交感神经节后纤维（支配汗腺与骨骼肌的交感舒血管纤维）以及躯体运动神经纤维，均以乙酰胆碱作为递质。这类神经纤维统称为胆碱能纤维。

2. **去甲肾上腺素** 大多数交感神经节后纤维末梢释放去甲肾上腺素。以去甲肾上腺素作为递质的神经纤维称为肾上腺素能纤维。

3. **肽类** 在支配消化道的神经纤维中，除胆碱能纤维和肾上腺素能纤维外，还有第三类神经纤维，其神经元胞体位于壁内神经丛中，末梢释放肽类化学物质，如血管活性肠肽、促胃液素等。这类神经纤维称为肽能神经纤维。也有学者认为这类纤维末梢释放的是 ATP 和腺苷等嘌呤类物质，属嘌呤能神经纤维。

(二) 中枢神经递质

中枢神经系统内参与突触传递的化学物质称为中枢神经递质。中枢递质主要分为乙酰胆碱、单胺类、氨基酸和肽类四类。

1. 乙酰胆碱 在中枢神经系统中，释放乙酰胆碱的神经元分布比较广泛。脊髓前角运动神经元、丘脑、纹状体、尾状核和海马等部位的某些神经元均含有乙酰胆碱递质，其作用以兴奋为主，为兴奋性递质。

2. 单胺类 这类递质包括多巴胺、去甲肾上腺素和 5－羟色胺，具有兴奋和抑制两种作用，但以抑制作用为主。含多巴胺的神经元主要位于黑质，沿黑质－纹状体系统分布，主要起抑制效应。含去甲肾上腺素的神经元多数位于中脑、脑桥和延髓内。上行纤维投射到大脑皮层，起兴奋作用，与维持觉醒有关。下行纤维到达脊髓侧角和前角，与躯体运动及内脏活动的调节有关。含 5－羟色胺的神经元主要集中于中脑下部、脑桥上部和延髓的中缝核群。其纤维向上投射到纹状体、丘脑、下丘脑和大脑皮层，与睡眠、情绪、下丘脑内分泌调节有关。

3. 氨基酸类 近年来发现有些氨基酸可能是中枢递质。根据其对中枢神经系统作用的不同，可分为两类：①兴奋性氨基酸，包括谷氨酸和天冬氨酸；②抑制性氨基酸，包括 γ－氨基丁酸和甘氨酸。

4. 肽类 在中枢神经系统内，已经发现的肽类物质主要有阿片肽，包括 β－内啡肽、脑啡肽和强啡肽三类。

(三) 递质的合成、贮存、释放和失活

现分别介绍乙酰胆碱和去甲肾上腺素这两种递质的合成、贮存、释放和失活。

1. 乙酰胆碱 在神经元的胞浆内，胆碱和乙酰辅酶 A 在胆碱乙酰移位酶的催化下，合成乙酰胆碱。合成后的乙酰胆碱贮存在囊泡内。当神经元兴奋，冲动到达轴突末梢时，乙酰胆碱被释放出来，与突触后膜上相应受体结合，发挥生理作用。然后，乙酰胆碱被突触后膜上胆碱酯酶迅速水解而失活。

2. 去甲肾上腺素 肾上腺素能神经元合成去甲肾上腺素的具体步骤如下：

$$\text{酪氨酸} \xrightarrow[\text{(胞浆内)}]{\text{酪氨酸羟化酶}} \text{多巴} \xrightarrow[\text{(胞浆内)}]{\text{氨基酸脱羧酶}} \text{多巴胺} \xrightarrow[\text{(囊泡内)}]{\text{多巴胺 β 羟化酶}} \text{去甲肾上腺素}$$

合成的去甲肾上腺素也贮存于囊泡内，当神经冲动传到轴突末梢时被释放出来，发挥作用。然后，70%～80%的去甲肾上腺素被突触前神经末梢重新摄取并再次贮存于囊泡内，10%～15%在突触后神经元被儿茶酚胺氧位甲基移位酶和单胺氧化酶灭活，5%～10%被血液循环带到肝脏灭活。

(四) 递质的共存

在外周神经系统，有些腹腔交感神经可同时释放去甲肾上腺素和生长抑素。在中枢，5－羟色胺可与 P 物质，多巴胺可与胆囊收缩素同时存在于同一神经元中。共存的递质合

成机制不同,在突触后膜上都有各自的受体。递质释放后起共同传递的作用,既可通过突触前调节的方式来改变递质释放量,加强或减弱器官的活动,也可以直接作用于突触后膜,以相互拮抗或协同的方式来调节器官的活动。

四、受体

这里的受体是指存在于突触后膜或效应器细胞膜上的一些特殊蛋白质。它们能选择性地同某种神经递质结合,引起某种生理效应。有些药物在化学结构上与某种递质有一定的相似性,如果与受体结合,占据或改变了受体的空间构型,使受体不能正常发挥作用,这样的药物称为受体阻断剂(antagonist)。如果这些药物与受体结合后,使受体兴奋产生生理效应,则称为受体激动剂(agonist)。受体的种类很多,一般根据与其相结合的递质的种类来命名。凡能与乙酰胆碱结合的受体称为胆碱能受体,凡能与去甲肾上腺素结合的受体则称为肾上腺素能受体。

(一)胆碱能受体

根据分布和作用的不同,胆碱能受体分为毒蕈碱样受体(M受体)及烟碱样受体(N受体)两大类。M受体分布在副交感神经节后纤维和胆碱能交感神经节后纤维所支配的效应器细胞膜上。乙酰胆碱与M受体结合后所产生的副交感神经兴奋效应包括:心率减慢,支气管平滑肌、胃肠道平滑肌、膀胱逼尿肌与瞳孔括约肌收缩,消化腺、汗腺分泌,骨骼肌的血管舒张等。阿托品能与M受体结合,从而阻断乙酰胆碱对M受体的作用。N受体分为N_1和N_2两个亚型。N_1受体分布在自主神经节的节后神经元胞体上,与乙酰胆碱结合后引起节后神经元的兴奋。N_2受体位于骨骼肌终板膜上,与乙酰胆碱结合后引起骨骼肌兴奋。六烃季铵可阻断N_1受体的作用,十烃季铵主要阻断N_2受体的作用,箭毒可阻断N_1和N_2受体的作用。

(二)肾上腺素能受体

肾上腺素能受体也有两种:α型肾上腺素能受体(α受体)和β型肾上腺素能受体(β受体),主要分布在肾上腺素能神经纤维所支配的效应器上。α受体主要位于平滑肌细胞膜上,与去甲肾上腺素结合后主要是引起兴奋效应,包括血管收缩、子宫收缩、虹膜辐射肌收缩等;但也有引起抑制的,如使小肠平滑肌舒张。α受体又分为α_1和α_2两个亚型:α_1受体分布在突触后膜上,简称α受体;α_2受体主要位于突触前膜,为突触前受体,有调节神经末梢释放递质的作用。酚妥拉明能阻断α_1和α_2受体,以阻断α_1受体作用较强;育亨宾能选择性阻断α_2受体。

β受体也有两个亚型:β_1受体和β_2受体。β_1受体存在于心肌细胞膜上,与去甲肾上腺素结合后可引起兴奋效应,使心脏的活动加强。β_2受体的分布较广,与去甲肾上腺素结合后主要产生抑制效应,使骨骼肌血管、腹腔内脏血管、胃肠平滑肌、支气管平滑肌、子宫平滑肌及膀胱逼尿肌舒张。普洛萘尔既能阻断β_1受体又能阻断β_2受体,而普拉洛尔只阻断β_1受体。

在周围神经系统中,多数交感神经节后纤维末梢到达的效应器细胞膜上都有肾上腺素能受体。有些效应器官只有α受体或β受体,有些两种受体均存在。交感神经节后纤维兴奋后之所以使有些效应器官兴奋,而使另外一些效应器官抑制,是因为在效应器官上分布着不同的肾上腺素能受体。肾上腺素能受体不仅能对交感神经末梢释放的去甲肾上腺素起反应，而且对肾上腺髓质分泌的肾上腺素和去甲肾上腺素也能起反应。

（三）中枢内的受体

中枢递质种类多，相应的受体也多，有些受体又可分为多个亚型，作用和分布非常复杂。除胆碱能受体、肾上腺素能受体外，中枢还有多巴胺能受体、5-羟色胺受体、γ-氨基丁酸受体、甘氨酸受体和阿片受体等。多巴胺能受体已克隆出五种，分别为 D_1、D_2、D_3、D_4 和 D_5。5-羟色胺有 $5\text{-}HT_1$～$5\text{-}HT_7$ 七种受体。

第三节 中枢神经系统活动的一般规律

中枢神经系统中神经元数量大、种类多，在调节生命活动过程中，彼此相互联系并遵循一定的规律。下面只介绍反射中枢及其活动规律。

一、反射中枢

反射中枢是指中枢神经系统内调节某一特定生理功能的神经元群，分布在中枢神经系统的各个部位。反射中枢的范围可以相差很大。一般说来，反射活动越简单，涉及的中枢范围越小，如膝跳反射的中枢在脊髓腰段，角膜反射的中枢在脑桥。如果要完成一个复杂的反射活动，参与的中枢范围则很广，如调节呼吸运动的中枢分布在延髓、脑桥以至下丘脑和大脑皮层各个层面。在处于不同层面的反射中枢中，起主导作用的称为基本中枢。

二、神经元的联系方式

中枢神经系统内神经元之间的联系既广泛又复杂，基本的连接方式有以下几种：

1. **辐散原则** 一个神经元通过轴突末梢分支与许多神经元发生联系，称辐散原则。这种联系可以使一个神经元的活动同时影响许多神经元。传入神经的轴突末梢进入中枢神经系统后，多以辐散原则与其他神经元发生突触联系。

2. **聚合原则** 一个神经元的胞体或树突与许多神经元的轴突末梢构成突触联系，称为聚合原则。这种联系可以使许多神经元的活动同时影响一个神经元，在该神经元发生兴奋和/或抑制的总和，调节其功能活动。在神经系统的传出通路中常以聚合形式为主。

3. **环路式** 一个神经元通过轴突侧支与若干中间神经元建立联系，中间神经元最后又与发出轴突侧支的这个神经元发生联系，这种联系方式称环路式，是完成反馈作用的结构基础。一方面可能由于反复的兴奋反馈，使兴奋得到效应上增强和时间上延续，实现正反馈作用；另一方面可能由于回返的抑制性反馈，使神经元的活动及时终止，实现负反馈调节。

三、兴奋传递的特征

中枢神经系统中神经元之间的信息传递主要是通过突触来完成的。由于突触的结构特点，突触之间的信息传递比神经纤维上的兴奋传递复杂得多。归纳起来，兴奋在中枢内的传递具有下列一些特征。

1. **单向传递** 在中枢内，兴奋只能由突触前神经元传给突触后神经元，不能反向传递。这是因为突触后膜不能合成、释放神经递质。突触前膜上虽有受体，但只是对突触前膜神经递质的释放起调节作用。

2. 中枢延搁 兴奋通过突触部分传递较慢，所需时间较长，称中枢延搁。由于突触传递需经历递质的合成、释放、扩散和与突触后膜受体结合以及产生效应等多个环节，故需要一定的时间。据测定，兴奋通过一个突触所需的时间约为 0.3～0.5 ms。反射进行过程中通过的突触数愈多，中枢延搁所耗时间就愈长。

3. 总和 在反射过程中，由单根神经纤维传入的单一冲动到达中枢只产生幅度较小的 EPSP，不足以使突触后神经元爆发动作电位而兴奋。但是，如果一根神经纤维连续兴奋传入多个冲动，则可使突触后神经元相继产生多个 EPSP 并叠加起来，一旦膜电位达到阈电位时，就可诱发动作电位，这种现象称时间总和。如果多根神经纤维同时兴奋，以聚合的方式作用于同一突触后神经元，则可在突触后神经元的不同部位同时产生多个 EPSP。当这些 EPSP 叠加后使突触后神经元去极化达到阈电位时，也可使之兴奋，这种作用称空间总和。

4. 兴奋节律的改变 在反射活动中，记录传入神经和传出神经的放电，发现它们的放电频率不相等。这是由于突触传递具有总和的特征以及中枢神经元具有环路式联系的缘故。在有些反射中，兴奋还需通过中间神经元的接替，因此，传入神经和传出神经的兴奋节律不一致。

5. 后放 在有些反射活动中，停止刺激传入神经后，传出神经仍可在一定时间内继续发放冲动，这种现象称后放。中枢内神经元的环路式联系是后放产生的结构基础。

6. 对内环境变化的敏感性和易疲劳性 在中枢内突触之间的兴奋传递容易受到内环境变化的影响，如缺 O_2，CO_2 过多，pH 值改变及一些药物的作用等。如果突触前神经元连续受到较高频率的刺激时，突触后神经元发放冲动次数会减少，这就是突触传递的易疲劳性。其产生机制为：化学性突触传递涉及递质的合成、释放等过程，如果连续刺激突触前神经元，可能引起递质耗竭，兴奋传导障碍。易疲劳性是防止中枢神经系统过度兴奋的一种保护性机制。

四、中枢抑制

在反射活动发生的过程中，中枢内既有兴奋又有抑制。正常的反射活动有赖于兴奋和抑制的协调统一。例如当机体屈肌兴奋收缩时，伸肌就被抑制而舒张，这样动作才能完成。中枢抑制有利于调整神经中枢兴奋的强度和广度，使反射活动适度、有效、准确和协调。中枢抑制产生的部位主要在突触，根据抑制效应在突触中发生的部位不同，将中枢抑制分为突触后抑制（postsynaptic inhibition）和突触前抑制（presynaptic inhibition）。下面主要介绍突触后抑制。

突触后抑制是由抑制性中间神经元引起的一种抑制。在中枢神经系统中存在着大量抑制性的中间神经元，当它们兴奋时，其轴突末梢释放抑制性递质，作用于突触后膜，使突触后膜超极化，形成抑制性突触后电位（IPSP），从而使突触后神经元抑制。根据抑制性中间神经元的功能和联系方式的不同，可将突触后抑制分为传入侧支性抑制和回返性抑制。

1. 传入侧支性抑制 一根感觉传入纤维由脊髓后根进入脊髓后，一方面直接兴奋某一中枢的神经元，另一方面发出侧支兴奋抑制性中间神经元，抑制性中间神经元兴奋以后去抑制另一中枢的兴奋性神经元，称为传入侧支性抑制（afferent collateral inhibition）。例如，一伸肌的肌梭传入纤维进入中枢后，一方面兴奋伸肌α运动神经元，引起牵张反射；同时通过侧支兴奋一个抑制性中间神经元，抑制性中间神经元再发出纤维抑制相应的屈肌。这种抑制能够使不同中枢之间的活动相互协调，从而保证反射活动顺利进行。

2. 回返性抑制　某一中枢的神经元兴奋时，传出冲动沿轴突外传，同时冲动又经轴突侧支兴奋抑制性中间神经元。兴奋后的抑制性中间神经元对原先发动兴奋的神经元或同一中枢的其他神经元产生抑制，这种抑制称为回返性抑制（recurrent inhibition）。脊髓前角运动神经元和闰绍细胞之间的联系，就是这种抑制方式。当支配闰绍细胞的运动神经元兴奋时，闰绍细胞被兴奋，它反过来抑制兴奋的运动神经元，使运动神经元的活动适可而止。突触后抑制在中枢神经系统内普遍存在，尤其在运动传出通路上多见，能使传出效应灵活多样。

第四节　神经系统的感觉功能

神经系统能够对人体所感受到的内外环境的各种刺激进行分析，最后产生不同的感觉。这是由于内外环境的各种刺激，如光、声、机械和化学等，刺激了机体各种相应的感受器，感受器经过能量转换把各种形式的能转变为神经冲动，再经各自的神经通路传入到中枢所致。

一、感觉传导通路

来自各种感受器的神经冲动，除少数通过脑神经传入脑干外，大部分经脊髓后根进入脊髓，然后分别经各上行传导路径到达大脑皮层。由脊髓上到大脑皮层的感觉传导路径可分为浅感觉传导路和深感觉传导路。下面着重讨论丘脑的核团和感觉投射系统。

（一）丘脑的核团

在大脑皮层不发达的动物，丘脑是感觉的最高中枢。而在大脑皮层发达的动物，丘脑成为感觉传导的换元接替站，只进行感觉的粗糙分析与综合。全身大部分感觉冲动（嗅觉除外）都在丘脑更换神经元，最后到达大脑皮层。丘脑、下丘脑及纹状体间有纤维互相联系，三者成为复杂的非条件反射中枢。

丘脑由近40个神经核组成。这些核团从功能上可分为三类。第一类是感觉接替核，接受第二级感觉投射纤维，换元后进一步投射到大脑皮层，是特异性感觉传入系统的换元站。第二类是联络核，这类核群不直接接受感觉传入纤维投射，而只接受来自丘脑感觉接替核和其他皮层下中枢的纤维，换元后投射到大脑皮层特定区域。第三类是靠近中线的所谓内髓板以内的各种结构，主要是髓板内核群，包括中央中核、束旁核、中央外侧核等，称为非特异投射核团。这一类细胞群间接地通过多突触换元后，弥散性地投射到大脑皮层广泛的区域，起着维持大脑皮层兴奋状态的作用。

（二）感觉投射系统

根据丘脑各部分向大脑皮层投射特征的不同，可把丘脑的投射系统分为特异性投射系统和非特异性投射系统。

1. 特异性投射系统　特异性投射系统（specific projection system）是指通过丘脑的感觉接替核按规则的秩序排列投射到大脑皮层的特定区域的投射系统。特异性投射系统的纤维主要终止于皮层的第4层，与第4层内的神经元形成突触联系，并通过中间神经元接替，转而与大锥体细胞形成突触联系，诱发其兴奋。特异性投射系统具有特定的传导通路，投射到大脑皮层特定的位置，其作用是引起特定感觉，并激发大脑皮层发出冲动。通过联络核投射到大脑皮层的部分，虽不引起特定的感觉，但在大脑皮层有特定的区域，所以也属于特异性投射系统。

2. 非特异性投射系统　非特异性投射系统（non-specific projection system）是指传导特异性感觉信息的纤维经过脑干时，发出侧支与脑干网状结构的神经元发生突触联系，经多次换元后，最后抵达丘脑的第三类核团，再由第三类核团发出纤维弥散地投射到大脑皮层广泛区域的投射系统。非特异性投射系统是各种不同感觉的共同上行通路，当感觉冲动进入脑干网状结构后，由于经过网状结构内神经元的错综复杂的联系并弥散性地投射到大脑皮层的各层，所以失去了专一的感觉性质及定位特征。非特异性投射系统的功能是提高大脑皮层的兴奋性，维持清醒状态，故又称之为脑干网状结构上行激动系统。

二、大脑皮层的感觉代表区

大脑皮层是感觉分析的最后和最高级部分。根据神经元的结构与功能特征，可以把大脑皮层分成很多区。大脑皮层的不同区域在功能上具有不同的分工，称为大脑皮层的功能定位。特异性投射系统在大脑皮层上的投射区称为皮层感觉区。来自机体不同部位、不同性质的感觉投射到皮层感觉区的不同部位。

（一）躯体感觉代表区

中央后回的3-1-2区是全身体表感觉的主要投射区，称第一体表感觉区。通过对灵长类动物皮层诱发电位的研究，发现中央后回的感觉投射有如下规律：①躯体感觉传入向皮层投射具有交叉性，但头面部感觉的投射是双侧性的；②投射区具有一定的精确定位，并呈倒置安排，但头面部代表区内部的安排是正立的；③投射区域的大小与感觉灵敏度有关，例如大拇指和食指的代表区面积比躯干代表区的面积还要大。在人及猫、猴等高等动物还存在第二体表感觉区，其范围远比第一体表感觉区小。在人脑，第二体表感觉区位于中央前回与岛叶之间。

（二）本体感觉代表区

本体感觉代表区位于中央前回，即4区。它既是运动区，又是肌肉本体感觉的代表区。刺激人脑中央前回，能引起受试者欲进行肢体运动的主观感觉，切除该区可引起反射性运动障碍。

（三）内脏感觉代表区

内脏感觉投射的范围比较弥散，并与体感区有一定的重叠。例如，当刺激一侧内脏大神经时，可在对侧第一和第二体表感觉区的躯体感觉代表区引出诱发电位；刺激盆神经元的传入纤维可在下肢体表感觉代表区引出皮层诱发电位。

（四）视觉代表区

枕叶皮层是视觉的投射区域，左侧枕叶皮层接受左眼颞侧视网膜和右眼鼻侧视网膜的传入纤维投射，右侧枕叶皮层接受右眼颞侧视网膜和左眼鼻侧视网膜的传入纤维投射。枕叶皮层视觉代表区的具体部位在皮层内侧面距状裂的上下缘。

（五）听觉代表区

颞横回和颞上回是人的听觉代表区，其投射是双侧性的，即一侧皮层代表区与双侧耳蜗感受器有联系，因此，一侧代表区受损对听觉影响不明显。

（六）嗅觉和味觉代表区

嗅觉在大脑皮层的投射区随着进化而缩小，在高等动物只有边缘叶的前底部区域与嗅觉功能有关。味觉投射区在中央后回头面部感觉投射区的下侧，即相当于脑岛顶叶的盖区。

三、痛觉

痛觉是机体受到伤害性刺激后产生的一种复杂的感觉，常伴有不愉快的情绪活动和防御反应，对于保护机体至关重要。虽然痛觉对机体有重要意义，但其中枢神经机制尚未完全阐明。

（一）皮肤痛觉

1. 快痛与慢痛 伤害性刺激作用于皮肤时，可先后出现两种性质不同的痛觉，即快痛与慢痛。快痛是一种尖锐、定位清楚的"刺痛"，在刺激约 0.1 s 后很快发生，撤除刺激后很快消失；慢痛是一种定位不明确的"烧灼痛"，在刺激 0.5～1.0 s 后才被感觉到，痛感强烈而难以忍受，撤除刺激后还持续数秒钟至数分钟，并伴有情绪反应及心血管和呼吸等方面的变化。

2. 感受器与传导通路 一般认为痛觉感受器是游离的神经末梢。任何形式的刺激只要达到一定强度而成为伤害性刺激后，都能引起痛觉。一般来说，快痛由机械和温度刺激引起，而慢痛可由机械、温度和化学等刺激引起。各种伤害性刺激可能首先引起组织损伤，导致某些致痛物质释放。致痛物质然后作用于游离神经末梢，引起痛觉冲动，痛觉冲动传入中枢神经系统便产生痛觉。现已证实的致痛物质有缓激肽、5-羟色胺、组胺、K^+ 和 H^+ 等，它们在慢痛中起重要作用。此外，前列腺素和 P 物质可增强痛觉感受器的敏感性，但不直接引起痛觉。

传导快痛的神经纤维是有髓鞘的 $A_δ$ 类纤维，进入脊髓后经躯体浅感觉传导通路到达丘脑后腹核换元，然后上传至大脑皮层第一体表感觉代表区，引起定位明确的快痛。传导慢痛的神经纤维是无髓鞘的 C 类纤维，进入脊髓后弥散上行，经脑干网状结构内反复换元再抵达丘脑（也有纤维由脊髓直接投射到丘脑），最后经丘脑第三类核团换元，弥散投射到大脑边缘叶和第二体表感觉代表区，引起定位不明确的慢痛。

（二）内脏痛与牵涉痛

1. 内脏痛 内脏痛是指内脏受到伤害性刺激作用后所产生的疼痛。由于内脏中痛觉感受器数量相对较少，所以定位不精确，对刺激的分辨能力差。内脏痛主要表现为慢痛，疼痛发生缓慢，持续时间较长。引起皮肤痛的刺激（如切割、烧灼等）一般不会引起内脏痛。但内脏对机械性牵拉、缺血、痉挛、炎症等刺激较为敏感，在这类刺激的作用下往往会发生剧痛。

2. 牵涉痛 内脏疾病往往会引起体表某些部位发生疼痛或痛觉过敏，这种现象称为牵涉痛（referred pain）。例如心肌缺血时可引起心前区、左肩、左上臂尺侧疼痛。

关于牵涉痛的发生机制，通常用会聚学说（convergence theory）和易化学说（facilitation theory）来解释。会聚学说认为发生牵涉痛的体表部位和患病内脏的传入神经在同一水平进入脊髓，按聚合的原则会聚在脊髓后角同一个第二级神经元上。由于躯体痛较内脏痛更为频发，因此大脑皮层感觉误以为疼痛原发于体表而不是内脏。而易化学说的主要观点是：内脏和躯体的痛觉传入纤维可到达脊髓后角同一区域内彼此非常接近的不同神经元，由患病内脏传来的冲动可提高邻近的躯体感觉神经元的兴奋性，从而对体表传入冲动产生易化作用，因而较弱的躯体传入冲动也会引起痛觉。

第五节 神经系统对姿势和运动的调节

人们在生活和生产过程中往往需要进行诸如行走、奔跑、跳跃等形式的运动，维持某种特定的姿势，这些都是通过骨骼肌的收缩和舒张活动以及配合关节的运动来完成的，而且都受到了中枢神经系统的调节。神经系统对姿势与随意运动的调节都是复杂的反射活动。

一、脊髓对躯体运动的调节

（一）脊髓的运动神经元与运动单位

在脊髓前角中有两类运动神经元：α运动神经元和γ运动神经元。α运动神经元胞体较大，但细胞大小不等，直径几十到150 μm。大α运动神经元支配快肌纤维，小α运动神经元支配慢肌纤维。α运动神经元既接受来自皮肤、肌肉和关节等外周传入的信息，也接受从脑干到大脑皮层各高级中枢下传的信息，产生一定的反射传出冲动。因此α运动神经元是脊髓反射的最后通路。

α运动神经元的轴突末梢有很多分支，每一分支支配一根骨骼肌纤维。当一个α运动神经元兴奋时，可引起所有受它支配的肌纤维兴奋收缩。由一个α运动神经元及其所支配的全部肌纤维组成的功能单位，称为运动单位（motor unit）。运动单位的大小取决于神经元轴突末梢分支的数目，一般是肌肉越大，运动单位也越大。不同运动单位的肌纤维之间有交叉分布，因此，即使只有少数运动神经元兴奋，肌肉中产生的张力也是均匀的。

γ运动神经元分散在α神经元之间，胞体较小，平均直径只有5 μm。其轴突支配骨骼肌肌梭中的梭内肌。γ运动神经元的兴奋性较高，常以较高频率持续放电，在安静和麻醉的动物，即使α运动神经元不放电，一些γ运动神经元仍然持续放电。α和γ运动神经元都以释放乙酰胆碱作为神经递质。

（二）脊休克

脊髓是中枢神经系统的低级部位，能完成一些比较简单的反射。但脊髓的活动受到高位中枢的影响。当脊髓与高位中枢突然离断后，断面以下的脊髓反射活动将暂时丧失，处于无反应状态，这种现象称为脊休克（spinal shock）。

脊休克的主要表现为：横断面以下脊髓所支配的骨骼肌反射消失，肌紧张减弱甚至消失；外周血管扩张，血压下降；发汗停止；排便、排尿反射丧失，直肠和膀胱中粪、尿潴留。脊休克经过一段时间后，脊髓反射可逐渐恢复，各种反射恢复速度和程度与动物的进化程度有关。低等动物如蛙的脊休克恢复较快，一般只需数分钟；犬和猫的需数小时以至数日才可恢复；人类的需数周至数月才能恢复。反射恢复过程中，比较简单的反射恢复较快，较为复杂的反射恢复较慢。同时，血压逐渐上升并维持在一定的水平，排尿排便反射也有一定程度的恢复。有些反射恢复后比正常时加强，如屈肌反射、发汗反射，有些则减弱。但断面以下的躯体感觉和随意运动则永久丧失。

脊休克并非因脊髓离断时的损伤所致，而是因为断面以下的脊髓突然失去了高级中枢的调节，特别是失去了大脑皮层、脑干网状结构和前庭核下行纤维对脊髓的易化作用，脊髓内神经元兴奋性大幅度下降。

（三）牵张反射

有神经支配的骨骼肌受到外力作用被牵拉伸长时，可发生反射性收缩，称为牵张反射（stretch reflex）。

1. 牵张反射的类型 牵张反射有两种类型，即腱反射（tendon reflex）和肌紧张（muscle tonus）。

（1）腱反射。腱反射是指快速牵拉肌腱时发生的牵张反射。如叩击髌骨下方的股四头肌腱，股四头肌即发生一次快速收缩，称为膝反射。叩击肌腱所引起的牵张反射表现为，被牵拉肌肉快速明显收缩，并造成相应关节的移位，故又称为位相性牵张反射。腱反射潜伏期较短（约 0.7 ms），只够一次突触接替的时间延搁，因此是单突触反射。腱反射的感受器为肌梭，反射中枢在脊髓前角，效应器主要是收缩较快的快肌纤维。

（2）肌紧张。肌紧张是指缓慢持续牵拉肌腱时发生的牵张反射，表现为被牵拉的肌肉发生紧张性收缩，以阻止被拉长，故又称为紧张性牵张反射。人在直立时，由于重力的作用，负重的关节趋向于弯曲，如垂头、弯腰和屈腿等。关节弯曲使伸肌肌腱受到持续的牵拉，从而引起牵张反射，于是相应的伸肌收缩以对抗关节的屈曲，维持抬头、挺胸、伸腰和直腿的姿势。肌紧张属于多突触反射，其感受器也是肌梭，效应器主要是收缩较慢的慢肌纤维。肌紧张产生的收缩力量并不大，只是抵抗肌肉被牵拉，而不表现明显的动作。肌紧张所引起的肌肉收缩不是同步收缩，而是不同运动单位的交替性收缩，所以肌紧张能持久维持而不易疲劳。肌紧张是维持躯体姿势最基本的反射活动，是姿势反射的基础。

伸肌和屈肌都可发生牵张反射，但脊髓的牵张反射主要表现在伸肌。牵张反射，尤其是肌紧张的主要生理意义在于维持站立姿势，因此伸肌比屈肌的牵张反射明显符合生理情况。

2. 牵张反射的机制 牵张反射的感受器和效应器都在同一块肌肉中，感受器是肌梭（muscle spindle）。肌梭呈梭形，长几毫米，外层为结缔组织囊。囊内纵行排列着 6～12 根特殊分化的肌纤维，称为梭内肌纤维（intrafusal fiber），囊外一般肌纤维则称为梭外肌纤维（extrafusal fiber）。梭内肌的收缩成分位于两端，而感受装置位于其中间部，两者呈串联关系。当梭内肌纤维收缩时，感受装置受牵拉而敏感性增高。因肌梭附着在骨骼肌的肌纤维上，与骨骼肌呈并联关系，所以梭外肌收缩缩短时，梭内肌感受装置受到的牵位刺激减少；而当梭外肌受牵拉而伸长时，梭内肌感受装置的敏感性升高（图3-8-3）。

梭内肌纤维分为两类：一类其细胞核在中央部密集成团，称核袋纤维；另一类其细胞核分散在整个纤维，排列呈链条状，称核链纤维。肌梭感受器的传入神经分布在梭内肌纤维的中央部分，也分为两类：一类是直径较粗（12～22 μm）的Ⅰa类纤维，分布在核袋和核链纤维上；另一类是直径较细（5～12 μm）的Ⅱ类纤维，主要分布在核链纤维上（图3-8-4）。当梭外肌受到外力牵拉伸长时，肌梭也被拉长，在Ⅰa和Ⅱ类纤维上都可记录到相应的神经冲动。冲动沿Ⅰa和Ⅱ传入纤维传入脊髓，和同一水平的前角α运动神经元形成突触联系，并使之兴奋。α运动神经元再发出冲动至被牵拉的肌肉，引起梭外肌收缩，出现牵张反射。

支配骨骼肌的传出纤维有两种：一种是由脊髓前角α运动神经元发出的α运动神经，支配梭外肌；另一种是脊髓前角γ运动神经元发出的γ运动神经，支配梭内肌。在正常情况下，高位中枢经常发出冲动下传到脊髓前角，对γ神经元进行调节，使γ神经元经常保持一定

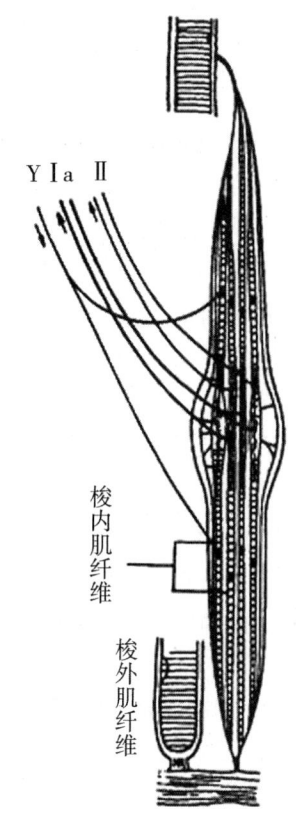

图3-8-3 肌梭结构模式图

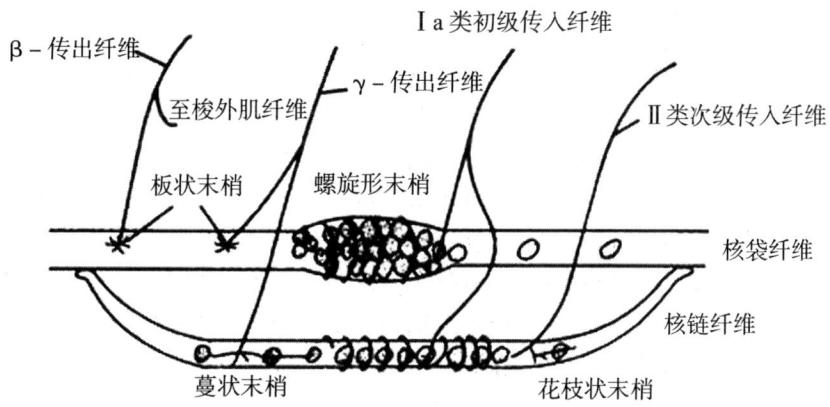

图3-8-4 哺乳类动物肌梭主要组成部分示意图

频率的放电，使梭内肌处于一种收缩状态。所以γ运动神经元可提高肌梭的敏感性。当梭外肌受到牵拉时，梭内肌中间感受装置被牵拉兴奋，经Ⅰa传入的冲动增加进而反射性地引起该肌收缩。这种通过γ运动神经、Ⅰa类传入纤维和α运动神经元而引起相应的梭外肌收缩的通路，称为γ环路。在正常情况下，高级中枢通过下行通路影响脊髓的γ和α运动神经元的兴奋状态，对肌紧张进行调节。

3. 腱器官反射 腱器官分布在肌腱胶原纤维之中，与梭外肌纤维呈串联关系，它是一种张力感受器。当肌肉作等长收缩时，腱器官被牵拉兴奋，其传入冲动经Ⅰb类纤维由后根进入脊髓，再通过中间神经元来抑制支配同一肌肉的α运动神经元，使其冲动减少，调节骨骼肌的收缩强度，避免骨骼肌过度收缩而撕裂，称为腱器官反射（golgi tendon organ reflex）。

二、脑干对肌紧张的调节

正常情况下，高位中枢对肌紧张的调节，是通过对脊髓前角α神经元和γ神经元的调节来实现的。脑干在肌紧张和姿势的调节中起着重要的作用。

（一）脑干网状结构易化区和抑制区

1. 易化区及其作用 脑干网状结构中的某些区域可使肌紧张加强，这一区域被称为易化区。易化区较大，分布在脑干中央区域，包括延髓网状结构的背外侧部分、脑桥的被盖、中脑的中央灰质和被盖以及丘脑和丘脑中线核群等部位，其主要作用是通过网状脊髓束下行，兴奋脊髓γ运动神经元，提高肌梭的敏感性，使肌紧张加强。此外，延髓的前庭核、小脑前叶两侧部和感觉上行纤维均能通过加强网状结构易化区的活动间接增强肌紧张。

2. 抑制区及其作用 脑干网状结构中还存在能抑制肌紧张的区域，即抑制区。抑制区较小，位于延髓网状结构的腹内侧部分，可通过下行的网状脊髓束抑制脊髓前角γ运动神经元，抑制肌紧张。此外，大脑皮层、纹状体、小脑前叶蚓部均有抑制肌紧张的作用。一般认为，脑干网状结构抑制区本身不能自动发放冲动，必须依赖高位中枢下行冲动的始动作用，才能发挥和维持抑制肌紧张的作用。

在正常情况下，脑干网状结构对脊髓的易化作用和抑制作用保持协调平衡，从而维持正常的肌紧张。但是，易化区的作用较强，对高位中枢的依赖性小；而抑制区的作用较弱，对高位中枢的依赖性强。所以，一旦平衡被破坏，将出现肌紧张异常。

（二）去大脑僵直

在中脑上、下丘之间切断脑干，动物会立即出现四肢僵直、头尾昂起、脊柱硬挺、全身肌紧张亢进，这种现象称为去大脑僵直（decerebrate rigidity）。去大脑僵直是一种伸肌紧张亢进的状态。如果在动物的肌肉中注入局麻药，或切断相应的脊髓背根，以阻断肌梭的传入冲动进入中枢的作用，则肌肉僵直消失。可见，去大脑僵直是以脊髓为中枢的全身伸肌的牵张反射亢进所导致的结果。

在正常情况下，脑干对肌紧张的易化作用和抑制作用保持相对平衡。在中脑上、下丘之间横断脑干后，大脑皮层抑制区和尾状核等处与脑干网状结构抑制区之间的通路被切断，网状结构抑制区失去了高位中枢的始动作用，且抑制区自身的作用较弱，所以下行抑制作用减弱甚至消失；而网状结构易化区较大，自身作用较强，切断脑干后受到的影响少，故其易化作用占优势，以致伸肌肌紧张亢进，出现去大脑僵直。

去大脑僵直的肌紧张亢进的机制有两种，一种是由于高位中枢的下行作用，直接或间接通过脊髓中间神经元提高脊髓前角α神经元的活动而出现的僵直，称为α僵直；另一种是由于高位中枢的下行作用，首先提高了脊髓前角γ神经元的活动，使肌梭的敏感性提高而传入冲动增多,通过传入纤维再使脊髓α运动神经元的活动加强,导致肌紧张加强而出现的僵直,称为γ僵直。

三、基底神经节对躯体运动的调节

基底神经节主要与随意运动的产生和稳定、肌紧张的调节、本体感觉传入冲动信息的处理等有关。动物实验及对人类基底神经节疾病的分析表明,基底神经节参与运动的设计和程序的编制,能将抽象的设计转换为随意运动。它们发出的冲动经丘脑外侧腹核到达运动皮层,运动皮层再发出冲动经皮层脊髓束和皮层脑干束传送到脊髓和脑干的运动神经元,调节机体的运动。

基底神经节病变可引起一系列的运动障碍,临床表现可分为两大类:一类运动过少而肌紧张过强,如中脑黑质发生病变时,脑内多巴胺含量明显下降,将引起帕金森病(Parkinson disease),表现为全身肌张力增强、随意运动减少、动作缓慢、面部表情呆板,常伴静止性震颤。另一类则运动过多而肌紧张降低,如纹状体发生病变则引起运动过多、肌张力降低的舞蹈病(chorea)和手足徐动症(athetosis)

神经递质在基底神经节的活动中起着重要作用。目前认为,黑质与纹状体之间存在环状联系,黑质的多巴胺能神经元的轴突上行抵达纹状体,释放多巴胺,抑制纹状体中胆碱能神经元的活动,进而改变纹状体中γ-氨基丁酸能神经元的活动。而纹状体内的γ-氨基丁酸能神经元的轴突下行抵达黑质,可反馈控制多巴胺能神经元的活动。纹状体内的胆碱能神经元,释放乙酰胆碱起兴奋作用。帕金森病是由于黑质内的多巴胺递质系统功能受损,脑内多巴胺含量下降,导致纹状体内乙酰胆碱递质系统功能亢进所致。舞蹈病则主要因为纹状体内的胆碱能和γ-氨基丁酸能神经元功能减退,致使黑质多巴胺能神经元功能相对亢进所致。

四、小脑的功能

小脑的主要功能是维持身体平衡,调节肌紧张和协调随意运动。根据小脑各部功能上的差异,可将小脑分为三个主要的功能部分,即前庭小脑、脊髓小脑和皮层小脑。

1. **前庭小脑** 前庭小脑(vestibulocerebellum)即绒球小结叶,与机体的平衡有关。切除猴的绒球小结叶后,可出现平衡失调,表现为站立不稳、步态蹒跚、只能依墙站立等现象,但随意运动仍能协调进行。

2. **脊髓小脑** 脊髓小脑(spinocerebellum)包括小脑前叶和后叶的中间带区。小脑前叶对肌紧张调节具有抑制和易化双重作用。刺激去大脑动物的前叶蚓部可抑制同侧伸肌的肌紧张,使去大脑僵直减退。小脑前叶两侧部位有加强肌紧张的作用。刺激后叶中间带能使双侧肌紧张加强。由于后叶中间带还接受脑桥纤维的投射,并与大脑皮层运动区之间有环路联系,因此后叶中间带在执行大脑皮层发动的随意运动方面有重要作用。小脑后叶中间带损伤会引起小脑性共济失调。

3. **皮层小脑** 皮层小脑(cerebrocerebellum)是指后叶的外侧部,它既接受大脑皮层传来的信息,也发出纤维,又返回到大脑皮层,形成大脑皮层→小脑→大脑环路。人能够完成精巧运动就是由于小脑通过这一环路联系,发挥对大脑皮层发出的运动信息进行纠正的结果。

五、大脑皮层对躯体运动的调节

人类的随意运动受大脑皮层控制。与躯体运动有密切关系的皮层区域称为大脑皮层运动区，主要位于中央前回和运动前区，即中央前回4区和6区。运动区有下列功能特征：①对躯体运动的调节具有交叉性，但头面部肌肉多数是双侧支配的；②具有精细的功能定位，其总的安排呈倒立分布，但头面部内的安排是正立的；③功能代表区面积的大小与运动的精细复杂程度有关，运动愈精细而且复杂的肌肉，其代表区愈大。

猴与人的大脑皮层还有"运动辅助区"。该区位于两半球纵裂的侧壁。刺激该区可引起肢体运动和发声，反应一般为双侧性。

第六节　自主神经系统

自主神经系统包括传入神经和传出神经，但习惯上仅指支配内脏器官的传出神经。自主神经系统的传出神经又分为交感神经和副交感神经两部分。

一、交感和副交感神经的结构特征

从中枢神经系统发出的自主神经传出纤维必须先进入一个外周神经节换神经元，由节内神经元再发出纤维支配效应器官，因而有节前纤维与节后纤维之分。交感神经节离效应器官一般较远，因此节前纤维短而节后纤维长。副交感神经节离效应器官较近，或在效应器官壁内，因此节前纤维长而节后纤维短。

交感神经起源于脊髓胸段和腰段1～3节的灰质侧角；副交感神经起源于脑干第Ⅲ、Ⅶ、Ⅸ、Ⅹ对脑神经的神经核以及脊髓骶段2～4节的灰质相当于侧角部位。交感神经的分布极为广泛，几乎全身所有的内脏器官都受其支配；但副交感神经的分布比较局限，某些器官没有副交感神经支配。例如，皮肤和肌肉内的血管、竖毛肌和肾上腺髓质等只有交感神经支配。一根交感神经节前纤维往往和多个节内神经元发生突触联系，而副交感神经则不同。所以刺激交感神经的节前纤维，反应比较弥散；而刺激副交感神经的节前纤维则反应比较局限。

二、交感和副交感神经系统的功能特点

自主神经系统的功能在于调节心肌、平滑肌和腺体的活动。用刺激神经或切除神经的方法，人们很早就了解到自主神经对内脏器官的作用。多数器官受交感、副交感神经双重支配，而且两类神经对同一器官的作用往往相互拮抗，即如果交感神经使某器官活动加强，副交感神经往往使之活动减弱；反之则副交感神经使之活动增强。维持着对立统一、相互协调的关系。拮抗作用的对立统一是神经系统对内脏活动调节的特点。但对某些外周效应器，交感与副交感神经纤维的作用是一致的，表现为协调的关系。例如支配唾液腺的交感神经和副交感神经都具有促进唾液分泌的作用，但两者作用有差别：前者使唾液腺分泌黏稠的唾液，后者使唾液腺分泌稀薄的唾液。

三、交感和副交感神经系统对整体功能调节的意义

交感神经系统的活动范围较广，常以整个系统参加活动。其主要作用在于动员机体许多器官的潜在功能以适应环境的急变。如在剧烈运动、窒息、失血或寒冷等情况下，交感神经系统的活动显著加强，使机体出现心率加快、血压升高、支气管扩张、血糖浓度上升、肾上腺髓质激素分泌增加等变化，从而提高机体的适应能力，维持内环境的相对稳定。

副交感神经系统的活动比较局限。其主要作用在于保护机体、促进消化、聚集能量以及加强排泄与生殖功能等方面。例如，在安静时副交感神经兴奋性加强，使心脏活动减弱、瞳孔缩小、消化功能增强以促进营养物质吸收和能量补充。

四、内脏活动的中枢调节

从脊髓到大脑皮层的各个层面广泛存在着调节内脏活动的各种中枢。脊髓是内脏反射活动的初级中枢，能完成发汗反射、排便反射等一些简单的内脏反射，但调节能力很差，不能满足机体的需要。低位脑干中延髓为基本的生命中枢，能调节呼吸与循环功能，还有吞咽、咳嗽、喷嚏、呕吐等反射中枢。中脑是瞳孔对光反射中枢的所在地。下丘脑是自主神经系统的整合中枢，不仅对脊髓及脑干的自主神经功能有整合作用，而且还把内分泌系统联系起来，调节和控制着体温、摄食、水平衡、内分泌和情绪反应等重要生理过程。

（万文成）

第四编 病理学

绪　　论

一、病理学的概念

病理学是研究疾病的原因、发生发展规律、病理变化、转归以阐明疾病本质的医学基础学科。学习病理学的目的是认识和掌握疾病的发生发展规律及其本质，从而有效地防治疾病。在临床医学实践中，病理学检查又是诊断疾病并为治疗提供依据的最重要的方法，因此病理学也属于临床医学。

二、病理学的基本内容

病理学的内容包括总论和各论两部分。总论是研究和阐述存在于不同疾病中的具有共同规律的基本病理变化。各论是研究各器官系统具体疾病的病因、发病机制、病理形态及机能变化、疾病转归和临床病理联系。

在病理学理论体系中，着重研究患病机体的形态结构改变者，称为病理解剖学；着重研究患病机体的功能代谢变化者，称为病理生理学。随着科技的发展，形态学与功能学的研究互相结合也已成为病理学学科发展的必然结果。

三、病理学在医学中的地位

病理学在医学教育、临床医疗和科学研究中都扮演着重要角色。在医学教育中，病理学是基础医学和临床医学间的桥梁学科，是医学生成长为临床医生重要的必修课程。学习病理学必须以解剖学、组织胚胎学、生理学、生物化学、免疫学等为基础；同时病理学又是今后学习临床医学各门课程的基础，可见病理学在医学教学体系中起着承上启下的作用。在医疗工作中，病理切片检查是迄今诊断疾病最可靠的方法，许多疾病的发现、定位和最后结论都有赖于病理诊断。在科学研究中，病理学是重要的研究领域，各种临床、药理及科研均需以正确的病理诊断为依据。因此，病理学不仅是一门理论性很强的学科，也是一门实践性很强的学科。只有理论和实践、形态和机能、局部和整体、病理和临床密切结合，才能促进病理学不断发展，充分发挥其在医学科学领域中的作用。

四、病理学的研究对象与方法

（一）人体病理学研究

1. **尸体解剖**　即对死者的遗体进行解剖并作出诊断。尸检不仅可以明确诊断，查明患者的死因，提高医疗服务质量，为医疗事故和医疗纠纷的正确解决提供证据；而且能够及时发现并确诊某些传染病、地方病、流行病及新发生的疾病，为防疫部门采取防治措施提供依据；通过尸检还可积累疾病的人体病理资料，以供深入研究和教学所用。

2. **活体组织检查**　即用局部切取、钳取、穿刺、搔刮等手术方法，从患者活体获取病变组织进行病理诊断，能及时而准确地对疾病作出诊断，为指导治疗、估计预后提供依据。

3. **细胞学检查** 是通过采集病变处的细胞，涂片后进行观察。细胞的来源可以是运用各种采集器在病变部位直接采集的脱落细胞；也可以是自然分泌物、渗出液及排泄物中的细胞；亦可通过内窥镜或细针穿刺病变部位采集细胞。

（二）实验病理学研究

1. **动物实验** 指在适宜的动物身上复制出某些人类疾病或病理过程的模型，以便进行病因学、发病机制、病理改变及疾病转归的研究。此外，利用动物实验还可以进行治疗方法、药物筛选和不良反应的观察。动物实验的优点是可以弥补人体病理学研究的限制和不足，但动物与人类之间存在着种系差异，因此，动物实验结果仅具有参考价值而不能直接套用于人体。

2. **组织和细胞培养** 将某种组织或细胞用适宜的培养基在体外培养，可以研究在各种病因作用下组织、细胞病变的发生和发展。其优点是周期短、见效快、节省开支、因素单纯、易于控制，缺点是孤立的体外培养毕竟与复杂的体内整体环境有很大的不同，故不能将体外研究的结果与体内过程等同看待。

（三）病理学观察方法

1. **大体观察** 利用肉眼或辅以放大镜等简单器具，对病变标本的大小、形状、色泽、重量、质地、表面和切面性状等进行细致的观察、记录及取材。

2. **光学显微镜观察** 光学显微镜将病变组织制成病理切片，或将脱落细胞制成涂片，经不同的方法染色后用光学显微镜观察，通过分析和综合病变特点，做出疾病的病理诊断。组织切片最常用的是苏木素－伊红染色（HE染色），这是病理学研究的最基本手段。如用此方法仍不能确诊，或需作进一步研究，则可辅以一些特殊染色。

3. **组织化学和免疫组织化学观察** 组织化学也称为特殊染色，是采用某些能与组织细胞化学成分特异性结合的显色试剂，定位地显示病变组织的特殊成分。免疫组织化学是利用抗原抗体的特异性结合反应，检测和定位组织或细胞中的某种化学成分，有较高的特异性和敏感性。

4. **电子显微镜观察** 由于电子显微镜具有极高的放大倍数（可放大数十万倍以上），因此可用透射电镜和扫描电镜对标本的亚细胞之细胞器水平乃至分子水平的变化进行观察，并可与机能和代谢相联系，加深对疾病基本病变、病因和发病机制的了解，有利于对疾病的深入研究和病理诊断。

5. **新技术应用** 近年来，由于科学的不断进步，新的研究方法不断问世，以及一些新兴学科和边缘学科的快速发展、互相渗透，许多新技术相继应用于病理学的研究和诊断工作中，如图像分析技术、流式细胞术、激光扫描共聚焦显微技术、显微切割技术、核酸原位杂交技术、比较基因组杂交技术、聚合酶链反应技术（PCR）、生物芯片技术等，极大地丰富了病理学的观察内容，促进了病理学科的发展，对传统的病理学产生深刻的影响。目前病理学已超越了经典的、仅限于对病变组织形态变化的研究阶段，而进入了从分子水平到整体水平对疾病所产生的功能和结构变化进行综合研究的阶段，并且形成了分子病理学、免疫病理学、遗传病理学、定量病理学等新的病理分支，病理学的这些发展大大加深了对疾病本质的认识，同时也为许多疾病的防治开辟了光明的前景。

（徐勤　钟子健）

第一章 疾病概论

第一节 健康与疾病的概念

一、健康

根据世界卫生组织的阐释,"健康是一种躯体、精神和社会适应的完好状态,而不仅是没有疾病或衰弱现象",故健康是指机体在神经、体液、细胞、分子等机制的调节下,内部的结构与功能完整而协调地维持内环境稳定性,同时与不断变化的外环境保持协调,从而维持躯体、精神和对社会适应的完好状态。

躯体完好指机体内结构与功能正常,采用各种先进的医学手段进行检测均未发现异常。精神完好指个人心理、思维、情绪、学习、记忆处于正常状态。社会适应的完好状态指具有良好的道德规范,善于与人沟通并保持良好的人际关系,能在社会上拥有适合自己的位置等。

现代健康的含义是多元的、广泛的,医学模式也已从过去单一的生物-医学模式转变为生物-心理-社会医学模式。其中社会适应性归根结底取决于生理和心理的素质状况。心理健康是身体健康的精神支柱,身体健康又是心理健康的物质基础。良好的情绪状态可以使生理功能处于最佳状态,反之则会降低或破坏某种功能而引起疾病。身体状况的改变可能带来相应的心理问题,生理上的缺陷、疾病,特别是痼疾,往往会使人产生烦恼、焦躁、忧虑、抑郁等不良情绪,导致各种不正常的心理状态。作为身心统一体的人,身体和心理是紧密依存的两个方面。因此,对健康的认识不能只关注是否有躯体的异常。

二、疾病

(一) 疾病的概念

疾病是机体在病因作用下,因自稳态调节紊乱而导致异常的生命活动。组织细胞的功能代谢和形态结构常出现异常的变化;临床上表现出各种症状、体征和社会行为异常,对环境适应能力降低和劳动力减弱甚至丧失。

症状是病人自我感觉到的各种不适,如腹痛、呕吐等。体征是医生从病人身上检查所得到的客观征象,如支气管呼吸音、脾肿大等。多数疾病有症状、体征等临床表现,少数如肿瘤、动脉硬化等某些疾病的早期尚未表现出相应症状,只有通过仔细检查才能早期发现。

(二) 病理过程

病理过程是指存在于不同疾病中可能出现的共同的、相关的功能、代谢和形态结构变化,如炎症、缺氧、休克、水肿等。

一种疾病可以包含多种病理过程，如肺炎可有发热、缺氧、炎症等几种病理过程；不同疾病可能发生相同的病理过程，如上呼吸道感染、流脑、乙型脑炎、疟疾等不同疾病都有发热这个病理过程。

第二节 病 因 学

病因学是研究疾病发生的原因和条件的科学。

一、病因

病因是指能够引起疾病，并赋予该疾病特征性的各种因素。病因在一定条件下发挥致病作用，没有病因就不可能发生相应的疾病，如流感病毒是引起流感的病因。病因的种类很多，按性质可将病因分为以下类型：

1. 生物性因素 生物性因素是最常见的病因。包括各种病原微生物和寄生虫，如细菌、病毒、真菌、螺旋体、立克次体、支原体、衣原体以及原虫、蠕虫等。病原微生物引起传染病或感染性疾病；寄生虫引起寄生虫病。

2. 物理性因素 物理性因素包括各种机械暴力、高强度电流、短距离电离辐射、高温或低温、严重噪音等。

3. 化学性因素 化学性因素包括各种有毒的无机物、有机物和生物性毒物。如强酸、强碱、重金属、砷、苯、氰化物、一氧化碳以及有机磷农药、蛇毒、毒蕈等。

4. 营养物质的缺乏或过多 维持生命活动的各种必需物质如氧气、水、糖、脂肪、蛋白质、维生素、无机盐、微量元素、植物纤维等过多或不足均可导致疾病。

5. 遗传性因素 由遗传物质改变引起的疾病称为遗传性疾病。包括染色体畸变和基因突变。染色体畸变所致的疾病称为染色体病，如先天愚型等。基因突变引起分子病，如血友病。

由遗传物质改变使后代具有容易发生某种疾病的倾向，称为遗传易感性。具有这种"遗传素质"的机体，在一定的环境因素作用下容易发生糖尿病、高血压病、精神分裂症、消化性溃疡等。

6. 先天性因素 使正在发育的胎儿发生损害、导致婴儿出生时就出现疾病的因素称为先天性因素。所引起的疾病称先天性疾病。如孕妇感染梅毒可导致胎儿先天性梅毒，孕妇患风疹则风疹病毒损害胎儿可引起先天性心脏病。

7. 免疫性因素 各种免疫性因素如免疫缺陷、免疫过强、自身免疫反应均可引起疾病。如人免疫缺陷病毒感染可引起获得性免疫缺陷综合征；机体对青霉素或异型血清过敏可导致超敏反应，某些食物或花粉可引起支气管哮喘；机体对自身抗原发生免疫反应并造成自身损害，如全身性红斑狼疮、类风湿性关节炎，这类疾病称为自身免疫性疾病。

8. 精神、心理和社会因素 随着医学模式的改变，精神、心理和社会因素成为日益受到关注的病因。长期忧虑、悲伤、恐惧、沮丧等不良情绪和强烈的精神创伤对神经官能症、精神分裂症、高血压病、消化性溃疡的发生发展具有重要作用；变态心理可表现为心理和行为异常，导致变态人格甚至危害社会；社会因素如经济状态、营养状况、居住条件、生态环境、医疗保健以及工作的高负荷、强竞争等均与疾病的发生密切相关。

二、疾病发生的条件

疾病发生的条件主要是指那些能够影响该疾病发生的机体内外因素。条件本身并不能直接引起疾病，但可促进或阻止疾病的发生。如结核杆菌是引起结核病的病因，但结核杆菌侵入机体后是否发病，还取决于一些条件，如营养不良、过度劳累、环境恶劣、免疫低下等条件。

在疾病的条件中，能加强病因的作用并促进疾病发生的因素称为诱因。如肺炎杆菌是大叶性肺炎的病因，而受寒、劳累是大叶性肺炎的诱因；冠状动脉狭窄是心绞痛的病因，而过劳、饱食、受寒、情绪激动是心绞痛的诱因。

危险因素是指某些与疾病明显相关、但又难以区分是病因还是条件的因素。如高脂血症是动脉粥样硬化的危险因素、吸烟是肺癌的危险因素。

必须指出，病因和条件是相对的，同一种因素在一种疾病中可能是病因，而对另一种疾病则可能是条件。如寒冷是冻伤的病因，但也可以是肺炎发生的条件。

第三节 发病学

发病学是研究疾病发生发展过程中的基本规律和机制的科学。

疾病发生发展的基本规律主要有三种。

（一）因果转化

疾病的因果转化规律是指在原始病因作用下，机体发生了某些变化，这些变化作为第一个病因作用的结果，又可作为疾病过程中新的发病原因引起新的变化，产生新的结果，如此因果交替和转化，使疾病不断发展。如因果转化使病情恶化，则为恶性循环；如因果转化使疾病好转，则为良性循环。如能认识疾病发生的因果转化规律，抓住主导环节，阻断恶性循环，促进良性循环，则有利于疾病的康复。

（二）损伤与抗损伤

在疾病过程中，一方面，原始病因和继发的损伤性变化可对机体产生损害，另一方面，机体能动员一切防御功能和代偿措施发挥抗损伤的作用，是构成疾病各种临床表现、推动疾病发展的基本动力，常决定疾病的发展和转归。在疾病中，损伤和抗损伤作用常同时出现，不断变化。当损伤性变化占主导地位时，疾病恶化，甚至死亡；当机体抗损伤反应占主导地位时，防御功能和代偿作用增强，疾病好转，康复。

（三）局部与整体

机体是一个统一的整体，发生疾病时可能既有全身性反应，也有局部表现，或同时有全身和局部改变。如急性扁桃体炎除了有扁桃体红肿、咽部疼痛等局部改变外，还有发热、外周血白细胞数增加等全身改变。医生只有深刻体会到疾病时局部与整体的关系，才能制订合理的治疗方案，合理用药。

第四节 疾病的转归

疾病的转归是指疾病过程的发展趋向与结局,是疾病的最后阶段,包括康复和死亡。

一、康复

(一) 完全康复

完全康复又称痊愈,指疾病时的损害性变化完全消失,受损结构得到修复,功能、代谢恢复正常,机体重新处于稳态,一切症状、体征消失,社会行为和劳动力恢复正常。

(二) 不完全康复

不完全康复指疾病时的损害性变化已得到控制,主要症状消失,机体通过代偿维持相对正常的生命活动,有时仍遗留一定的病理状态。如慢性支气管炎引起的咳嗽、呼吸困难缓解后,气管壁的炎性损伤仍然长期存在。

二、死亡

(一) 对死亡的传统认识

死亡是指机体作为整体的功能永久性停止。根据死亡过程中患者的变化情况,可将死亡分为濒死期、临床死亡期和生物学死亡期。临床上一直将心跳呼吸永久性停止作为判断死亡的标志。

(二) 对死亡的新认识

脑死亡是指包括脑干在内的全脑功能丧失的不可逆转的状态。对死亡的新概念认为出现脑死亡意味着人体实质性死亡,因此脑死亡成为判断死亡的重要标志。

1. 脑死亡的判断标准 ①自主呼吸完全停止,实施人工呼吸15分钟后仍无法恢复自主呼吸,这是脑死亡的关键指征。②不可逆性深昏迷。③瞳孔散大或固定。④脑干反射消失,包括瞳孔对光反射、角膜反射、视听反射、咳嗽反射、吞咽反射等均消失。⑤脑电波消失。

2. 脑死亡和植物状态的区别 脑死亡是全脑功能的丧失,失去意识,无自主呼吸,无条件反射,完全不可能恢复。植物状态是脑认知功能丧失,失去意识,但有睡眠-觉醒周期,有自主呼吸,有脑干反射,有恢复的可能。

3. 脑死亡的意义 脑死亡一方面意味着人作为整体已经死亡,已经没有恢复的可能,继续抢救已没有意义;另一方面脑死亡时并不意味着器官组织均已同时发生死亡,在脑死亡后一定时间内有些器官、组织、细胞的功能活动还能持续一段短时间。基于这种情况,及时判断脑死亡具有重要意义:①及时宣告死亡时间,为法律上提供死亡的合法依据,同时也是伦理上许可的、人道的。②准确判断死亡时间,为临床适时终止抢救的标准,可节约医药资源。③为器官移植提供来源,脑死亡者在死亡后短时间内,部分器官依然存活,将这些器官如心、肾等及时移植给需要的患者,可拯救更多鲜活的生命。

(徐勤 钟子健)

第二章　细胞和组织的适应、损伤与修复

第一节　细胞和组织的适应性反应

当外界环境在一定范围内变化时，机体能通过自身调节机制对刺激做出应答反应，调整或改变自身的代谢、功能甚至结构，以适应环境条件的改变，抵御各种刺激因子的损害，从而维护细胞、组织、器官乃至整个机体的生存。

这种细胞、组织、器官在环境变化和各种刺激因子作用下，发生相应的代谢、功能、形态变化而得以存活的过程称为适应。在形态学上表现为萎缩、肥大、增生和化生。

如损害因子过于强烈，超过了机体的适应能力时，就可以引起损伤，出现较为明显的代谢、功能、形态改变。轻微的细胞组织损伤往往是可逆的，常称为变性。较为严重的损伤可引起不可逆的细胞死亡。

一、萎缩

曾经正常发育的细胞、组织、器官在疾病作用下体积缩小称为萎缩。

（一）萎缩的分类

萎缩可分生理性萎缩和病理性萎缩两种。生理性萎缩常见如青春期胸腺的萎缩、更年期性腺的萎缩等。病理性萎缩按其原因可分为以下类型。

1. **营养不良性萎缩**　可分为全身性萎缩和局部性萎缩。前者见于长期营养摄入不足、慢性消耗性疾病等。后者常见于长期局部缺血，如脑动脉粥样硬化时的脑萎缩。萎缩一般首先发生于脂肪组织，其次为肌肉、脾、肝的萎缩，心、脑的萎缩一般最后发生。

2. **废用性萎缩**　因组织和器官长期功能和代谢下降所致，如胫骨骨折后，由于长期固定，患侧小腿肌肉萎缩。

3. **压迫性萎缩**　因组织与器官长期受压所致，如尿路梗阻时，因肾盂长期积尿，尿液压迫周围组织，引起肾实质萎缩。

4. **内分泌性萎缩**　由于内分泌腺功能下降引起的靶器官萎缩。如因腺垂体肿瘤或缺血坏死等引发的肾上腺、甲状腺及性腺的萎缩。

5. **神经性萎缩**　因运动神经元或轴突损伤引起的效应器萎缩，如脊髓灰质炎患者因脊髓前角运动神经元损伤导致所支配的肢体肌肉萎缩。

（二）萎缩的病理变化

肉眼观，萎缩的组织、器官体积缩小，重量减轻，颜色变深，质地变硬。镜下观，萎缩器官的实质细胞体积变小和/或细胞数目减少，胞质内细胞器大量退化，可见大量未能被彻底消化的富含磷脂的细胞器残体（脂褐素）积聚。

（三）萎缩的影响和结局

轻度萎缩，原因消除后萎缩的细胞可恢复正常；持续性萎缩的细胞则逐渐消失，间质成纤维细胞和脂肪细胞可增生，甚至造成器官和组织的体积增大，此时称为假性肥大。

二、肥大

细胞、组织和器官的体积增大称肥大。肥大的组织、器官常伴有细胞数量的增多，所以肥大常与增生并存，但是再生能力弱的组织细胞仅表现为细胞体积增大。生理情况与病理情况下都可发生肥大。肥大可分为以下两类：

1. 代偿性肥大 多由器官和组织工作负荷增加而引起，具有功能代偿作用。如经锻炼的骨骼肌肥大；高血压病时引起的左心室心肌肥大。

2. 内分泌性肥大 由激素引发的肥大称内分泌性肥大。如哺乳期的乳腺肥大。肥大的细胞内细胞器和 DNA 的含量均有增加，功能增强。但肥大的细胞其功能代偿是有限度的，一旦超出代偿限度，肥大的组织器官最终出现功能衰竭而发生失代偿。

三、增生

由实质细胞数量增多而致的组织、器官体积增大称为增生。生理和病理情况下都可发生增生。增生可分为以下三类：

1. 内分泌性增生 如雌激素过多时的子宫内膜过度增生、乳腺增生。

2. 代偿性增生 功能代偿也可引发增生，且常伴随代偿性肥大，如低血钙引发的甲状旁腺增生。

3. 再生性增生 这是一类因组织损伤而进行的再生，属修复损伤的一种反应性增生。如肾小管上皮细胞、肝细胞受损后的再生。

增生与肥大的发生机制相似，所以常同时出现。弥漫性细胞增生可致器官增大，局限性细胞增生可致结节形成。

增生通常具有可复性，当原因消除后可恢复。但是过度增生的细胞有可能演变为肿瘤性增生。

四、化生

一种分化成熟的组织转化为另一种性质相似、分化成熟的组织的过程称为化生。化生并非由已分化成熟的细胞直接转变为另一种细胞，而是由具有分裂增生和多向分化能力的细胞或干细胞横向分化的结果。

化生常发生于同源细胞之间，即上皮细胞之间或间叶细胞之间。

1. 上皮组织的化生 最常见为鳞状上皮化生，如慢性支气管炎或支气管扩张时，支气管的假复层纤毛柱状上皮转变为鳞状上皮（图 4-2-1）；

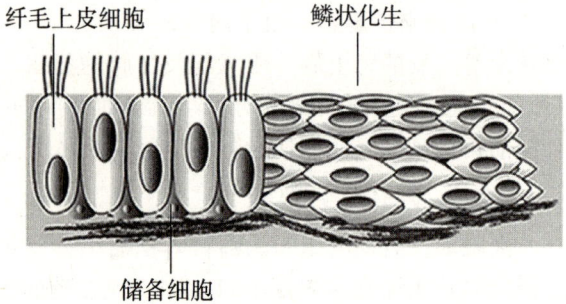

图 4-2-1 纤毛上皮细胞化生为鳞状上皮细胞模式图

慢性胆囊炎及胆石症时胆囊黏膜上皮的鳞化；慢性子宫颈炎时宫颈管柱状上皮的鳞化等。慢性萎缩性胃炎时，部分胃黏膜上皮细胞可转变为肠型黏膜上皮细胞，称为肠上皮化生。

2. **间叶组织成分之间的化生** 间叶细胞有多向分化功能，如成纤维细胞在一定条件下可转化为透明软骨细胞；在骨化性肌炎时，肌肉组织内可形成骨组织。

化生对机体利害兼而有之，一方面，适应了内外环境的改变，具有保护作用；另一方面，化生往往丧失了原有组织的结构和功能，有的甚至还可发展成为肿瘤。如呼吸道黏膜的柱状上皮发生鳞状上皮化生后，可增强局部防御能力。但鳞状上皮不具有纤毛结构，故减弱了局部自净能力。如引起化生的因素持续存在，则可能发生癌变，如支气管鳞化后可发生鳞状细胞癌，胃黏膜的肠上皮化生可发生胃腺癌。

第二节 细胞和组织的损伤

细胞和组织受到不能耐受的有害因子作用后，可引起细胞、组织的功能代谢障碍及形态结构上的变化，这种变化称为损伤。损伤的程度与造成损伤的因子类型、作用的强度、持续的时间以及受损细胞或组织的耐受性有关。

一、损伤原因

引起细胞和组织损伤的原因可分为外界致病因素和机体内部致病因素两大类。外界致病因素包括生物性、理化性和营养性因素等；机体内部致病因素包括免疫、神经内分泌、遗传变异、先天性、年龄、性别、社会、心理、精神因素以及医源性因素等几个方面。这些因素可相互作用，导致损伤的发生和发展。

二、形态学变化

细胞受损后的病理改变依次表现为：先期为代谢性变化，随后出现组织化学和超微结构变化，数小时后出现光镜和肉眼可见的形态学变化。这些变化较轻时，在去除病因后细胞可恢复正常，称为可逆性损伤或亚致死性损伤；重者则可引起不可逆性损伤，或称致死性损伤。

（一）变性

变性是指由于代谢障碍导致细胞或细胞间质内出现异常物质，或原有正常物质数量异常增加。变性是细胞或细胞间质受损伤后发生的一系列常见的形态学改变，常伴有组织器官的功能降低。

1. **细胞水肿** 指细胞质内的钠、水增多，是细胞损伤中最为常见的较早期的轻度损伤，常发生于早期病变，好发于肝、心、肾等实质细胞的胞质。

（1）原因：缺血、缺氧、感染、中毒等因素的影响，使线粒体受损，ATP酶生成减少，导致细胞的能量供应不足，细胞膜上的钠泵功能障碍，或细胞膜直接受损，细胞内钠、水增多。

（2）病理变化：肉眼观，病变组织、器官体积增大，包膜紧张，重量增加，颜色变淡或混浊，缺乏光泽，故称为混浊肿胀。光镜下，弥漫性细胞肿胀，胞质淡染、胞浆内出现红染细颗粒状物（为肿胀的线粒体和内质网），常称为颗粒变性；严重者细胞体积增大,胞质清亮,称为水样变性;更为严重者称为气球样变。

(3) 结局:去除病因后,水肿的细胞可恢复正常。但较重的细胞水肿可导致细胞功能降低,严重的细胞水肿可逐渐发展成为细胞坏死。

2. 脂肪变性 指非脂肪细胞的胞质内出现明显脂滴。因脂类代谢在肝细胞中进行,故肝脂肪变性最为常见,亦可见于心肌细胞和肾小管上皮细胞。

(1) 原因:营养障碍、感染、中毒、缺氧、糖尿病、肥胖等。

(2) 病理变化:肉眼观,中、重度脂肪变性器官体积增大,边缘变钝,颜色淡黄,质地较软,切面有油腻感。光镜下,脂肪变性的细胞内可见大小不等的脂肪空泡,大者可充满整个细胞而将细胞核挤到一侧,形似脂肪细胞。在石蜡切片中,因脂肪被制片时的有机溶剂溶解呈空泡状(图4-2-2)。冰冻切片用苏丹Ⅲ染色则显示脂肪为橘红色的圆形小滴。

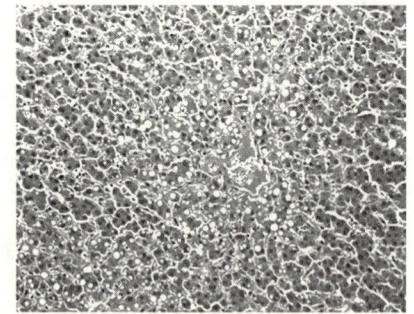

图4-2-2 肝细胞脂肪变性

(3) 结局:轻度肝脂肪变性是可复性损伤,重度的肝脂肪变性可导致肝细胞坏死,并可继发肝硬化。心肌脂肪变性常出现在严重贫血、缺氧或中毒时,常累及左心室。脂肪变性区域为黄色条纹与未发生脂肪变性的暗红色心肌呈间隔出现,状似虎皮的斑纹,故又称之为"虎斑心"。

3. 玻璃样变 指纤维结缔组织间质、细动脉壁或细胞内出现均质、红染、半透明的蛋白质蓄积,又称透明样变。

(1) 纤维结缔组织玻璃样变。是胶原纤维老化的表现,常见于瘢痕组织、纤维化的肾小球和动脉粥样硬化的纤维斑块等处。病变处半透明、质地坚韧,镜下纤维细胞明显减少,胶原纤维增粗并互相融合成梁状、带状或片状的均质。

(2) 细动脉壁玻璃样变。常见于缓进性高血压和糖尿病时的肾、脑、脾及视网膜的细动脉。由于细动脉持续痉挛,使动脉内膜通透性增加,血浆蛋白渗入内膜下并沉积于动脉管壁,加之内膜下的基质增生,使细动脉壁增厚、变硬,管腔狭窄甚至闭塞,故又称细动脉硬化(图4-2-3)。玻璃样变细动脉弹性减弱,脆性增加,易破裂出血。

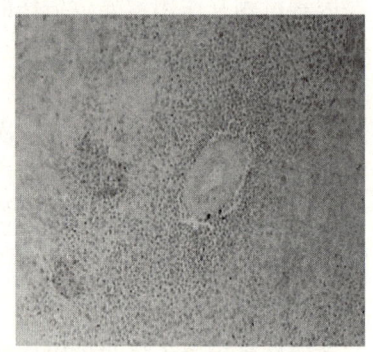

图4-2-3 脾动脉玻璃样变性

(3) 细胞内玻璃样变。指蓄积于胞浆内的蛋白质形成均质、红染的颗粒。常见于肾小管上皮细胞的玻璃样变性,如肾小球肾炎引起蛋白尿时,由从原尿中重吸收的蛋白质蓄积于肾小管上皮细胞的胞浆内所形成。

4. 病理性钙化 在骨和牙齿之外有固体钙盐沉积称病理性钙化。钙化灶为白色硬物,可刺激周围纤维组织增生将其包裹。X线检查见不透光的高密度阴影。在HE染色时,钙盐呈蓝色颗粒状或片状。

5. 黏液样变性 是指在细胞间质内出现大量黏多糖和蛋白质等的蓄积,常见于间叶组织肿瘤、风湿病灶及营养不良时的骨髓组织内。其镜下特点是在疏松的间质中有星芒状纤维细胞散在于灰蓝色的黏液样基质中。

（二）细胞死亡

细胞受到严重损伤或其他原因而累及细胞核时，呈现代谢停止、结构破坏和功能丧失等不可逆性变化称细胞死亡。细胞死亡包括坏死和凋亡两大类型。

1. 坏死 活体内局部组织、细胞的死亡称坏死。除了强烈的病因作用直接导致外，细胞坏死常由可复性损伤发展而来。坏死的细胞代谢停止、功能丧失，逐渐出现一系列形态改变。

（1）基本病变。坏死主要的形态标志是细胞核的改变，表现为：①核固缩。核体积缩小、凝聚、呈深蓝染色，提示DNA转录停止。②核碎裂。染色质崩解成致密蓝染的碎屑，散在于胞质中。③核溶解。染色质中的DNA和核蛋白被DNA酶和蛋白酶分解，染色质碎片淡染终至消失（图4-2-4）。

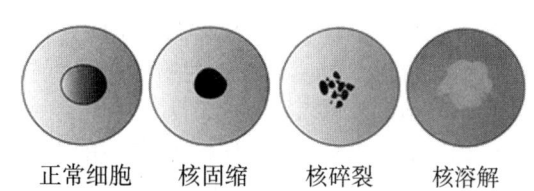

图4-2-4 细胞坏死时核的变化模式图

此外，坏死细胞胞质红染，胞膜破裂，进而解体消失；间质内胶原纤维肿胀、崩解，与基质共同液化。最后坏死组织呈现一片模糊的、无结构的、红染的颗粒状物质。坏死区可并发炎症反应，渗出的中性粒细胞可释放溶酶体酶，促进坏死的发生和溶解。坏死细胞膜通透性增加，使细胞内酶释放入血，可作为诊断某些细胞坏死的参考指标。

（2）类型。坏死可分为凝固性坏死、液化性坏死、纤维素样坏死和坏疽等类型。

1）凝固性坏死。常发生于心、脾、肾等实质器官的缺血性坏死。肉眼观，坏死灶因蛋白质凝固呈灰白或淡黄，质实而干燥，周围可形成暗红色出血充血带与正常组织分界清楚。光镜下，坏死区细胞结构消失，但组织结构的基本轮廓可保存一段时间。

干酪样坏死：属于特殊类型的凝固性坏死，是结核病的特征性病变。肉眼可见坏死组织呈白色或微黄，细腻，状如奶酪。镜下表现为坏死组织彻底崩解为一些不定形的红染颗粒状物质。

2）液化性坏死。指坏死组织因发生溶解液化而变成液态。脑和脊髓因蛋白少而磷脂和水分多，坏死后易发生溶解液化，又称脑软化。化脓性炎症时，因坏死灶内含大量中性粒细胞，释放出水解酶将坏死组织溶解液化。此外，由细胞水肿而来的溶解坏死、阿米巴滋养体引起的坏死等属于液化性坏死。脂肪坏死灶内有钙离子与脂肪酸皂化形成钙皂，形成固体团块，故属于特殊类型的液化性坏死。

3）纤维素样坏死。是结缔组织和小血管壁常见的坏死形式。病变部位形成细丝状、颗粒状或小条块状无结构物质与纤维素染色相似。常见于某些超敏反应疾病（如风湿病、结节性多动脉炎、急进性高血压病等）。其发生机制与抗原-抗体复合物引发的胶原纤维肿胀崩解、结缔组织免疫球蛋白沉积及血液纤维素渗出变性有关。

4）坏疽。是指较大范围的组织坏死后，继发腐败菌感染，以致坏死组织呈黑褐色。常发生于肢体或有管道与外界相通的内脏。腐败菌分解坏死组织而产生的硫化氢与红细胞

破坏后游离出来的 Fe^{2+} 结合产生硫化亚铁而致坏疽处呈黑褐色。坏疽根据其形态学特点又分为干性坏疽、湿性坏疽和气性坏疽。

干性坏疽：多发生于肢体末端，常因动脉粥样硬化、血栓闭塞性脉管炎和冻伤等引起。由于动脉阻塞，但静脉回流仍通畅，局部干燥，故腐败菌感染较轻。加之水分易蒸发，故病变部位干枯皱缩，呈黑褐色，坏死组织与周围正常组织之间有明显分界线。

湿性坏疽：多见于与外界相通的内脏如子宫、肺、肠等，也可见于淤血四肢的坏死。因坏死组织含水分较多，腐败菌感染严重，局部出现明显肿胀，呈暗绿或污黑色，有恶臭。坏死组织分解产生的大量毒性物质可造成败血症，引起严重的全身中毒症状。

气性坏疽：是特殊类型的湿性坏疽，常继发于深达肌层的开放性创伤（特别是战伤），合并厌氧的产气荚膜杆菌感染时，细菌分解坏死组织，产生大量气体，使坏死组织肿胀，含气泡呈蜂窝状，按之有捻发感。气性坏疽发展迅速，毒素吸收多，后果严重。

（3）坏死的结局：

1）溶解吸收。坏死灶较小时，组织在酶的作用下溶解，并由淋巴管、血管吸收，或被巨噬细胞吞噬清除。小范围坏死可被完全吸收、清除。

2）分离排出。坏死灶较大时，难以吸收，则通过各种途径与健康组织分离排出。体表的坏死组织脱落后形成的缺损，称为溃疡。深部的坏死组织沿自然管道排出后，可形成空洞。

3）机化。如果坏死组织较大，不能被完全吸收，又不能分离排出时，则由肉芽组织从周围长入，并将其取代，最终形成瘢痕组织。

4）包裹。坏死灶较大，如不能完全被机化，则由周围增生的纤维组织将其包裹，包裹的坏死灶中心在某些条件下可发生钙化，少数情况下可溶解形成囊腔。

5）钙化。坏死组织、异物等如不能溶解吸收，可发生钙盐沉积而形成营养不良性钙化。

2. 凋亡 凋亡是活体内单个细胞或小团细胞的死亡，是指在生理和病理状态下，细胞发生由基因调控的有序的主动消亡过程，亦称程序性死亡。凋亡与胚胎发生发展、个体形成、器官的细胞平衡稳定等密切相关，并在肿瘤、自身免疫性疾病、病毒性疾病等的发生上具有重要意义。

第三节 损伤的修复

机体对细胞和组织损伤造成的缺损进行修补恢复的过程称为修复。修复过程首先通过炎症反应清除坏死的组织碎片、细胞，然后由再生、纤维性修复两种形式完成修复过程。多数情况下，两种修复过程同时存在。修复的形式有两种：①完全再生。损伤由周围同种细胞来修复，完全恢复原组织的结构和功能。②不完全再生。损伤由纤维结缔组织增生修复，最后形成瘢痕。

一、再生

再生分为生理性再生和病理性再生。生理性再生是指在生理过程中，机体常有某些细胞死亡，又被同类细胞增生、补充。如表皮的基底细胞不断增生分化以补充不断角化脱落的表层细胞；血细胞定期衰老死亡而需不断增生补充；子宫内膜周期性脱落后又被新生内膜替代等。生理性再生始终保持着原有的结构和功能。病理性再生指在病理状态下细胞、组织的损伤后发生的再生。

一般而言，低等动物比高等动物再生能力强，幼稚组织比高分化组织再生能力强，易受损及生理状态下常更新的组织再生能力强。按再生能力强弱，可将人体细胞分为以下三种类型：

1. **不稳定细胞** 这类细胞总在不断地增生以替代衰亡或被破坏的细胞，如表皮细胞、黏膜的被覆上皮细胞、淋巴及造血细胞、间皮细胞等。这些细胞的再生能力强。干细胞的存在是这类组织不断更新的必要条件，干细胞在每次分裂后，子代之一部分继续保持干细胞的特性，另一部分则分化为相应的成熟细胞。如表皮的基底细胞和胃肠道黏膜的隐窝细胞即为典型的成体干细胞。

2. **稳定细胞** 这类细胞在正常情况下不表现出增生能力，只有在遭受损伤或某种刺激时才表现出较强的增生能力，见于各种腺体或腺样器官的实质细胞，如肝、胰、涎腺、内分泌腺、汗腺、皮脂腺及肾小管上皮细胞等。属于此类细胞的还有成纤维细胞、骨膜细胞、结缔组织中的原始间叶细胞。间叶细胞还有很强的多分化潜能，如分化为骨细胞、软骨细胞、脂肪细胞、成纤维细胞等。平滑肌细胞亦属于稳定细胞，但再生能力弱。

3. **永久性细胞** 神经细胞、骨骼肌细胞以及心肌细胞属这类细胞。一般认为，中枢神经细胞和神经节细胞均不能再生，受损后由神经胶质瘢痕补充。但这不包括神经纤维，在神经细胞存活的前提下，受损的神经纤维有活跃的再生能力。心肌、横纹肌再生能力微弱，受损后基本通过瘢痕修复。

二、肉芽组织

肉芽组织是新生的毛细血管和成纤维细胞都很丰富的幼稚结缔组织，并伴有炎性细胞浸润。因肉眼观察表现为鲜红色、颗粒状、柔软湿润，形似肉芽而得名。

1. **肉芽组织的结构** 镜下可见大量新生的毛细血管向着创面垂直生长，并以小动脉为中心，在其周围形成襻状弯曲的毛细血管网。在毛细血管周围有许多新生的成纤维细胞。此外常有大量渗出液及炎细胞。巨噬细胞及中性粒细胞能吞噬细菌及组织碎片，这些细胞可释出各种水解酶以分解坏死组织及纤维素。

肉芽组织中的部分成纤维细胞的胞质中含有细肌丝，故有收缩功能，被称为肌成纤维细胞。肉芽组织早期无神经纤维，故无痛觉。

2. **肉芽组织的作用及结局** 肉芽组织在损伤修复中有重要作用：①抗感染，保护创面。②填补伤口及局部组织缺损。③机化或包裹坏死组织、血栓、炎性渗出物及其他异物。

肉芽组织在损伤 2～3 天内即可出现，自下而上或自周围向中心生长并填补伤口或机化异物。随着时间的延长，成纤维细胞开始产生越来越多的胶原纤维，同时成纤维细胞逐渐转化为纤维细胞，毛细血管数量逐渐减少，最终老化形成瘢痕。

3. **瘢痕的结构** 肉眼观，瘢痕呈灰白色、半透明，质地坚韧。镜下，可见均质、红染、无结构成分，纤维细胞及血管稀少。

4. 瘢痕对机体的影响

（1）对机体有利的方面：①填补伤口或缺损，保持组织的完整性。②大量的胶原纤维使瘢痕比肉芽组织的抗拉力强度要大，从而使组织、器官保持其坚固性。

（2）对机体不利的方面：①瘢痕收缩，可致关节挛缩、功能受限；有腔室的器官可引起管腔狭窄，如胃溃疡瘢痕收缩可致幽门梗阻。②瘢痕性粘连可造成器官之间或器官与体腔壁之间发生粘连，常不同程度地影响其功能。③广泛的纤维化和玻璃样变可造成器官硬化。④瘢痕过度增生并突出于表面可形成瘢痕疙瘩（蟹足肿）。⑤瘢痕缺乏弹性，抗拉力强度降低以及内压增加，可使愈合处向外膨出而形成瘢痕膨出。在腹壁可形成腹壁疝，在心室壁可形成室壁瘤。

（钟子健　徐勤）

第三章 局部血液循环障碍

血液循环是机体的重要生命活动之一，血液在心、血管内循环流动，通过动脉系统将氧气和营养物质输送给组织细胞，同时通过静脉系统把组织细胞代谢产生的二氧化碳和其他代谢产物运到排泄器官排出体外，以保证组织细胞的新陈代谢和功能活动的正常进行。一旦血液循环发生障碍，将引起各器官组织和细胞的代谢紊乱，功能异常和形态结构改变。

血液循环障碍可分为全身性和局部性两种。两者既有区别，又有联系。全身性血液循环障碍如休克、心力衰竭，将在其他章节介绍，本章主要讲述局部血液循环障碍。局部血液循环障碍可表现为局部循环血量异常（充血、淤血等）、血液性状改变和血管内容物异常（血栓形成、栓塞及梗死）、血管壁通透性增高及其完整性受损（出血等）。

局部血液循环障碍常出现在许多疾病过程中，其各种改变是疾病重要的基本病理改变。

第一节 局部充血

局部组织或器官血管内血液含量增多称为局部充血。按其发生的原因和机制不同，可分为动脉性充血和静脉性充血两类（图4-3-1）。

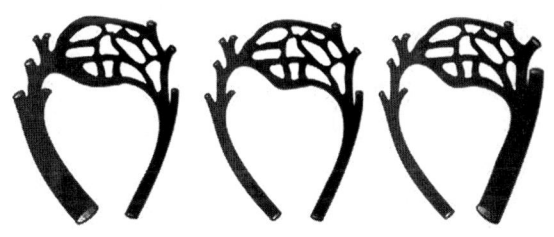

动脉性充血　　正常供血　　静脉性充血

图4-3-1　局部充血模型图

一、动脉性充血

由于动脉血液输入过多引起局部组织或器官血管内血量增多，称动脉性充血或主动性充血，简称充血。

（一）原因

凡能引起细、小动脉扩张的任何原因，都可引起局部组织、器官的充血。细、小动脉扩张是神经体液因素作用于血管，使血管舒张神经兴奋性增高，舒血管活性物质释放，或血管收缩神经兴奋性降低所致。动脉性充血有生理性和病理性两种。

1. **生理性充血**　在生理的情况下，通常是在器官生理活动增强时发生血管的扩张，以此保证氧及营养物质的供应。如运动时的横纹肌充血、饭后的胃肠道黏膜充血等，情绪激动时面颈部皮肤充血等。

2. **病理性充血**　在各种病理情况下发生的充血，常是由理化因素、细菌毒素等的刺激所引起的，有的充血则是机体对局部血液循环障碍的代偿适应性反应。常见的有：

（1）炎性充血。炎症早期，致炎因子反射性地使血管舒张神经兴奋而引起局部动脉性充血。其后，炎症局部的炎症介质（如组胺等）作用于血管壁，使局部血管紧张性下降而引起充血。

（2）减压后充血。局部器官和组织长期受压（如妊娠、腹水时），使局部血管张力降低，一旦压力突然解除，局部细、小动脉反射性扩张，形成局部充血。例如，当迅速抽出大量腹水或摘除腹腔的巨大肿瘤后，可使腹腔内动脉扩张充血，严重时甚至可以引起脑缺血而昏厥。

（二）病理变化

动脉性充血主要表现为细、小动脉和毛细血管扩张，局部血管内血量增多，局部组织、器官轻度肿胀，体积略增大，颜色鲜红；由于局部动脉扩张，血流加快，物质代谢增强，温度升高，功能活动也增强，如黏膜腺体分泌增多等。

（三）经过、结局和意义

动脉性充血是一种暂时的血管反应，原因消除后，可恢复正常，一般不会引起不良后果。动脉性充血时，局部的氧气及营养物质供应增多，代谢增高，功能增强，从而增强局部组织的抗损伤能力，透热疗法的治疗机制即在于此。但在血管壁变得异常脆弱的老年人或动脉粥样硬化症患者，严重充血有时可引起血管破裂。

二、静脉性充血

器官或组织由于静脉回流受阻，血液淤积于小静脉和毛细血管内，引起局部组织血管内血量增多，称为静脉性充血，又称被动性充血，简称淤血。

静脉性充血远比动脉性充血多见，更具临床和病理意义。根据充血范围，可分为全身性静脉性充血和局部性静脉性充血。

（一）原因

静脉性充血的原因很多，凡能引起静脉血液回流受阻的各种因素，均可引起静脉性充血。

1. 静脉受压 静脉受压使其管腔发生狭窄或闭塞，血液回流受阻，导致局部血液淤积。如肿瘤、炎症包块和瘢痕组织压迫局部静脉血管；妊娠子宫压迫髂静脉；绷带包扎过紧压迫肢体静脉；肠扭转、肠套叠和肠癌挤压肠系膜静脉；肝硬变时增生结缔组织压迫门静脉分支等。

2. 静脉阻塞 静脉腔内血栓形成，静脉内膜炎引起的静脉壁增厚，肿瘤栓子或血栓栓子的阻塞，均可造成静脉血管的部分或全部阻塞，引起淤血。

但必须注意，人体许多部位的静脉都有丰富的吻合支，局部的一条静脉受压或阻塞，血液可经过吻合支回流，并不引起局部淤血，只有当吻合支不能充分代偿或无吻合支时，才会发生淤血。

3. 心力衰竭 心力衰竭时，心脏舒缩功能障碍，心输出量减少，心室舒张末期压力升高，静脉回流受阻。左心衰竭时发生肺循环淤血，右心衰竭时，体循环淤血（肝、脾、肾、胃肠道和肢体等体循环静脉淤血）。

（二）病理变化

淤血时，局部组织、器官肿胀，体积增大，包膜紧张，重量增加；血液中氧合血红蛋白减少，还原血红蛋白增多，致局部组织、器官呈暗红色或紫红色，如发生在皮肤或黏膜则呈现为紫绀。因局部血流量减少、血氧含量降低，造成局部缺氧，局部组织、器官得不到充足的氧和营养物质，代谢功能下降，产热减少，故在体表淤血区温度降低。镜下观察，可见局部组织小静脉和毛细血管显著扩张，充盈血液。

（三）影响和结局

淤血的影响取决于静脉阻塞发生的速度、阻塞的程度、淤血的部位以及淤血持续的时间等因素。局部性淤血如果静脉的阻塞是逐渐发生的，血液可通过侧支循环回流，淤血较轻。较长时间淤血可以引起：①淤血性水肿。由于局部组织内代谢中间产物蓄积，损害毛细血管，使其通透性增高，加之淤血时小静脉和毛细血管内流体静压升高，使组织液生成增多，回流减少，在局部形成水肿。②淤血性出血。严重缺氧时还可使血管壁的通透性进一步增高，红细胞从血管壁漏出，形成出血。③组织萎缩、变性及坏死。长期淤血，局部缺氧加深，氧化不全的代谢产物大量堆积，可使实质细胞发生萎缩、变性及坏死。④淤血性硬化。长期淤血在引起脏器实质细胞损伤的同时，间质纤维增生，同时网状纤维胶原化，致脏器质地变硬，称淤血性硬化。

（四）重要器官的淤血

1. 慢性肺淤血 慢性左心衰竭时发生肺淤血。肉眼观察：肺体积增大，重量增加，呈暗红色，质地变实，切开时断面可流出淡红色泡沫状液体。镜下：肺泡间隔毛细血管扩张淤血，肺泡间隔因而增宽。肺泡腔内可有淡红色的水肿液、红细胞。肺泡内的红细胞被巨噬细胞吞噬，血红蛋白分解后形成棕黄色的含铁血黄素颗粒，这种吞噬有含铁血黄素的巨噬细胞称心力衰竭细胞。心力衰竭细胞多见于肺泡腔内，亦可见于肺间质或患者的痰内。长期的肺淤血，肺间质的纤维组织增生，质地变硬，由于含铁血黄素的沉积，肺组织呈棕褐色，称为肺褐色硬变。

2. 慢性肝淤血 常见于右心衰竭时，偶见于下腔静脉或肝静脉阻塞。肉眼观察：肝脏体积增大，重量增加，包膜紧张且略增厚，质较实，色暗红。长期淤血病例，切面小叶中心区淤血呈暗红色，周边部因脂肪变性呈灰黄色，相邻的肝小叶中央淤血区互相连接，形成网状条纹，其间为灰黄色的脂肪变性肝细胞，似槟榔的切面，故称为"槟榔肝"。镜下：可见小叶中央静脉及附近的肝窦高度扩张淤血，小叶中央的肝细胞发生萎缩甚至消失，小叶周边的肝细胞因缺氧而发生脂肪变性。长期慢性肝淤血时，由于小叶中央肝细胞萎缩消失，网状纤维胶原化，同时汇管区纤维结缔组织增生，形成淤血性肝硬变。

第二节 出 血

血液自心血管管腔外出到体外、体腔或组织间隙，称为出血。血液流出体外称外出血，血液流入体腔或组织间隙，称内出血。出血可发生在身体的任何部位，按出血方式、出血量和发生部位的不同，可有不同的名称，如瘀点、瘀斑、紫癜、血肿等。

一、出血的类型及原因

按血液逸出的机制，可将出血分为破裂性出血和漏出性出血两种。

（一）破裂性出血

由于心脏或血管壁破裂而引起的出血，称破裂性出血。其原因有：

1. 外伤 各种切割伤、穿通伤、挫伤等。

2. 侵蚀性病变破坏血管壁 常见于炎症、溃疡、恶性肿瘤时的血管破坏，如肺结核病对肺血管的破坏，胃及十二指肠溃疡对局部血管的破坏，恶性肿瘤对血管的侵蚀破坏等。

3. 心血管壁本身的病变 如心肌梗死灶或主动脉瘤等，在不能承受血流的压力时发生破裂出血。

（二）漏出性出血

这种出血是由于毛细血管前动脉、毛细血管以及毛细血管后静脉通透性增高，血液通过扩大的内皮细胞间隙和受损的血管基底膜而漏出于血管腔外。其原因有：

1. 血管壁损害 常见于缺氧、败血症、药物、生物毒素引起毛细血管损伤；变态反应引起的血管炎；维生素 C 缺乏引起的毛细血管基底膜破裂等。

2. 血小板减少和血小板功能障碍 再生障碍性贫血、白血病、血小板减少性紫癜、骨髓内广泛性肿瘤转移等均可使血小板生成减少或破坏过多，当血小板减少到一定数量时，引起漏出性出血。

血小板的结构和功能缺陷也能引起漏出性出血，这类疾病很多为先天性的，如血小板功能不全（血小板细胞膜缺乏纤维蛋白原受体）和血小板颗粒缺乏症等。

3. 凝血因子缺乏

（1）凝血因子合成减少。肝是多种凝血因子和合成场所，肝功能不全时，包括纤维蛋白原在内的多种凝血因子合成障碍；维生素 K 缺乏时，可引起凝血酶原、凝血因子Ⅶ、Ⅸ、Ⅹ合成减少。

（2）凝血因子消耗过多。如弥漫性血管内凝血时，大量凝血因子消耗可引起皮肤、黏膜、内脏广泛出血。

（3）先天性疾病。凝血因子Ⅷ（血友病 A）、Ⅸ（血友病 B）、von Willebrand 因子缺乏，患者可有出血倾向。

二、病理变化

新鲜出血呈红色，以后随红细胞降解形成含铁血黄素而带棕黄色。镜下可见组织内红细胞逸出、含铁血黄素或橙色血晶存在。

三、后果

出血对机体的影响取决于出血量、出血速度和出血部位。漏出性出血过程比较缓慢，出血量较少，一般不会引起严重后果；但如漏出性出血广泛时，也可因出血导致出血性休克。破裂性出血的出血过程迅速，如在短时间内丧失循环血量的 20%～25% 时，即可发生出血性休克。发生在重要器官的出血，即使出血量不多，亦可致命，如心脏破裂引起心包内出血，由于心包填塞，可导致急性心功能不全；脑出血，尤其是脑干出血，可因重要神经中枢受压致死。局部的出血，可导致相应的功能障碍，如脑内囊出血引起对侧肢体偏瘫，视网膜出血引起视力减退或失明。慢性出血如溃疡病、钩虫病等可引起贫血。

第三节 血栓形成

在活体的心脏或血管内血液有形成分形成固体质块的过程，称为血栓形成。在这个过程中所形成的固体质块称为血栓。血栓在形成模式、结构及特征等方面均与血凝块不同，切不可混淆。

血液中存在着相互拮抗的凝血系统和抗凝血系统。在生理状态下，血液中的凝血因子不断、有限地被激活，形成微量纤维蛋白，沉着于血管内膜上，随即这些微量的纤维蛋白又被激活了的纤维蛋白溶解系统所溶解，同时被激活的凝血因子也不断地被单核吞噬细胞系统所吞噬。凝血系统和抗凝血系统的动态平衡，既保证了血液有潜在的可凝固性又始终保证了血液的流体状态。在一定条件下，这种平衡被打破，凝血过程得到增强，血液在心血管腔内凝固，形成血栓。

一、血栓形成的条件和机制

血栓形成的条件早在19世纪就由Virchow提出，并沿用至今，包括以下三方面：

（一）心血管内膜的损伤

1. 血管内皮细胞的抗凝作用 正常心血管内皮具有一定的抗凝功能，主要包括以下几方面的作用：

（1）内皮细胞的隔离作用。正常心血管内膜为单细胞层的薄膜屏障，把血液中的凝血因子、血小板和能促发凝血的内皮下细胞外基质隔离开来。

（2）内皮细胞合成血小板黏集物质。合成前列环素、一氧化氮、二磷酸腺苷酶（ADP酶）

（3）内皮细胞合成抗凝血酶或凝血因子物质。内皮细胞表面表达膜相关肝素样分子（硫酸乙酰肝素）和凝血酶调节蛋白，前者是抗凝血酶Ⅲ的协同因子，后者是凝血酶受体，与凝血酶结合后使凝血酶转化为抗凝物质，能激活蛋白C（PC），在蛋白S（PS）的协同下，降解激活的V因子和Ⅷ因子。

（4）生成纤溶酶原活化因子，有促进纤维蛋白溶解的作用。

2. 内膜损伤引起血栓形成机制

（1）组织因子释放和胶原暴露。心脏和血管内膜受到外伤、化学药物腐蚀、内膜炎症或动脉粥样硬化等各种因素损伤时，内皮细胞可发生变性、坏死、脱落，损伤的内皮可释放组织因子，同时暴露出内皮下的胶原，可活化血小板和凝血因子Ⅻ，启动内源性和外源性凝血系统。

（2）血小板活化。血小板在血液凝固和血栓形成过程中起关键性作用。能激活血小板的物质有胶原、凝血酶、ADP和血栓素A_2（TXA_2）等，在内皮损伤后，首先激活血小板的是与血小板接触的胶原，随后凝血连锁反应被启动而产生凝血酶，凝血酶促进血小板的进一步活化，血小板被活化后释出ADP和血栓素A_2，进一步加强血栓的活化。血小板的活化包括以下三个反应：

1）黏附反应。血小板黏附于局部胶原，同时由于其胞浆内微丝和微管的收缩而变形,血小板的颗粒逐渐消失而使胞浆同质化。

2)释放反应。血小板的 a 颗粒(含有纤维蛋白原、纤维连接蛋白、抗肝素即血小板第 4 因子、血小板生长因子及血小板所合成的凝血酶敏感蛋白)和致密颗粒(含有丰富的 ADP、Ca^{2+}、去甲肾上腺素、组胺、5-羟色胺)的内容物向血小板外释出。

3)黏集反应。促使血小板彼此黏集成集群因子的主要是 ADP、血栓素 A_2 和凝血酶。起初黏集是可复性的,即一旦血流加速,黏集的血小板仍可散开;但随着血小板黏集增多,活化后释出的 ADP 也增多,在血栓素 A_2、内源性 ADP 和凝血酶的共同作用下,血小板连接更加牢固,成为附着于心血管壁损伤处的灰白色小结。

(二)血流状态的改变

正常血流为层流,血液中的有形成分如红细胞、白细胞及血小板在血流的中轴部流动(轴流),外周是一层血浆带(边流),血细胞因而与病变的血管壁、损伤的静脉瓣隔离。当血流缓慢或产生漩涡时(如外科手术或心肌梗死时血流变慢),血小板得以进入边流,增加了与血管内膜接触的机会,血小板粘连于内膜的可能性增大。此外,血流缓慢和产生漩涡时,被激活的凝血因子和凝血酶能在局部达到凝血过程所必需的浓度。尽管在光学显微镜下,血流缓慢并不造成可以察觉的内膜变化,但电镜下可发现血流缓慢,严重缺氧时,内皮细胞胞浆出现空泡,最后整个细胞变成无结构的物质。因此,内皮细胞的变性坏死,不但丧失了抗凝因子的合成和分泌,而且内皮下胶原也得以暴露于血流,这样,即可触发内源性和外源性凝血途经。不少事实表明血流缓慢是血栓形成的重要因素,例如静脉血栓比动脉血栓约多 4 倍;下肢静脉血栓又比上肢静脉血栓多 3 倍;临床上 95% 的血栓形成于下肢静脉。除了血流缓慢因素外,静脉瓣内的血流不但缓慢,而且呈漩涡,因此静脉血栓形成往往以瓣膜为起始点;此外,静脉不似动脉那样随心脏搏动而舒张、收缩,其血流有时甚至可出现短暂的停滞;静脉壁较薄,容易受压;血流通过毛细血管到静脉后血液的黏性有所增加。上述几方面的因素均造成了静脉较动脉易于形成血栓。心脏和动脉内的血流快,不易形成血栓,但在血流较缓和出现漩涡时,也会有血栓形成,如二尖瓣狭窄时左心房血流缓慢并出现漩涡,动脉瘤内的血流呈漩涡状流动,此时易并发血栓形成。

(三)血液凝固性增加

血液凝固性增加,或称血液的高凝状态,是指血液比正常易于发生凝固的状态,由血液中血小板增多,血小板黏性增大,纤溶活性降低等因素引起。可分为遗传性和获得性两种。

1. 遗传性高凝状态 主要有 V 因子基因突变,其编码蛋白能抵抗蛋白 C 的降解,使蛋白 C 失去抗凝活性。其次为抗凝血因子,如抗凝血酶Ⅲ、蛋白 C、蛋白 S 先天缺乏。

2. 获得性高凝状态

(1)大量失血后,血中补充了黏性较大的幼稚血小板,同时纤维蛋白原、凝血酶原等增多。

(2)大面积烧伤后,血液浓缩,血小板也相应增多。

(3)异型输血时,血小板和红细胞被大量破坏,释放凝血因子。

(4)妊娠后期或大剂量肾上腺皮质激素使用时,机体内纤溶功能减低。

(5)一些恶性肿瘤(如肺、胃、胰、前列腺癌等)及胎盘早剥,细胞内组织因子释放，激活外源性凝血系统。

需要指出的是，并非上述3个条件要同时具备才可以形成血栓，实际上上述3个条件中的任何一个，在特定的条件下均可导致血栓形成。

二、血栓形成的过程及其形态

（一）血栓形成的过程

1. 动脉血栓 以动脉粥样硬化表面形成血栓为例，开始是动脉内膜面脂质条轻微突起，随着时间的推移，病情的加重，粥样斑块逐渐增大，向腔面明显突起，引起一定程度的血流紊乱，这种紊乱最终引起内膜细胞的丢失，内膜细胞剥离的粥样斑块表面暴露于血细胞（包括血小板）。血流紊乱使纤维素易于沉积、血小板易于凝集；裸露的内膜使胶原暴露为血小板提供附着面。因此在动脉粥样斑块导致的血栓形成中涉及两方面的因素，即内膜损伤和血流的紊乱。如果吸烟致动脉粥样硬化的患者或血液低密度脂蛋白明显增高的患者，可能涉及第三个因素，即血液凝固性增高。

2. 静脉血栓 多数静脉血栓最初形成于静脉瓣，因为在静脉瓣处易形成血流紊乱，易于在创伤、静脉血流淤滞、血流阻塞时受到损伤。典型的血栓形成过程是：血管内膜损伤，在伴有血流缓慢和（或）涡流存在的条件下，使血小板黏集在损伤处，开始黏附聚集的血小板可重新散开，但随着血栓形成过程的发展，血小板体积增大，发生变形，借伸出的伪足互相接触，同时释放ADP，在凝血酶、内源性ADP及TAX_2的共同作用下，血小板粘连更加牢固，黏集的血小板肿胀，相互融合，边界不清。血小板颗粒大量释放，血小板内颗粒极度减少或完全消失，逐渐形成均质无结构的形态，这种变化称为血小板的黏性态。这一过程不断进行，血小板黏集不断增多，最终形成血小板丘，色灰白，称白色血栓，在延续性血栓，它构成了血栓的头部。血栓头部形成后，该处血流减慢，涡流形成，血小板进一步黏集并形成许多珊瑚状小板小梁，血小板梁在血管内伸展并相互吻合，流经其中的血液更加缓慢，血小板发生变性崩解，释放许多凝血相关物质，活化的凝血酶易于在局部达到较高的浓度，凝血过程启动，纤维蛋白原形成纤维蛋白（纤维素）。于是，血小板小梁之间出现了许多纤维素网，其网眼中网罗许多红细胞、白细胞而形成红白相间的血凝块，称为混合血栓，它构成了延续性血栓的体部。如果血栓不断的延长增大，可使血管完全阻塞，血流停止，血液则迅速凝固形成红色血栓，这就是血栓的尾部。

（二）血栓的类型

1. 白色血栓 发生于血流较速的部位（如动脉、心室）或静脉血栓的起始部（即延续性血栓的头部）。镜下，白色血栓主要由许多变性的血小板和少量纤维构成。肉眼，呈灰白色，表面粗糙，质硬，与血管壁紧连。

2. 混合性血栓 发生于静脉延续性血栓的主要部分（体部）。镜下，见血小板小梁呈珊瑚状，表面有许多中性粒细胞黏附，小梁之间纤维素成网状，网眼内含有大量红细胞和白细胞。肉眼，呈粗糙、干燥的圆柱状，与血管壁黏着，有时可见灰白色与褐色相间的条纹。这种条纹又称Zahn带。在二尖瓣狭窄和心房纤维颤动时，在左心房可形成球形血栓，这种血栓和动脉瘤内的血栓均可见到灰白色和红褐色交替的层状结构，称为层状血栓，也是混合性血栓。（图4-3-2）

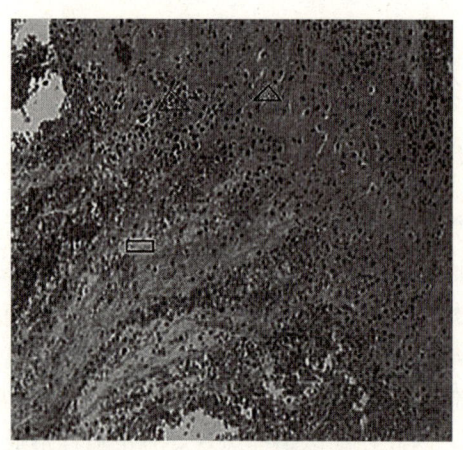

图4-3-2 血栓形成模式图

镜下可见紫红色均质呈珊瑚状的血小板梁，其间有大量红染的红细胞，血小板梁中可见染成蓝色的白细胞。

3. 红色血栓 发生在血流极度缓慢甚或停止之后，其形成过程与血管外凝血过程相同。因此，红色血栓见于混合血栓逐渐增大阻塞管腔，局部血流停止后，往往构成延续性血栓的尾部。镜下，在纤维素网眼内充满如正常血液分布的血细胞。肉眼，呈暗红色，新鲜的红色血栓湿润，有一定的弹性，陈旧的红色血栓由于水分被吸收，变得干燥，易碎，失去弹性，并易于脱落造成栓塞。

4. 透明血栓 这种血栓发生于微循环小血管内，只能在显微镜下见到，故又称微血栓，主要由纤维素构成，见于弥散性血管内凝血。

三、血栓的结局

1. 血栓的溶解或脱落 激活的Ⅻ因子在启动凝血过程的同时，也激活纤维蛋白溶酶系统，开始降解纤维蛋白和溶解血栓；血栓中的白细胞崩解后释放出蛋白溶解酶，对血栓溶解也起到一定的作用。小的血栓溶解后可被完全吸收。较大的血栓如果在它附着于内膜的部分被溶解，则可被血流冲击而脱落，形成栓子，引起栓塞。

2. 血栓的机化与再通 当血栓不能脱落或软化吸收时，在其附着处的血管内膜长出肉芽组织，逐渐代替血栓，这个过程叫做血栓机化。血栓机化一般于血栓形成后1～2天开始，至3～4天即可使血栓较牢固地附着于血管壁上。中等大小的血栓，经过2周左右即可完成机化。在血栓机化时，毛细血管芽长入血栓，小的毛细血管融合成较大的管腔，一定量的血液能再从此通过，这种现象称为再通。

3. 血栓的钙化 陈旧的血栓内发生钙盐的逐渐沉积，叫做血栓钙化，可形成静脉结石或动脉结石。

四、血栓形成对机体的影响

（一）有利方面

当血管破裂后，在血管损伤处形成血栓，可封闭伤口（如外伤、手术、胃及十二指肠溃疡出血、空洞性肺结核出血等），而有止血作用；在炎症病灶周围小血管内血栓形成,有防止局部感染蔓延的作用。因此,在一定条件下,血栓形成可看作是机体的一种防御性措施。

(二) 不利方面

在多数情况下血栓形成对机体是不利的,主要是堵塞管腔,引起血液循环障碍,其影响大小与血栓发生部位,阻塞管腔供血范围,阻塞程度,能否建立有效侧支循环等因素有关。若堵塞动脉完全性阻塞,又缺乏有效侧支循环时,则引起局部组织缺血甚至坏死,例如心冠状动脉血栓形成可引起心肌梗死;若堵塞静脉则引起局部组织淤血和水肿。另外,在血栓尚未机化前,因与血管壁粘连不紧密,可一部分或全部脱落,随血流运行而被带至他处引起栓塞。如果栓子内含有细菌,则细菌可随栓子运行而蔓延扩散,引起败血症或脓毒血症等严重后果。发生在心瓣膜上的血栓机化后,可引起心瓣膜病。

第四节 栓 塞

循环血液中出现的不溶于血液的异常物质,随血液流动,阻塞管腔,这种现象称为栓塞,造成栓塞的异常物质称为栓子。栓子可以是固体、液体或气体。其中最常见的是血栓栓子,其他较少见的为脂肪栓子、空气栓子、细胞栓子、细菌栓子和羊水栓子等。

一、栓子运行的途径

栓子运行的途径一般与血流方向一致,罕见情况下也可逆血流运行,引起栓塞。

1. **右心体静脉的栓子** 随静脉血液回流,嵌塞肺动脉的主干或其分支,引起肺动脉系统的栓塞。其中有些体积甚小,又富于弹性的栓子,如气泡、羊水或脂肪等,可以通过肺泡壁毛细血管进入肺静脉系统,回流至左心腔,再进入体循环,引起动脉分支的栓塞。

2. **左心、肺静脉和体循环动脉系统栓子** 随血流运行,最终嵌塞于口径与其相当的小动脉分支,常栓塞于脾、肾、脑、下肢等处。

3. **门静脉系统栓子** 随门静脉血流进入肝脏,在肝内引起门静脉分支的栓塞。

4. **交叉性栓塞** 较少见,偶发于房间隔或室间隔缺损,栓子可以由压力高的一侧通过缺损处进入压力低的另一侧,即动、静脉系统的栓子发生交叉运行,形成交叉性栓塞现象。

5. **逆行性栓塞** 罕见,偶尔见于下腔静脉内的栓子,由于胸、腹内压力突然升高(如剧烈咳嗽、呕吐等)时,栓子逆向运行,在下腔静脉所属分支(如肝、肾、髂静脉等处)引起栓塞。

二、栓塞的类型和对机体的影响

栓塞的结果在很大程度上取决于栓塞的部位及侧支循环状况,而不是栓子的类型。栓子90%以上来源于血栓栓子。

(一) 血栓栓塞

为脱落血栓后所引起,其主要危害是形成肺动脉栓塞和动脉系统栓塞。

1. **肺动脉栓塞** 血栓栓子约95%发生在腿部静脉,特别是小腿深部静脉和股静脉,其余发生在盆腔静脉,少数发生在颅内静脉窦,因此来源于上述部位的栓子主要栓塞在肺循环,肺动脉栓塞的影响与栓子的大小、多少及栓塞的部位有关。单个小的栓子栓塞,可以不出现任何临床症状,而在肺内被溶解,或被机化而引起永久性的、小范围的呼吸功能不全。如果在较长一段时间内,反复发生小的肺动脉栓塞,使损伤得以积累,可以引起所谓的特发性肺动脉高压症。较大的栓子则可引起急性肺及循环功能障碍,即肺动脉栓塞症,临床上患者胸痛、气短,由于右心压力增高,S波加深,Q波异常,T波倒置,无上述心电改变的栓塞,很少引起死亡。尽管部分患者可以幸存,但肺功能损害,且有再次发生肺动脉栓塞的风险。大栓子可以导致患者突然死亡,此类栓子呈长条状,通常来源于腿部静脉,栓塞在肺动脉主干或大分支,病人突然出现气急、紫绀、休克,甚至发生急性呼吸循环衰竭而突然死亡。

2. 动脉系统栓塞 来自左心腔或动脉粥样硬化斑块,其中来自于心脏血栓主要发生在心肌梗塞和房颤时,或来自感染性心内膜炎时瓣膜赘生物。动脉系统的栓子主要栓塞在脑,也可以栓塞在任何内脏和肢体。大的栓子可以栓塞在动脉分支处,直接阻断动脉血流,引起肢体远端坏死;较小的血栓可以阻塞在较小的血管,引起指端坏疽;小栓子也可以栓塞在内脏小血管引起肾、脾梗死,此类患者可以不出现任何症状,但若梗死发生在肠则可出现明显症状。

(二) 气体栓塞

正常的血液内仅能溶解很少量气体。如大量空气迅速进入血循环或溶解于血液中的气体迅速游离,均可形成气体栓塞。前者多见于颈部或胸部外伤和手术时,因为靠近心脏的大静脉处于负压状态,破裂后,在负压的吸引下,空气即通过静脉破裂处进入血液循环。空气随血流进入右心后,由于心脏不断搏动,使空气与血液混合形成大量小气泡。气泡具有压缩性和弹性,可随心脏收缩而缩小,随心脏的扩张而扩大,使血液在心脏舒张期不能有效地回流,收缩期不能有效射血,如进入血液气体量超过 100 mL,造成严重的血液循环障碍,而引起死亡。当体外大气压力骤然降低时,如潜水员由水底迅速升向水面,或飞行员从地面迅速飞向高空时,由于气压突然降低,原来溶解于血中的大量气体立即游离出来,氧和二氧化碳重新溶于血液,氮气形成无数小气泡,亦可造成气体栓塞,称为氮气栓塞或沉箱病。

(三) 脂肪栓塞

多发生于长骨粉碎性骨折或严重的脂肪组织挫伤时,脂肪游离形成脂滴从破裂的血管进入血流。多数进入血液循环的脂肪进入肺,由于脂肪滴为液体、小而具有弹性,部分脂滴可以通过毛细血管进入动脉系统,引起精神错乱、昏迷、肾功能不全、皮肤瘀点等。

(四) 其他类型的栓塞

恶性肿瘤细胞可侵入血管或淋巴管形成瘤细胞栓塞;细菌性心内膜炎、脓毒血症时,含有细菌的血栓栓子可引起感染的播散;羊水(包括胎儿的角化鳞状上皮、黏液及胎粪等)进入母体血液循环可形成羊水栓塞;此外,寄生虫、虫卵和其他异物入血均可引起栓塞。

第五节 梗 死

局部组织、器官由于血流供应迅速中断而引起的缺血性坏死，称为梗死，其形成过程称为梗死形成。

一、梗死形成的原因及条件

（一）梗死形成的原因

任何可引起血管腔闭塞并导致局部缺血的原因，都可以引起梗死。常见的原因有：

（1）血栓形成。是引起器官和组织梗死最常见的原因。如心冠状动脉和脑动脉粥样硬化继发血栓形成，引起心肌梗死和脑梗死；血栓闭塞性脉管炎引起下肢梗死（坏疽）。

（2）动脉栓塞。也是引起器官和组织梗死的常见原因之一。在肾、脾和肺梗死中，由动脉栓塞引起者远比血栓形成多见。

（3）动脉痉挛。在正常血管，单纯动脉痉挛不致引起梗死。动脉痉挛引起的梗死，多发生在管腔已狭窄的动脉（如动脉粥样硬化），在情绪激动、过度劳累、寒冷刺激等诱因影响下，可引起血管持续痉挛，致血流中断而发生器官组织梗死。如冠状动脉粥样硬化和脑动脉粥样硬化时，动脉管腔狭窄，此时如血管再发生持续性痉挛，则可引起心肌梗死和脑梗死。

（4）血管腔受压闭塞。如肿瘤对局部血管的压迫所引起的局部梗死；肠套叠、肠扭转和嵌顿疝对肠系膜动脉、静脉压迫引起肠梗死。

（二）梗死形成的条件

血管阻塞是否造成梗死主要取决于以下因素：

（1）供血血管的类型。有双重血液供应的器官，如肺（肺动脉和支气管动脉供血）、肝（肝动脉和门静脉供血）、手（桡动脉和尺动脉供血且吻合支丰富），其中一支动脉阻塞，因有另一条血管维持供血，通常不易发生梗死。肾、脾是终末动脉供血的器官，心、脑虽有一些吻合支但较小，一旦动脉迅速发生阻塞，极易发生梗死。

（2）血流阻断的速度。缓慢发生的血流阻断，可为吻合支血管的扩张，建立侧支循环提供时间，不易发生梗死；反之则易发生梗死。

（3）组织对缺氧的耐受性及血液的含氧量。脑组织对缺氧的耐受性最低，血液供应中断 3~4 分钟，即可引起梗死；心肌纤维缺氧 20~30 分钟发生坏死；骨骼肌、纤维结缔组织对缺氧耐受性较强，较少发生梗死。严重贫血、失血、心力衰竭时血氧含量低，对缺氧耐受性低的心、脑等易发生梗死。

二、梗死的类型及病理变化

根据梗死区域血液含量多少，可将梗死分为贫血性梗死和出血性梗死。

（一）贫血性梗死

贫血性梗死常发生在侧支循环不丰富而组织结构较致密的器官，如心、肾、脾等。当其动脉阻塞时，它所属的分支和邻近的动脉发生反射性痉挛，同时缺血区细胞变性、坏死，将梗死血液排挤到周围组织中，病灶内多余的红细胞发生崩解，以致梗死区缺血，颜色灰白，故称为贫血性梗死，又称白色梗死（图4-3-3）。

病理变化：肉眼下，贫血性梗死区的形状与动脉分支有关，脾、肾等的血管分布呈锥体形，故其梗死灶也呈锥体形，尖端朝向脾门、肾门，底部朝向脏器表面；心脏动脉的分布不规则，且末端互相交错，心肌梗死时呈不规则形或地图形；脑内动脉不甚规则，故脑梗死区常呈不规则状。新鲜梗死灶常稍肿胀，表面隆起。经数日后则梗死组织变干、变硬，表面稍凹陷。梗死灶与正常组织交界处常见一充血出血带和炎症反应带。晚期，梗死区可部分或完全被肉芽组织取代，肉芽组织最终形成瘢痕。镜下，梗死区呈凝固性坏死，可见细胞核呈固缩、碎裂、溶解等改变，组织的结构轮廓尚存。梗死灶周围见充血、出血及炎细胞浸润。

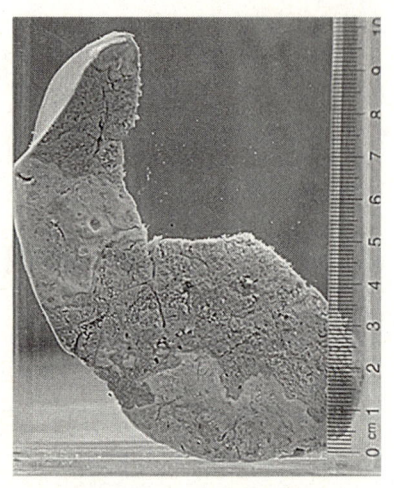

图4-3-3 脾凝固性坏死

形态改变，脾脏肿大，已切开。脾切面上可见5个病灶，其中2个呈楔形或三角形灰黄色，三角形的底朝向脾包膜，顶尖指向脾门（即受累血管引起血流中断的部位），切面干燥，稍微高出于正常组织，病灶界线清楚，周边的血管带由于标本比较陈旧，已经不能辨认。

（二）出血性梗死

出血性梗死常发生于组织疏松且具有双重血液循环的器官，如肺、肠等，梗死灶有明显的弥漫性出血，因梗死灶呈红色，又称为红色梗死。此种梗死的形成除有动脉有阻塞外，还须具有下列条件：

（1）严重的静脉淤血。由于器官严重的静脉淤血，流体静脉压升高，妨碍了侧支循环的建立，故局部组织可因动脉阻塞而发生坏死。坏死后，淤积在静脉内的血液，经坏死的血管壁漏出至坏死组织中，造成弥漫性出血。梗死后，由于局部压力下降，则外周血液通过吻合支而流入梗死区，加重出血。

（2）双重血液循环。有些器官，如肺具有肺动脉和支气管动脉双重血液循环，它们之间有丰富的吻合支；肠无双重血液循环，但吻合支特别丰富，此类器官一般不容易发生梗死。但在器官有严重静脉淤血时，当一支动脉被阻塞，另一支动脉由于不能克服静脉淤血的阻力，以致局部血液循环障碍而发生梗死。

（3）组织疏松。肺、肠等器官的组织结构疏松，梗死初起时，组织间隙可容纳多量出血。局部血管发生反射性痉挛和坏死组织膨胀时，也不能把血液排出梗死灶外，形成出血性梗死。

病理变化：肉眼下，出血性梗死的形态变化与贫血性梗死基本相似，与血管分布一致。肺出血性梗死呈锥形，而肠的出血性梗死呈节段状，因梗死区有大片出血，而为暗红色。镜下，梗死区组织坏死，出血组织结构轮廓较为模糊，未崩解破坏的血管则呈扩张充血状态。

（三）败血性梗死

梗死区内伴有细菌感染者，称为败血性梗死。败血性梗死的细菌感染的来源有以下三种：①发生在梗死前：梗死前组织内即有病源微生物的存在，如在细菌性肺炎的基础上发生肺梗死。②细菌来源于感染性的栓子：如在细菌性心内膜炎时，心瓣膜上含有细菌的赘生物脱落栓塞而引起的梗死。③梗死发生后，病源微生物经自然管道由外界侵入某些器官的梗死灶。

三、梗死的结局及其对机体的影响

如果动脉阻塞时栓子内不含有细菌，在梗死发生 24~48 小时后，肉芽组织即从周围长入梗死灶内，小的梗死灶可被肉芽组织取代，日后变为瘢痕。较大的梗死不能完全机化，形成纤维包裹，梗死灶内钙化，脑梗死可液化形成囊腔。

梗死对机体的影响，与梗死发生的部位、范围的大小及有无细菌的感染等有关。脾、肾等小范围梗死对机体影响不大，如脾梗死累及包膜，患者可觉刺痛；肾梗死可引起腰痛、血尿。心和脑较大范围的梗死，常致猝死；肺梗死可引起咯血及并发肺炎；肠梗死时，肠腔内的细菌可通过坏死的肠壁侵入腹腔而引起弥漫性腹膜炎；梗死发生在四肢（多见于下肢）时，常因梗死后继发感染及坏死组织的分解产物入血，而引起败血症或毒血症，这时需进行截肢术。若心、脑等重要脏器梗死，轻者出现功能障碍，重者危及生命。

（徐勤　钟子健）

第四章 炎 症

第一节 概 述

一、炎症的概念

炎症是具有血管系统的活体组织对各种损伤所发生的以防御反应为主的病理过程。炎症的基本病理变化为局部组织的变质、渗出和增生。临床上局部表现为红、肿、热、痛及功能障碍,并有发热、白细胞增多等全身反应。局部血管反应是炎症过程的主要特征和防御反应的中心环节。

炎症是疾病中最常发生的病理过程,可发生于具有血管的任何部位和组织。机体的很多疾病都与炎症有关,常见者如上呼吸道感染、胃肠炎、肺炎、肝炎、皮炎、传染性疾病和外伤等。如果机体没有炎症的防御反应,患者将无法控制感染,创伤就不能愈合,器官和组织的损伤将不断加重。但在一定条件下,炎症也可导致机体各种不同程度的损害。因此,炎症是损伤、抗损伤和修复三位一体的综合过程。

二、炎症的原因

凡是能引起组织和细胞损伤的因素都可成为炎症的原因,这些因素称为致炎因子。常见的致炎因子可归纳为以下 3 类。

(一) 生物性因子

细菌、病毒、立克次体、支原体、螺旋体、真菌和寄生虫等多种病原微生物可在人体内繁殖、扩散,或释放毒素和代谢产物,或诱发免疫反应而损伤组织细胞引起炎症。生物性因子是最常见的致炎因子,其所致的炎症通常称为感染。

(二) 理化因子

物理性因子主要有高温、低温、放射线、紫外线、电击、切割伤等。外源性化学物质如强酸、强碱、各种毒气等;内源性毒性物质如病理状态下堆积于体内的代谢产物以及组织坏死后的崩解产物等。

(三) 异常免疫反应

当机体免疫反应异常时,可引起不适当或过度的免疫反应,造成组织损伤而引起炎症。

第二节 炎症局部的基本病理变化

炎症的基本病变包括变质、渗出、增生。在炎症过程中通常按一定的先后顺序发生,一般炎症早期和急性炎症以变质和/或渗出为主，炎症后期和慢性炎症以增生为主。变质往往是机体以损伤为主的过程，而渗出和增生则是机体以抗损伤和修复为主的过程。

一、变质

变质是指炎症局部组织和细胞发生的变性和坏死。变质可以发生于实质细胞，如细胞水肿、脂肪变性、凝固性坏死、液化性坏死以及细胞凋亡等；也可发生于间质，如黏液样变性、纤维素样坏死等。

（一）变质的原因

变质是由致炎因子的直接损伤、局部血液循环障碍、局部异常代谢产物堆积、炎症介质和变质组织释放的多种蛋白水解酶等综合作用的结果。

（二）变质区代谢变化

由于炎症局部组织的分解代谢显著增强、耗氧量增加、血液循环障碍、酶系统功能受损等原因，导致氧化不全的酸性代谢产物堆积，引起局部组织酸中毒。随之，炎区胶体渗透压和晶体渗透压均升高，以炎症灶中心部分尤为突出，为炎性局部渗出提供了条件。

二、渗出

渗出是指炎症局部血管内的液体和细胞成分，通过血管壁进入组织间隙、体腔、黏膜表面或体表的过程。渗出的成分称为渗出物或渗出液。渗出液聚积于组织间隙可形成炎性水肿，而积聚到浆膜腔则形成炎性积液。渗出是炎症最具特征性的变化，因为白细胞和抗体只有通过渗出才能到达炎症灶，在局部发挥重要的防御作用。

炎症时的渗出过程是在局部血流动力学变化、血管通透性增高的基础上发生发展的，炎症介质在渗出过程中起重要作用。而急性炎症的主要特征是血管变化和渗出性病变。

（一）血流动力学改变

当局部组织受致炎因子刺激后，很快发生血管口径和血流量的改变，这一系列的血流动力学变化是由于神经反射和局部产生的炎症介质作用的结果，一般按如下顺序发生（图4-4-1）：

（1）细动脉短暂痉挛。局部损伤后立即发生，仅持续几秒钟到几分钟。

（2）血管扩张和血流加快。细动脉扩张，毛细血管床开放，局部血流加快，血流量增多，形成动脉性充血。此时炎区温度升高，代

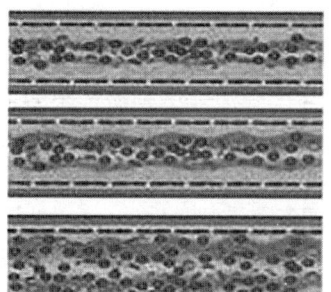
A. 正常血流

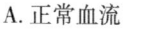
B. 血管扩张血流加速，为动脉性充血

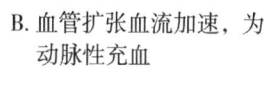
C. 血管进一步扩张，血流变慢，血浆渗出，为静脉性充血

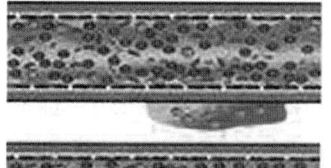
D. 血流进一步变慢，白细胞渗出到血管外

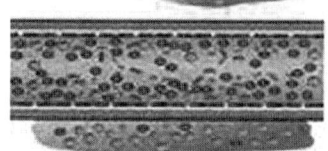
E. 血液变慢或停滞，白细胞大量游出，红细胞也可涌出

图4-4-1 炎症时血流动力学变化模式图

谢增强，呈鲜红色。持续时间因炎症刺激的强弱以及致炎因子的种类而不同。

（3）血流速度减慢。随着静脉端毛细血管和小静脉的开放和扩张，血流逐渐减慢，导致淤血；血管壁通透性增高，富含蛋白质的液体渗出至血管外，使局部血管内血液浓缩，黏稠度增加；最后在扩张的小血管内挤满红细胞，称为血流停滞。由于局部血管内流体静压升高，轴流消失，白细胞向血管壁靠近并聚集，与内皮细胞黏附，为白细胞游出创造了条件。

（二）液体渗出

引起炎症时液体渗出的主要原因是血管壁通透性增高。此外，液体渗出还与炎区组织渗透压升高及炎区血流缓慢、淤血引起的毛细血管内流体静压升高有关。

1. 血管壁通透性增高的机制 要维持正常血管壁通透性主要依赖血管内皮细胞的结构完整和功能正常。炎症时血管壁通透性增高与内皮细胞的改变有关（图4-4-2）。

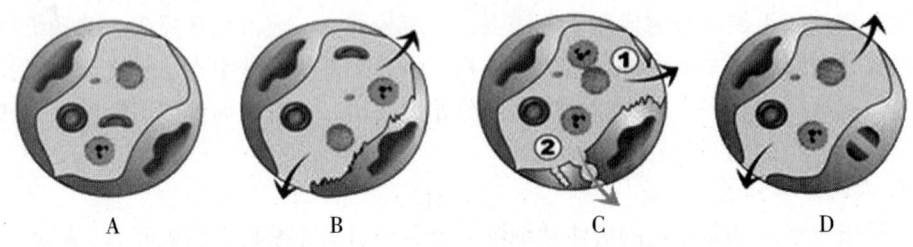

图4-4-2 血管壁通透性升高的主要机制模式图
A. 正常血管；B. 血管内皮细胞收缩；C. ①内皮细胞损伤，②穿胞通道开放；
D. 新生毛细血管高通透性。

（1）内皮细胞收缩。是引起血管壁通透性增高最常见的原因，通常发生在细静脉。炎症局部的一些炎症介质，如组胺、缓激肽、白细胞三烯、P物质等与内皮细胞的相应受体结合，使内皮细胞迅速发生收缩，细胞间缝隙加大，这种反应仅持续15～30分钟，且是可逆的，故称速发短暂反应。此外，白细胞介素-1（IL-1）、肿瘤坏死因子（TNF）、干扰素-γ（IFN-γ）及缺氧等原因，可使内皮细胞内的骨架结构发生重构，也能引起内皮细胞收缩。这一机制发生较晚，多在受刺激后4～6小时出现，持续时间一般在24小时以上。

（2）内皮细胞的损伤。严重烧伤和化脓性感染时，可直接损伤内皮细胞使之坏死脱落，使血管通透性迅速增加，可持续几小时到几天，直至血栓形成或内皮细胞再生修复为止，这个过程称为速发持续反应，可累及所有微循环血管。轻至中度的热损伤或X线、紫外线及某些细菌毒素等损伤血管内皮细胞，导致的血管壁通透性增高，常延迟2～12小时发生，持续时间也达数小时至数天，故称为迟发延续反应。炎症时附壁的白细胞被激活后，可释放蛋白酶和毒性氧代谢产物，也可引起内皮细胞损伤脱落，使血管壁通透性增高。

（3）穿胞作用增强。内皮细胞质内的一些囊泡相互连接所形成的穿胞通道开放活跃，增高了血管壁的通透性，使富含蛋白质的液体渗出。血管内皮生长因子（VEGF）、组胺等许多炎症介质是促成这一机制发生的主要因素。

（4）新生毛细血管壁的高通透性。在炎症修复过程中所形成的新生毛细血管，细胞连接不健全，并且具有较多的炎症介质受体，因而具有较高的通透性。

2. 渗出液的特点及与漏出液的区别　炎症时的渗出液和非炎症时的漏出液在发病机制和成分上均有不同（表4-4-1），但两者都可在组织内积聚形成水肿或积液，通过对穿刺抽出积液的检测有助于确定其性质。

表4-4-1　渗出液与漏出液的区别

	渗出液	漏出液
原因	炎症	非炎症
蛋白质含量/g·L^{-1}	>30	<30
相对密度	>1.018	<1.018
有核细胞数/L^{-1}	>1 000×10^6	<300×10^6
Rivalta试验	阳性	阴性
凝固性	能自凝	不能自凝
外观	混浊	澄清

3. 渗出液在炎症中的作用　渗出液对机体具有一定的保护意义。其主要作用有：①渗出液可以稀释、中和毒素和有害物质，带来营养物质并带走代谢产物。②渗出液中含有大量抗体、补体及溶菌物质，有利于防御、杀灭病原微生物。③渗出液中的纤维素交织成网，不仅可限制病原微生物的扩散，还有利于炎细胞吞噬消灭病原体，并在炎症的后期成为修复的支架。

但过多的渗出液可给机体带来危害，如严重的喉头水肿可引起窒息；体腔渗出液过多时，可压迫并妨碍器官的正常活动；过多的纤维素渗出而不能及时完全被吸收时，则可发生机化并引起器官的粘连。

（三）白细胞渗出

炎症时血液中的各种白细胞通过血管壁渗出到血管外的现象称为白细胞渗出。渗出的白细胞称为炎细胞，炎细胞聚集于炎症局部组织间隙内，称为炎细胞浸润。白细胞的渗出是一个主动、耗能、复杂的连续过程，包括白细胞边集、附壁、黏附、游出、趋化和吞噬等步骤，构成炎症反应的主要防御环节（图4-4-3）。

1. 白细胞边集和附壁　随着炎症灶内血管扩张、血流缓慢和停滞，白细胞进入血管边缘，称为边集。边集的白细胞沿内皮细胞滚动，随后贴附于血管内皮细胞表面称为附壁。

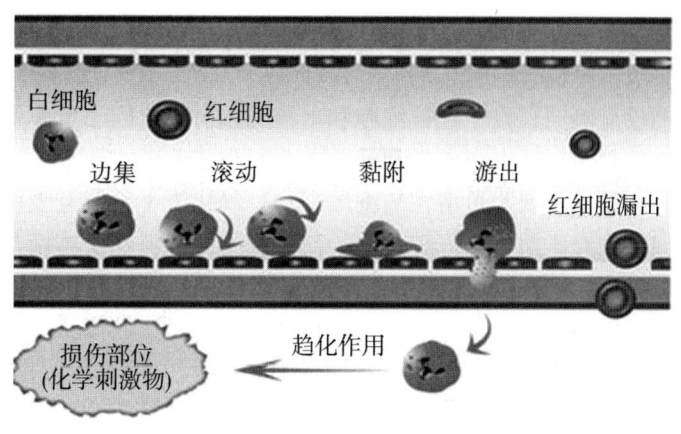

图4-4-3　白细胞游出模式图

2. 白细胞黏附和游出 附壁的白细胞与内皮细胞牢固黏着，称白细胞黏附，是由包括选择素、免疫球蛋白类、整合素类等黏附分子介导。这些黏附分子与受体结合引起白细胞黏附于内皮细胞表面。其机制包括：黏附分子重新分布、诱导新的黏附分子合成、增加黏附分子之间的亲和性等。炎症介质和某些细胞因子可以调节这类黏附分子的表达和功能状况。(图4-4-4)

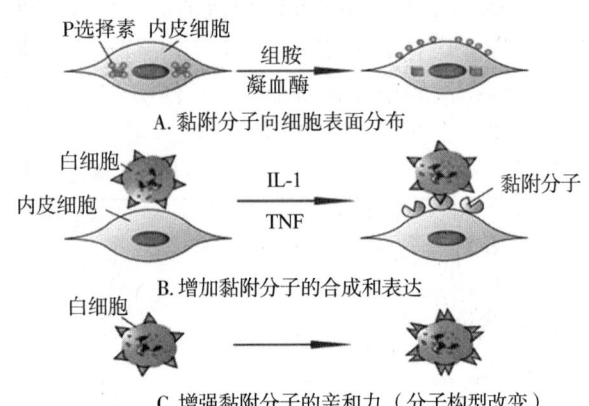

图4-4-4 白细胞与内皮细胞黏附机制模式图

黏附的白细胞逐步游出血管壁而进入炎区，称为游出。电镜观察，黏附于内皮细胞表面的白细胞沿内皮表面缓慢移动，在相邻内皮细胞连接处伸出伪足并插入，然后整个白细胞以阿米巴运动方式从内皮细胞缝隙中游出。一个白细胞需要2～12分钟才能完全通过血管壁。

各种白细胞都以同样的方式游出，其特征有：①不同的白细胞，游走的能力不同：中性粒细胞游走能力最强，游出最早、移动最快，而淋巴细胞最弱。②炎症的不同阶段游出的白细胞不同：急性炎症或炎症早期以中性粒细胞首先游出，24～48小时后由单核细胞取代。其主要原因首先是不同阶段激活的黏附分子及发挥作用的趋化因子不同；其次是中性粒细胞寿命短，24～48小时后逐渐崩解消失，而单核细胞的生存期较长；再则中性粒细胞崩解能释放单核细胞趋化因子，可诱导单核细胞的游出。③致炎因子不同，所游出的白细胞种类也不同：化脓性感染以中性粒细胞为主，病毒感染以淋巴细胞为主，超敏反应以嗜酸性粒细胞为主。

红细胞无运动能力，当血管壁受损严重时，红细胞也可以通过血管壁到达血管外，称为红细胞漏出。这是一种被动的过程，常常是由于炎症反应强烈，血管壁损害严重，血液流体静压增高，使红细胞由内皮细胞坏死崩解的裂口漏出所致。

3. 白细胞的趋化作用 渗出的白细胞向着炎症区域的化学刺激物所在部位做定向移动的现象，称为趋化作用，而此种化学刺激物称为趋化因子。趋化因子具有特异性，有些只吸引中性粒细胞，而另一些则吸引单核细胞或嗜酸性粒细胞。不同炎症细胞对趋化因子的反应不同，以中性粒细胞和单核细胞对趋化因子反应明显，淋巴细胞反应最弱。

趋化因子有内源性和外源性两大类，前者主要有C5a、白细胞三烯B4 (LTB4)、IL-8等；后者主要为可溶性的细菌产物。趋化因子不仅有吸引白细胞做定向运动的作用，还对白细胞有激活作用。趋化因子与白细胞膜上特殊受体结合后，发生一系列的信号传导和生化反应，使白细胞内游离钙离子浓度升高，使细胞内组装可引起细胞收缩的骨架成分，引起细胞移动。

4. 白细胞的作用 聚集于炎症灶内的白细胞一方面在防御反应中发挥吞噬作用和免疫反应，另一方面也对局部组织造成损伤和破坏。

(1) 吞噬作用。渗出的白细胞吞噬消化病原体、组织崩解碎片及异物的过程，称为吞噬作用。这是人体消灭致病因子的一种重要手段，是炎症防御反应的重要环节。具有吞噬能力的细胞称为吞噬细胞，中性粒细胞和巨噬细胞是人体最主要的吞噬细胞（图4-4-5）。

1）吞噬细胞种类。

a. 中性粒细胞。又称为小吞噬细胞，具有活跃的运动和吞噬能力，出现在炎症早期、急性炎症和化脓性炎。胞质内含嗜天青颗粒和特异颗粒，前者主要含有酸性水解酶、中性蛋白酶、髓过氧化物酶、阳离子蛋白、溶菌酶和磷脂酶 A_2 等；后者主要含有溶菌酶、碱性磷酸酶、胶原酶和乳铁蛋白等。这些物质在杀灭、消化和降解病原微生物和组织碎片过程中发挥重要作用。

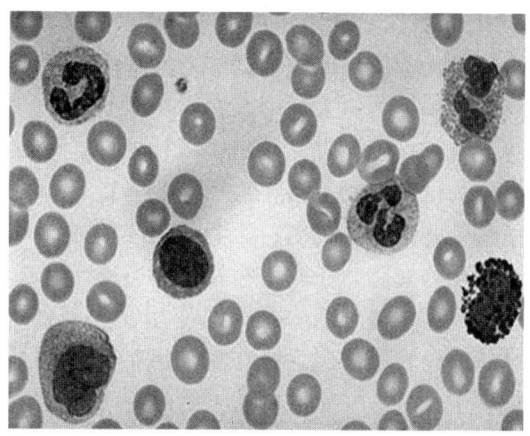

图 4-4-5　各种炎细胞

血涂片可见嗜中性粒细胞、单核细胞淋巴细胞、嗜碱性粒细胞、嗜酸性粒细胞。

b. 巨噬细胞。又称为大吞噬细胞。炎症灶中的巨噬细胞主要来自血液中的单核细胞，其溶酶体内富含酸性水解酶和过氧化物酶。能吞噬比较大的病原体、异物、坏死组织碎片，甚至整个细胞。巨噬细胞常出现于急性炎症的后期、慢性炎症和非化脓性炎症、病毒性感染和原虫感染等。

c. 嗜酸性粒细胞。胞质内富含嗜酸性颗粒，吞噬能力较弱，能吞噬抗原抗体复合物，杀伤寄生虫，对上皮细胞也有破坏作用。

2）吞噬过程。可分为识别和黏着、吞入、杀伤和降解3个连续步骤（图4-4-6）。

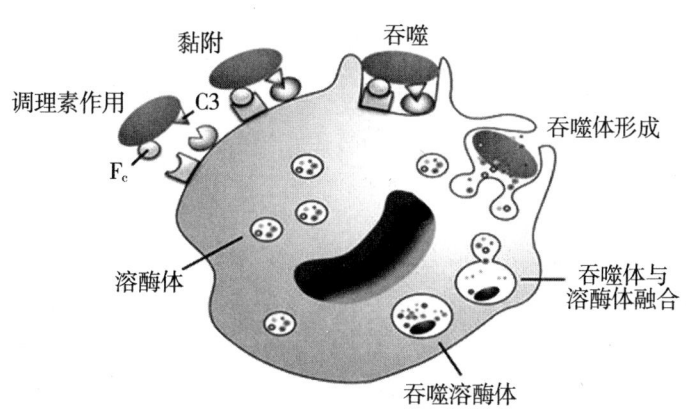

图 4-4-6　白细胞吞噬模式图

a. 识别和黏着。吞噬细胞首先通过调理素来识别并黏着吞噬物。调理素是血清中一类能增强吞噬细胞功能的蛋白质，主要包括抗体的 Fc 段、补体 C3b。细菌与含调理素的血清接触并被包裹，称为调理素化。随后，吞噬细胞借助其表面存在的相应受体，识别并黏着调理素化的细菌。

b. 吞入。吞噬物被牢固地黏着在吞噬细胞表面后，吞噬细胞的胞质伸出伪足，逐渐将其包入胞质内形成吞噬体。吞噬体和吞噬细胞胞质内的溶酶体融合而形成吞噬溶酶体，继而溶酶体酶倾入其中。

c. 杀伤或降解。吞噬溶酶体内释放的多种溶酶体酶将被吞噬物杀伤和降解。其机制可分为依赖氧和不依赖氧两种：前者是指吞噬溶酶体内的病原体被活性氧代谢产物杀伤，是最主要的杀伤机制；后者是靠吞噬细胞内颗粒中的一种杀菌通透性增加蛋白，能激活磷脂酶降解磷脂，使微生物外膜的通透性增高而损伤。

通过吞噬细胞一系列的作用，大多数病原微生物被杀灭、降解。然而有的细菌（如结核杆菌）被吞噬后，在单核巨噬细胞内处于静止状态，但仍具有生命力，一旦机体抵抗力下降，这些病原菌就可繁殖，并可能随吞噬细胞的游走而在患者体内播散。

（2）免疫作用。参与免疫作用的主要是巨噬细胞、淋巴细胞和浆细胞。抗原进入机体后，首先由巨噬细胞将其吞噬处理，再把抗原递呈给 T 和 B 淋巴细胞。免疫活化的 T 淋巴细胞产生淋巴因子参与细胞免疫，B 淋巴细胞转化为浆细胞产生抗体，参与体液免疫，共同发挥着杀伤病原微生物的作用。此外，自然杀伤细胞（NK 细胞）胞质内含有丰富的嗜天青颗粒，无需先致敏，就可溶解感染病毒的细胞。淋巴细胞和浆细胞浸润常见于慢性炎症，特别多见于结核、梅毒以及病毒、立克次体感染等。

（3）组织损伤作用。白细胞在发挥吞噬作用及免疫反应的同时，也可造成组织损伤。如白细胞在趋化、激活和吞噬过程中将产物（如溶酶体酶、活性氧自由基、前列腺素和白细胞三烯等）释放到细胞外间质中，则可引起内皮细胞和组织损伤，甚至可造成组织一定范围的溶解和破坏。

综上所述，白细胞在机体的防御反应中起着重要的作用。若白细胞数量不足或功能障碍（如白细胞黏附、化学趋化、吞入、杀伤和降解的缺陷）时，则可导致严重反复的感染，甚至可危及生命。

（四）炎症介质

炎症介质是指炎症过程中产生并介导炎症反应的化学物质，亦称化学介质。炎症介质对炎症灶的血管反应和细胞渗出具有重要意义，其主要作用是：①扩张小血管，使血管壁通透性增高；②白细胞趋化作用；③发热和致痛；④组织损伤。

三、增生

在致炎因子、组织崩解产物或某些理化因子的刺激下，炎症局部组织发生增生。增生的细胞主要有巨噬细胞、成纤维细胞和内皮细胞。炎症灶中的被覆上皮、腺上皮及其他实质细胞也可发生增生。一般情况下，炎症早期细胞增生不明显，而炎症后期和慢性炎症时则较显著，但某些炎性疾病初期或急性炎症也可表现为明显的增生，如急性肾小球肾炎和伤寒病等。

炎性增生是一种防御反应，增生的巨噬细胞具有吞噬病原体和清除组织崩解产物的作用，增生的成纤维细胞和血管内皮细胞可形成炎性肉芽组织，有助于使炎症局限化及损伤组织的修复。但过度的组织增生可使原有组织遭受破坏，影响器官的功能。

第三节　炎症的类型

一、变质性炎

变质性炎是指以组织细胞的变性和坏死为主要病变的炎症，常发生于心、肝、脑等实质器官。一般由重症感染、细菌毒素中毒及病毒引起。由于病变器官的实质细胞发生严重变性和坏死，常造成相应器官的功能障碍。如白喉杆菌外毒素引起的心肌炎，可出现严重心功能障碍；乙型脑炎病毒引起神经细胞广泛变性和坏死，而导致严重中枢神经系统功能障碍。

二、渗出性炎

渗出性炎是以渗出为主要病变的炎症，最为常见。根据渗出物成分的不同，又可分为以下四种：

1. **浆液性炎**　是以浆液渗出为主的炎症，其中蛋白质占 3%～5%（主要为白蛋白），混有少量纤维素、中性粒细胞及脱落的上皮细胞。好发于浆膜（如胸膜、腹膜和心包膜）、黏膜、皮肤和疏松结缔组织等处。组织发生浆液性炎时，常出现不同程度的充血及炎细胞浸润，被覆上皮或间皮常发生变性、坏死或脱落。浆液性渗出物若弥漫浸润疏松结缔组织，可造成局部明显炎性水肿；若聚集于浆膜腔，则引起炎性积液；若发生在皮肤（如轻Ⅱ度烫伤），渗出的浆液积聚于皮肤表皮内形成水泡；若发生于黏膜，可有大量浆液性分泌物流出，称为浆液卡他性炎（如感冒初期的鼻炎）。

浆液性炎多呈急性和亚急性经过，病变一般较轻，易于消退。但如浆液渗出过多可导致严重后果，如喉头水肿严重时可引起窒息；胸膜和心包腔浆液渗出过多，则压迫肺和心脏，引起明显的功能障碍。

2. **纤维素性炎**　以渗出物中有大量纤维素为特征。常见于黏膜、浆膜和肺脏。由于血管壁损伤较重，通透性增高，使血浆中较大分子的纤维蛋白原得以渗出，继而转变为纤维素。引起纤维素性炎的致炎因子有内、外源性毒素或某些细菌感染，如升汞中毒、尿毒症及白喉杆菌、痢疾杆菌、肺炎球菌等感染。

纤维素性炎发生在黏膜时，渗出的纤维素、中性粒细胞和其下的坏死黏膜组织形成一层灰白色的膜状物，称为假膜，故发生在黏膜的纤维素性炎又称为假膜性炎。由于局部组织结构的特点不同，有的假膜牢固附着于黏膜而不易脱落（如咽白喉）；有的假膜则与黏膜损伤部位联系松散，容易脱落而致窒息（如气管白喉）（图4-4-7）。

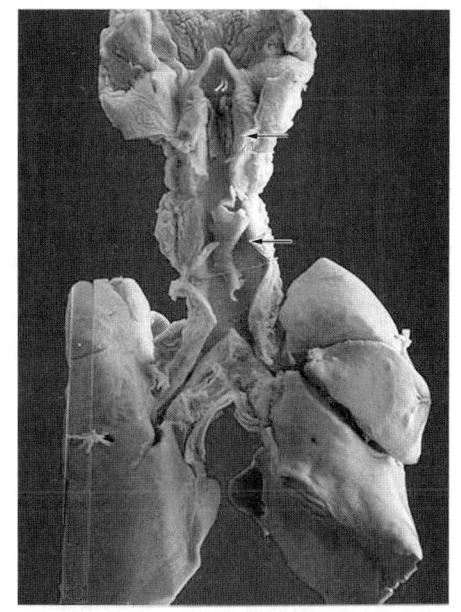

图4-4-7　气管白喉
箭头所指处为灰白色的假膜。

发生在心包膜的纤维素性炎，由于心脏搏动，渗出的纤维素被牵拉成绒毛状附着于脏层心包膜表面，称为绒毛心（图4-4-8、图4-4-9）。大叶性肺炎时肺泡腔由大量纤维素充填可致肺实变。

少量纤维素性渗出物可由中性粒细胞释出的蛋白酶溶解吸收。但如果渗出的纤维素不能被完全溶解吸收，则可发生机化，引起浆膜增厚和粘连（如心包粘连），或大叶性肺炎肉质变。

3. **化脓性炎** 其特色是以中性粒细胞渗出为主，并有不同程度的组织坏死和脓液形成。化脓性炎多由化脓菌（如葡萄球菌）感染所致，也可由化学物质和机体的坏死组织引起。

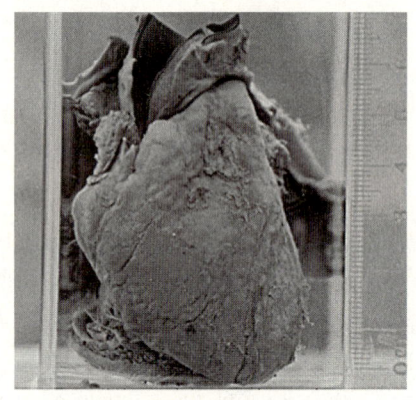

图4-4-8 纤维素性心包炎
形态改变：心包脏层明显增厚粗糙，失去原有光泽，其表面披有灰黄色、片状或小条索状或网状披覆物。

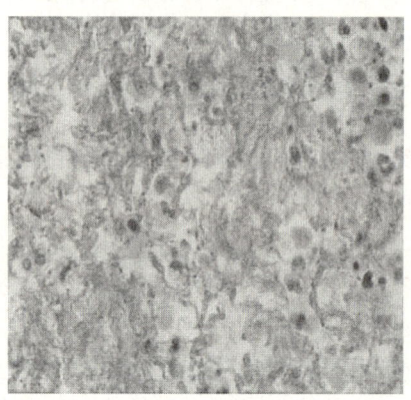

图4-4-9 纤维素性心包炎（镜下）
高倍镜下心外膜可见大量纤维素渗出。

病灶中的中性粒细胞变性、坏死，释放出蛋白溶解酶，使坏死组织液化形成灰黄色或黄绿色混浊、黏稠的液体，称为脓液。脓液是由大量脓细胞（变性、坏死的中性粒细胞）、坏死组织、不等量的细菌和少量浆液组成。脓液中的纤维素因被脓细胞释放的蛋白溶解酶所破坏，故不会凝固。

（1）脓肿。为局限性的化脓性炎伴脓腔形成。常发生于内脏（图4-4-10、图4-4-11）和皮下，主要由金黄色葡萄球菌引起。

细菌产生的毒素可致局部组织坏死，继而大量中性粒细胞浸润，释出蛋白溶解酶，使坏死组织液化形成含脓液的腔。金黄色葡萄球菌可产生血浆凝固酶，使渗出的纤维蛋白原转变成纤维素，因而病变较局限。金黄色葡萄球菌还具有层粘连蛋白受体，使其容易通过血管壁而产生迁徙性脓肿。早期脓肿周围水肿，炎细胞浸润；以后周围的肉芽组织增生、包裹，形成包绕脓腔的壁。小脓肿可以逐渐被吸收消散，较大脓肿由于脓液太多、吸收困难，需要切开排脓或穿刺抽脓，局部由肉芽组织修复。皮肤黏膜的脓肿向表面破溃而形成的组织缺损称为溃疡；深部的脓肿向体表或自然管道穿破，形成有一个排脓的盲端通道称为窦道；若深部脓肿的一端向体表或体腔穿破，另一端向自然管道穿破或在两个有腔器官之间形成贯通两侧的通道，称为瘘管。窦道和瘘管常见于肛管直肠周围，常因长期排脓而不易愈合。

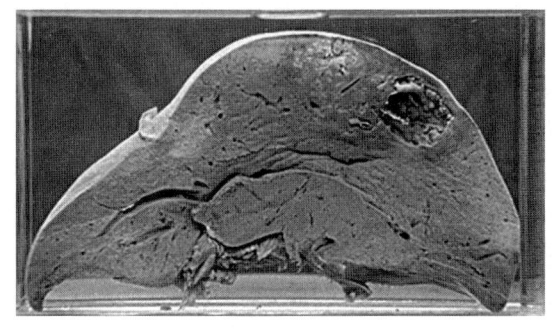

图 4-4-10 肝脓肿

形态改变：肝切面上靠近膈面处有大小不等（大者如荔枝，小者如粟粒）的病灶形成。病灶为圆形或不规则形，灶内有淡黄色软膏样物质（为脓液），有些灶内大部分脓液已流去（仅形成囊腔）。仅见一层黄色渗出物披覆于腔壁上，病灶周围呈现明显的充血带。

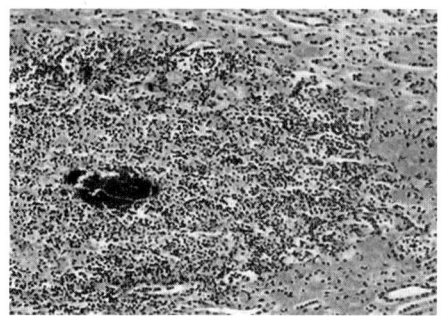

图 4-4-11 肾脓肿

腔肿中央是细菌团块，周围大量嗜中性粒细胞浸润。

疖是发生于毛囊及皮脂腺和周围组织的脓肿，好发于颈、头、面部及背部等部位。当病人抵抗力较低、营养不良或患糖尿病时，许多疖可同时或先后发生，称为疖病。如果多个疖的集团相互融合沟通，则称为痈，多见于后颈部、背部、腰臀部等皮肤厚韧处，皮肤表面可见多个开口。

（2）蜂窝织炎。是指发生在疏松组织的弥漫性化脓性炎，常发生于皮肤、肌肉和阑尾（图4-4-12）。蜂窝织炎主要由溶血性链球菌引起，链球菌能分泌透明质酸酶，降解基质中的透明质酸；链球菌还能分泌链激酶，溶解纤维素，因此细菌易于通过组织间隙和淋巴管扩散，表现为组织内明显水肿及大量中性粒细胞弥漫性浸润，因而与周围组织无明显分界。蜂窝织炎轻者可完全吸收消散；重者常经淋巴道扩散而致局部淋巴结肿大及出现全身中毒症状。

（3）表面化脓和积脓。是指发生在黏膜和浆膜的化脓性炎，其特点是脓液主要向黏膜、浆膜表面渗出，深部组织无明显中性粒细胞浸润。如化脓性支气管炎，渗出的脓液可经支气管排出体外。当化脓性炎发生于浆膜、胆囊和输卵管时，脓液则在其腔内积存，称为积脓。

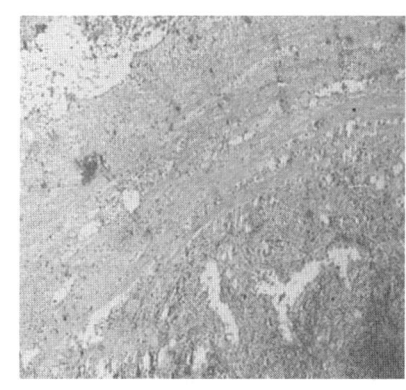

图 4-4-12 蜂窝织炎性阑尾炎

阑尾肌层和浆膜层大量中性粒细胞浸润。

4. 出血性炎 炎症时当血管的损害特别严重，渗出物中含有大量红细胞，称为出血性炎。主要由某些毒力很强的病原体引起，如炭疽、流行性出血热、钩端螺旋体病等，多为烈性传染病的重要标志。

三、增生性炎

增生性炎是指以增生性病变为主的炎症，变质和渗出性变化较轻。根据其形态学特点可分为两种类型：

1. 非特异性增生性炎 多见于慢性炎症，亦可见于少数急性炎症。其特点是：炎症灶内主要为淋巴细胞、浆细胞和单核细胞浸润。常伴有明显的内皮细胞及成纤维细胞增生，形成纤维结缔组织和瘢痕，可致器官增厚变硬及管腔脏器狭窄。有时黏膜上皮、腺上皮和某些实质细胞也同时增生。如发生在黏膜局部可形成向外表突出的带蒂肿物，称为炎性息肉，如鼻息肉、宫颈息肉。如果炎性增生形成一个境界清楚的肿瘤样团块，则称为炎性假瘤，好发于肺及眼眶。炎性假瘤的本质是炎症，并非肿瘤，但需与真性肿瘤区别。

2. 特异性增生性炎 即为肉芽肿性炎，是指炎症局部以巨噬细胞及其演化的细胞增生为主，形成境界清楚的结节状病灶。根据其病因又分为：

（1）感染性肉芽肿。由生物病原体如结核杆菌、伤寒杆菌、麻风杆菌、寄生虫等感染引起的肉芽肿，或与感染有关的免疫反应能形成特殊结构的结节状病灶。如结核杆菌引起的结核性肉芽肿，由大量类上皮细胞、郎格汉斯巨细胞及淋巴细胞组成；风湿病时形成的风湿小结，主要由风湿细胞及淋巴细胞等组成。根据特异性结构可对疾病作出诊断。其形成机制可能是某些病原体不易被消化，或引起机体的免疫反应（特别是细胞免疫），巨噬细胞吞噬病原体后将抗原呈递给T淋巴细胞，使其激活，并产生IL-2和干扰素γ（IFN-γ），IL-2可进一步激活其他T淋巴细胞，IFN-γ可使巨噬细胞转变成类上皮细胞和多核巨细胞。

（2）异物性肉芽肿。由外科缝线、粉尘、滑石粉、木刺等异物引起的肉芽肿。病变以异物为中心，周围有多量巨噬细胞、异物巨细胞和成纤维细胞包绕，形成结节状病灶。其形成机制可能是由于异物不易被消化降解，使其刺激长期存在而形成的慢性炎症。

巨噬细胞在不同情况下可出现不同的形态特征：如果异物过大，则可由多个巨噬细胞互相融合成为多核巨细胞而进行吞噬，称为异物巨细胞；由于巨噬细胞含有较多的脂酶，能消化结核杆菌的蜡质膜，在吞噬结核杆菌后可变成类上皮细胞；当巨噬细胞吞噬许多脂质时，其胞质充满脂质空泡，称为泡沫细胞（图4-4-13）。

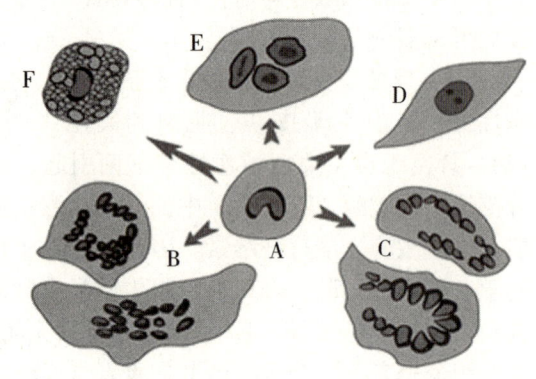

图4-4-13 巨噬细胞及其演化细胞
A. 巨噬细胞；B. 异物巨细胞；C. 朗汉斯巨细胞；
D. 类上皮细胞；E. 风湿细胞；F. 泡沫细胞。

第四节 炎症的临床表现和结局

一、炎症的临床表现

（一）局部表现

炎症局部可出现红、肿、热、痛及功能障碍，尤以体表的急性炎症最为明显。发红和发热是由于炎症局部血管扩张、血流加快所致。肿胀是由于局部炎性充血、血液成分渗出引起。渗出物压迫和炎症介质作用于神经末梢可引起炎症区疼痛。炎症时由于实质细胞的变质和炎性渗出物的压迫，可引起局部脏器不同程度的功能障碍，如病毒性肝炎时肝细胞的变质可引起肝功能障碍。

（二）全身反应

任何炎症都存在着不同程度的全身反应。在比较严重的炎症，特别是病原微生物引起的急性炎症，常有明显的全身反应。

1. **发热** 病原微生物感染，尤其是当病原体在体内蔓延扩散时，发热表现常很突出。细菌的代谢产物如内毒素是常见的发热激活物；而细胞因子如 IL-1、IL-6、TNF 和干扰素是常见的内生致热原，其作用于体温调节中枢而引起发热。适当增高的体温可使机体的代谢加快、白细胞的吞噬作用增强和抗体的生成增多，从而提高机体的防御功能。但过高的发热或长时间发热则对机体不利，有时可引起严重后果。

2. **白细胞增多** 末梢血白细胞计数增加，是炎症反应的常见表现，特别是细菌感染所致的急性炎症更是如此。多数细菌感染引起中性粒细胞增加；寄生虫感染和超敏反应时引起嗜酸性粒细胞增加；一些病毒感染可引起淋巴细胞增加。白细胞增多具有防御意义，但某些病毒、伤寒杆菌、立克次体、原虫感染时，以及机体抵抗力极度降低的情况下，末梢血白细胞计数可无明显升高，甚至可出现外周血白细胞减少。白细胞增多主要由于 IL-1 和 TNF 等刺激骨髓造血组织使白细胞释放加速所致。

3. **单核巨噬细胞系统增生** 急性感染性炎症时，单核巨噬细胞系统常有不同程度增生和功能增强，这有利于吞噬、消化病原体和组织崩解产物。在临床上表现为肝、脾、淋巴结肿大。淋巴组织中的淋巴细胞也增加，释放淋巴因子和抗体的功能增强。

二、炎症的经过

根据炎症的经过和病程长短可分为四种：

1. **超急性炎** 起病急骤，呈暴发经过，又称暴发性炎，仅数小时至数天。炎症反应剧烈，以变质和渗出为主，组织和器官在短期内发生严重损害，甚至可导致机体死亡。

2. **急性炎症** 起病较急，病程较短，往往持续数天，一般不超过 1 个月。临床症状明显。炎症局部主要病变是变质和渗出，常以中性粒细胞浸润为主。

3. **亚急性炎症** 介于急性与慢性炎症之间，病程常一至数月。

4. **慢性炎症** 病程常超过半年，临床症状不一定明显。炎症局部主要病变是增生性变化，常以淋巴细胞及浆细胞浸润为主。

三、炎症的结局

炎症是机体的损伤和抗损伤反应，如抗损伤反应占优势，则炎症逐渐痊愈；如损伤因子持续存在，或机体抵抗力较弱，则炎症加重或转变为慢性。

（一）痊愈

多数情况下，当机体抵抗力较强时或经过适当治疗后，侵入的病原微生物被消灭，炎症局部的渗出物及坏死组织被溶解、吸收，缺损由周围健康组织增生和修复，以致完全恢复其正常的结构和功能,称为完全痊愈。若损伤范围大,或再生能力弱甚至没有再生能力的组织损伤,则由肉芽组织增生修复,称为不完全痊愈。

(二) 迁延为慢性

如果致炎因子不能及时去除,持续或反复作用于机体,不断损伤组织,急性炎症则可转变为慢性炎症,以致炎症迁延不愈。

(三) 蔓延扩散

当患者抵抗力弱或病原微生物毒力强、数量多、在体内大量繁殖时,炎症可向周围扩散,并经血道、淋巴道播散。

1. **局部蔓延**　指炎症灶的病原微生物经组织间隙或器官的自然管道向周围组织和器官扩散,如肾结核时。结核杆菌可沿泌尿道下行播散,引起输尿管和膀胱结核。

2. **淋巴道播散**　指病原微生物侵入淋巴管,随淋巴液到达局部淋巴结,引起淋巴管炎和淋巴结炎。如下肢感染而致腹股沟淋巴结炎。若病原体通过淋巴入血,可引起血道播散。

3. **血道播散**　炎症灶的病原微生物侵入血循环或其毒素被吸收入血而引起的播散。

(1) 菌血症。指细菌在局部病灶生长繁殖,并经血管或淋巴管入血,血液中可查到细菌,但患者全身症状不明显。菌血症常发生在炎症疾病的早期阶段,如伤寒病和细菌性肺炎。

(2) 毒血症。指细菌毒素或毒性代谢产物被吸收进入血液,引起高热、寒战等全身中毒症状。严重时患者可出现中毒性休克,心、肝、肾的实质细胞可发生变性或坏死。

(3) 败血症。指细菌入血,并在血中生长繁殖、产生毒素,患者常有寒战、高热、皮肤及黏膜多发性出血点、脾肿大等明显的中毒症状,严重者神志不清甚至昏迷。

(4) 脓毒败血症。指化脓菌引起的败血症,患者除有败血症的表现外,由于细菌经血流播散至全身,在肺、肾、肝、脑等部位形成多发性脓肿。脓肿是细菌栓塞于器官毛细血管所引起,故又称栓塞性脓肿或转移性脓肿。

(钟子健　徐勤)

第五章 肿　　瘤

目前肿瘤是较常见的疾病，其中恶性肿瘤严重威胁患者的生命。在我国最为常见的肿瘤有胃癌、肝癌、肺癌、食管癌、大肠癌、白血病、淋巴瘤、子宫颈癌、鼻咽癌、乳腺癌等，特别是肺癌的发病率近年有明显增高。这些肿瘤的病因学、发病学及诊断与防治，均是研究的重点。

第一节　肿瘤的概念

肿瘤是机体在各种致瘤因素的作用下，局部组织的细胞在基因水平上失去了对其生长的正常调控，导致克隆性异常增生而形成的新生物，常表现为局部肿块。致瘤因素导致体细胞基因发生突变，细胞生长与增生调控发生严重障碍，从而影响细胞的生物学和遗传特性，形成形态结构与功能代谢异常的肿瘤细胞。因此，肿瘤是生长失控、分化异常的细胞增生病；是核酸代谢异常、蛋白质代谢失调的基因病。

在肿瘤的形成过程中，局部组织的细胞增生称为肿瘤性增生；在炎症、损伤修复等病理状态下或生理性增生时，局部组织的细胞分裂增生称为非肿瘤性增生。这两种增生有本质上的不同：肿瘤性增生与机体不协调，失去控制，呈无止境性生长；增生的细胞来自单个肿瘤性转化的亲代细胞，不同程度地丧失了分化成熟的能力，呈现异常的形态结构、功能和代谢；当致瘤因素消除，这种增生特性仍然持续存在。非肿瘤性增生适应机体需要，受机体控制，有一定限度，增生的细胞来自不同的亲代细胞，分化成熟，具有原来组织细胞的形态、功能和代谢特点，当原因消除后增生停止。

根据肿瘤的生物学特性及对机体造成的危害不同，一般将肿瘤分为良性和恶性两大类，常见的恶性肿瘤又分为癌与肉瘤。

第二节　肿瘤的命名与分类

一、肿瘤的命名

给肿瘤命名的常规原则，是在命名中要表明肿瘤的组织来源和生物学特性（良性与恶性）。

（一）良性肿瘤命名

一般良性肿瘤称为瘤，命名方式是来源组织名称之后加一"瘤"字。例如起源于腺上皮的良性肿瘤称为腺瘤。有时还结合肿瘤的形态或性状特点命名，例如腺瘤有囊腔或呈乳头状生长并有囊腔和浆液者，称为囊腺瘤或浆液性乳头状囊腺瘤。

(二) 恶性肿瘤命名

恶性肿瘤可分为两大类，即癌与肉瘤。

(1) 来源于上皮组织的恶性肿瘤统称为癌。例如来源于鳞状上皮的恶性肿瘤称为鳞状细胞癌。

(2) 来源于间叶组织的恶性肿瘤统称为肉瘤。间叶组织包括纤维组织、脂肪组织、肌肉、脉管、骨及软骨组织等，这些组织发生的恶性肿瘤称为纤维肉瘤、脂肪肉瘤、软骨肉瘤等。

如果一个肿瘤中既有癌的结构，又有肉瘤的成分，则称为癌肉瘤。

(三) 特殊命名

有少数肿瘤不按照上述原则命名。有些恶性肿瘤冠以人名，如霍奇金淋巴瘤、尤文肉瘤等。有些肿瘤在其前面加"恶性"二字，如恶性畸胎瘤。某些肿瘤的形态与幼稚组织相似，称为母细胞瘤。这类肿瘤大多数为恶性肿瘤，如肾母细胞瘤、神经母细胞瘤等；少数为良性肿瘤，如软骨母细胞瘤、肌母细胞瘤等。有的以细胞的形态或以"病"命名，如骨巨细胞瘤、白血病等。

二、肿瘤的分类

按照组织来源，可将肿瘤分为上皮组织肿瘤、间叶组织肿瘤等；按照生物学特性，可将肿瘤分为良性肿瘤与恶性肿瘤。一般将这两者结合起来分类，既能表明肿瘤的组织来源，又能表明其生物学特性。

第三节 肿瘤的基本特征

一、肿瘤的一般形态

(一) 形状

由于肿瘤的生长部位、组织来源、生物学特性等不同，而使其形状各种各样（图4-5-1）。生长在皮肤和黏膜表面的肿瘤可呈息肉状、乳头状或菜花状等；生长在器官和组织内部的肿瘤可呈结节状、分叶状、囊状等。恶性肿瘤多为不规则结节状，呈树根状长入周围组织；其表面常因生长迅速得不到足够的血液供应而发生坏死脱落，形成溃疡。

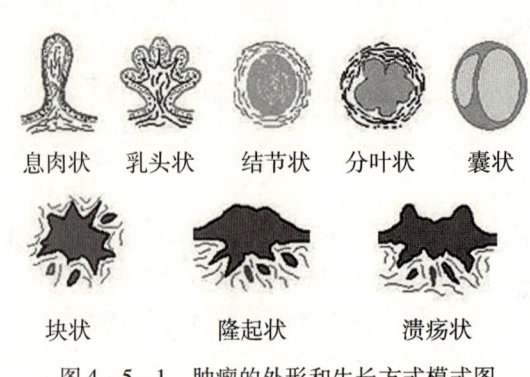

图4-5-1 肿瘤的外形和生长方式模式图

(二) 数目和大小

肿瘤通常为单个，少数为多个。肿瘤的大小与生长时间、发生部位和良恶性有关。小者仅在显微镜下才能看到，多见于肿瘤早期；大者重量可达数千克，见于体表或体腔生长较久的良性肿瘤。生长在密闭狭小腔道内（如颅腔、椎管）的肿瘤常较小。一般生长迅速的恶性肿瘤，在未达到巨大体积时，患者已发生转移而死亡，故体积不会太大。

(三) 颜色

由于肿瘤的组织来源、继发性改变等不同，其颜色可各异。例如纤维瘤、平滑肌瘤呈灰白色，脂肪瘤呈淡黄色，血管瘤呈暗红色等。如果合并变性、坏死、出血等或者含有色素，肿瘤的颜色可发生变化。

(四) 质地

肿瘤的质地取决于起源组织、纤维间质的多少、有无变性坏死等。例如骨瘤坚硬，脂肪瘤较软，纤维瘤、平滑肌瘤质地较韧，乳腺硬癌纤维间质丰富，质地相对较硬。

二、肿瘤的组织结构

由于任何组织和器官均可发生肿瘤，所以肿瘤的组织结构多种多样。但任何肿瘤的组织结构均由实质和间质两部分组成。

(一) 肿瘤的实质

肿瘤的实质由肿瘤细胞组成，是肿瘤的主要成分。实质决定肿瘤的生物学行为和每一种肿瘤的特殊性。肿瘤的实质不同，其类型也不同。一般根据肿瘤的实质可判断其组织来源，区分肿瘤的良、恶性，进行肿瘤的命名和分类。通常肿瘤的实质只有一种，少数肿瘤可有两种或两种以上，如乳腺纤维腺瘤、畸胎瘤等。

(二) 肿瘤的间质

肿瘤的间质由结缔组织和血管组成，起着支持和营养肿瘤的作用。肿瘤血管是肿瘤间质的重要成分，肿瘤通过血管与整个机体发生联系。一般良性肿瘤间质血管较少，生长缓慢；恶性肿瘤间质血管丰富，生长迅速。研究发现，肿瘤细胞及其周围细胞（如巨噬细胞）能产生多种血管生成因子，如成纤维细胞生长因子、血小板源性生长因子以及血管内皮生长因子等。这些因子能诱导内皮细胞增生、定向迁移形成血管芽，并分支连接成毛细血管网。新生的血管为肿瘤生长提供营养，又为肿瘤的扩散和转移准备了条件。

在肿瘤间质中往往有数量不等的淋巴细胞，可能是机体对肿瘤组织的免疫反应，一般来说，有丰富淋巴细胞浸润的肿瘤，患者预后较好。肿瘤间质中存在成纤维细胞和肌成纤维细胞，都能产生胶原纤维包绕肿瘤，在一定程度上可限制肿瘤生长，抑制肿瘤细胞游走和扩散。

三、肿瘤的异型性

肿瘤组织在细胞形态和组织结构上与其起源的正常组织有不同程度的差异，这种差异称为异型性。一般而言，肿瘤的细胞和组织与其起源的成熟细胞和组织有一定的相似性，这种相似性称为分化程度。相似性大则分化程度高，相似性小则分化程度低。肿瘤的异型性反映了分化程度,异型性小分化程度高,异型性大分化程度低。分化程度反映了组织的成熟程度。良性肿瘤与起源组织相似,接近于成熟,分化程度高,异型性不明显;恶性肿瘤与正常组织相差甚远,分化程度低,异型性大,恶性程度高。肿瘤的分化程度分为高分化、中分化、低分化和未分化。

(一) 肿瘤组织结构的异型性

肿瘤组织结构的异型性是指肿瘤的组织结构与其起源组织比较在空间排列方式上有不同程度的差异,表现在肿瘤细胞的排列、极性、层次以及实质与间质的关系等方面。良性肿瘤的细胞异型性不明显,如平滑肌瘤,瘤细胞与正常平滑肌细胞很相似,只是排列上呈编织状(组织结构的异型性)。恶性肿瘤除具有肿瘤细胞的异型性外,组织结构也具有明显的异型性,肿瘤细胞排列紊乱,极性消失,失去正常的层次和结构。

(二) 肿瘤细胞的异型性

良性肿瘤细胞异型性小,恶性肿瘤细胞异型性大。主要表现为以下两个特点:

1. 细胞的多型性 瘤细胞形态不规则,大小不一致,一般比正常细胞大,可以出现体积很大的瘤巨细胞;少数分化甚差的肿瘤,瘤细胞很幼稚,其大小和形态比较一致。

2. 细胞核的多型性 瘤细胞核大,细胞核与细胞直径的比例增大,接近$1:1$[正常为$1:(4\sim6)$];核大小、形态不一致,可出现巨核、双核、多核或奇异形核;由于核内DNA增多,核染色深,呈粗颗粒状,分布不均匀,常堆积于核膜下,造成核膜增厚;核仁大,数目增多;核分裂象增多,特别是出现病理性核分裂,如多极性、顿挫性核分裂等。(图4-5-2)

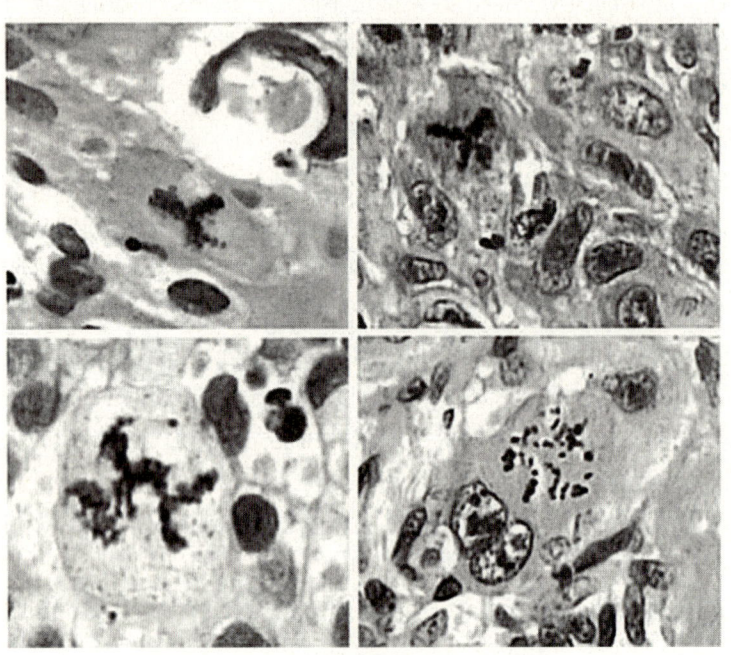

图4-5-2 恶性肿瘤细胞的异型性

瘤细胞及其核的形态、大小不一,核染色深浅不一,有瘤巨细胞和病理性核分裂。细胞质发生改变:由于细胞质内核蛋白体增多,故多呈嗜碱性染色。

第四节 肿瘤的生长和扩散

一、肿瘤的生长

（一）肿瘤的生长速度

各种肿瘤的生长速度有很大差别，主要取决于肿瘤细胞的分化程度。一般良性肿瘤成熟程度高、分化好，生长缓慢；如果生长速度突然加快，需要考虑其恶性转变的可能。恶性肿瘤成熟程度低、分化程度差，生长较快，短期内可形成明显肿块；由于血管形成和营养供应相对不足，恶性肿瘤更容易发生坏死、出血等继发性病变。

（二）肿瘤的生长方式

1. 膨胀性生长 是大多数良性肿瘤的生长方式。由于肿瘤生长缓慢，不侵袭周围正常组织，随着肿瘤体积的增大，将周围组织推开或挤压。这种生长方式的肿瘤往往呈结节状，有完整的包膜，与周围组织分界清楚（图4-5-3）。位于皮下者，触诊时可以推动，易手术摘除，术后一般不复发。

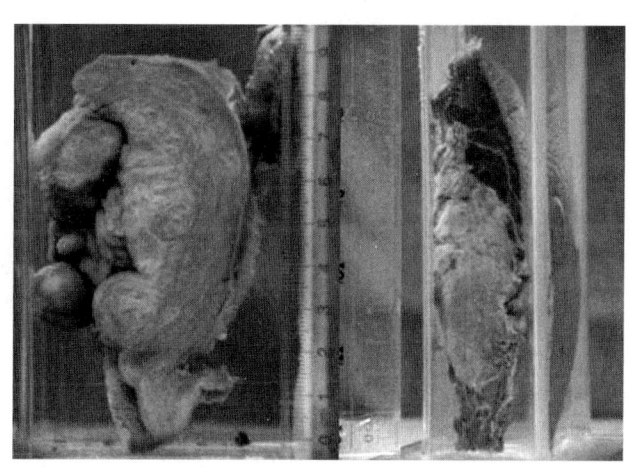

图4-5-3 肿瘤的生长方式
左：膨胀性生长（子宫平滑肌瘤）；右：浸润性生长（乳腺癌）。
左形态改变：子宫体积增大，切面见子宫肌层及黏膜下层有多个大小不一（大者如荔枝大、小者如蚕豆大）、呈球形的结节，质地坚实，切面灰红色，并可见编织状排列的纹理，它与周围组织分界清楚。右形态改变：乳房切面见浅灰黄色的鸡蛋大小的肿瘤组织，肿瘤组织没有包膜，并向周围脂肪组织浸润生长（蟹爪状），部分肿瘤组织有出血坏死。

2. 浸润性生长 是大多数恶性肿瘤的生长方式。由于瘤细胞不断分裂增生，肿瘤生长迅速，如树根状长入并破坏周围组织。肿瘤一般无包膜，与邻近正常组织紧密连接；触诊时固定不活动；手术时需大范围切除，术后易复发。

3. 外生性生长 发生在体表、体腔和自然管道（如消化道、泌尿道等）的肿瘤，常向表面生长，形成乳头状、息肉状、蕈状或菜花状等，称为外生性生长。良性肿瘤和恶性肿瘤都可呈外生性生长。但恶性肿瘤在外生性生长的同时，其基底部常常向组织深部呈浸润性生长；因其生长迅速，血液供应不足，表面容易发生坏死脱落形成溃疡。

二、肿瘤的扩散

恶性肿瘤细胞通过直接蔓延和转移等途径扩散到身体的其他器官，这是恶性肿瘤的生物学特征，也是导致患者死亡的主要原因。

（一）直接蔓延

随着恶性肿瘤的长大，肿瘤细胞沿着组织间隙、淋巴管、血管或神经束衣，侵入周围正常组织或器官继续生长，这种现象称为直接蔓延。在这个过程中，瘤细胞受多种细胞因子的作用，借助阿米巴样运动，不断浸润并生长。例如晚期食管癌可蔓延到气管和胸主动脉；晚期乳腺癌可蔓延到胸肌、胸腔甚至到达肺脏。

（二）转移

恶性肿瘤细胞从原发部位侵入淋巴管、血管或体腔，被带到他处继续生长，形成与原发瘤同样类型的继发性肿瘤，这个过程称为转移，所形成的肿瘤称为转移瘤或继发瘤。良性肿瘤不转移，只有恶性肿瘤才有可能发生转移。分化差、恶性程度高的肿瘤容易发生转移。常见的转移途径有以下三种：

1. 淋巴道转移 是癌转移的常见途径。肿瘤细胞侵入淋巴管后，随淋巴液回流到达局部淋巴结，破坏淋巴结的正常结构（图4-5-4）；邻近转移的淋巴结有时彼此粘连形成团块。局部淋巴结发生转移后，肿瘤细胞随着淋巴循环可继续转移至下一站的淋巴结，再到达胸导管。这时，一方面，可阻塞胸导管，使淋巴回流阻塞和逆流；另一方面，瘤细胞可入血引起血道转移。临床最为常见的是左锁骨上窝淋巴结转移，其原发部位多位于胃肠道和肺。

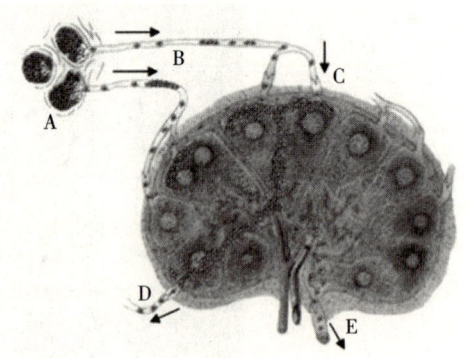

图4-5-4　淋巴道转移模式图
A. 原发癌；B. 沿输入淋巴管蔓延；C. 癌细胞聚集在边缘窦；D. 经输入淋巴管逆行性转移；E. 癌细胞由输出淋巴管流出，可达下一站淋巴结。

2. 血道转移 肿瘤细胞侵入血管后，可随着血液运行到达远隔器官继续生长，形成转移瘤。由于静脉和毛细血管壁薄且血管内压力较低，瘤细胞多经此入血。肉瘤组织富含薄壁血管，容易被肿瘤细胞侵入，故血道转移是肉瘤最常见的转移途径。血供丰富的癌如肝癌、肺癌和晚期癌常发生血道转移。进入血管系统的肿瘤细胞与血小板凝集成团，形成瘤细胞栓子，其运行途径一般与血流方向一致。侵入体循环系统的肿瘤细胞可经右心到达肺，在肺内形成转移瘤；侵入门静脉可在肝内形成转移瘤；侵入肺静脉经左心随主动脉血流到达全身各器官，常在脑、骨、肾及肾上腺等处形成转移瘤。另外，侵入胸、腰、骨盆静脉的肿瘤细胞，可经吻合支进入脊椎静脉丛，在没有肺转移的情况下，引起椎骨及脑的转移。如前列腺癌转移到脊椎及脑，可无肺的转移。血道转移可累及许多器官，但最常见的是肺脏，其次是肝脏。血道转移瘤多呈球形，边界清楚，多个、散在分布。位于器官表面的瘤结节，可因合并坏死、出血而形成凹陷，称为

"癌脐"。

3. **种植性转移** 体腔内器官的恶性肿瘤，当瘤组织侵及器官表面时，肿瘤细胞可以脱落，像播种一样种植在其他器官表面，形成多处转移瘤，这种现象称为种植性转移。例如晚期胃癌侵犯浆膜，癌细胞可种植到大网膜、腹膜以及盆腔器官；种植于卵巢的称为库肯勃瘤（Krukenberg 瘤）。肺癌侵犯胸膜脏层，癌细胞可在胸腔内广泛种植。种植性转移多见于腹腔器官的恶性肿瘤。浆膜腔内的种植性转移，常伴有血性积液，抽取积液做细胞学检查，有助于肿瘤的诊断。

第五节 肿瘤对机体的影响

一、良性肿瘤对机体的影响

良性肿瘤分化成熟，生长缓慢，对周围组织无浸润，不发生转移，对机体的影响较少。主要表现为以下三方面：

1. **局部压迫和阻塞** 局部压迫和阻塞是良性肿瘤对机体的主要影响。如生长在自然管道的良性肿瘤，在压迫正常组织的同时往往突入管腔，造成阻塞。例如肠管的平滑肌瘤可引起肠梗阻或肠套叠；脑膜瘤可压迫脑组织和阻塞脑脊液循环。

2. **继发性病变** 良性肿瘤有时可引起继发性病变，对机体造成不同程度的影响。如卵巢囊腺瘤发生蒂扭转，使瘤体坏死出血，引起急腹症。发生在黏膜或黏膜下的良性肿瘤，例如肠息肉状腺瘤、子宫内膜下肌瘤，可伴有糜烂或溃疡，引起出血和感染，但较少见。

3. **激素分泌过多** 来源于内分泌系统的良性肿瘤可分泌过多的激素，而引起相应的症状。如胰岛细胞瘤分泌过多的胰岛素，可引起阵发性低血糖；肾上腺嗜铬细胞瘤分泌过多的儿茶酚胺类物质，可引起阵发性高血压等。

二、恶性肿瘤对机体的影响

恶性肿瘤分化不成熟，生长迅速，可发生浸润和转移，恶性肿瘤除可引起局部压迫和阻塞外，还可引起更为严重的后果。

1. **破坏器官结构和功能** 恶性肿瘤能破坏原发部位及浸润和转移部位器官的结构和功能。如肝癌晚期引起肝功能衰竭，骨肉瘤引起骨质破坏造成病理性骨折等。

2. **并发症** 恶性肿瘤可因浸润、坏死而并发溃疡、出血、穿孔、感染等。恶性肿瘤患者常引起发热，多为肿瘤代谢产物、坏死组织毒性物质和继发感染所致。肿瘤压迫、浸润神经组织可引起顽固性疼痛。

3. **恶病质** 晚期恶性肿瘤患者常常出现严重消瘦、乏力、贫血和全身衰竭状态，称为恶病质。其发生原因可能是由于肿瘤出血、感染、发热或肿瘤组织坏死所产生的毒性产物等，引起机体的代谢障碍所致。此外恶性肿瘤生长迅速，消耗大量营养物质，破坏周围组织，以及晚期癌肿引起的疼痛，影响患者的进食和睡眠等，也是导致恶病质的重要因素。

4. **异位内分泌综合征** 一些非内分泌腺的恶性肿瘤，如肺癌、胃癌、肝癌等，可产生激素和激素样物质，如促肾上腺皮质激素、甲状旁腺素、胰岛素、生长激素等，引起内分泌紊乱。这类肿瘤称为异位内分泌肿瘤，其所引起的临床表现称为异位内分泌综合征。恶性肿瘤异位内分泌的原因可能与瘤细胞的基因表达异常有关。

5. 副肿瘤综合征 由于恶性肿瘤代谢产物或异常免疫反应及其他原因，可引起内分泌、神经、消化、造血系统及骨关节、肾脏和皮肤等发生病变，从而出现相应的临床表现，这种现象称为副肿瘤综合征。这些表现不是原发瘤或转移瘤直接引起，而是通过上述途径间接引起。它们可以是隐匿性肿瘤的早期表现，可由此而发现早期肿瘤，当治疗有效时，副肿瘤综合征可以减轻或消失。

第六节 良性肿瘤与恶性肿瘤的区别

良性肿瘤对机体的影响小，治疗效果好，恶性肿瘤对机体的影响大，治疗方案复杂。因此，区别良恶性肿瘤对于正确诊断和适当治疗具有重要意义。良性肿瘤与恶性肿瘤的区别见表4-5-1。

表4-5-1 良性肿瘤与恶性肿瘤的区别

	良性肿瘤	恶性肿瘤
组织分化	分化好，异型性小，与起源组织形态相似	分化差，异型性大，与起源组织形态差异大
核分裂象	无或少见	多见，并有病理性核分裂象
生长速度	缓慢	迅速
生长方式	膨胀性或外生性生长，常有包膜，与周围组织分界清楚	浸润性或外生性生长，无包膜，与周围组织分界不清楚
继发改变	较少见	常有坏死、溃疡、出血、感染等
转移	不转移	常有转移
复发	手术后一般不复发	手术后容易复发
对机体的影响	较小，主要为压迫和阻塞	严重，破坏原发和转移部位组织，出现恶病质，导致患者死亡

值得注意的是，一些肿瘤的组织形态介于良性肿瘤与恶性肿瘤之间，称为交界性肿瘤。这类肿瘤可有恶性倾向，如卵巢交界性浆液性乳头状囊腺瘤。有些肿瘤虽然确定为良性，但由于未及时治疗或者其他原因，有时可转变为恶性肿瘤，称为恶性变。有些肿瘤组织分化程度高，近于成熟，但如有包膜浸润和转移，也属恶性肿瘤，如甲状腺滤泡性癌。

第七节 癌前病变、非典型增生及原位癌

一、癌前病变

某些具有癌变潜能的良性病变称为癌前病变。常见的有：

1. **皮肤、黏膜增生性白斑** 皮肤或黏膜形成白色而增厚的斑块，称为皮肤或黏膜白斑。常发生于口腔黏膜、外阴部或阴茎的皮肤。光镜下，鳞状上皮过度增生及角化过度，有一定的异型性改变。如长期存在，有可能发展为鳞状细胞癌。

2. **慢性子宫颈炎伴子宫颈糜烂** 慢性子宫颈炎时，子宫颈阴道部的鳞状上皮坏死脱落后被增生的子宫颈管黏膜柱状上皮细胞取代，使该处呈红色，称为子宫颈糜烂，少数病例可发展为子宫颈鳞状细胞癌。

3. **乳腺纤维囊性病** 由内分泌失调引起，表现为乳腺肿块。光镜下，有乳腺小叶导管和腺泡上皮细胞增生伴有导管囊状扩张和上皮乳头状增生者，易发展为乳腺癌。

4. **结肠和直肠腺瘤** 主要类型有管状腺瘤、绒毛状腺瘤、家族遗传性腺瘤性息肉病等，后者更易发生癌变。

5. **慢性萎缩性胃炎** 慢性萎缩性胃炎伴有肠上皮化生以及腺体有非典型增生者癌变几率高。

6. **久治不愈的慢性溃疡** 如胃溃疡病、慢性溃疡性结肠炎、皮肤慢性溃疡等，均有可能发展为癌。

7. **肝硬化** 由乙型和丙型肝炎所致的肝硬化，可能发展为肝细胞性肝癌。

8. **着色干皮病** 为一种遗传性疾病。表现为面部皮肤有雀斑样改变及疣状增生，以及皮肤干皱等。可发展为皮肤鳞状细胞癌、基底细胞癌或黑色素瘤。

必须指出的是，正常细胞从增生到癌变，取决于很多因素，并非所有癌前病变均发展为癌，而大多数癌并未见有明显的癌前病变。

二、非典型增生

上皮细胞的增生伴有一定的异型性，但仍未达到癌的诊断标准，这种现象称为非典型增生。光镜下，上皮细胞增生，层次增多，细胞排列紊乱，失极性；细胞大小不一，形态多样，核大而深染，正常核分裂象增多。根据鳞状上皮异型性程度和累及的范围，非典型增生可分为轻度非典型增生（Ⅰ级）、中度非典型增生（Ⅱ级）、重度非典型增生（Ⅲ级）三级。轻、中度非典型增生（分别累及上皮下部的 1/3～2/3），在病因去除后可恢复正常。重度非典型增生（累及上皮下部的 2/3 以上，甚至占据表皮全层），则很难逆转，常转变为癌。

三、原位癌

上皮全层发生癌变，但癌细胞尚未突破基底膜，称为原位癌。常见于鳞状上皮和移行上皮被覆部位，亦见于乳腺小叶及导管。原位癌是一种早期癌，如能早期发现及治疗，预后较好。

（钟子健　徐勤）

第六章 水 肿

组织间隙内有过多的液体积聚称为水肿。体腔内有过多的液体积聚一般称为积水或积液，如胸腔积液（胸水）、腹腔积液（腹水）等。细胞内有过量液体积聚称为细胞水肿。水肿不是一种独立的疾病，而是一个常见的病理过程。水肿的发病机制有以下两个。

一、血管内外液体交换平衡失调

正常人体组织液的量维持相对恒定，主要取决于毛细血管内外液体交换平衡和机体内外液体交换平衡，这两种平衡的失调是发生水肿的基础。生理情况下，血浆和组织液间不断进行液体交换，以保持组织液生成与回流的动态平衡，这种平衡主要取决于四个因素，即毛细血管流体静压、血浆胶体渗透压、组织液静水压和组织液胶体渗透压。其中，毛细血管流体静压和组织液胶体渗透压是推动滤过和促使生成组织液的力；而血浆胶体渗透压和组织液静水压是促使组织液回流的力。这两种力的差称为有效滤过压，即有效滤过压 = （毛细血管流体静压 + 组织液胶体渗透压） - （血浆胶体渗透压 + 组织液静水压）。病理情况下，组织液生成增加或回流减少，均可导致水肿的发生。

（一）毛细血管流体静压升高

毛细血管流体静压升高可使有效滤过压升高，促使液体滤出增加，如果超过淋巴回流的代偿限度，就会出现水肿。

毛细血管流体静压升高主要是因静脉压升高所引起，常见于充血性心力衰竭、门静脉高压、静脉血栓、肿瘤压迫静脉、妊娠子宫压迫髂外静脉等情况。动脉充血也可引起毛细血管流体静压升高。

（二）血浆胶体渗透压降低

血浆胶体渗透压是使组织液回流到毛细血管的主要力量，其大小主要取决于血浆白蛋白的浓度。当血浆白蛋白浓度降低时，血浆胶体渗透压降低，引起组织液回流入毛细血管减少，导致水肿发生。这种水肿往往是全身性的，水肿液中蛋白含量较低。

引起血浆蛋白减少的原因主要有：①蛋白质摄入不足。由食物中蛋白质供给不足或胃肠道消化吸收障碍所致。②蛋白质合成障碍。见于肝功能不全和严重营养不良时，肝脏合成蛋白质明显减少。③蛋白质消耗或丢失过多。见于慢性感染、恶性肿瘤、肾病综合征、严重烧伤和创伤等。④蛋白质被稀释。水、钠潴留或输入大量非胶体溶液，可导致血浆蛋白稀释。

（三）毛细血管壁通透性增加

正常情况下，水和晶体等小分子物质可以自由通过毛细血管壁，而血浆蛋白很少渗出到组织间隙。当毛细血管壁通透性增加时，不仅液体的渗出增加，而且伴有血浆蛋白的渗出。这不仅降低了血浆胶体渗透压，而且增加了组织液胶体渗透压，从而进一步促使更多的液体从毛细血管滤出并积聚在组织间隙。这种水肿往往水肿液中蛋白含量较高。

引起毛细血管壁通透性增加的原因很多，主要有炎症、过敏、烧烫伤、冻伤、化学伤以及缺氧、酸中毒等。这些因素可直接损伤毛细血管壁，也可通过组胺、激肽类等炎症介质的作用使毛细血管壁通透性增加。

（四）淋巴回流受阻

淋巴回流受阻时，组织液经淋巴管回流减少，积聚在组织间隙中引起水肿，又称淋巴水肿。组织液中的水和电解质可部分回吸收入血，因而水肿液中蛋白含量较高。

二、机体内外液体交换平衡失调

正常人每天水的摄入与排出处于动态平衡，可保持体液量的相对恒定。肾脏在调节钠、水平衡中发挥重要作用。正常人经肾小球滤出的钠和水，99%以上被肾小管重吸收，只有约1%形成终尿排出。肾小球的滤出与肾小管的重吸收之间始终保持一定比例的平衡，这种现象称为球－管平衡。任何引起球－管失衡的因素，均可导致体内钠、水潴留而发生水肿。

（一）肾小球滤过率下降

1. **肾小球广泛受损**　使肾小球的有效滤过面积减少，肾小球滤过率降低，原尿生成减少。见于急、慢性肾小球肾炎等。

2. **肾血流量减少**　当血容量下降，肾血流量减少；同时继发交感－肾上腺髓质系统和肾素－血管紧张素系统兴奋，使肾血管收缩，肾血流量进一步减少。结果均使肾小球滤过降低，导致钠、水潴留。见于充血性心力衰竭、肾病综合征、肝硬变腹水形成等。

3. **肾小球囊内压升高**　当尿路梗阻时，由于尿液积聚而使肾盂内压力增高，继而使肾球囊内压力升高，使肾小球的有效滤过率降低。见于尿路结石、肿瘤压迫输尿管等。

（二）肾小管重吸收钠、水增加

这是引起全身性水肿的主要原因。

1. **醛固酮增多**　醛固酮能促进肾远端小管对钠的重吸收。当肾血流量减少时，肾素－血管紧张素－醛固酮系统被激活；当肝功能严重损伤时，醛固酮灭活减少。

2. **抗利尿激素增多**　抗利尿激素能促进远端小管和集合管对水的重吸收。引起ADH增多的原因有：①当有效循环血量或心排血量下降时，左心房壁和胸腔大血管壁的容量感受器所受的刺激减弱，反射性地引起ADH分泌增加。②血浆渗透压升高可刺激下丘脑渗透压感受器，使ADH分泌增加。③肝功能障碍时，对ADH灭活减少。

3. **心房利钠肽减少**　心房利钠肽是由心房内心肌细胞所分泌的一种多肽激素，具有排钠利尿、扩张血管和降低血压的作用。当有效循环血量明显减少时，心房牵张感受器兴奋性降低，使心房钠尿肽（ANP）分泌减少，近曲小管对钠、水的重吸收增加，导致水肿发生。

4. **肾小球滤过分数增加**　滤过分数是指肾小球滤过率和肾血浆流量的比值，正常时约为20%。当有效循环血量减少导致肾血流量减少时，肾血管发生代偿性收缩，由于出球小动脉比入球小动脉收缩明显，使肾小球滤过压升高，滤过率相对增高，因此滤过分数增加。结果肾小管内无蛋白的滤液相对增多，而出球动脉及肾小管周围毛细血管的血浆胶体渗透压相应增高。同时由于血流量减少,毛细血管内压下降。最终使近曲小管对钠、水重吸收增多。

5. **肾内血流重新分布**　正常情况下,约90%的肾血流通过皮质肾单位,只有小部分通过髓旁肾单位,这有利于钠、水排出。病理情况下,有效循环血量减少,发生肾内血流重新分布,即通过皮质肾单位的血流量明显减少,较多的血流转向髓旁肾单位。这可能是与肾皮质内交感神经丰富,肾素含量高,在肾内形成的血管紧张素Ⅱ较多,比较容易引起小动脉收缩有关。髓旁肾单位的髓襻长,重吸收钠、水作用较强,引起钠、水潴留。

(钟子健　徐勤)

第七章 发 热

发热是指在致热原的作用下，机体体温调节中枢的调定点上移而引起的调节性体温升高。每个人的正常体温略有不同，而且受许多因素（时间、月经等）的影响。因此判定是否发热，最好是和自己平时同样条件下的体温相比较。如不知自己原来的体温，则腋窝体温（检测10分钟）超过37.4 ℃可定为发热。引起发热的原因很多，最常见的是感染（包括各种传染病）。发热对人体有利也有害。发热时人体免疫功能明显增强，这有利于清除病原体和促进疾病的痊愈。而且发热也是疾病的一个标志。

过热不是调节性体温升高，而是一种被动性体温升高。例如中枢神经系统损伤（如脑损伤波及视前区-下丘脑前部），使体温调节发生障碍；某些内分泌系统的疾病，使产热增多（如甲亢，甲状腺激素加强基础代谢使产热增多）；某些疾病或病理过程，使散热减少（如严重脱水致脱水热；环境高温致日射病即中暑或热射病）。由于在此类病程中并没有致热物质对体温调节中枢作用而使调定点水平提高，故不属于发热的范畴。

第一节 发热的原因和机制

一、发热激活物

发热激活物是来自体外或体内，能激活体内产生致热原细胞产生和释放内生致热原（EP），从而引起发热的物质。

（一）外致热原

来自体外的致热物质称为外致热原，包括各种病原微生物和寄生虫。

1. **细菌** 革兰氏阴性菌及内毒素［大肠杆菌、伤寒杆菌、淋球菌、脑膜炎双球菌、志贺菌，致热物质为菌体、肽聚糖和脂多糖（LPS）］；革兰氏阳性菌及外毒素（葡萄球菌、链球菌、肺炎球菌、白喉杆菌、枯草杆菌，致热物质为菌体、代谢产物）；分枝杆菌（结核杆菌：肽聚糖、多糖和蛋白质）。

2. **病毒** 流感病毒、麻疹病毒、SARS、柯萨奇病毒等；病毒疫苗，致热物质为病毒本身和其产生的血细胞凝素。

3. **真菌** 念珠菌、曲菌、阴球菌、放线菌等，致热物质为菌体、荚膜多糖和蛋白质。

4. **其他** 立克次体、螺旋体、寄生虫、原虫。

（二）体内产物

1. **抗原-抗体复合物** 如系统性红斑狼疮、类风湿等自身免疫性疾病，均可因病人血循环中持续存在的抗原-抗体复合物引起顽固性发热。

2. **类固醇** 以睾丸酮的代谢产物——本胆烷醇酮为代表，将其肌注入人的肌肉中可产生明显的发热，与人的外周血白细胞共同孵育可刺激单核吞噬细胞等释放致热性细胞因子。

3. 非传染性致炎刺激物 如尿酸盐结晶、硅酸盐结晶等可促使单核吞噬细胞分泌致热性细胞因子。另外，心肌梗死、肺梗死等可通过组织坏死过程释放或所致的无菌性炎症释放一些发热激活物致热。

4. 其他 包括恶性肿瘤中的坏死产物及严重创伤、烧伤、冻伤、大手术后的坏死产物和蛋白分解产物等。

二、内生性致热原

EP 为在发热激活物的作用下，体内某些细胞（产内生致热原细胞）被激活，产生并释放的致热物质。1980 年，Hanson 用硅土梯度离心法把家兔腹腔液中白细胞分为中性及单核细胞、以表面球蛋白为激活物分别培养，表明单核细胞群能产生大量 EP，而中性粒细胞不过 1%，证明单核细胞为主要产生 EP 的细胞。

（一）种类

EP 多为小分子蛋白质，分子量为 1 万～2 万，易透过血脑屏障，70 ℃ 加热 20 分钟能破坏致热性，多次注射不产生耐受性。

1. 白细胞介素 -1（IL-1） 是由单核吞噬细胞合成和释放的小分子蛋白质，有 $IL-1_\alpha$ 和 $IL-1_\beta$。致热性很强，实验动物微量呈单相热，大剂量呈双相热，不耐热，多次注射不出现耐受。

2. 肿瘤坏死因子（TNF） 是淋巴细胞、单核吞噬细胞合成和释放的小分子蛋白质，有 TNF_α 和 TNF_β 两种。小剂量呈单相热，大剂量呈双相热，肿瘤坏死因子不耐热，多次注射不出现耐受。

3. 干扰素（INF） 与发热有关的是 INF_α 和 INF_γ。活性低于 TNF_α、IL-1。不耐热，多次注射可出现耐受。

4. 白细胞介素 -6（IL-6） 来源于单核吞噬细胞，活性低于 TNF_α、IL-1。

5. 其他 巨噬细胞炎症蛋白 -1、睫状神经营养因子、IL-2、IL-8、IL-11 等可引起发热（是否属于 EP 未定）。

（二）产生和释放过程

内生致热原的产生和释放是一种复杂的细胞信息传递和基因表达的调控过程，包括激活、产生和释放。

三、发热时体温调节机制

20 世纪 40 年代，神经生理学家曾以定向刺激法和局部毁损法证明下丘脑前部为散热中枢，后外侧部为产热中枢。60 年代后，先后发现中枢神经系统中存在对温度敏感的神经元，特别是在下丘脑的视前区和前部对温热刺激敏感的热敏神经元的反应最灵敏。温热刺激该部位时引起散热反应，以冷刺激时结果相反。

（一）体温调节中枢

对多种恒温动物脑的实验证明，调节体温的主要中枢位于下丘脑，特别是视前区 - 下丘脑前部（POAH）。在 POAH 存在着热敏神经元和冷敏神经元，具有感受、整合来自体内、外温度信息的生理作用。微量的致热原注入POAH就可产生明显的发热反应，发热时也可在该部位测量到显著升高的发热介质。另外一些部位，如中杏仁核、腹中膈区和弓状核则对发热时的体温产生负向影响，刺激这些部位可对体温上升产生限制作用。目前认为，发热体温调节中枢可能有两部分组成：一个是正调节中枢，主要包括POAH等；另一个是负调节中枢，主要包括腹中膈（VSA）、杏仁核（MAN），当外周致热信号通过这些途径传入中枢后，启动体温正负调节机制，一方面通过正调节介质使体温上升，另一方面通过负调节介质限制体温升高。正负调节相互作用的结果决定调定点上移的水平及发热的幅度和时程。

（二）致热信号进入中枢的机制

1. 通过下丘脑终板血管器进入中枢 EP通过下丘脑终板血管器直接进入脑内，作用于体温调节中枢。终板血管器位于第三脑室壁视上隐窝处，紧靠POAH，是血脑屏障的薄弱部位。该处毛细血管属有孔毛细血管，对大分子物质有较高的通透性。EP可能由此入脑。也有人认为，EP并不直接进入脑内，而是被分布在此处的相关细胞（巨噬细胞、神经胶质细胞等）膜受体识别结合，产生新的信息（发热介质等），将致热原的信息传入POAH。

2. 经血脑屏障直接进入 EP通过血脑屏障转运入脑，这是一种较直接的信号传递方式。研究中观察到，在血脑屏障的毛细血管床部位分别存在IL-1、IL-6、TNF的可饱和转运机制，推测其可将相应的EP特异性地转运入脑。也可能从脉络丛部位渗入或易化扩散入脑内，通过脑脊液分布到POAH。此外，颅脑炎症、损伤时，血脑屏障通透性增大，EP直接进入脑内。

3. 通过迷走神经作用于中枢 部分细胞因子可刺激肝巨噬细胞周围的迷走神经将信息传入中枢。实验研究证明，如果切除膈下迷走神经或切断迷走神经肝支后，在腹腔注射IL-1或静脉注射LPS，均不再引起发热。因为肝迷走神经节旁神经上有IL-1受体，肝库普弗细胞又是产生这类因子的主要细胞，故可能存在肝脏产生的化学信号激活迷走神经，从而将发热信号传入中枢的机制。

（三）发热中枢调节介质

研究表明，EP仍不是引起调定点上移的最终物质，EP进入脑内，当达到丘脑下部后，可能首先引起发热中枢介质的释放，然后导致调定点上移，再通过调温反应引起发热。中枢发热介质可分为体温正调节介质和体温负调节介质两类。

1. 体温正调节介质

（1）前列腺素E（PGE）。实验中将PGE注入猫、鼠、兔等动物脑室内，引起明显的发热反应，体温升高的潜伏期比EP短，同时还伴有代谢率的改变，其致热敏感点在POAH；EP诱导的发热期间，动物脑脊液（CSF）中PGE水平也明显升高。PGE合成抑制剂如阿司匹林、布洛芬等都具有解热作用，并且在降低体温的同时，也降低了CSF中PGE浓度。在体外实验中，内毒素（ET）和EP都能刺激下丘脑组织合成和释放PGE。

（2）环磷酸腺苷（cAMP）。目前已有越来越多的事实支持cAMP作为重要的发热介质：①外源性cAMP注入猫、兔、鼠等动物脑室内迅速引起发热，潜伏期明显短于EP性发热。②Db-cAMP的中枢致热作用可被磷酸二酯酶抑制剂（减少cAMP分解）所增强，或被磷酸二酯酶激活剂（加速cAMP分解）尼克酸减弱。腺苷酸环化酶抑制剂（抑制

cAMP 生成）苏林金氏杆菌外毒素对外源性 cAMP 引起的发热没有影响，但能减弱致热原和 PGE 引起的发热。③在 ET、葡萄球菌、病毒、EP 以及 PGE 诱导的发热期间，动物 CSF 中 cAMP 均明显增高，后者与发热效应呈明显正相关。但高温引起的过热期间（无调定点的改变），CSF 中 cAMP 不发生明显的改变。④ET 和 EP 双相热期间，CSF 中 cAMP 含量与体温呈同步性双相变化，下丘脑组织中的 cAMP 含量也在两个高峰期明显增多。

（3）Na^+/Ca^{2+} 比值。给多种动物脑室内灌注 Na^+，体温很快升高，灌注 Ca^{2+} 则体温很快下降；降钙剂（EGTA）脑室内灌注也引起体温升高。在用标记的 Na^+ 和 Ca^{2+} 灌注猫脑室的研究中还发现，在致热原性发热期间，Ca^{2+} 流向 CSF，而 Na^+ 则被保持在脑组织中。这些研究资料表明，Na^+/Ca^{2+} 比值改变在发热机制中可能担负着重要中介作用，EP 可能先引起体温中枢内 Na^+/Ca^{2+} 比值的升高，再通过其他环节促使调定点上移。

（4）其他。促肾上腺皮质激素释放激素（CRH）是一种 41 肽的神经激素，主要分布于室旁核和杏仁核。大量的研究表明，CRH 是一种发热体温中枢正调节介质。IL-1、IL-6 等均能刺激离体和在体下丘脑释放 CRH，中枢注入 CRH 可引起动物脑温和结肠温度明显升高。用 CRH 单克隆抗体中和 CRH 或用 CRH 受体拮抗剂阻断 CRH 的作用，可完全抑制 IL-1b、IL-6 等 EP 的致热性。但也有人注意到，TNFa 和 IL-1a 性发热并不依赖于 CRH。并且在发热的动物，脑室内给予 CRH 可使已升高的体温下降。因此，目前倾向于认为 CRH 可能是一种双向调节介质。

（5）一氧化氮（NO）。NO 作为一种新型的神经递质，广泛分布于中枢神经系统。在大脑皮层、小脑、海马、下丘脑视上核、室旁核、下丘脑终板血管区（OVLT）和 POAH 等部位均含有一氧化氮合酶（NOS）。目前的一些研究提示，NO 与发热有关，其机制可能涉及三个方面：①通过作用于 POAH、OVLT 等部位，介导发热时的体温上升。②通过刺激棕色脂肪组织的代谢活动导致产热增加。③抑制发热时负调节介质的合成与释放。

2. 体温的负调节介质

（1）精氨酸加压素（AVP）。AVP 是下丘脑大细胞神经元合成的一种 9 肽神经递质，属垂体后叶肽类激素，以下丘脑视上核、室旁核含量最多；其次为下丘脑外区、OVLT、VSA 等区域。研究发现其解热作用在于：①在多种动物（大鼠、猫、兔、羊）脑或静脉内微量注入 AVP 均可产生解热效应。②可通过中枢机制调节体温，对体温调节效应器的影响随环境温度的不同而异。如 25 ℃ 时，AVP 靠加强散热来发挥解热效应；而 4 ℃ 时，则以减少产热来实现解热目的。③解热作用可被 AVP 拮抗剂所抑制，如在 AVP 的作用下，大鼠 IL-1 性发热可减弱，但应用 AVP 拮抗剂后这种解热效应则被明显阻断。此外，AVP 的受体有 V1 和 V2 两种，它可能通过 V1 受体起解热作用。若应用 V1 受体阻断剂则可使 IL-1 性发热明显增强。

（2）α-黑素细胞刺激素（α-MSH）。α-MSH 为一种 13 肽的多肽激素，由腺垂体所分泌，有极强的解热作用。主要依据有：①采用不同途径将 α-MSH 注入实验动物多个部位（脑室、VSA、POAH、静脉等），均可产生明显的解热效应，削弱 EP 性发热。其中，效应最强的作用部位是 VSA。②以增强散热方式来发挥解热作用。如给家兔使用 α-MSH 解热时，可使兔的主要散热器官—耳朵皮肤温度增高，说明散热增强。③内源性 α-MSH 可限制发热的高度和持续时间。如预先给家兔注射 α-MSH 抗血清，再以 IL-1 致热时，因内源性 α-MSH 的降热作用被阻断，故可使发热效应明显增强，发热时间显著延长。

总结发热的基本环节：发热时，机体产 EP 细胞因受到来自体内外发热激活物的作用，相继产生和释放 EP，EP 经血液循环进入颅内，在 POAH 或 OVLT 邻近处，促使中枢发热介质释放并作用于相应神经元，引起调定点上移，超过中心温度。结果使体温正调节中枢兴奋，正调节介质释放增多，机体产热增强，散热减弱，以致体温逐步升高，直到与新的调定点水准相适应。与此同时，体温负调节中枢也被激活，负调节介质作用不断增大，通过与正调节介质共同作用，有效地将调定点的上移和体温的升高限制在一特定范围内，从而产生热限现象。以后，随着发热激活物的消失，EP 及增多介质被清除，调定点在逐步恢复正常的同时，也使体温相应降至正常。（图 4-7-1）

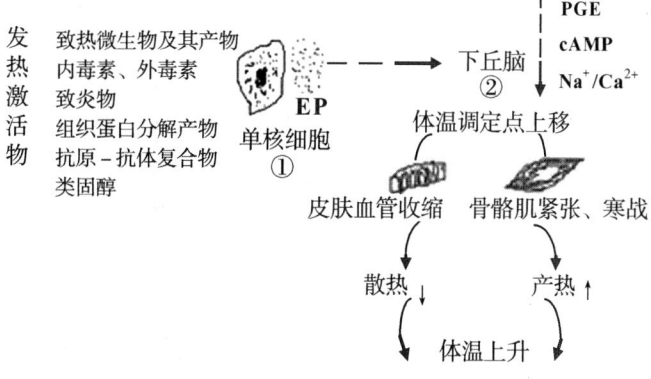

图 4-7-1 发热发病学基本环节模式图

第二节 发热的时相及热代谢特点

多数发热临床经过大致可分为 3 期，每期都有各自的临床和热代谢特点。

（一）体温上升期

发热的第一期是中心体温开始迅速或逐渐上升，快者约几小时或一昼夜就达高峰，慢者需几天才达高峰，称为体温上升期。此期因致热原作用于 POAH，体温调节中枢调定点上移，中心温度低于调定点水平，使产热增多，散热减少，产热大于散热，体温因而上升。此期患者临床表现为自感发冷或恶寒，并可出现"鸡皮"和寒战、皮肤苍白等现象。

（二）高温持续期

当体温上升到与新的调定点水平相适应的高度后，产热与散热在较高的水平上保持相对平衡，体温得以维持在较高的水平上，称为高温持续期。此期患者皮肤血管由收缩转为舒张，因而皮肤发红，散热有所增加。由于温度较高的血液灌注提高了皮肤温度，热感受器将信息传入中枢，故产生酷热感。高热使皮肤水分蒸发较多，因而皮肤和口唇比较干燥。此期持续时间不一，从几小时到几天甚至更长。此期患者临床可出现皮肤发红、皮肤灼热、酷热感等。

（三）体温下降期

因病因消除，发热激活物在体内被控制或消失，内生致热原及发热介质也被清除，上升的体温调定点仍回降到正常水平。由于调定点水平低于中心体温，故从下丘脑发出降温指令，不仅引起皮肤血管舒张，还可引起大量出汗，使体温下降，直至与已回降的调定点相适应，故本期又称退热期或出汗期。此期患者临床可出现大量出汗、皮肤潮湿等症状。

（钟子健　徐勤）

第八章 休 克

休克是机体在各种强烈有害因子作用下,发生以组织微循环灌流量急剧减少为主要特征的急性血液循环障碍,由此导致细胞和各重要器官功能代谢紊乱和结构损害的一种全身性病理过程。休克涉及临床各科,是严重威胁病人生命的危重病症。其主要表现为面色苍白、皮肤湿冷、血压下降、心率加快、脉搏细速、尿量减少、神志烦躁不安或表情淡漠甚至昏迷等。人类对休克的研究已有约300年历史,经历了从现象到本质的认识过程。现已发现,多种病因、多发病环节、多种体液因子参与了休克的发生和发展。

第一节 休克的病因与分类

一、休克的病因

1. 失血与失液 大量失血可引起失血性休克,常见于外伤出血、消化道出血(胃溃疡出血、食管静脉曲张出血等)、产后大出血、动脉瘤破裂等。快速失血超过总血量的20%左右,即可引起休克;失血量超过总血量的50%常迅速导致死亡。剧烈呕吐或腹泻但未能及时补充体液、大汗淋漓等可导致大量体液丢失,引起血容量与有效循环血量锐减而发生休克。

2. 烧伤 大面积烧伤可引起烧伤性休克。早期多由疼痛及大量血浆渗出导致有效循环血量减少而引起休克,晚期因继发感染而发展为感染性休克。

3. 创伤 各种严重的创伤可导致创伤性休克,尤其是在战争时期和自然灾害、突发事故中多见,如骨折、大手术等。休克的发生与疼痛和失血有关。

4. 感染 细菌、病毒、立克次体等引起的严重感染,特别是革兰氏阴性细菌感染常可引起感染性休克。其中细菌内毒素中的有效成分脂多糖和其他毒素起重要作用。感染性休克常伴有败血症,故又称败血症休克。

5. 过敏 注射某些药物、血清制剂或疫苗时可致过敏体质的人发生过敏性休克。组胺、缓激肽大量释放入血,造成外周血管舒张、血管床容量增加及毛细血管通透性增加,导致有效循环血量减少。

6. 急性心力衰竭 常见于大面积心肌梗死、心包填塞、急性心肌炎及严重的心律紊乱(房颤与室颤)。急性心力衰竭可引起心输出量显著减少,有效循环血量和灌流量下降,发生心源性休克。

7. 神经源性因素 中枢神经系统损伤或抑制可导致血管运动中枢功能障碍,引起神经源性休克,常见于剧烈疼痛、高位脊髓麻醉或损伤等。

二、休克的分类

（一）按病因分类

可分为失血性休克、失液性休克、烧伤性休克、创伤性休克、感染性休克、过敏性休克、心源性休克和神经源性休克等。

（二）按休克发生的起始环节分类

虽然休克病因不同，但通过血容量减少、心输出量急剧降低和外周血管容量扩大这三个起始环节，引起有效循环血量减少、组织灌流量不足是休克发生的共同基础，故可分为：

（1）低血容量性休克。是失血、失液因素所致休克的起始环节。急性大出血或大量液体丢失，将造成血容量急剧减少而导致休克。

（2）心源性休克。由于心输出量急剧减少导致组织有效灌流量严重不足所引起的休克称为心源性休克。主要由急性心肌梗死等心脏病变引起，也可由心包填塞等心外原因所致。

（3）血管源性休克。由于外周血管容量的扩大，大量血液淤滞在微循环中，引起有效循环血量减少而导致的休克称为血管源性休克。常为过敏性、感染性、神经源性休克的起始环节。

（三）按血流动力学变化的特点分类

（1）低排高阻型休克。是临床最常见的类型，其特点是心排出量降低而外周血管阻力高。由于皮肤血管收缩，皮肤温度降低，又称"冷休克"。失血失液性休克、心源性休克、创伤性休克和大多数感染性休克属此类型。

（2）高排低阻型休克。较为少见。其特征是外周血管阻力低，心排出量高。由于皮肤血管扩张，血流量增多，皮肤温度可增高，故亦称"暖休克"。部分感染性休克属此型。

（3）低排低阻型休克。血流动力学特点是心输出量降低，总外周阻力也降低，故血压明显降低，实际上是失代偿的表现。

第二节 休克分期与发病机制

尽管各类休克发生的起始环节不同，但微循环障碍是各类休克的共同发病环节，其特征是体内重要器官微循环处于低灌注状态。以下以典型的失血性休克为例说明休克时血流动力学和微循环的改变，其过程大致可分为3期：

一、微循环缺血性缺氧期（休克早期，代偿期）

（一）微循环变化的特点

此期微循环变化的特点是缺血，微动脉、后微动脉和毛细血管前括约肌收缩，微静脉、小静脉发生持续痉挛，其中以后微动脉和毛细血管前括约肌收缩最显著，使毛细血管前阻力增加，真毛细血管网血流量减少，血流速度显著减慢。血液限于直捷通路和开放的

动-静脉吻合支回流；微循环出现少灌少流、灌少于流或无灌的现象；组织呈缺血、缺氧状态。(图4-8-1B)

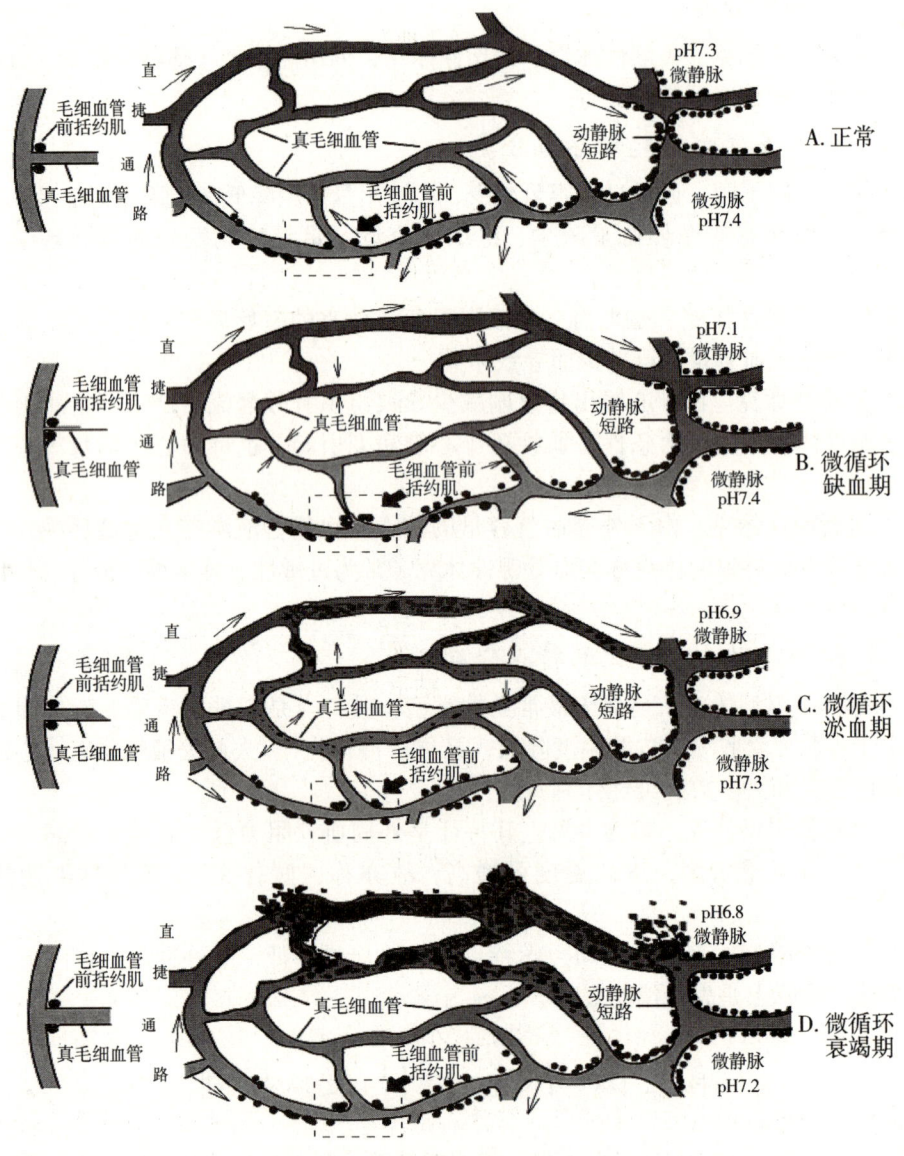

图4-8-1 休克各期微循环变化模式图
左侧小图为右图中方框部分的放大。

(二) 微循环变化的机制

1. 儿茶酚胺大量释放 交感-肾上腺髓质系统强烈兴奋，使儿茶酚胺大量释放入血，是引起微循环血管持续痉挛的始动因素。已证明休克时血中儿茶酚胺含量比正常高数十倍甚至几百倍。儿茶酚胺可刺激α受体导致皮肤、内脏血管持续痉挛收缩，也可刺激β受体引起动-静脉吻合支开放。不同的致休克原因可通过不同的机制引起交感-肾上腺髓质系统兴奋。例如创伤时的疼痛和失血可刺激交感-肾上腺髓质系统兴奋；血容量减少和心功能降低可通过窦弓反射引起交感-肾上腺髓质系统兴奋；感染时的内毒素可直接刺激交感-肾上腺髓质系统兴奋。

2. 其他体液因子的释放 低血容量、交感神经兴奋以及儿茶酚胺大量释放，可刺激机体产生较多体液因子，如血栓素（TXA_2）、血管紧张素Ⅱ、加压素、内皮素等，都有缩血管作用。

（三）微循环变化的代偿意义

休克早期的微循环变化对机体有一定的代偿意义。

1. 保证心脑重要器官的血液供应 不同器官的血管对儿茶酚胺反应不同：皮肤、腹腔内脏血管的α受体密度较高，对儿茶酚胺的敏感性高，收缩明显；而脑血管交感缩血管纤维分布较稀少，α受体密度低，故无明显改变；冠状动脉虽有α受体及β受体双重支配，但以β受体为主，且交感神经兴奋时心脏活动增强，代谢产物中扩血管物质增多，所以冠状动脉可扩张。在全身循环血量减少的情况下，微循环反应的不均一性，使血液重新分布，保证了重要生命器官——心脑的血液供应。

2. 动脉血压的维持 本期动脉血压可不降低，或略有下降，其机制主要包括：

（1）回心血量增加。儿茶酚胺等缩血管物质使微静脉、小静脉及肝脾等储血库收缩，回心血量得以快速增加，此为"自身输血"作用；微循环灌流量不足，毛细血管中流体静压下降，使组织液进入血管，增加血浆容量，起到"自身输液"的作用；肾素-血管紧张素-醛固酮系统的激活，使肾小管对水、钠重吸收增加，有助于血容量的恢复。

（2）心输出量增加。交感神经兴奋、儿茶酚胺释放增多以及静脉回流量增加，可使心率加快、心肌收缩力增强（心源性休克除外）、心输出量增加。

（3）外周阻力增高。由许多器官内小动脉、微动脉收缩所致。

通过上述各种途径的代偿，休克早期动脉血压能保持相对恒定，心脑血液供应基本得到保证。

（四）主要临床表现

此期临床表现为面色苍白、四肢厥冷、心率加快、脉搏细速、少尿或无尿、烦躁不安，血压可在正常范围内，但脉压差明显减小。脉压差减小比血压下降更具早期诊断意义。

此期机体在进行积极的代偿反应，如能及时消除引起休克的原因、补充血容量、解除微循环障碍，可防止休克进一步发展。如未能得到及时治疗，病情可继续发展进入休克期。

二、微循环淤血性缺氧期（休克期，可逆性失代偿期）

（一）微循环变化的特点

此期微循环变化的特点是淤血。休克持续一段时间后，微循环血管痉挛减轻甚至转为舒张；血液由弛张的毛细血管前括约肌大量涌入毛细血管内。而微静脉端因血细胞嵌塞、血流缓慢和血黏度增加，使血液的流出道阻力增加，毛细血管后阻力大于前阻力，故微循环出现灌入多流出少、灌大于流的现象，大量血液淤滞在毛细血管内；组织处于严重的淤血性缺氧状态中。

(二) 微循环变化的机制

1. 酸中毒 微循环持续性缺血缺氧，使该部位的组织酸性代谢产物增多，引起代谢性酸中毒。酸性环境下，微循环各部分对儿茶酚胺的反应性降低，发生松弛、舒张。

2. 局部扩血管物质增多 长时间组织缺血、缺氧使局部扩血管的代谢产物增多。例如肥大细胞释放组胺增多，血管内皮受损致激肽类物质生成增加，ATP 的分解产物腺苷增多，以及细胞分解时释出的钾离子增多等，均可引起血管扩张。

3. 血液流变学改变 休克进展期微循环中血液流速明显降低，白细胞滚动、贴壁、黏附于内皮细胞，并嵌塞于毛细血管内，使血流受阻。这种黏附是通过黏附分子介导的。黏附和激活的白细胞通过释放氧自由基和溶酶体酶，导致内皮细胞和组织损伤。组胺使血管通透性增加，由于微血管内流体静压升高和毛细血管通透性增高，液体从毛细血管内外渗至组织间隙，因而血液浓缩，血细胞比容升高。血细胞比容越高，血液黏度越大，血流阻力越大，而血流量则越少，血流更加缓慢，进一步导致红细胞和血小板聚集，血液淤滞。

4. 内毒素的作用 除感染性休克时机体存在内毒素外，其他类型休克时肠道内细菌及其产生的内毒素，也可通过缺血损伤的肠黏膜吸收入血。内毒素可与血液中的白细胞发生反应，导致多肽类物质生成增多，使血管扩张。

(三) 微循环变化的后果

此期微循环血管床大量开放，血液淤滞在皮肤和内脏毛细血管中，毛细血管内流体静压升高，"自身输血"、"自身输液"作用停止。淤血导致有效循环血量锐减，回心血量减少，心输出量和血压进行性下降，组织中血液灌流量进一步降低。交感-肾上腺髓质系统的持续兴奋更加重了组织灌流量的减少，组织缺氧更趋严重，形成恶性循环。由于组胺、缓激肽的作用，毛细血管通透性增高，促进血浆外渗，引起血液浓缩、黏滞度升高，加重了恶性循环。

此期微血管反应性低下，丧失参与血流调节的能力，促使整个心血管系统功能恶化，机体由代偿逐渐转向失代偿。

(四) 主要临床表现

此期临床表现为血压进行性下降、心搏无力、心音低钝、神志淡漠甚至昏迷、少尿或无尿、皮肤出现花斑或紫绀。此期尽管已失代偿，但如积极救治仍可使病情逆转。但若持续时间过长，则可发展为不可逆的改变。

三、微循环衰竭期（休克晚期，不可逆期）

(一) 微循环变化的特点

此期，微循环淤滞更加严重，微血管平滑肌呈麻痹性扩张，对任何血管活性物质失去反应，微循环血流停止，不灌不流，血液进一步浓缩，凝固性增高，可诱发弥散性血管内凝血（DIC）。并可继发纤溶系统活性亢进而导致出血。组织细胞处于更加严重的缺血缺氧状态，可发生变性、坏死。

(二) DIC 发生机制

不同类型的休克，DIC 的形成早晚不一。如严重感染性休克，细菌内毒素可通过不同途径促使 DIC 早期发生；严重创伤时组织因子大量释放，也可在早期发生 DIC。但并非所有休克患者都一定发生 DIC。休克晚期发生 DIC 主要与下列因素有关：①血液流变学改变。微循环淤血不断加重，血液浓缩，血浆黏度增大，血细胞压积增大，纤维蛋白原浓度增加，血小板和红细胞较易于聚集，血液处于高凝状态。②凝血系统的启动。创伤、烧伤、大手术、严重缺氧、酸中毒或内毒素等常导致大量组织破坏、血管内皮细胞损伤，从而启动外源性和内源性凝血系统。③TXA_2-PGI_2 平衡失调。组织缺氧、感染等因素可促使血小板合成 TXA_2 增多；血管内皮细胞损伤使 PGI_2 生成减少，使 TXA_2-PGI_2 平衡失调，促进血小板聚集。

(三) 微循环变化的后果

休克一旦并发 DIC，将对微循环和各器官功能产生严重影响：①微血管阻塞，回心血量锐减。②凝血物质消耗、继发纤溶活性增高等因素易引起出血，使循环血量进一步减少。③纤维蛋白（原）降解产物和某些补体成分可增加血管壁通透性，加重微血管功能紊乱。④缺氧、酸中毒不断加重，许多酶系统活性降低或丧失，并可使细胞内溶酶体膜破裂释出溶酶体酶，引起细胞损伤。

此外在休克晚期，由于肠道严重缺血、缺氧，屏障和免疫功能降低，肠道细菌和内毒素入血，作用于单核-巨噬细胞系统，使促炎介质和抗炎介质过度表达、平衡失调及泛滥入血，可导致全身炎症反应综合征和代偿性抗炎反应综合征，从而引起重要器官功能衰竭，甚至发生多系统器官衰竭，给治疗造成极大的困难。

(四) 主要临床表现

此期临床表现为血压进一步下降，甚至无法测出，升压药难以恢复；脉搏细弱而频数，中心静脉压降低，静脉塌陷，出现循环衰竭；有时即使大量输血和补液使血压回升，仍不能恢复毛细血管血流，称为无复流现象；重要生命器官如心、脑、肺、肾、肝、肠等出现严重的功能障碍或衰竭，可导致患者死亡。

第三节 休克时细胞代谢变化和结构损害

休克时的细胞损伤除继发于微循环障碍外，也可由休克的原始动因直接损伤引起；且细胞损伤又是引起器官结构损害和功能障碍的基础，因此提出了休克发生的细胞机制和休克细胞的概念。

一、细胞代谢改变

(一) 物质代谢变化

休克时的严重微循环障碍导致组织低灌流和细胞供氧减少，使葡萄糖有氧氧化受阻，无氧糖酵解过程显著增强，脂肪和蛋白质分解代谢增强、合成减少。

(二) 酸中毒

细胞无氧糖酵解增强使乳酸生成显著增多；肝脏因缺氧而不能充分摄取乳酸并经过糖

异生作用转化为葡萄糖,导致乳酸的堆积;肾排泄功能降低使代谢产物不能及时清除,因此发生代谢性酸中毒。酸中毒时,H^+和Ca^{2+}竞争引起心肌收缩力下降,心输出量减少;酸性环境还可使血管平滑肌对儿茶酚胺的反应性降低,外周阻力降低,使血压不易回升;酸中毒还可导致和加重高钾血症,加重休克时微循环障碍和器官功能障碍。

二、细胞结构损害

(一) 细胞膜的变化

细胞膜是休克时最早发生损伤的部位。缺氧、ATP减少、酸中毒、高血钾、自由基引起膜的脂质过氧化、炎症介质和细胞因子等都会导致细胞膜的损伤,出现离子泵功能障碍,水、Na^+和Ca^{2+}内流,细胞内水肿,跨膜电位明显下降。

(二) 线粒体的变化

休克初起时线粒体仅发生功能降低,ATP合成减少。休克后期线粒体可发生不同程度的肿胀、嵴断裂、线粒体膜破裂等形态改变。线粒体损伤导致呼吸链功能障碍,通过氧化磷酸化产生的能量物质进一步减少。

(三) 溶酶体的变化

缺氧、酸中毒可使溶酶体肿胀、空泡形成,最终溶酶体膜破裂、溶酶体酶释放。溶酶体酶可引起细胞自溶,消化基底膜,激活激肽系统,形成心肌抑制因子等。溶酶体的非酶性成分可引起肥大细胞脱颗粒、释放组胺。

(四) 细胞死亡

休克时细胞损伤最终可导致细胞死亡。休克时细胞死亡的主要形式是坏死,但近年的研究结果表明,血管内皮细胞、单核巨噬细胞、中性粒细胞、淋巴细胞及各脏器的实质细胞均可发生凋亡,此常由炎症介质、细胞因子及氧自由基损伤作用所致。

(钟子健 徐勤)

第九章 肝性脑病

第一节 肝性脑病的病因和分类

肝性脑病是继发于严重肝脏疾患的神经、精神综合征，又称肝性昏迷。主要症状有意识障碍、行为失常和昏迷。而亚临床或隐性肝性脑病指无明显临床表现和生化异常，仅能用精细的智力试验和/或电生理检测才可作出诊断的肝性脑病。门体分流性脑病最为多见，发生的主要机制是门静脉高压，门静脉与腔静脉间有侧支循环存在，从而使大量门静脉血绕过肝脏流入体循环。肝性脑病属中医的"昏迷"、"急黄"、"肝厥"等范畴。

一、肝性脑病的病因

（1）急性肝性脑病。如暴发性、重症病毒性肝炎，药物性肝炎，化学药品如四氯化碳或毒蕈引起的中毒性肝炎，以及急性妊娠期脂肪肝等均会引起急性肝性脑病。

（2）慢性肝性脑病。见于各种病因的晚期肝硬化、门–腔吻合术后、晚期肝癌、门静脉血栓形成以及任何慢性肝病的终末期。

二、肝性脑病的分类和分期

（一）肝性脑病的分类

（1）按病因可将肝性脑病分为内源性和外源性两种类型：①内源性肝性脑病。常由病毒性暴发型肝炎、伴有广泛坏死的药物性肝炎等引起，呈急性经过，无明显诱因，血氨可不增高。②外源性肝性脑病。常由门脉性肝硬化、血吸虫性肝硬化等引起，有明显的诱因，血氨往往增高。

（2）按发病速度可将肝性脑病分为急性肝性脑病、亚急性肝性脑病和慢性肝性脑病三类。

（二）肝性脑病的分期

根据肝性脑病时神经、精神症状的严重程度，可将其分为四期：一期有轻微的性格和行为改变；二期以精神错乱、睡眠障碍、行为失常为主，常出现扑翼样震颤；三期以昏睡和精神错乱为主；四期神志丧失，不能唤醒，即为肝昏迷。

第二节 肝性脑病的发病机制

肝性脑病的发病机制比较复杂，尚未完全清楚，已经提出了多种学说。虽然用其中的一种学说难以全面解释肝性脑病的发病机制，但这些学说在临床实践中有重要的指导意义。

一、氨中毒学说

19世纪末,人们发现给门-体分流术后的狗喂饲肉食可诱发肝性脑病,肝硬化患者摄入高蛋白饮食也易诱发肝性脑病。进一步研究发现,临床上约80%的肝性脑病患者血及脑脊液中氨水平升高,采用降血氨治疗有效,因此提出氨中毒学说。

正常情况下,血氨的生成和清除之间保持着动态平衡,血氨浓度一般不超过59 μmol/L。氨在肝中合成尿素是维持此平衡的关键。当肝功能严重受损时,尿素合成障碍,血氨水平升高。增高的血氨通过血脑屏障进入脑组织,从而引起脑代谢和功能障碍。这是氨中毒学说的基本论点。

(一) 血氨升高的原因

(1) 氨清除不足。体内氨主要在肝内经鸟氨酸循环合成尿素而清除。在鸟氨酸循环过程中,生成1分子尿素,清除2分子氨,消耗3分子ATP。肝功能严重障碍时,由于鸟氨酸循环所需底物缺失、代谢障碍导致ATP供给不足以及参与鸟氨酸循环的酶系统遭到破坏,使尿素合成明显减少,氨清除不足而致血氨升高。

(2) 氨产生过多。血氨主要来源于肠道,肠内蛋白质经消化转变成氨基酸,与血中弥散入肠的尿素在肠内细菌产生的氨基酸氧化酶、尿素酶作用下生成氨,经门脉入肝。肝功能严重障碍时,产氨增多的因素有:①肝硬化时由于门静脉回流受阻,致使肠黏膜淤血、水肿,肠蠕动减弱以及胆汁分泌减少,影响食物的消化、吸收和排空,大量蛋白质潴留,氨的生成显著增多。②严重肝硬化晚期合并肾功能障碍,尿素排出减少,使弥散至胃肠道的尿素增加,肠道产氨增多。③如合并上消化道出血,肠道内血液中蛋白质在细菌作用下产生大量氨。④肝性脑病患者昏迷前出现明显不安、躁动和震颤,肌肉活动增强,肌肉中腺苷酸分解代谢增强使产氨增多。

(二) 门-体侧支循环的建立

肝硬化门脉高压时,门静脉与腔静脉间吻合支使肠道吸收的部分氨未经肝脏而直接进入体循环,引起血氨升高。

(三) 氨对脑的毒性作用

(1) 干扰脑组织的能量代谢。血氨升高通过以下环节影响葡萄糖的生物氧化而干扰脑组织的能量代谢:①氨与脑内的α-酮戊二酸结合,生成谷氨酸,使三羧酸循环中间产物α-酮戊二酸减少,影响糖的有氧代谢。②消耗大量还原型辅酶Ⅰ(NADH),妨碍呼吸链中的递氢过程,以致ATP产生不足。③氨与谷氨酸结合形成谷氨酰胺的过程中消耗大量ATP,致使脑细胞活动所需能量不足,从而影响神经系统的正常功能。

(2) 使脑内神经递质发生改变。脑内氨增多可使兴奋性神经递质谷氨酸、乙酰胆碱减少,而抑制性神经递质谷氨酰胺、γ-氨基丁酸增多,使脑内的神经递质平衡失调,导致中枢神经系统功能紊乱。其机制是:①氨与谷氨酸结合生成谷氨酰胺增多,谷氨酸被消耗。②氨可抑制丙酮酸的氧化脱羧,乙酰辅酶A减少,使乙酰胆碱生成减少。③氨可抑制γ-氨基丁酸转氨酶活性,使γ-氨基丁酸增多。

(3) 氨对神经细胞膜的影响。氨与钾离子竞争通过细胞膜上的钠泵进入细胞内,造成细胞内钾离子减少,细胞缺钾。氨可干扰神经细胞Na^+-K^+-ATP酶的活性。以上均可影

响细胞内外 Na^+、K^+ 分布，进而影响膜电位和兴奋传导等功能活动。

二、假性神经递质学说

假性神经递质学说认为，肝性脑病的发生是由于正常的神经递质被假性神经递质所取代，使脑干网状结构中神经突触部位冲动的传递发生障碍，从而引起神经系统功能障碍而导致肝性脑病。

正常脑干网状结构中的神经递质主要有去甲肾上腺素和多巴胺等，在维持网状结构上行激动系统唤醒功能中具有重要作用。如果这些神经递质被假性神经递质所取代，则这一系统的功能活动减弱，大脑皮质将从兴奋转入抑制状态，产生昏睡状态。

肝功能正常时，食物蛋白在消化道中分解成多种氨基酸，其中苯丙氨酸和酪氨酸，在经肠道细菌释放的脱羧酶作用下，分别被分解为苯乙胺和酪胺；二者被吸收进入肝脏，经氧化分解而解毒。当肝功能严重障碍时肝细胞的解毒功能降低，或门脉血经侧支循环绕过肝脏直接进入体循环，或门脉高压时肠道淤血，消化功能降低使肠道产生胺类物质增加，均使循环血中苯乙胺和酪胺明显增多。血液中过多的苯乙胺和酪胺进入脑内，在脑组织中 β-羟化酶作用下，生成苯乙醇胺和羟苯乙醇胺，这两种物质在化学结构上与去甲肾上腺素和多巴胺相似。当其增多时，可取代去甲肾上腺素和多巴胺被肾上腺素能神经元所摄取，并贮存在突触小体的囊泡中。被释放后的生理效应则远较去甲肾上腺素和多巴胺弱。因而脑干网状结构上行激动系统的唤醒功能不能维持，从而发生昏迷。因此将在结构上与真性神经递质相似，而功能上不能完成真性神经递质作用的苯乙醇胺和羟苯乙醇胺称为假性神经递质。

三、血浆氨基酸失衡学说

肝性脑病患者可见血浆中芳香族氨基酸（AAA）增多，支链氨基酸（BCAA）减少，故认为肝性脑病的发生与血浆氨基酸比例失衡有关。

（一）血浆氨基酸失衡原因

肝功能严重障碍时肝细胞灭活胰岛素和胰高血糖素的功能降低，使两者浓度均升高。胰高血糖素增多使肝和肌肉组织内蛋白分解代谢增强，产生大量 AAA；又因肝功能障碍，使肝脏对 AAA 的降解能力降低，以及肝脏利用 AAA 的糖异生作用障碍，这些均可使血中 AAA 含量升高。BCAA 的代谢主要在骨骼肌、脂肪组织中进行，当胰岛素水平升高，可促进肌肉、脂肪组织摄取和利用 BCAA，使血中含量减少。

AAA 和 BCAA 由同一载体转运通过血脑屏障进入脑细胞内。BCAA 含量减少，则 AAA 进入脑内增多。当进入脑内的苯丙氨酸和酪氨酸增多时，在芳香氨基酸脱羧酶作用下，分别生成苯乙醇胺和羟苯乙醇胺，使假性神经递质增多，导致肝性脑病的发生。

（二）血浆色氨酸代谢异常

肝功能障碍时，色氨酸在肝内分解减少，血中色氨酸含量升高，并通过血脑屏障进入脑内。色氨酸在脑内被羟化为 5-羟色氨酸，再脱羧成 5-羟色胺。5-羟色胺是抑制性神经递质，同时又可被儿茶酚胺神经元摄取而取代去甲肾上腺素，因此也是一种假性神经递质。脑内 5-羟色胺增多可引起中枢抑制，促进肝性脑病的发生。

四、γ-氨基丁酸（GABA）学说

GABA 属于抑制性神经递质，目前认为与肝性脑病的发生关系密切。

血中的 GABA 主要由肠道细菌作用于肠内容物而产生。正常时，GABA 可进入肝脏被进一步分解。当肝功能障碍时，GABA 分解减少或通过侧支循环绕过肝脏，使其在血中含量增加，特别是消化道出血时，血液是细菌形成 GABA 的良好底物，肠道 GABA 更多，使血中 GABA 浓度明显增多。正常时，GABA 并不能通过血脑屏障进入脑内，但由于严重肝病引起血脑屏障通透性增高时，则 GABA 可进入脑内，并在突触间隙产生抑制作用，导致中枢神经系统功能抑制，产生肝性脑病。

第三节　肝性脑病的诱发因素

凡能增加毒性产物来源，降低肝的解毒功能，增加脑对毒性产物的敏感性，使血脑屏障通透性增高的各种因素均可成为肝性脑病的诱因。

（一）氮负荷过度

氮负荷过度是诱发肝性脑病的常见原因。肝硬化患者常见的上消化道出血、过量蛋白饮食、输血等外源性氮负荷过度，可促进血氨增高而诱发肝性脑病。由于肝肾综合征等所致的氮质血症、低钾性碱中毒或呼吸性碱中毒、便秘、感染等内源性氮负荷过度等，也常诱发肝性脑病。

（二）使用麻醉药、镇静药

肝功能障碍时使用麻醉药、镇静药、安眠药可加重肝损害，并因肝脏对药物的解毒作用减弱而使药物对机体产生明显的毒性作用，从而诱发肝性脑病。

（三）其他因素

酗酒可进一步损伤肝细胞，加重肝功能障碍，诱发肝性脑病；感染时细菌及毒素可损害肝脏，感染引起的发热和组织坏死可增加蛋白质分解引起氨中毒；给肝硬化腹水患者做腹腔穿刺时，若一次性放腹水量过多、速度过快，使腹腔压力骤然下降、有效循环血量减少，可加重肝功能衰竭，导致肝性脑病。

（钟子健　徐勤）

第十章 心力衰竭

第一节 心力衰竭的基本原因、诱因与分类

心力衰竭是指由于心脏收缩或舒张功能障碍，使心输出量绝对或相对减少，不能满足机体代谢需要的一种病理过程或临床综合征。心功能不全临床分为代偿期和失代偿期，心力衰竭即为心功能失代偿期。心衰属中医的"惊悸怔忡"、"胸痹"、"喘咳"、"水肿"、"虚劳"等范畴。

一、心力衰竭的基本原因

凡能从结构和功能方面影响心脏泵血和充盈的因素，均是引起心力衰竭的病因。

（一）原发性心肌损害

原发性心肌损害是引起心力衰竭的重要病因。

1. 心肌病变 严重的心肌炎、心肌病、心肌梗死、心肌纤维化、病毒感染、硒缺乏、锑和阿霉素中毒等均可造成心肌细胞变性、坏死，导致心肌收缩和舒张功能降低。

2. 心肌能量代谢障碍 心肌缺血、缺氧或三羧酸循环障碍，导致 ATP 生成或利用障碍，可影响心脏舒缩功能，见于严重贫血、低血压、冠状动脉粥样硬化、维生素 B_1 严重缺乏等。

（二）心脏负荷过重

1. 压力负荷过重 是指心脏收缩时所承受的负荷增加，使收缩期心腔压力增大，也称后负荷过重。高血压、主动脉瓣狭窄可引起左心室压力负荷过重；肺动脉高压、阻塞性肺病、肺动脉瓣狭窄可引起右心室压力负荷过重。

2. 容量负荷过重 是指心脏舒张末期心室容积增加，使心肌室壁张力过高，也称前负荷过重。主动脉瓣或二尖瓣关闭不全可引起左心室容量负荷过重；肺动脉瓣或三尖瓣关闭不全可引起右心室容量负荷过重。

二、心力衰竭的诱因

在上述基本病因存在的情况下，约有90%的心力衰竭病例可由下列诱因促使其发病。

1. 全身感染 感染时，可因发热使心率加快，导致心肌耗氧量增加、心室舒张期缩短、心肌供氧不足；可因内毒素直接损害心肌，抑制心脏收缩；可因肺部感染加重右心室后负荷等。

2. 心律失常 快速型心律失常时，因心率加快使心肌耗氧量增加、心室充盈减少，舒张期缩短使冠脉血流不足；因心房和心室活动不协调使心室射血功能降低、心输出量减少等。

3. 其他诱因 高钾血症可影响心肌的兴奋性、传导性、自律性和收缩性，容易造成心律失常，诱发心力衰竭。酸中毒时，H^+竞争性抑制Ca^{2+}与肌钙蛋白结合、抑制肌球蛋白ATP酶的活性，均可使心肌收缩性减弱。妊娠期血容量增加、心率加快、心搏出量增加，机体处于高动力循环状态，使心脏负荷加重。情绪激动、过度劳累、严重贫血、过多过快输液、创伤或手术、洋地黄中毒、甲状腺功能亢进等也可诱发心力衰竭。

三、心力衰竭的分类

（一）按心力衰竭发生的部位分类

1. 左心衰竭 是心力衰竭最常见的类型。心肌病、风湿性心脏病、高血压性心脏病、冠心病等致左心受累、左室负荷过重，使左心室射血减少、心输出量减少，并出现肺循环淤血、水肿、呼吸困难。

2. 右心衰竭 肺栓塞、肺动脉高压、阻塞性肺病、先天性心脏病如法洛四联症等致右心受累、右室负荷过重，使右心室不能把体循环回流的血液充分排出到肺循环，出现体循环静脉压增高、淤血水肿。

3. 全心衰竭 严重贫血、大面积心肌缺血、风湿性心肌炎等致左、右心同时受累，使全心功能衰竭。尚可因一侧心力衰竭发展波及另一侧，而发生全心衰竭：①先发生左心衰竭，由于肺静脉压升高引起肺动脉压升高，使右心室后负荷过重而发生右心衰竭。②先发生右心衰竭，由于右心搏入肺循环的血量减少、肺静脉回流到左心的血液也减少，使左心输出量减少而发生左心衰竭。

（二）按心力衰竭发生的速度分类

1. 急性心力衰竭 发病急骤、发展迅速，心输出量骤然下降，机体来不及代偿，见于急性大面积心肌梗死、严重心肌炎、慢性心力衰竭急性发作等。临床上可发生心源性休克、急性肺水肿、昏迷等。

2. 慢性心力衰竭 发病缓慢，机体可通过调节充分发挥代偿作用，常有心肌肥大、心腔扩张、血容量增加等，见于高血压病、心瓣膜病、肺动脉高压等，由心血管疾病逐渐加重所致。临床上有心输出量减少、肺和全身淤血与水肿等表现，常称为充血性心力衰竭。

（三）按心力衰竭时心输出量的高低分类

1. 低输出量性心力衰竭 发生心力衰竭时的心输出量低于正常，这种类型最多见。见于心肌炎、心瓣膜病、高血压性心脏病、冠心病等。

2. 高输出量性心力衰竭 发生心力衰竭时的心输出量绝对值接近或高于正常水平，但较该患者发生心力衰竭前明显降低（因此类患者心力衰竭前的心输出量相对较高），见于代谢增强或某些心脏前负荷增高的疾病，如严重贫血、甲亢、维生素B_1缺乏以及动-静脉瘘等。

第二节 心力衰竭的发生机制

心力衰竭发病机制比较复杂，迄今尚未完全阐明，目前认为心力衰竭的基本发病机制是心脏收缩与舒张异常，而心肌的正常舒缩活动需要下列基本物质：

（1）收缩蛋白。心肌收缩的基本单位是肌节，肌节由粗、细两种肌丝组成。①肌球蛋白组成粗肌丝，一端膨大形成横桥，其头部呈球形，具有ATP酶活性，可分解ATP供肌丝滑动。②肌动蛋白是细肌丝的主要成分，呈双螺旋结构，其上有特殊"作用位点"与肌球蛋白横桥形成可逆结合。

（2）调节蛋白。①向肌球蛋白嵌于肌动蛋白双螺旋沟内，并与肌钙蛋白复合体相连。其空间构型改变可调节心肌的收缩与舒张。②肌钙蛋白由向肌球蛋白亚单位（TnT）、钙结合亚单位（TnC）和抑制亚单位（TnI）组成，在Ca^{2+}参与下调节心肌的舒缩活动。

（3）兴奋-收缩偶联。当心肌细胞膜除极化时，一方面Ca^{2+}从肌浆网释放到细胞质内，另一方面Ca^{2+}从细胞外进入细胞内，使心肌细胞质内Ca^{2+}浓度由10^{-7} mol/L上升到10^{-5} mol/L。此时Ca^{2+}与肌钙蛋白的钙结合亚单位结合，并与向肌球蛋白形成Ca^{2+}-肌钙蛋白-向肌球蛋白复合体，引起向肌球蛋白空间构型的改变，解除了其对肌动蛋白"作用位点"的抑制，使肌球蛋白横桥能够与肌动蛋白的"作用位点"相结合。此时，若有能量ATP存在，肌球蛋白头部的ATP酶就水解ATP并释放能量，使粗肌丝带动细肌丝向肌节中央滑行，导致心肌收缩。

当心肌细胞膜复极化时，钙离子从细胞质内回到肌浆网或细胞外，使细胞质内Ca^{2+}浓度降至10^{-7} mol/L，则Ca^{2+}与肌钙蛋白解离，细肌丝滑向原位，心肌纤维由收缩转向舒张状态。此过程称为心肌兴奋-收缩偶联。

一、心肌收缩性减弱

心肌收缩性是决定心输出量的关键因素，是引起心力衰竭最重要的机制。决定心肌收缩的基本因素为心肌收缩蛋白、能量代谢、兴奋-收缩偶联，其中任何一个因素发生改变时，都可导致心力衰竭。

（一）收缩相关蛋白破坏

心肌细胞受损继而死亡后，心肌收缩相关蛋白随即被分解、破坏，使心肌收缩力减弱。心肌细胞的死亡包括坏死和凋亡两种方式。

1. 心肌细胞坏死　当心肌细胞受到感染、缺血、缺氧、中毒等严重损伤时可发生坏死。坏死细胞因溶酶体酶的作用而发生自溶，使收缩相关蛋白破坏，心肌收缩力因此减弱。如急性心肌梗死面积达23%以上，即可发生心力衰竭。

2. 心肌细胞凋亡　当心肌细胞受到氧化应激、缺血、缺氧、钙稳态失衡、负荷过重、线粒体功能异常或某些细胞因子作用后，心肌细胞可发生凋亡。细胞凋亡引起心肌细胞数量减少，使收缩蛋白减少，从而发生心力衰竭。

（二）心肌能量代谢紊乱

心肌收缩是需要ATP参与的主动耗能过程。缺乏ATP或ATP酶活性降低均可使心肌收缩性减弱。因此，凡是能干扰心肌能量生成、贮存和利用的因素，都能导致心肌收缩性减弱。

1. 能量生成障碍　心肌有氧代谢障碍使ATP生成不足直接影响心肌收缩性。见于休克、严重贫血、缺血性心脏病等引起的心肌缺血缺氧，以及维生素B_1缺乏引起的乙酰辅酶 A 生成减少等。

2. 能量利用障碍 当心肌细胞肌球蛋白头部 ATP 酶活性降低时，不能正常利用 ATP，使心肌收缩性减弱。见于长期心脏负荷过重引起的心肌过度肥大。

（三）心肌兴奋-收缩偶联障碍

Ca^{2+} 在心肌兴奋的电信号转化至收缩活动中发挥极为重要的作用。任何影响 Ca^{2+} 转移、分布的因素，都会导致心肌兴奋-收缩偶联异常，进而影响心肌的收缩性。

1. 肌浆网对 Ca^{2+} 处理功能障碍 当心肌缺血、缺氧时，ATP 供应不足，使肌浆网摄取和贮存的 Ca^{2+} 不足；肌浆网上的 Ca^{2+} 释放通道（Ry-受体）及其 mRNA 减少、细胞内酸中毒使 Ca^{2+} 与肌浆网中钙储存蛋白结合紧密不易释放时，可发生肌浆网释放 Ca^{2+} 减少。以上均可引起心肌兴奋-收缩偶联障碍。

2. 细胞外 Ca^{2+} 内流受阻 心肌细胞内的 Ca^{2+} 尚有另一部分来自细胞外。细胞外 Ca^{2+} 内流通过钙通道和 Na^+-Ca^{2+} 交换体两种途径。①钙通道包括膜电压依赖性钙通道和受体操纵性钙通道。膜电压依赖性钙通道受到膜电位的调节而开启：当心肌细胞膜除极化时，通道开放，细胞外 Ca^{2+} 顺浓度差流入胞内；当细胞膜复极化时，通道关闭，细胞外 Ca^{2+} 内流停止。心衰时伴发的酸中毒，使跨膜电位降低，除极变慢，以致电压依赖性钙通道难以开放。受体操纵性钙通道被去甲肾上腺素和心肌细胞膜上 β-受体所调控：当去甲肾上腺素与 β-受体结合时，激活腺苷酸环化酶，使 ATP 转化为 cAMP，激活细胞膜上的受体依赖性钙通道，使通道开放，Ca^{2+} 进入细胞内；当多种病因使去甲肾上腺素减少、细胞膜上 β-受体密度和腺苷酸环化酶活性降低时，Ca^{2+} 内流受阻。②Na^+-Ca^{2+} 交换体是一种酶蛋白，当细胞膜内的电位为正时，Na^+ 向细胞外、Ca^{2+} 向细胞内转运；膜内电位为负时，Ca^{2+} 向细胞内转运减少。上述原因凡可使心肌细胞外 Ca^{2+} 内流减少、使细胞质内 Ca^{2+} 浓度降低，均可导致心肌兴奋-收缩偶联障碍。

3. 肌钙蛋白与 Ca^{2+} 结合障碍 当心肌缺血缺氧，细胞内发生酸中毒、H^+ 浓度增高时，由于 H^+ 与肌钙蛋白的亲和力高于 Ca^{2+}，故 H^+ 可竞争性地抑制 Ca^{2+} 与肌钙蛋白结合，从而影响兴奋-收缩偶联过程。

（四）心肌肥大的不平衡生长

心功能慢性代偿的过程中可发生心肌肥大，心肌过度肥大、心肌重量增加与心功能增强不成比例，从而使心肌收缩性减弱，导致心力衰竭。其机制有：①心肌肥大时心肌重量的增加超过心脏交感神经元轴突的增长，使心肌去甲肾上腺素减少。②心肌肥大时毛细血管数量增生不足。③心肌肥大时线粒体不能按比例增加。④心肌肥大时肌球蛋白 ATP 酶活性降低。⑤心肌肥大时细胞外 Ca^{2+} 内流减少、肌浆网释放 Ca^{2+} 减少等，均使心肌供血供氧不足，影响兴奋-收缩偶联。

二、心室舒张功能减弱

心脏通过舒张过程实现心室血液充盈，以保证足够的心输出量。约 30% 的心力衰竭是由心室舒张功能异常所致。

（一）钙离子复位延缓

心肌收缩后，产生舒张的首要因素是细胞质内 Ca^{2+} 迅速降至"舒张阈值"

(10^{-7} mol/L）以下，这样 Ca^{2+} 才能与肌钙蛋白脱离，使肌钙蛋白恢复原来的构型。当心肌缺血、缺氧时，ATP 供应不足和肌浆网钙泵活性降低，使肌浆网摄取 Ca^{2+} 减少，Ca^{2+} 不能迅速降至与肌钙蛋白脱离的水平，导致心脏舒张异常。

（二）肌球-肌动蛋白复合体解离障碍

肌球-肌动蛋白复合体解离是需要 ATP 供能的主动过程，当心肌缺血缺氧等导致 ATP 缺乏时，肌球-肌动蛋白复合体不能分离，发生心室舒张异常。

（三）心室舒张势能减少

心室收缩末期可产生促使心室复位的舒张势能。心室收缩力越强，舒张势能越大。因此，心肌收缩性减弱可导致心室舒张势能减少。此外，舒张期冠状动脉充盈不足也影响心室的舒张过程。

（四）心室顺应性降低

心室顺应性（dV/dP）是指心室在单位压力变化下所引起的容积改变。其倒数（dP/dV）即为心室僵硬度。心肌肥大、心肌炎、心肌纤维化时，室壁僵硬度增加，使心室顺应性降低，影响心室的舒张和充盈。

三、心脏各部舒缩活动不协调

心房和心室有规律协调的舒缩活动是保证心输出量正常的重要前提。若心房和心室各部位或左右心室的舒张和收缩活动在时间和空间上不协调、不同步，可严重影响心输出量，导致心力衰竭。见于心肌梗死、心肌炎等病变诱发的各类心律失常。

第三节　心力衰竭时机体的代偿反应

心力衰竭发病过程中，机体可动员全身和局部的代偿作用，以适应机体活动对心输出量的需求。通过代偿反应，心输出量能满足机体正常活动的需要而不出现心力衰竭的临床表现，称为完全代偿。心输出量只能满足机体在安静状态的需要，发生轻度心力衰竭，称为不完全代偿。心输出量不能满足机体在安静状态的需要，出现明显的心力衰竭的临床表现，称为失代偿。

一、心脏代偿反应

（一）心率加快

心率加快是一种快速代偿反应。一定程度的心率加快可以使每分钟心输出量增加，对维持血压、保证心脑血液供应有代偿作用。但心率过快（成人心率＞180 次/分）对机体不利，因为心率过快可使耗氧量增加、舒张期缩短而影响冠状动脉血液灌流和心室充盈，以至于再导致心输出量下降。

（二）心脏扩张

根据 Frank-Starling 定律，在一定范围内，心肌收缩力和心输出量与心肌纤维的初长成正比。当肌节长度在 1.7～2.2 μm 时，随肌节长度增加，收缩力逐渐加大，心输出量也越大。即在此范围内，静脉回心血量增加，心室舒张期末压增大，心室前负荷、容量加大并伴有收缩力增强的扩张，称为心脏紧张源性扩张，具有代偿作用。如果肌节长度超过 2.2 μm，心肌拉长不再伴有心肌收缩力增强，则称为心脏肌源性扩张，则不但不具有代偿作用，而且增加心肌耗氧量。

（三）心室重塑及心肌肥大

心室重塑或重构是心力衰竭时为适应心脏负荷的增加，心肌及心肌间质在细胞结构、功能、数量、遗传表型方面出现的适应性、增生性变化。心肌肥大是心脏超负荷所导致的心肌细胞水平上心室重塑的主要表现，包括向心性肥大和离心性肥大两种类型。向心性肥大是指心肌纤维并联性增生，肌纤维变粗，心肌壁厚度增加，心腔无明显扩大。见于长期后负荷增大的情况，如高血压病等。离心性肥大是指心肌纤维串联性增生，肌纤维变长，心腔明显扩大。见于长期前负荷增大的情况，如主动脉瓣关闭不全等。向心性肥大失代偿时出现离心性肥大。一定程度的心肌肥大，可加强心肌收缩力，增加心输出量；尚可降低室壁张力，减少心肌耗氧量。但是过度肥大的心肌可能发生不同程度的缺氧、能量代谢障碍，并最终导致心肌收缩性减弱。

二、心外代偿反应

（一）血容量增加

心输出量减少时，引起肾血流量减少，使肾小球滤过率下降。同时由于肾素 – 血管紧张素 – 醛固酮系统激活和抗利尿激素的作用，使肾小管重吸收钠、水增加。上述作用使尿排出减少，血容量增加，从而使心输出量增加、组织灌流改善。但若血容量增加过多，导致钠、水潴留，则会加重心脏前负荷、出现水肿，失去代偿作用。

（二）血流重新分布

心输出量减少可引起交感 – 肾上腺髓质系统兴奋，使血流重新分布，心脑血管扩张而皮肤内脏血管收缩，以保证心、脑重要器官的血液供应，具有代偿意义。但是长时间的腹腔脏器缺血、缺氧造成脏器功能紊乱，外周血管收缩使心脏后负荷增加。

（三）红细胞增多

心输出量减少使肾血流量减少，刺激肾脏合成促红细胞生成素增加，使骨髓造血功能增强，生成的红细胞增多，提高血液携带氧的能力，有代偿作用。但红细胞过多可使血液黏稠度增大，增加心脏后负荷，对机体不利。

（四）组织用氧能力增强

心力衰竭时细胞内线粒体数量增加、表面积增大、生物氧化酶活性增强，使组织用氧能力增强。

第四节　心力衰竭的临床表现及其病理生理基础

心力衰竭时因心输出量减少和静脉回流障碍可引起一系列临床表现，这些表现可归纳为低排出量综合征和静脉淤血综合征。

一、低排出量综合征

心力衰竭最根本的血流动力学变化是心输出量绝对或相对减少。心脏贮备能力降低是心力衰竭时最早出现的改变,进而心输出量明显下降,反映心脏泵功能的各种指标发生变化,出现一系列外周血液灌注不足的症状与体征。

1. 皮肤苍白或紫绀 因交感神经兴奋使皮肤血管收缩,心输出量不足使皮肤血流减少,导致患者皮肤苍白,严重时出现紫绀。

2. 失眠、嗜睡、疲乏 心力衰竭失代偿时脑血流减少,病人出现头痛、失眠等症状,严重时发生嗜睡,甚至昏迷。此外,心力衰竭时肌肉血液供应减少,能量代谢水平降低,肌肉活动所需的能量不足,使患者感到疲乏无力。

3. 尿量减少 心力衰竭时因心输出量下降以及交感神经兴奋,使肾动脉收缩,肾血液灌流减少,肾小球滤过率下降。同时因醛固酮和抗利尿激素的作用,肾小管重吸收钠、水的功能增强,导致尿量减少。

4. 心源性休克 急性严重心力衰竭时,由于心输出量急剧减少,机体来不及发挥代偿,可出现动脉血压下降,组织灌流量减少,患者可陷入心源性休克状态。

二、静脉淤血综合征

(一)肺循环淤血

肺循环淤血主要由左心衰竭所致,表现如下:

1. 呼吸困难 由于肺静脉回流障碍,发生肺淤血和肺水肿而影响呼吸功能。

(1)劳力性呼吸困难。指病人在体力活动时发生呼吸困难,休息后减轻或消失。发生机制是:①体力活动时机体需氧增加,但衰竭的左心不能提供与之相适应的心输出量,机体缺氧加剧,CO_2 潴留,刺激呼吸中枢产生"气急"症状。②体力活动时心率加快,舒张期缩短,一方面,冠脉灌注不足,加剧心肌缺氧;另一方面,左心室充盈减少,加重肺淤血。③体力活动时,回心血量增多,肺淤血加重,肺顺应性降低,通气做功增大,病人感到呼吸困难。

(2)端坐呼吸。心力衰竭病人因平卧可加重呼吸困难而被迫采取坐位或半卧位以减轻呼吸困难的状态称为端坐呼吸。发生机制是:①端坐时因重力作用,部分血液转移到身体下部,可减轻肺淤血。②端坐时膈肌位置下移增加胸腔容积和胸腔负压,可改善肺通气。③端坐时下肢水肿液吸收减少,可缓解肺淤血。

(3)夜间阵发性呼吸困难。患者在熟睡后因胸闷气憋而惊醒,被迫端坐咳喘后缓解,称为夜间阵发性呼吸困难,又称心性哮喘。发生机制是:①病人平卧后胸腔容积减小,下肢血液回心增多,不利于通气。②入睡后迷走神经相对兴奋,使支气管收缩,气道阻力增大。③睡眠时中枢神经系统相对抑制、神经反射敏感性相对降低,当缺氧严重时才刺激呼吸中枢,使患者突感呼吸困难而惊醒。

2. 肺水肿 肺水肿是急性左心衰竭最严重的表现。患者咳粉红色泡沫痰,双肺可闻湿啰音。发病机制是:肺淤血使肺毛细血管内压升高和/或肺毛细血管壁通透性增加,导致液体渗出到肺泡和/或肺间质,发生肺水肿。见于大面积急性左心室心肌梗死和严重心律紊乱患者等。

(二) 体循环淤血

体循环淤血主要由右心衰竭和全心衰竭所致,主要表现如下:

1. 静脉淤血、静脉压升高　由于静脉回流障碍和血容量过多,体循环静脉系统有大量血液淤积。临床表现为颈静脉怒张、臂-肺和臂-舌循环时间延长、肝颈静脉反流征阳性等。

2. 全身水肿　钠、水潴留和毛细血管内压升高导致全身水肿,也称为心性水肿。临床主要表现为皮下水肿,以下肢和踝部等身体下垂部位水肿较明显,也可发生胸水或腹水。

3. 肝肿大压痛、肝功能异常　因静脉回流障碍使肝静脉压升高,引起肝淤血、水肿、肝脏肿大。肝脏肿大使肝包膜紧张而发生肝区疼痛。长时间肝淤血水肿,会出现淤血性肝硬化和肝功能异常。约有95%的右心衰竭患者伴有肝肿大。

(钟子健　徐勤)

第五编 医学微生物学

医学微生物学是一门基础医学课程，主要研究与医学有关微生物的生物学特性、致病和免疫机制，以控制和消灭感染性疾病和与之有关的免疫损伤等疾病，达到保障和提高人类健康水平的目的。

微生物是存在于自然界的一群体形微小、结构简单、分布广泛、增殖迅速，肉眼不能直接观察到，必须借助显微镜放大数百倍、数千倍甚至数万倍后才能看到的微小生物。

依其形态结构和组成不同，从细胞水平可将微生物分为三类：

（1）真核细胞型微生物。细胞核分化程度高，有核膜和核仁，细胞器完整。如真菌。

（2）原核细胞型微生物。细胞内仅有原始核质，遗传物质集中在一个没有明确界限的低电子密度区。无核膜和核仁，缺乏细胞器，只有核糖体。如细菌、支原体、立克次体、衣原体、螺旋体和放线菌。

（3）非细胞型微生物。是最小的一类微生物，能通过细胞滤器，无典型的细胞结构，仅有一种核酸（DNA 或 RNA），无产生能量的酶系统，只能在活细胞中生长繁殖。如病毒。

第一章　细　　菌

细菌是一类具有独特细胞壁，并以二分裂方式进行无性繁殖的原核细胞型微生物。细菌种类繁多，在自然界中分布广泛，与人类关系密切。

一、细菌的大小与形态

（一）细菌的大小

细菌形体微小，测量细菌大小的单位是微米，观察细菌必须借助显微镜放大几百倍到上千倍才能看到。

（二）细菌的形态

细菌具有三种基本形态：球菌、杆菌和螺形菌。

1. **球菌**　球菌外观呈球形或近似球形。球菌分裂后，其子代细胞常保持一定的排列方式，如双球菌、链球菌、葡萄球菌等，这对球菌的鉴定有重要意义。

2. **杆菌**　杆菌在细菌中种类最多，呈长杆形，有粗大、细小、棒状、分枝和链状之分。

3. **螺形菌**　螺形菌菌体弯曲或扭曲，可分为弧菌和螺菌。弧菌菌体只有一个弯曲，犹如"C"字或逗号"，"，如霍乱弧菌。螺菌菌体有多个弯曲，呈螺旋状。

细菌的形态可受培养时间、培养基成分、温度、pH 等因素影响。

（三）细菌形态学检查法

1. **不染色标本检查法**　细菌标本不经染色，直接滴于载玻片上，置显微镜下观察，可观察到细菌的形态轮廓和运动情况。

2. **染色标本检查法**　革兰氏染色法（Gram stain）是最常用、最重要的染色法。在细菌涂片固定后，先用碱性染料结晶紫初染，再加碘液媒染，不同细菌均被染成深紫色，然后用95%乙醇脱色,最后用沙黄或复红复染。不被乙醇脱色镜下菌体呈深紫色者为革兰氏阳性细菌（G^+表示），被乙醇脱色后复染呈红色者为革兰氏阴性细菌（G^-表示）。革兰氏染色法在鉴别细菌、选择抗菌药物、了解细菌致病性等方面具有极其重要的意义。

二、细菌细胞的结构与功能

根据细菌细胞结构在生长过程中的作用不同,可将其分为基本结构和特殊结构（图5-1-1）。

（一）细菌细胞的基本结构

细菌细胞由外向内依次为细胞壁、细胞膜、细胞质和核质,是维持细菌正常生理功能所必须具有的结构。

1. 细胞壁 细胞壁位于细菌细胞膜的外层,是一种坚韧并具弹性的结构。其主要功能包括：①保护细胞,使其免受由于渗透压的变化而引起的细胞破裂；②维持细胞的固有形态；③细胞壁是多孔的,参与菌体内外的

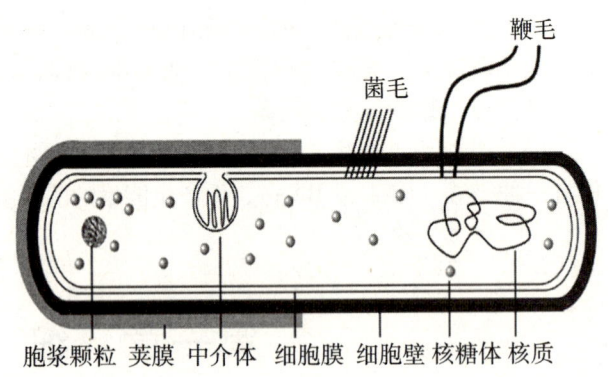

图5-1-1 细菌细胞结构模式图

物质交换,可防止大分子入侵；④介导细胞间相互作用（侵入宿主）；⑤协助细胞运动和分裂。

细菌细胞壁的组成较复杂,随不同细菌而异,其主要成分是肽聚糖,此外,还含有磷壁酸、脂多糖等成分。

（1）肽聚糖（peptidoglycan）。又称为黏肽,是细菌细胞壁中的主要组分,为原核细胞所特有。G^+菌的肽聚糖由聚糖骨架、四肽侧链和五肽交联桥三部分组成。G^-菌的肽聚糖仅由聚糖骨架、四肽侧链两部分组成。

聚糖骨架是由N-乙酰葡糖胺（N-acetyl glucosamine, NAG）和N-乙酰胞壁酸（N-acetylmuramic acid, NAM）两种氨基酸经β-1,4糖苷键间隔排列而成。在NAM分子上连接四肽侧链,G^+菌四肽侧链再由五肽交联桥相连,组成坚韧的三维立体网状结构。G^-菌没有五肽交联桥,只形成单层平面网络的二维结构。各种细菌细胞壁的聚糖骨架均相同,但四肽侧链的组成及其连接方式随菌种而异。

肽聚糖是保证细菌细胞壁机械强度坚韧的化学成分。凡能破坏肽聚糖结构或抑制其合成的物质,均能损伤细胞壁而使细菌变形或裂解,从而达到抑菌或杀菌作用。如溶菌酶能切断N-乙酰葡糖胺和N-乙酰胞壁酸之间的β-1,4糖苷键,破坏聚糖骨架,引起细菌裂解。青霉素能抑制四肽侧链与五肽交联桥的联结,使细菌不能合成完整的细胞壁,可导致细菌死亡。人和动物的细胞无细胞壁,也无肽聚糖结构,故溶菌酶和青霉素对人体细胞均无毒性作用。

（2）G^+菌细胞壁的特殊组分。G^+菌细胞壁较厚,除含有15~50层肽聚糖结构外,还含有大量特殊组分磷壁酸。磷壁酸是由核糖醇和甘油残基经磷酸二酯键连接而成的多聚物,穿插于肽聚糖层中,按其结合部位不同分为两种：结合在细胞壁上的是壁磷壁酸,结

合在细胞膜上的磷壁酸称为膜磷壁酸,两者另一端均游离于细胞壁外(图5-1-2)。磷壁酸抗原性很强,是G^+菌的重要表面抗原,也与某些细菌的致病性有关。

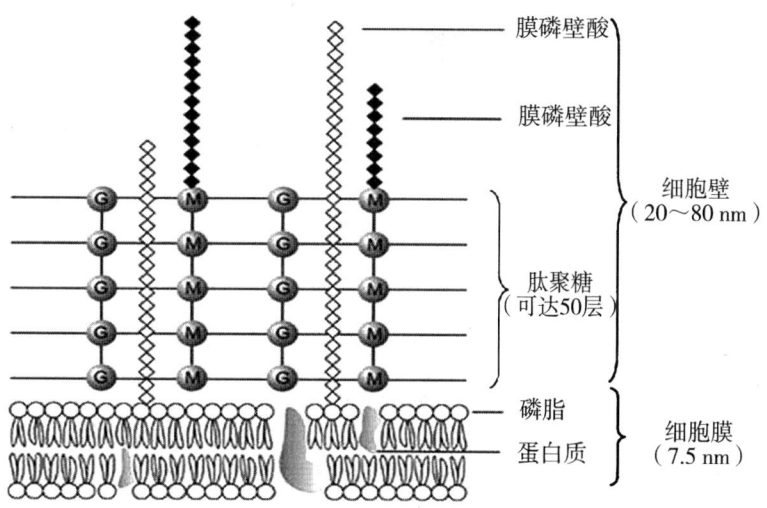

图5-1-2　革兰氏阳性菌的细胞壁结构模式图
G:N-乙酰葡糖胺;M:N-乙酰胞壁酸。

(3)G^-菌细胞壁的特殊组分。G^-菌细胞壁较薄,但结构复杂。其特点是肽聚糖结构少(1~2层),结构疏松。在细胞壁肽聚糖层的外侧还有外膜,由内向外依次为脂蛋白、脂质双层和脂多糖。外膜是G^-菌细胞壁的主要组分(图5-1-3)。

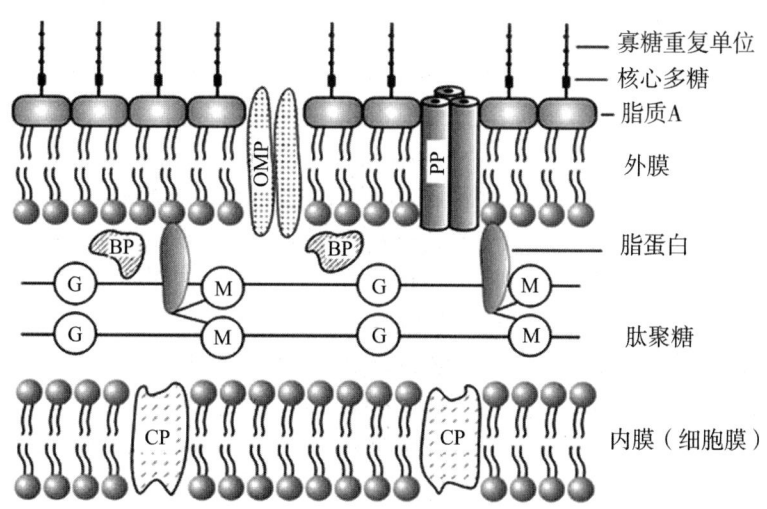

图5-1-3　革兰氏阴性菌的细胞壁结构模式图
OMP:外膜蛋白;PP:孔蛋白;BP:结合蛋白;CP:载体蛋白。

1）脂蛋白（lipoprotein）。存在于肽聚糖层与脂质双层之间，由脂质和蛋白质构成，使外膜和肽聚糖层构成一个整体。

2）脂质双层。结构类似于细胞膜，为液态的脂质双层，中间镶嵌特殊蛋白，称为外膜蛋白。外膜蛋白可进行细菌细胞内外的物质交换，还有通透性屏障作用，能阻止许多大分子物质和青霉素、溶菌酶、碱性染料等进入细胞。

3）脂多糖（lipopolysaccharide，LPS）。即 G^- 细菌的内毒素，借疏水键与脂质双层连接，向细胞外伸出。脂多糖由脂质 A、核心多糖和特异多糖所构成。

脂质 A（lipid A）为糖磷脂，是脂多糖的毒性部分和主要成分，与细菌致病性有关，无种属特异性，故不同 G^- 菌感染时，其内毒素引起的毒性作用大致相同。

核心多糖（core polysaccharide）位于脂质 A 的外层，具有种属特异性。

特异多糖（specific polysaccharide）位于最外层，由若干个重复的寡糖单位构成。G^- 菌的菌体抗原（O 抗原）就是特异多糖。不同类型 G^- 菌的特异性多糖中所含单糖的种类、数量、排列及空间构型各不相同，有种属特异性。

G^+ 菌和 G^- 菌的细胞壁结构不同（表 5-1-1），导致这两类细胞在染色性、抗原性、毒性、对药物的敏感性等方面有很大差异。

表 5-1-1　G^+ 菌和 G^- 菌的细胞壁比较

细胞壁	G^+菌	G^-菌
强度	较坚韧	较疏松
厚度	厚，20～80 nm	薄，10～15 nm
肽聚糖层数	多达 50 层	1～2 层
肽聚糖含量	多，占胞壁干重的 50%～80%	少，占胞壁干重的 10%～20%
磷壁酸	有	无
外膜	无	有

2. 细胞膜　又称质膜，位于细胞壁的内侧，是紧密包围细胞质的一层柔软而富有弹性的脂质双层生物膜。细菌细胞膜的化学组成和结构与真核细胞的细胞膜基本相似，主要化学成分为脂类、蛋白质及少量多糖，只是不含有胆固醇。细胞膜的主要功能是：物质转运作用，细胞呼吸和分泌作用，生物合成作用，参与细菌分裂。

某些 G^+ 菌细胞膜内褶形成小管状结构，称为中介体。中介体扩大了细胞膜的表面积，提高了代谢效率，有拟线粒体之称，此外还可能与 DNA 的复制有关。

3. 细胞质　又称细胞浆，为细胞膜内侧的无色透明胶状物质，基本成分为水、无机盐、核酸、蛋白质和脂类。胞质内 RNA 含量较高，有较强的嗜碱性，易被碱性染料着色。细胞质是细菌新陈代谢的重要场所。

（1）核糖体。是细菌合成蛋白质的场所。其化学组成 70% 为 RNA，30% 为蛋白质，细菌核糖体的沉降系数为 70S，由 50S 和 30S 两个亚基组成，与真核细胞的核糖体（沉降系数为 80S，由 60S 和 40S 两个亚基组成）不同。四环素、链霉素与 30S 的小亚单位结合，红霉素、氯霉素与 50S 的大亚单位结合，从而干扰细菌蛋白质合成，导致细菌死亡。

（2）质粒。为染色体外的遗传物质，分子量比染色体小，为闭合环状的双链 DNA。其主要特性有：①编码细菌某些特定的生物学性状，如 F 质粒（fertility plasmid，致育性质粒）编码性菌毛，R 质粒（resistance plasmid，耐药性质粒）编码细菌对抗菌药物或重金属盐类的耐药性。②具有自我复制能力。③不是细菌生命活动所必需，可自行丢失。④质粒可在细菌间转移，携带的性状也随之转移。⑤一个细菌可带有一种或几种质粒。

4. 核质 是细菌的染色体，决定细菌的遗传特征。它与真核细胞的细胞核不同点在于四周没有核膜，没有固定形态，无组蛋白包绕。DNA 集中在细胞质中的低电子密度区，称核质或拟核。

（二）细菌的特殊结构

细菌的特殊结构是指某些细菌具备的结构，主要包括荚膜、鞭毛、菌毛和芽孢。

1. 荚膜 荚膜是某些细菌分泌的包绕在细胞壁外的一层较厚的黏液性物质，化学成分主要是多糖，具有抗原性。荚膜对一般碱性染料亲和力低，普通染色法呈负染色。光镜下表现为菌体外与四周有明显界限的无色透明圈。荚膜一般在机体内和营养丰富的培养基中才能形成，荚膜并非细菌生存所必需，如荚膜丢失，细菌仍可存活。荚膜的功能是：保护细菌免遭宿主吞噬细胞的吞噬和消化作用；使细菌能抗有害物质如干燥等的损伤；黏附作用。

2. 鞭毛 多数杆菌、所有螺形菌在菌体上附着一根或数根由细胞内伸出的细长而弯曲的丝状物，称为鞭毛。其长度常超过菌体若干倍，但直径很小，化学成分为蛋白质，具有很强的抗原性，称为鞭毛（H）抗原。鞭毛是细菌的运动器官，有些细菌，如霍乱弧菌、幽门螺杆菌、空肠弯曲菌的鞭毛与致病性有关。不同细菌的鞭毛数目、位置和排列不同，可分为单毛菌、双毛菌、丛毛菌和周毛菌。

3. 菌毛 菌毛存在于许多 G^- 菌和少数 G^+ 菌菌体表面，是比鞭毛更为多、细、短、直、硬的丝状物，在电子显微镜下才能看见。其化学成分为蛋白质（菌毛蛋白）。菌毛与细菌运动无关，菌毛蛋白具有抗原性。按照功能，菌毛可分为普通菌毛和性菌毛。前者数目很多，遍布菌体表面，具有黏附能力，与细菌致病力有关；后者数量少，仅见于少数 G^- 菌，可传递遗传物质，与细菌的毒力或耐药性转移等有关，这是某些细菌容易产生耐药性的原因之一。

4. 芽孢 某些 G^+ 细菌在一定条件下，胞质、核质脱水浓缩，在菌体内形成一个圆形或卵圆形小体，称为芽孢。芽孢的形状、大小、位置等可用于鉴别细菌。芽孢的折光性很强，壁厚，不易着色。芽孢具有多层厚而致密的膜结构，通透性低，含水量少，且核心和皮质层含有大量吡啶二羧酸，对热、干燥、消毒剂、辐射等抵抗力极强，用一般的方法不易将其杀死，故临床上以杀灭芽孢作为判断灭菌效果的指标。高压蒸汽灭菌是杀灭芽孢的最有效方法。

一般认为，芽孢是细菌的休眠状态。在适宜条件下可发芽转化为细菌的繁殖体，继而产生毒素而致病。一个细菌只能形成一个芽孢，一个芽孢也只产生一个菌体。芽孢不是细菌的繁殖方式。

三、细菌的生长繁殖

（一）细菌生长繁殖的条件

1. 充足的营养　一般细菌所需的营养物质包括水、无机盐、碳源、氮源和生长因子等。细菌的营养物质可组成细菌细胞的各种成分，供给细菌新陈代谢中所需要的能量。

2. 适宜的温度　各类细菌对温度的要求不一，可分为嗜冷菌（最适生长温度 10～20 ℃）、嗜温菌（20～40 ℃）和嗜热菌（50～60 ℃）。大多数致病菌为嗜温菌，最适生长温度为人体的温度，即 37 ℃。

3. 合适的酸碱度　多数致病菌最适 pH 为中性或弱碱性（7.0～7.6）。个别细菌在碱性条件下生长良好，如霍乱弧菌在 pH 为 8.4～9.2 时生长最好，结核杆菌生长最适 pH 为 6.5～6.8。

4. 必要的气体环境　致病菌所需气体是氧和二氧化碳。根据细菌对氧的需要可分为 4 类：

（1）专性需氧菌。仅能在有氧条件下生长，如结核杆菌、霍乱弧菌。

（2）微需氧菌。在低氧压下生长最好，氧压大于 10% 对其有抑制作用，如幽门螺杆菌。

（3）专性厌氧菌。细菌缺乏完善的呼吸酶系统，只能在无氧环境中生长，如破伤风杆菌。

（4）兼性厌氧菌。不论在有氧及无氧的条件下均能生存，但以有氧时生长较好，大多数致病菌都属兼性厌氧菌。

细菌代谢中都需要二氧化碳，大多数细菌在代谢过程中自身产生的二氧化碳即可满足需要。有些细菌如脑膜炎球菌、淋球菌和布鲁菌等，在初代分离培养时需提供较高浓度（5%～10%）的二氧化碳才能生长。

（二）细菌生长繁殖的方式

细菌一般以二分裂方式进行无性繁殖，即 1 个分裂成 2 个，2 个分裂为 4 个，依此类推。繁殖一代所需要的时间称为代时，多数细菌的代时为 20～30 分钟，少数细菌代时较长，如结核杆菌的代时约为 18 小时。

四、细菌的遗传与变异

细菌性状在亲代与子代间表现为相同即遗传性，遗传使生物得以保存种属，性状保持相对稳定。细菌为单细胞微生物，易发生亲代与子代间的性状差异即变异性，变异是生物进化的源泉。常见的细菌变异现象有：

1. 形态结构变异　细菌的大小和形态可受菌龄和各种理化因素的影响，有时细菌可失去荚膜、芽孢或鞭毛。

2. 毒力变异　细菌的毒力变异可表现为毒力增强或减弱。

3. 耐药性变异　指细菌对某种抗菌药物由敏感变成耐药的变异。如金黄色葡萄球菌耐青霉素的菌株已从 1964 年的 14% 上升至目前的 80% 以上，有些细菌还同时耐受多种抗菌药物，即多重耐药性，甚至有些细菌变异后产生药物依赖性。这些给临床治疗工作带来了极大困难。

五、细菌的感染

（一）细菌的致病性

细菌在人体内寄生、繁殖并引起疾病的特性称为细菌的致病性。具有致病性的细菌称为致病菌或病原菌。致病菌的致病作用主要取决于细菌的毒力、侵入机体的数量、侵入部位和机体免疫状态。

1. 细菌毒力 细菌毒力是指致病菌致病能力的强弱程度，由侵袭力和毒素构成。

（1）侵袭力。指致病菌突破宿主的防御功能，在体内定居、繁殖和扩散的能力。其物质基础包括细菌的酶及其表面结构物质。

1）细菌侵袭性酶。指细菌所产生的具有侵袭作用的酶类。大多数致病性金黄色葡萄球菌能产生血浆凝固酶，能加速人或兔血浆的凝固，保护致病菌不被吞噬或免受抗体等的作用。引起人类感染的链球菌能产生链激酶（溶解纤维蛋白）和透明质酸酶（溶解结缔组织中的透明质酸），从而有利于病细菌在组织中扩散，造成全身性感染。链球菌产生的脱氧核糖核酸酶，能分解脓液中的 DNA，因此，该菌感染的脓液稀薄而不黏稠。

2）细菌表面结构物质。细菌的荚膜具有抵抗吞噬及体液中杀菌物质的作用。G^- 菌的菌毛，G^+ 菌的膜磷壁酸具有黏附作用，在细菌感染中起重要作用。

（2）毒素（toxin）。细菌毒素按其来源、性质和作用等不同，分为外毒素与内毒素两种。

1）外毒素。主要由 G^+ 菌和部分 G^- 菌在生长过程中产生并释放到菌体外的毒性蛋白质。外毒素的化学成分为蛋白质，多由 A、B 两个亚单位组成，A 亚单位为毒性部分，决定毒素的致病性，B 亚单位无致病作用，是介导外毒素分子与靶细胞结合的部分，具有对靶细胞亲和的作用。外毒素性质不稳定，易被热、酸和消化酶破坏，在甲醛作用下可以脱毒成为类毒素，但保持抗原性，能刺激机体产生特异性抗体（抗毒素）。外毒素毒性强，小剂量即能使易感机体致死。如纯化的肉毒杆菌外毒素毒性最强，1 mg 可杀死 2 000 万只小白鼠。

外毒素对组织器官具有选择性，通过与靶细胞表面受体结合，引起特征性的病变。根据外毒素对宿主细胞的亲和性及作用方式等，可分为神经毒素、细胞毒素和肠毒素三大类。

2）内毒素。内毒素是大多数 G^- 菌细胞壁中的结构成分，细菌在生活状态时内毒素不释放出来，只有在细菌细胞裂解后才释放出来。内毒素的化学成分为脂多糖，对理化性质稳定，耐热，须加热 160 ℃ 2～4 小时或用强酸、强碱、强氧化剂煮沸 30 分钟才被灭活。其毒性作用相对较弱，无组织细胞选择性。抗原性较弱，不能用甲醛脱毒制成类毒素。

各种 G^- 菌内毒素的成分基本相同，故由内毒素引起的毒性作用大致相同，主要有发热反应、白细胞反应、内毒素血症与内毒素休克等。

外毒素与内毒素的主要区别见表 5 – 1 – 2。

表 5-1-2 外毒素与内毒素的主要区别

种类	外毒素	内毒素
来源	G⁺菌及部分G⁻菌	G⁻菌
部位	活菌合成释放到菌外	细胞壁成分、细菌裂解后释出
成分	蛋白质	脂多糖
稳定性	差,不耐热,60℃以上被迅速破坏	好,耐热,160℃ 2~4小时才被灭活
毒性作用	强,有组织选择性,特殊临床表现	较弱,无选择性,毒性作用大致相同
抗原性	强,形成抗毒素,甲醛脱毒后能形成类毒素	弱,不形成抗毒素,甲醛处理后不能形成类毒素

2. 细菌侵入的数量 正常机体对致病菌的侵入有一定的抵抗力,大多数细菌需要足够多的数量,才能引起机体致病;少数致病菌毒力极强,极少量的侵入即可引起疾病,如鼠疫杆菌。

3. 细菌侵入的部位 致病菌感染宿主须通过适当的感染途径,它与细菌的种类有关。例如,痢疾杆菌须经消化道才能引起肠道传染病;破伤风杆菌只有侵入深部创口才能致病,若随食物吃下则不会引起感染;肺炎链球菌通过呼吸道侵入机体。

(二) 细菌感染的来源和类型

细菌感染是细菌侵入机体后与宿主防御功能相互作用,生长繁殖、释放毒性物质等引起不同程度的病理过程。

1. 细菌感染的来源

(1) 外源性感染。指引起感染的细菌来源于宿主体外的传染源。病人及带菌者是主要的传染源。带菌者(carrier)指恢复期传染病患者以及携带某种致病菌但未出现临床症状的健康人,即隐性感染者。带菌者没有临床症状,又不被自身察觉,因此是重要的传染源。

(2) 内源性感染。来自宿主体内正常菌群及某些曾感染过而潜伏下来的微生物的重新感染。如结核杆菌、疱疹病毒的感染等。

2. 细菌感染的类型

(1) 不感染。机体免疫力很强,致病菌致病力很弱或侵入数量不足,或侵入部位不适宜。

(2) 隐性感染。机体抗感染免疫力较强,侵入致病菌数量少和毒力弱,致病菌对机体损害轻,不出现明显的临床症状,机体通常获得特异性免疫力。

(3) 显性感染。机体抗感染免疫力较弱,侵入细菌毒力较强,数量较多,引起严重病理损害,出现明显的临床症状和体征。

按照病情缓急,显性感染分为:①急性感染。发作急,病程较短,数日到数周,病愈后致病菌从宿主体内消失,如霍乱、伤寒病。②慢性感染。发病慢,病程较长,持续数月到数年,如结核、麻风病。

按感染部位不同,显性感染分为:①局部感染。感染局限于机体某一部位,引起局部病变，如化脓性球菌所致的疖。②全身感染。致病菌或其毒性代谢产物向全身扩散，引起全身症状。临床上常见的全身感染有菌血症、毒血症、败血症、脓毒血症四种。菌血症是指致病菌侵入血流，但不在血中生长繁殖，无明显中毒症状，如伤寒早期的菌血症。毒血症是指致病菌在局部生长繁殖，不侵入血流，但其产生的外毒素入血，引起特殊的毒性症状，如白喉、破伤风等。败血症是指致病菌侵入血流并在其中大量生长繁殖，产生毒性代谢产物，引起全身性中毒症状，症状主要有高热、皮肤黏膜瘀血、肝脾肿大、肾功能衰竭等，如炭疽杆菌引起的败血症。脓毒血症是指化脓性细菌侵入血流后，生长繁殖，扩散到机体其他组织和器官，引起新的化脓性病灶，如金黄色葡萄球菌引起的脓毒血症，致多发性肝脓肿、皮下脓肿和肾脓肿等。

（赵婷秀）

第二章 病 毒

病毒（virus）是一类非细胞型微生物，个体微小，结构简单，只含一种类型核酸（RNA 或 DNA），缺少编码能量代谢或蛋白质合成所需元件（线粒体、核糖体）的遗传信息，只有在活细胞内才能显示其生命活性。

病毒在自然界的分布非常广泛，人、动物、植物、真菌和细菌等均可有病毒寄居。病毒与人类疾病的关系极为密切，75% 的人类传染病是由病毒引起的，如流行性感冒、艾滋病、乙型肝炎、狂犬病、麻疹、脊髓灰质炎、乙型脑炎等；病毒与人类某些恶性肿瘤的发生有密切关系，如原发性肝癌可能与乙型肝炎病毒感染有关，鼻咽癌可能与 EB 病毒感染有关；此外，病毒还与某些自身免疫性疾病等的发生有关。

一、病毒的基本性状

（一）病毒的形态与结构

1. 病毒的形态 病毒个体微小，用于测量其大小的单位为纳米（nm，1 nm = 1/1 000 μm）。各种病毒的大小差异很大，介于 20～300 nm。大的约为 300 nm（如痘病毒），经适当染色后普通光镜下勉强可见；小的为 20～30 nm（如脊髓灰质炎病毒、鼻病毒等），绝大多数病毒直径在 100 nm 左右，必须在电镜下放大数万倍到数十万倍方可观察。

病毒的形态多种多样，大多数人和动物病毒呈球状或近似球状，少数呈子弹形（如狂犬病病毒）、蝌蚪状（如噬菌体）、砖块状（如痘病毒），植物病毒多数为杆状。大部分病毒形态固定，但有一些病毒具有多形性。（图 5-2-1）

2. 病毒的结构 完整成熟的病毒颗粒称为病毒体。病毒体的基本结构由核心和衣壳两部分组成，两者构成核衣壳，有些病毒核衣壳外尚有包膜。病毒的化学组成主要为核酸和蛋白质，有些病毒含有少量脂类与糖类。（图 5-2-2）

（1）核心。位于病毒体中心，主要成分为核酸，少数病毒的核心还含有少量功能性蛋白，如病毒核酸多聚酶等。一种病毒只含有一种核酸，根据病毒所含核酸的类型将所有的病毒分为 DNA 和 RNA 病毒两大类。病毒的核酸构成病毒的基因组，是决定病毒遗传、变异、感染和增殖的物质基础。

（2）衣壳。包围在核酸外的蛋白质外壳称为病毒的衣壳。衣壳是由一定数量的壳粒组成，不同病毒体的衣壳所含壳粒的数目和排列方式不同，可作为病毒鉴别和分类的依据之一。病毒衣壳的主要功能有：①保护病毒核酸，使之免遭环境中的核酸酶和其他理化因素破坏。②参与病毒的感染过程，无包膜病毒衣壳蛋白能特异地吸附于易感细胞表面受体上，介导病毒核酸进入宿主细胞。③具有抗原性，是病毒体的主要抗原成分。

（3）包膜。是位于某些病毒核衣壳外的一层囊膜，主要化学成分为脂类、蛋白质和多糖。包膜是病毒成熟过程中，病毒核衣壳穿过宿主细胞以出芽方式向细胞外释放时获得

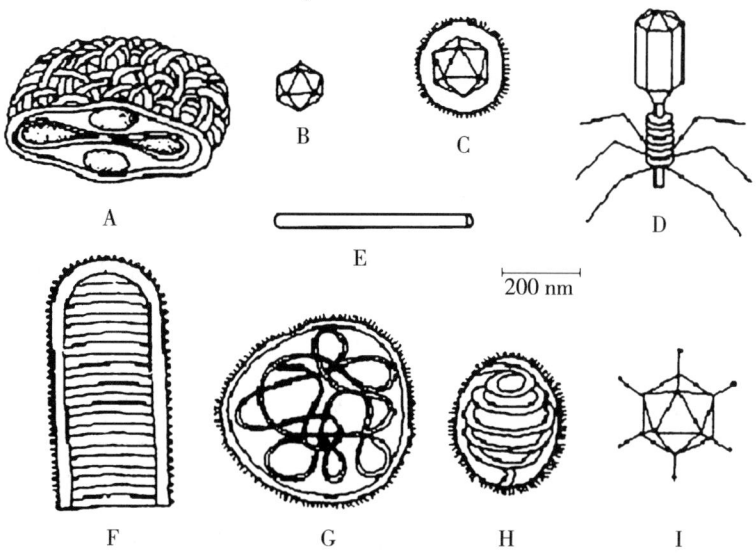

图 5-2-1 常见病毒的形态、大小、结构模式图
A. 痘病毒；B. 小 RNA 病毒；C. 披膜病毒；D. 噬菌体；E. 烟草花叶病毒；
F. 弹状病毒；G. 副黏病毒；H. 正黏病毒；I. 腺病毒。

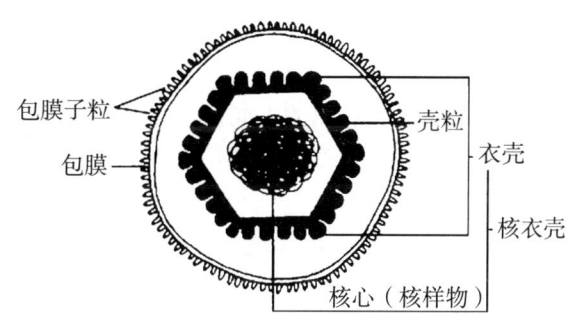

图 5-2-2 病毒体结构模式图

的，故含有宿主细胞膜或核膜成分。有些病毒的包膜表面有不同形状的突起，称为包膜子粒或刺突，其化学成分是糖蛋白。有包膜的病毒称为包膜病毒，无包膜的病毒称为裸露病毒，人和动物病毒多数为包膜病毒。包膜对干、热、酸和脂溶剂敏感。

包膜有多种功能：①能吸附或融合宿主细胞膜，与病毒入侵细胞和感染性有关。②对病毒核衣壳有保护作用，维护病毒体结构的完整性。③包膜蛋白具有病毒种、型的特异性，是病毒鉴定分型的依据之一。④包膜构成病毒体的表面抗原，可诱发机体的免疫应答，与病毒的致病性和免疫性有密切关系。

（二）病毒的增殖及干扰

1. 病毒的增殖 病毒结构简单，缺少增殖所需的酶系统，只能在易感的活细胞内增殖。病毒的增殖不是以二分裂方式进行的，而是以其基因组为模板，在 DNA 聚合酶或 RNA 聚合酶以及其他必要因素的作用下，经过复杂的化学过程，复制病毒的基因组并合成病毒结构蛋白，再经过装配，释放出子代病毒。病毒的增殖是一个连续的过程，人和动物病毒的增殖大致分为吸附、穿入、脱壳、生物合成、组装、成熟与释放等几个阶段。病毒首先吸附于易感细胞膜上，穿过细胞膜进入细胞，脱去蛋白衣壳，暴露出病毒核心，基因组一旦释放到细胞中，就利用宿主细胞提供的低分子物质合成病毒核酸和结构蛋白，然后组装并成熟为具有感染性的病毒体，最后释放出宿主细胞。从病毒进入宿主细胞开始，经过基因组复制，到最后释放出子代病毒来，称为一个复制周期。其中任何一个环节发生障碍都可能影响病毒的增殖。病毒经过增殖产生大量的子代病毒。认识病毒的增殖过程，有助于了解病毒的致病机理和研究抗病毒药物。（图 5-2-3）

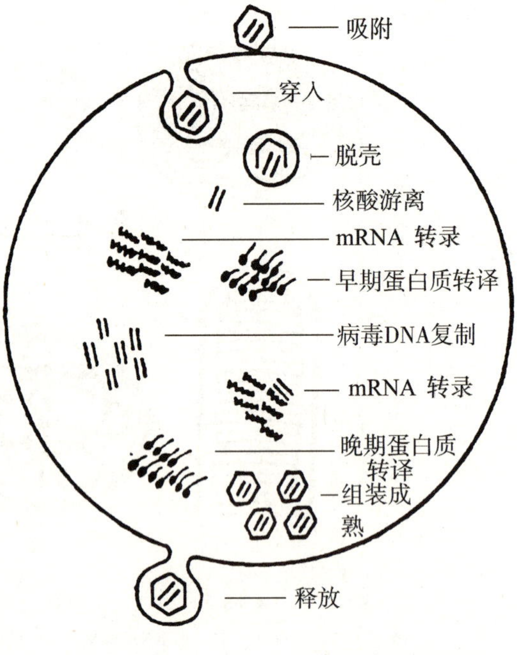

图 5-2-3 双链 DNA 病毒复制示意图

大多数病毒具有明显的遗传稳定性，但病毒的增殖易受宿主细胞内环境的影响，加之病毒增殖迅速，因而病毒变异的概率相应增高。病毒的变异包括毒力变异、抗原性变异和对理化因素抵抗力或依赖性变异等方面。病毒基因组的差异决定了病毒的生物学性状的不同，也决定了病毒遗传变异的机制。病毒的遗传稳定性保证了病毒物种的稳定和病毒的延续存在，病毒的变异又可以使其适应环境的变化，逃避宿主的免疫监视作用。

2. 病毒的干扰现象 两种病毒感染同一细胞时，常常发生一种病毒抑制另一种病毒增殖的现象，称为干扰现象。干扰现象可以发生在不同种病毒之间，也可发生在同种、同型以及同株病毒之间；不仅在活病毒间发生，灭活病毒也能干扰活病毒。病毒干扰现象的机制可能与诱导宿主细胞产生干扰素、改变宿主细胞代谢途径、干扰病毒的吸附等有关。病毒间的干扰现象能够终止感染、中断发病，使宿主康复，所以干扰现象是机体非特异性免疫的一个重要组成部分。若给机体注入病毒减毒活疫苗能阻止毒力较强的病毒感染。另外，由于病毒存在自身干扰或同型间的干扰，因而使用病毒疫苗时，应注意由于疫苗病毒间的干扰或疫苗病毒被野毒株干扰而影响疫苗效果的情况。

（三）理化因素对病毒的影响

病毒受理化因素的作用而失去感染性，称为灭活。理化因素可以通过破坏有包膜病毒的包膜、使病毒蛋白变性、损伤病毒核酸等途径灭活病毒。灭活后的病毒仍保留其抗原性等其他特性。

1. 物理因素对病毒的影响

（1）温度。大多数病毒不耐热，经 50～60 ℃、30 分钟即被灭活。包膜病毒一般比无包膜病毒更不耐热。病毒对低温的抵抗力较强，通常在 0 ℃ 以下，特别是在干冰温度（-70 ℃）和液态氮温度（-196 ℃）下，可长期保持其感染性。

(2) pH。病毒一般在 pH 为 5~9 的环境中是稳定的，而在 pH 5.0 以下和 pH 9.0 以上的环境中则迅速灭活。

(3) 射线。γ射线、紫外线、X 射线能灭活病毒。

2. 化学因素对病毒的影响

(1) 脂溶剂。包膜病毒的包膜含有脂质成分，可迅速被乙醚、氯仿等脂溶剂破坏。因此，包膜病毒进入肠道后，可被胆汁破坏。

(2) 化学消毒剂。除强酸、强碱外，酚类、氧化剂、醇类等对病毒均有灭活作用，常用的有乙醇、碘及碘化物、漂白粉等。

(3) 抗生素及中草药。现有的抗生素及磺胺类药物对病毒无抑制作用。有些中药如板蓝根、大青叶、大黄、贯众等对某些病毒增殖有一定的抑制作用。

二、病毒感染

(一) 病毒感染的传播方式

病毒主要通过破损的皮肤、黏膜（眼、呼吸道、消化道或泌尿生殖道）传播，但在特定条件下（如输血、注射等），病毒可直接进入血循环而感染机体。多数病毒以一种途径进入宿主机体，但也可见多途径感染的病毒（表 5-2-1）。病毒感染的传播分为水平传播与垂直传播两种方式。

表 5-2-1　人类病毒的感染途径和传播方式

感染途径	传播方式与媒介	病毒种类
呼吸道	空气、飞沫或皮屑	流感病毒、鼻病毒、水痘病毒、麻疹病毒、腮腺炎病毒、腺病毒等
消化道	污染的水或食物	脊髓灰质炎病毒等肠道病毒、甲型肝炎病毒、戊型肝炎病毒等
眼及泌尿生殖道	接触、游泳、性交	腺病毒、疱疹病毒 1 型、疱疹病毒 2 型、人类免疫缺陷病毒等
破损皮肤	吸血昆虫、狂犬、鼠类	脑炎病毒、狂犬病病毒、出血热病毒等
血液	输血、注射、器官移植	人类免疫缺陷病毒、乙型及丙型肝炎病毒等
经胎盘或产道、围生期	宫内、分娩产道、哺乳等	风疹病毒、巨细胞病毒、人类免疫缺陷病毒、乙型肝炎病毒等

1. 水平传播　病毒在人群个体之间的传播或动物-人之间的传播，其导致的感染称为水平感染。水平感染通常可通过呼吸道、消化道或皮肤、黏膜和血液等途径感染。

2. 垂直传播　指病原体从宿主的亲代向子代的传播方式。主要发生在胎儿期、分娩过程和出生后的哺乳期。可以经过胎盘-胎儿、产道-新生儿和母-婴哺乳途径传播，也可见于其他方式，如微生物的基因经生殖细胞遗传。风疹病毒、乙肝病毒、人类免疫缺陷病毒等十余种病毒可经垂直传播，引起死胎、流产、先天性畸形或先天性感染。

（二）病毒感染的类型

1. 隐性感染　病毒进入机体不引起临床症状的感染称为隐性感染，又称为亚临床感染。病毒在体内不能大量增殖，对细胞和组织损伤不明显，有时病毒虽进入人体，但不能到达靶细胞，也没有明显临床症状。其原因可能与病毒的种类不同，毒力较弱或机体防御能力较强有关。有些隐性感染可成为病毒携带者，病毒可在体内增殖并向体外排出病毒，成为重要的传染源；一部分的隐性感染可使机体获得对该病毒的免疫力，从而中止感染。如脊髓灰质炎病毒和流行性乙型脑炎病毒的大多数感染者为隐性感染，发病率只占感染者的 0.1%。

2. 显性感染　指病毒在宿主细胞内大量增殖，引起细胞结构和功能损伤，导致被感染机体出现临床症状。显性感染根据发病缓急、病程的长短可分为急性感染和持续性感染。

（1）急性感染。一般潜伏期短，发病急，病程仅数日或数周。由靶细胞损伤和死亡而导致组织、器官损伤和功能障碍，出现临床症状。除死亡病例外，宿主一般能在症状出现一段时间后，通过机体非特异和特异免疫因素将病毒清除而得到恢复。病后常获得特异性免疫。

（2）持续性感染。在这类感染中，病毒可在机体内持续数月至数年甚至数十年。可出现症状，也可不出现症状而长期带毒，成为重要的传染源。可分为三种类型：

1）慢性感染。隐性或显性感染后，病毒未完全清除，可持续存在于血液或组织液中并不断排出体外，病程长达数月甚至数十年，可出现症状，也可无症状。如乙型肝炎病毒、丙型肝炎病毒等常引起慢性感染。

2）潜伏感染。病毒基因存在于一定的组织或细胞中，但不能产生有感染性的病毒体，在某些条件下（如机体免疫力下降），病毒可被激活而急性发作，并可以检测出病毒。例如，单纯疱疹病毒感染后，在三叉神经节中潜伏，此时机体既无临床症状也无病毒排出，以后由于机体劳累或免疫功能低下等因素影响，潜伏的病毒被激活发生单纯疱疹。

3）慢发病毒感染。为慢性发展的进行性加重的病毒感染，较为少见但后果严重。病毒感染后有很长的潜伏期，既不能分离出病毒也无症状，经数月甚至数十年后出现临床症状并呈进行性加重。如人类免疫缺陷病毒感染所致的艾滋病（AIDS），从感染到发病，一般经数月到数年。

（三）病毒的致病机制

病毒在靶细胞中增殖，可以通过病毒蛋白对宿主细胞的毒性损伤、破坏细胞的正常结构、干扰细胞的正常代谢，或者通过基因表达或改变细胞基因表达的方式导致细胞转化或细胞凋亡等途径直接损伤细胞；也可以通过与免疫系统相互作用，诱发免疫反应损伤机体；有些病毒（如人类免疫缺陷病毒）还可以直接侵犯免疫细胞或免疫器官，导致机体免疫功能紊乱和病理损伤。

三、抗病毒免疫

机体抗病毒感染的免疫，由非特异性免疫和特异性免疫组成，两者协同作用。

（一）非特异性免疫

体温、干扰素、细胞因子、单核吞噬细胞系统、自然杀伤细胞（natural killer cell，NK）等非特异性免疫机制是抗病毒感染的第一道防线。其中干扰素和NK细胞起主要作用。

1. 干扰素（interferon，IFN） 是病毒或其他干扰素诱生剂刺激人或动物细胞所产生的一种糖蛋白，具有抗病毒、抗肿瘤和免疫调节等多种生物学活性。根据抗原性不同，由人类细胞诱生的干扰素可分为α、β、γ三类。IFN-α主要由人白细胞产生，IFN-β主要由人成纤维细胞产生，二者又称为Ⅰ型干扰素；IFN-γ由T细胞产生，为Ⅱ型干扰素。目前3种干扰素均可用基因工程技术进行生产。

干扰素具有广谱抗病毒作用，即一种病毒诱生的干扰素对多种病毒有抑制作用。但干扰素的抗病毒作用有相对的种属特异性，一般在同种细胞中活性最高，对异种细胞无活性。干扰素只能抑制病毒而无杀灭病毒的作用。干扰素抗病毒作用是由于IFN与靶细胞表面受体结合，激活细胞内基因，从而编码合成多种抗病毒蛋白质，通过抗病毒蛋白质来抑制病毒的复制。干扰素发挥作用迅速，在感染几个小时内就能起作用，合成后很快释放到细胞外，扩散至邻近细胞而发挥抗病毒作用，因此干扰素既能中断受感染细胞的病毒感染，又能限制病毒扩散。目前干扰素已用于治疗慢性病毒性肝炎、带状疱疹等病毒性疾病。

2. NK细胞 NK细胞能非特异性杀伤受病毒感染的细胞，在感染早期，抗病毒特异性免疫应答尚未形成之前发挥重要作用。干扰素可增强NK细胞的活性。

（二）特异性免疫

病毒具有良好的抗原性，侵入机体后在非特异性免疫的基础上，能诱导机体产生特异性免疫，包括体液免疫与细胞免疫。

1. 体液免疫 机体受病毒感染或接种病毒疫苗后，体液中出现各种特异性抗体（包括中和抗体和非中和抗体）发挥抗病毒作用。病毒中和抗体是指针对病毒某些表面抗原的抗体，主要是血液中IgM、IgG和黏膜表面分泌型IgA（sIgA）。这些抗体能与细胞外游离的病毒结合，消除病毒的感染能力，其作用机制主要是直接封闭与细胞受体结合的病毒抗原表位，或改变病毒表面构型，阻止病毒吸附、侵入易感细胞。中和抗体不能直接灭活病毒，但病毒与中和抗体形成的免疫复合物易被吞噬细胞吞噬清除。sIgA也可进入细胞内发挥中和作用。

2. 细胞免疫 感染细胞内病毒的清除主要依赖于细胞免疫。涉及的免疫细胞主要有细胞毒性T细胞（CTL）和活化的Th1细胞。CTL可通过其抗原受体识别病毒感染的靶细胞，直接杀伤表面带有特异病毒抗原的靶细胞，CTL还可以通过分泌多种细胞因子，如IFN-γ、肿瘤坏死因子（TNF）等多种细胞因子而发挥抗病毒作用。活化的Th1细胞释放IFN-γ、TNF等多种细胞因子，通过激活巨噬细胞和NK细胞、诱发炎症反应和促进CTL增殖分化等发挥抗病毒作用。

（沈耿）

参 考 文 献

[1] 高英茂，李和. 组织学与胚胎学［M］. 2版. 北京：人民卫生出版社，2010.
[2] 邹仲之. 组织学与胚胎学［M］. 6版. 北京：人民卫生出版社，2005.
[3] 张德兴. 基础医学概论［M］. 北京：中国医药科技出版社，2006.
[4] 朱大年. 生理学［M］. 北京：人民卫生出版社，2013.
[5] 范少光，汤浩，潘伟丰. 人体生理学［M］. 北京：人民卫生出版社，2000.
[6] 姚泰. 生理学［M］. 北京：人民卫生出版社，2001.
[7] 黄玉芳. 病理学［M］. 上海：上海科学技术出版社，2011.
[8] 武忠弼，杨光华. 中华外科病理学［M］. 北京：人民卫生出版社，2006.
[9] 王迪浔，金惠铭. 人体病理生理学［M］. 北京：人民卫生出版社，2008.
[10] 周庚寅，姜叙诚. 病理学［M］. 北京：科学出版社，2007.